看護の重要コンセプト20
看護分野における概念分析の試み

監訳 山田智恵里

The Essential Concepts of Nursing
BUILDING BLOCKS FOR PRACTICE

Editors

John R. Cutcliffe

PhD, BSc(Hons)Nursing, RMN, RGN, RPN
Senior Administration/Faculty position within the College of Nursing, University of Tennessee (Knoxville), USA
Research Consultant, Mental Health, Interior Health Authority (Penticton), British Columbia, Canada
Adjunct Professor, Community Health, University of Northern British Columbia, Canada
Director of 'Cutcliffe Consulting'

Hugh P. McKenna

PhD BSc(Hons) RMN RGN RNT DipN(Lond) AdvDipEd FFN FRCSI FEANS FRCN
Dean of the Faculty of Life and Health Sciences, University of Ulster, UK
Visiting Professor in Nursing Research, University of Northumbria, and University of Wales, Bangor, UK

Forewords by

Peggy Chinn

RN PhD FAAN
Professor Emerita, University of Connecticut; Editor, Advances in Nursing

Afaf I. Meleis

PhD DrPS (Hons) FAAN
Professor of Nursing and Sociology, Margaret Bond, Simon Dean of Nursing, University of Pennsylvania, USA

ELSEVIER

> ## 注意
> 本書の領域における知識や最良の処置法は，絶えず変化している。新しい研究成果や経験によってわれわれの知識が広がるにつれて，実践，処置，薬物療法の変更が必要になったり，それが妥当なものとなったりするかもしれない。読者には，推奨される濃度または処方，投与方法と間隔，禁忌などについて検証するために，①留意すべき手順について，あるいは②製造業者が提供する最新情報を確認することが推奨される。患者に関する経験と知識に基づいて，適切な診断を下すこと，与薬量や個々の患者に対する最良の処置を決定すること，そして，適切かつ安全な予防措置を行うことは，医療者の責務である。法律をどのように広く解釈したとしても，出版社，著者とも，人々に対するいかなる損傷，傷害を与えることに対してはいかなる責任も負わず，本書から生じる問題，または記載された素材のいかなる使用法に関しても，同様である。

Translation Copyright © 2008, Elsevier Japan. Reprinted 2017, 2022.
This translation of The Essential Concepts of Nursing by John R. Cutcliffe and Hugh P. McKenna, (ISBN978-0-443-07372-4) is published by arrangement with the original publisher, Elsevier Limited.
Copyright © 2005, Elsevier Limited. All Rights Reserved.

監訳者の言葉

　ある言葉の意味はこうだ，そしてそれは当然誰もが同じ意味でとらえていると思い込んでいることはままある。その思い込みで話をしていて，何かの拍子にそれぞれ少し異なる意味で使っていると思いあたることがある。特に外来語や新しいコンセプトを示す言葉，たとえばエンパワメントなどは，このようなことが起きがちである。さらに突き詰めれば，社会で長い間使われてきた言葉ですらも，少しずつ異なる意味で捉えられていると気づくこともある。本書はまさしくそのような私たちの思い込みに，問いを投げかける機会を与えてくれた。
　第12章の「希望」のような，人類とともに存在してきたような言葉でさえも，個々人で異なる意味で捉えているということは，とりもなおさず，言葉のコンセプト自体が多様性に富み，かつ時代や個人の経験で変化する性質をもつことを示している。
　第16章の「苦痛」では，苦痛を「感情的苦痛＝感情的に開放された」と「忍耐＝感情的に抑制された」という両端にあるようにみえる視点で論じていることも，分析者の深い洞察の結果から導き出された多次元的展開である。
　本書はこれらの言葉の多様性と多次元性を明確にし，1つの境界線を描くことで，現時点で可能なかぎりの一般化を試みている。取り上げられたどのコンセプトの結論も，これが究極の完成された分析結果であるとは述べられていない。繰り返し述べられているのは，コンセプトは変化するものだという認識である。さらに，本書で取り上げられているコンセプト分析の方法自体も，完成されたものではないことが指摘され，今後のさらなる発展が期待されている。コンセプトの成熟度という視点もまた，興味深いものである。本書360ページには，「コンセプトの"年齢"が必ずしもその成熟性と関連しない」ことが指摘されている。
　明確化を試みることで，混沌度が増すということも起こる。では，「分析し明確化することに何の意味があるか」と問うことに対しては，その過程で得られたものに価値があり，それが次のステップにつながるのだという哲学的態度で応えることが，看護の学問としての発展を促進する要素となるだろう。
　興味深いことは，看護師はあるコンセプトを個人的に，そして看護師として経験し，さらにその二面的な経験と理解から，患者のそのコンセプトに対応していることである。これは看護師という人間を対象としたダイナミックな専門職としての役割であろう。本書から得られるものを，（多くの看護職と看護学生を含む）読者がさらに深めて，実践に，そして学びに役立てられることを願う。そして，日本ではなお，あまり馴染みのない領域でもあるので，わが国の看護独自のコンセプト分析が深められてゆくことを期待したい。
　本書では，その性質上，哲学的な考え方や言い回しが頻出している。翻訳者4名は哲学の専門ではないが，何度も読んで文脈を理解しようと努力した。さらに，翻訳という仕事上，外国語のもつコンセプトやニュアンス，歴史的社会的背景を理解する必要に迫られる。それをできるかぎり思考し，日本語として意味がわかるよう翻訳に努めた。また，適宜訳注（＊で表示）を加え，それぞれの章末に記載している。しかし，いくつかの箇所で十分ニュアンスが伝えられていなかったり，読者が理解し

にくいところもあるかもしれない。多くの方からご教示いただければ幸いである。

2008 年 8 月

山田　智恵里

推薦の言葉

　本書が示すさまざまなコンセプトの集積は，看護の分野における驚くべき多様性と複雑性を示すとともに，看護の方法論的資源の豊かさを示している。本書では，取り上げられたコンセプトのそれぞれについて，リソースを提供している。本書はまた，コンセプト分析を行う人にとって重要な方法論的資源も提供してくれる。

　本書の編者および著者らは，ある1つの看護パラダイムを限定的に記述するというよりは，癒しとケアの科学およびアートとしての看護の豊かさに着目する立場をとっている。本書ではさまざまなコンセプトが提示されているだけでなく，それぞれのコンセプトの分析は，それらのコンセプトに内在する複雑さを示し，単一的な，または単純化された定義づけを行っていない。ここに記述されたコンセプトは，「看護とは何か？」という問いへの単純な回答を拒否している。その代わり，これらのコンセプトは看護領域の問いに対する豊富な精神的イメージを描くことによって，「看護とは何か？」という問いの深さと広さを明確に描き出している。

　方法論的資源として，編者らは文献において記述された多くのコンセプト分析の方法に関して，簡潔かつ批判的かつバランスのとれた評価を行っている。それぞれの方法の長所と短所を検討し，どの方法をとるかについて，実用的な取捨選択を行うよう提示している。各章冒頭の「編者による解説」において，編者らは読者に対して，各章を理解するためのポイントを示すとともに，各章を批判的に読解するための段階も設定している。一方，著者らはこの方法論的な立場の上に立っている。すなわち，彼らがみな同一の方法を利用しているわけではなく，彼らの目的も多様である。それぞれの著者は，担当したコンセプトの分析に，さらに分析を行う彼ら自身の目的に最も適した方法を選択している。著者らは，担当したコンセプトの複雑性をよく理解しており，分析を通して，何が知識を発達させうるかに関して明確な説明を行っている。

　Nekolaichuk は，「希望」のコンセプトの複雑性に関する問題，およびあるコンセプトに対して多様な定義と視点をもつ必要性を述べている。彼女の視点は，看護分野を形成するさまざまなコンセプトと同様に，本書で取り上げられている各コンセプトにも向けられている。抽象的なコンセプトは一般的に幅広い意味をもっているが，それはある文脈のなかで，あるいは特定の目的のために特定の方法で用いられることによって，きわめて特定的なものとなる。コンセプト分析は，そのコンセプトに内在する幅広い意味を明らかにする。コンセプト分析はまた，特定の意味をさらに明らかにしてくれる。あるコンセプトのそれぞれの分析は，人間の可能性を理解することに豊かさを与えてくれるだけでなく，特定の意味，およびこの意味が重要になる文脈を明らかにすることに役立つ。

　コンセプト分析を行う目的は，新しい試みを始めるにあたって重要である。明確な目的がなければ，コンセプト分析は単に知的で興味深いゲームでしかなく，その職業にとって重要な意味が欠けている。コンセプトの明晰性という本質的な目的は賞讃に値するものであるが，日々現実と向き合っている看護師の実践にとって，そうした知的ゲームは意味がないといえる。本書の著者らは，分析の目的をさまざまな形で示しつつ，さらなる理論的，実践的，または哲学的な試みを展開している。コンセプト分析に続いて生じるものは，看護師の知識を真に深め，新しい視点と可能性をその職業に持ち込むよ

うな仕事である。著者らの何人かはすでに，さらに進んだ仕事を発表しており，こうした仕事のすべてがわれわれにとって利益となることを期待できるだろう。読者としてわれわれは大きな期待とともに，著者らのさらなる仕事を待つことにしよう。

2004 年 10 月

Peggy Chinn

推薦の言葉

　本書を読んで思い起こすことは，看護においてエビデンスに基づく実践を展開するために不可欠な諸コンセプトを発達させるうえで，われわれはどこまで進んできたのか，ということである。われわれは1960年代半ばから，米国で理論的な看護について考えてきた。当時の主な命題は，「看護が変化を起こすことができるかどうかについて，われわれはどのように知ることができるか？」ということであった。本書を読んで私は，世界的にみて看護という学問の進歩は確実に進んでいると感じている。本書には3つの特徴があり，それらによって本書は，看護という学問の進歩において独特かつ意味のある位置を占めている。

　第一に，本書は国際的な思考や協働を反映し，国境を越えた原理を確立している。また，共通の言語を使用し，理解と叡智を深める戦略と解決法を模索するうえで取り組むべき問題，および協力関係を明らかにしている。本書は国際的な協働がもたらした成果であり，これによって読者は，看護で共有できる視点に関する対話を目撃できるとともに，ジェンダーと文化の多様性を反映するコンセプト発展のスタイルとアプローチを目撃することができる。

　第二に，学問的なアプローチ方法があり，これはさまざまな著者が自らの発見を提示するために，構造と素材を組み合わせていることが示している。科学の結果，エビデンス，本質を明らかにするために，どのようにしてある原理と他の原理を統合するかについて解説した素晴らしい理論書は，他にも存在している。本書によって読者は，著者がコンセプトの分析と開発のために選択したさまざまな戦略とともに，中心的な看護のコンセプトを理解することができる。理論を学ぶ学生は，構造，新たな素材，証明をどのように統合するかを見出すことができるだろう。

　第三に，本書は看護におけるいくつかの重要コンセプトに関連した知識の総合および解釈に関する効果的な事例を提供している。これによって，さらなる展開へのクリティカルシンキングが促進されるだろう。本書によって医療者や研究者は，看護の実践に関してより重要な問いを考えられるようになるだろう。

　本章は，看護を教え，学び，または実践している人々にとって重要な資源となるだろう。また，さらに重要なこととして，看護における重要なコンセプトの性質と要素に関して，また，コンセプトの発達と分析のための戦略に関して，活発な論議を呼ぶことになるだろう。コンセプトはいかなる学問にとっても基本的な礎である。それゆえ，それらは研究を進めるうえで有用な理論的発展の基盤である。したがって，本書の編者らと著者らが提供する学問は，科学の進歩に資する道具である。

2004年10月

Afaf I. Meleis

はじめに

　認識論の学者らは長きにわたって，理論は実践と研究から発達すること，そして逆に，実践に情報提供することへと戻ることを主張してきた。すべての信頼に足る職業は，多かれ少なかれ，理論がその発展に寄与した程度を評価している。多くの看護師にとって，看護科学の追究は価値ある目標として認識されており，科学とは理論に研究が加算されたものに等しいと認識されている。概念的な「積み上げ」に関する明確な理解をもたずに理論を構成，利用することは，看護という職業にとって，すなわち看護実践，そして最終的には患者ケアにとって，理論的な基盤を構築するうえでの欠陥となるだろう。

　希望，ケアリング，共感といった看護で日々用いられているコンセプトの多くは，抽象的で漠然としている。それにもかかわらず，看護師は思考や実践を支えるものとして，それらを用いなければならない。そのような状況から Morse（1995）は，これから完成させなければならない非常に多くのコンセプトの探究がある，と述べている。したがって，われわれの理論的な積み上げを明確にすることによって，看護師独特の知識的基礎を構築することは，急務であるといえよう。

　これに加えて，実践を行う看護師にとってのコンセプトの役割と価値に中心をおいた議論も，並行的に行うべきである。日々看護師は，多かれ少なかれ，本書で示したコンセプトを思考，または利用している。しばしばこれらのコンセプトは，暗黙のうちに利用されたり（例：クライエントの尊厳を考慮する），目に見える形で利用されている（例：ケア計画におけるケアの目的・成果としての「クライエントの安楽の保持」）。エビデンスに基づいた実践をめざす今日，特に配慮しなければならないことは，そのようなコンセプトを完全に理解することなしに利用した場合には，その結果として生じる実践は漠然としたもの，焦点のぼやけたもの，不完全なものになる可能性がある，ということである。したがって，実践を行う看護師にとって必要不可欠であることは，「人間の尊厳を促進すること」「治療的人間関係を築くこと」「共感的であること」「ケアすること」などを行う場合に，それらが何を意味しているかを理解することである。事実，他のいかなる医療職であっても，自分たちの実践に分かちがたく存在する重要なコンセプトに関して，明晰性が欠けていることと議論していることなど，想像できないだろう。理論のなかには臨床の「現実」から乖離していると考える看護師がいる一方で，すべての看護実践は理論によって裏づけられていると述べる人もいる（McKenna 1997）。Kuhn（1962）は彼の独創的な研究において，理論とは暗黙的なものであろうと明確なものであろうと，いかなる行為を理解するうえでも重要な役割を果たすこと，さらに，よい理論ほど有益なものはないことを述べている。

　したがって，編者の見解としては，コンセプトに関するこの本がなぜ必要であったかについては，少なくとも5つの理由がある。

1. コンセプトは理論を構築するブロックであり，このようなものとして，その意味を明確にするために，分析を行う必要がある。
2. 実践，教育，研究の場でコンセプトはさまざまな方法で用いられており，混乱をきたしている。したがって，看護の本質的なコンセプトに関して，より深い理解が必要となっている。

3. コンセプト分析にはさまざまなアプローチがあり，よく知られているものもあれば，より構造的なものもある。コンセプトを深く理解したいと考える看護師は，コンセプト分析のこのようなさまざまなアプローチをよく知ることによって，利益を得ることができるだろう。
4. コンセプト分析の実践自体が，進化的，または発展的な現象であるといえる。したがって看護師，特にその職業における本質的な知識的基盤の向上に関心をもつ看護師にとっては，コンセプト分析の実践の最新動向を知ることが必要である。
5. エビデンスに基づく実践を優先する今日では，実践者は「表面的な価値」に基づく実証的報告を受け入れない。実践者は批判し，質問を投げかけ，その結果，研究結果の質と有益性に関する思慮深い判断を下すことができるようになっている。研究報告を批判するプロセスとダイナミクスと同じプロセスとダイナミクスが，コンセプト分析に関する論文にも適用する必要がある。

　結局のところ，本書を読んで読者は，ここに示した20のコンセプトをより深く理解しなければならないだろう。読者はコンセプト分析の多様なアプローチに，より精通しなければならない。また，自分たちの実践がより堅固なコンセプトによって基礎づけられるような足場に，自らをおかなければならないし，結局はこのようにして，提供するケアの正確性と独自性を強化することができるだろう。さらに，読者はさらなる実証的な仕事に取り組まなければならない。すなわち，こうした重要コンセプトを正確に理解することに基づく仕事である。

　本書は，看護という職業にとって決定的なコンセプトを探究すること，加えて，量的に限りがあるなかでそれらを取り扱うことに焦点を当てたことから，編者はどのコンセプトを選択するか厳しい決断をする必要があった。読者はここで取り上げたコンセプトを，看護師のためのコンセプトに関する階層的な分類のようなものとして考えるべきではない。これらのコンセプトの選択は，ある程度は，編者の見解と価値観を反映していると理解すべきである。取り上げたコンセプトは，看護における本質的なコンセプトを20項目集めたもの，と考えたほうがよいだろう。本書に含むべきかどうかを考慮した他のコンセプトには，「安楽死 euthanasia」「自殺 suicide」「思いやり compassion」「自律性 autonomy」「自立性 independence」「プライマリーナーシング primary nursing」「虚偽 deceit」「絶望 helplessness」「(権利への) 侵害 aggression」「暴力 violence」「愛 love」「温かさ warmth」「誠実さ genuineness」「義務 duty」「専門職主義 professionalism」「スピリチュアリティ spirituality」「全人主義 (ホリズム) holism」「安寧 wellness」「健康 health」などがあった。編者としては，本書の続刊として，これらのコンセプトを取り上げたいと思っている。

　本書を構成するうえでわれわれが行ったいくつかの選択について，その正当性を証明する（そして，潜在的な批判を避ける）ためには，以下のことを述べておくことも必要だろう。本書全体を通じて，「患者」という語は看護ケアを受ける人に対して用いられていることに，注意していただきたい。この語の使用は目的をもったものであるが，議論の余地もある。編者らは，看護師からケアを受ける人をどのように呼ぶのが最も適切であるかについて，幅広い議論があることを了解している。われわれは，現代の語法における「最も適切な」語について議論するよりは，「政治的な正しさ political correctness」を超えた実用性を選択している。この語はしばしば軽蔑的な性質を含んでいるにもかかわらず，編者らが選択した理由は，読者のほとんどはこの語をすぐに理解できるだろうと考えたからである。

　同様に，本書で看護師および患者について言及する際には，編者らは看護師を女性形で，患者を男性形で表現することを選択した。編者らは男性の看護師が多く存在することを知っている（実際には，編者は2人とも男性看護師であり，このことに無頓着であるはずはない！）。「政治的な正しさ」に関

する議論に固執する必要はないと，単に考えたまでである。

2005年4月

John R. Cutcliffe
Hugh P. McKenna

目　次

監訳者の言葉　iii
推薦の言葉　v
推薦の言葉　vii
はじめに　ix
執筆者一覧　xvii
訳者一覧　xix

1章　コンセプトとその分析に関する導入 …………………………… 1
Hugh P. McKenna, John R. Cutcliffe（山田智恵里 訳）
はじめに／コンセプト分析の量的アプローチ／コンセプト分析の質的アプローチ／結論

2章　「虐待」のコンセプト分析 …………………………………………… 15
Judee E. Onyskiw（新田静江 訳）
編者による解説／はじめに／定義，および歴史的視点の検討／女性虐待に関する文献の検討／虐待の特性／事例／虐待の先行要件と帰結／実証指標／結論

3章　「ケアリング」のコンセプト分析 ………………………………… 33
Tanya McCance（山田智恵里 訳）
編者による解説／はじめに／コンセプトの発達と成熟／ケアリングのコンセプト分析／ケアリングの探究：質的研究／結論

4章　「安楽」のコンセプト分析 ………………………………………… 51
Linda Marie Lowe, John R. Cutcliffe（新田静江 訳）
編者による解説／はじめに／コンセプトの分析／歴史的背景／安楽の定義と使用法／安楽を同定するポイントとなる特性／先行要件と帰結／結論

5章　「コーピング」のコンセプト分析 ………………………………… 65
Catherine Black（石田真知子 訳）
編者による解説／はじめに／コンセプト分析のモデル／定義／定義的特性／典型事例／コーピングの先行要件／コーピングの帰結／実証指標／結論

6章　「尊厳」のコンセプト分析 ………………………………………… 77
Jerome Marley（山田智恵里 訳）
編者による解説／はじめに／看護という文脈における尊厳／定義，決定的特性，データ／

文脈と価値の探究／コンセプトの基準と操作的定義／結論

7章　「共感」のコンセプト分析 91
William Reynolds（川原礼子 訳）

編者による解説／はじめに／共感の構成要素／共感の意味に関する文献上の見解のサマリー／結論

8章　「エンパワメント」のコンセプトの批判的検討 107
James Dooher, Richard Byrt（川原礼子 訳）

編者による解説／はじめに／エンパワメントの定義と意味／エンパワメントの重要特性／力と圧力／エンパワメントに関連する組織の実践と個人の実践／消費者中心主義と専門職主義／エンパワメントの利点と欠点／結論

9章　「ファシリテーション」のコンセプト分析 123
Carole McIlrath（山田智恵里 訳）

編者による解説／はじめに／コンセプトの選択：なぜファシリテーションなのか？／コンセプト分析のための枠組みの選択／第三段階：コンセプトの使用／第四段階：決定的特性の決定／第五段階：典型事例の開発／第六段階：先行要件と帰結を見極める／実証指標／結論

10章　実質的有用性アプローチを用いた「疲労」のコンセプトの解説 139
Karin Olson, Janice M. Morse（石田真知子 訳）

編者による解説／はじめに／研究目的の明確化／妥当性の保証／重要な分析的質問の同定／結果の統合／分析的質問／疲労の新しい概念化

11章　「悲嘆」：死別との関連におけるコンセプト分析 155
Kate Sullivan（川原礼子 訳）

編者による解説／はじめに／コンセプト分析／コンセプトの使用の同定／悲嘆のタイプと帰結／悲嘆の測定方法／悲嘆の経過に影響する要因／複雑な悲嘆／「非伝統的な」関係における悲嘆／悲嘆：何が悲嘆で，何が悲嘆でないのか？／決定的特性／実証指標／結論

12章　「希望」の批判的分析：多様性を認めるか，あるいは区別するか？ 173
Cheryl L. M. Nekolaichuk（山田智恵里 訳）

編者による解説／はじめに／文献レビューで用いたパラメータと方法／希望の研究における「究極の解答」を探す試み／コンセプトの明確化か，あるいは混乱か？：希望の枠組みの統合／「狭間」に生きる：希望の二元性／研究における希望のコンセプト化の試み／結論

13章　「ユーモア」のコンセプト分析；「ユーモア」を真摯に捉える 209
Kristiina Hyrkäs（川原礼子 訳）

編者による解説／はじめに／ユーモアの文献的定義：コンセプトの代替語，およびそれに関連する使用法／ユーモアの特性：コンセプトの核／ユーモアの先行要件，実証指標，帰結／

精神的・身体的な健康上の利点／協働とユーモア／患者の視点からのコーピングとユーモア／看護師間のコーピングとユーモア／感情を見せ，それと向き合う／関連するコンセプト／結論

14章 「寂しさ」のコンセプト分析：死にゆく人との関連性で 225
Robert Brown（新田静江 訳）

編者による解説／はじめに／コンセプト分析へのアプローチ／寂しさの定義的特性／典型事例の構築／関連するコンセプト／先行要件／帰結／実証指標／今後の研究課題と結論

15章 「恥」のコンセプト分析 239
Mary Haase, Lanny Magnussen（石田真知子 訳）

編者による解説／はじめに／コンセプトの選択／コンセプトの使用法の同定／定義的特性の決定／典型事例の構築／追加的な事例の構築／先行要件と帰結／結論

16章 「苦痛」の実践的理論をめざして 253
Janice M. Morse（山田智恵里 訳）

編者による解説／はじめに／文献レビュー／苦痛に関する理論／苦痛の役割／実践への示唆／考察

17章 「看護支援」のコンセプト分析 271
Dianne Ellis, Sue Jackson, Chris Stevenson（石田真知子 訳）

編者による解説／はじめに／コンセプト分析／看護支援／全体システム／社会構成主義／意味の調整マネジメント／意味の解体／意味の共有化／結論

18章 「セラピューティックタッチ」のコンセプト分析 285
Jim Campbell（川原礼子 訳）

編者による解説／はじめに／第一段階：セラピューティックタッチというコンセプト／第二段階：代替語と使用／第三段階：文献検索／第四段階：特性／第五段階：実証指標，先行要件，帰結／第六段階：関連するコンセプト／第七段階：典型事例／結論

19章 「治療的人間関係」のコンセプト分析 299
Mary Chambers（石田真知子 訳）

編者による解説／はじめに／「治療的人間関係」というコンセプトの使用／社会的人間関係と治療的人間関係の相違／治療的人間関係のその他の定義的特性／治療的人間関係の先行要件と帰結／実証指標／結論

20章 「信頼」の理解に向けて 315
Wendy Austin（石田真知子 訳）

編者による解説／はじめに／信頼の経験／信頼の「影の側面」／医療システムにおける信頼／看護師による信頼の研究

21章 「脆弱性」のコンセプト分析 ……………………………………… 331
Jude A. Spiers（新田静江 訳）
編者による解説／はじめに／第一段階：コンセプトの理論的解明／第二段階：骨格となる枠組みの構築／結論

22章 コンセプト分析の進化：われわれはここからどこに向かうか？ ‥ 349
John R. Cutcliffe, Hugh P. McKenna（山田智恵里 訳）
コンセプト分析の展開の背景／コンセプト分析に対する批判／コンセプト分析から発生する主要課題

索引　363

執筆者一覧

編者

John R. Cutcliffe
PhD, BSc(Hons)Nursing, RMN, RGN, RPN
Senior Administration/Faculty position within the College of Nursing, University of Tennessee (Knoxville), USA
Research Consultant, Mental Health, Interior Health Authority (Penticton), British Columbia, Canada
Adjunct Professor, Community Health, University of Northern British Columbia, Canada
Director of 'Cutcliffe Consulting'

Hugh P. McKenna
PhD BSc(Hons) RMN RGN RNT DipN(Lond) AdvDipEd FFN FRCSI FEANS FRCN
Dean of the Faculty of Life and Health Sciences, University of Ulster, UK
Visiting Professor in Nursing Research, University of Northumbria, and University of Wales, Bangor, UK

「推薦の言葉」

Peggy Chinn
RN PhD FAAN
Professor Emerita, University of Connecticut; Editor, Advances in Nursing

Afaf I. Meleis
PhD DrPS (Hons) FAAN
Professor of Nursing and Sociology, Margaret Bond, Simon Dean of Nursing, University of Pennsylvania, USA

著者

Wendy Austin BScN MEd PhD
Canada Research Chair, Relational Ethics in Health Care and
Professor, Faculty of Nursing, University of Alberta, Edmonton, Alberta, Canada

Catherine Black RGN RNT BA(Hons)Nursing Studies MA(Education for Health and Social Care Practice) Dip(Health Services Management)
Nurse Tutor, Centre of Nurse Education, Douglas, Isle of Man, UK

Robert Brown RGN BSc(Hons) PGDip DipSocPsych AdvDipEd RNT
Lecturer in Practice Development and Nursing, Facilitator, University of Ulster, Newtownabbey, and Practice Development Facilitator, Southern Health and Social Services Board, Northern Ireland, UK

Richard Byrt RMN RNLD RGN PhD BSc(Hons)
Clinical/Education Facilitator, Arnold Lodge Medium Secure Unit, and School of Nursing and Midwifery, De Montfort University, Leicester, UK

Jim Campbell MA(Psychology) ITECDiploma in Therapeutic Massage, RN(Mental Health)
Research Fellow, University of Teesside, Middlesbrough, UK

Mary Chambers BEd(Hons) DPhil RMN RGN Cert Ed RNT DN(Lond)
Professor, Mental Health Nursing and Chief Nurse, Kingston University, St George's Hospital Medical School, South West London and St George's Mental Health Trust, London, UK

Peggy L. Chinn RN, PhD, FAAN
Professor Emerita, University of Connecticut, Storrs, CT; Editor, Advances in Nursing Science

John R. Cutcliffe PhD BSc(Hons)Nursing RMN RGN RPN
Senior Administration/Faculty position within the College of Nursing, University of Tennessee (Knoxville), USA; Research Consultant, Mental Health, Interior Health Authority (Penticton), British Columbia, Canada; Adjunct Professor, Community Health, University of Northern British Columbia, Canada, and Director of 'Cutcliffe Consulting'

James Dooher RMN MA CertEd(FHE) DipHCR ILTM
Principal Lecturer, Academic Lead(Mental Health), De Montfort University, Leicester, UK

Dianne Ellis MSc RMN
Senior Lecturer, School of Health, University of Teesside, Middlesbrough, UK

Mary Haase RN PhD
Program Manager, Alberta Hospital, Edmonton, Alberta, Canada

Kristiina Hyrkäs RN MNSc LicNSc PhD
Director, Center for Nursing Research and Quality Outcomes, Maine Medical Center, Portland, Maine, USA

Sue Jackson RGN BSc(Hons) MPhil
Research Fellow, University of Teesside, Middlesbrough, UK

Linda Marie Lowe RN SCM BSc(N) MAHCE MPH
Assistant Professor, University of Northern British Columbia, Prince George, Canada

Lanny Magnussen BA BSW RSW
Social worker; Program Manager, Alberta Hospital, Edmonton, Alberta, Canada

Jerome Marley BSc(Hons) RGN PGDip(Advanced Nursing) PGDip(Nurse Education)
Lecturer-Practitioner in Urological Nursing, School of Nursing, University of Ulster, Newtownabbey and Craigavon Area Hospital Group Trust, UK

Tanya McCance RGN BSc(Hons) MSc DPhil
Senior Professional Officer, Northern Ireland Practice and Education Council for Nursing and Midwifery, UK

Carole McIlrath RMN Dip(Management) Dip(Community Mental Health Nursing) BSc(Hons) PGDip(Primary Health Care/General Practice)
Senior Practice Development Fellow, Royal College of Nursing (Northern Ireland), UK

Hugh P. McKenna PhD BSc(Hons) RMN RGN RNT DipN(Lond) AdvDipEd FFN FRCSI FEANS FRCN
Dean of the Faculty of Life and Health Sciences, University of Ulster, Coleraine, UK; Visiting Professor in Nursing Research, University of Northumbria, Newcastle, and University of Wales, Bangor, UK

Afaf I. Meleis PhD DrPS (Hons) FAAN
Professor of Nursing and Sociology, Margaret Bond, Simon Dean of Nursing, University of Pennsylvania, PA, USA

Janice Morse RN BS MS MA PhD(Nurs) PhD(Anthro) DNurs(Honorary) FAAN
Professor, Faculty of Nursing, Scientific Director, International Institute for Qualitative Methodology Adjunct Professor, Department of Anthropology, Center for Health Promotion, Department of Human Ecology, University of Alberta, Adjunct Professor, The Pennsylvania State University, PA, USA

Cheryl L. M. Nekolaichuk BSc(Pharm) MEd PhD
Senior Research Associate, Palliative Care Research Initiative, Alberta Cancer Board, Edmonton, Alberta, Canada

Karin Olson RN PhD
Associate Professor, Faculty of Nursing and International Institute for Qualitative Methodology, Edmonton, Alberta, Canada

Judee E. Onyskiw RN PhD
Canada Research Chair in Family Violence and Health, Associate Professor, Faculty of Nursing, University of New Brunswick, Fredericton, Canada

William Reynolds PhD MPhil RN
Reader, University of Stirling, UK, and Reader, Turku Polytechnic, Turku, Finland

Jude A. Spiers RN PhD
Canadian Institute for Health Research and Izack Walton Killam (Honorary) Post-Doctoral Fellow, IIQM Assistant Professor, Faculty of Nursing, University of Alberta, Edmonton, Canada

Chris Stevenson RMN BA(Hons) MSc(Dist) PhD
Professor, Mental Health Nursing, Dublin City University, Dublin, Ireland

Kate Sullivan DPhil BSc(Hons) RGN RCNT RNT AdDipEd DN(London)
Professor and Head of the School of Health and Social Care, North East Wales Institute of Higher Education, Wrexham, Wales, UK

訳者一覧

監訳者
山田智恵里（やまだ・ちえり）　元・弘前大学医学部保健学科・教授

訳者（五十音順）
石田真知子（いしだ・まちこ）　重症心身障害児施設エコー療育園・副看護療育部長
川原礼子（かわはら・れいこ）　東北大学大学院医学系研究科・教授
新田静江（にった・しずえ）　山梨大学大学院医学工学総合研究部・教授
山田智恵里（やまだ・ちえり）　元・弘前大学医学部保健学科・教授

1 コンセプトとその分析に関する導入

Hugh P. McKenna, John R. Cutcliffe
（山田智恵里 訳）

はじめに 1	コンセプト分析の質的アプローチ 10
コンセプト分析の量的アプローチ 5	結論 13

はじめに

　おそらくコンセプト分析の本を開始する最もすぐれた方法は，現象とは何かを考えることから始めることだろう。日々看護師は現象に出くわし，注目する。現象とは看護師らの感覚を通して知覚される事柄，出来事，活動である。たとえば，病気の子どもの母親が待合室で行きつ戻りつ，爪を噛み，手を握りしめ，顔が蒼白である姿を見る。看護師はそれを認識し，その状態が何かと尋ねられれば，「不安」と表現するだろう。

　同様に，大都市の病院の看護師は，ある文化的背景の人は決まって予約の時間に大幅に遅れてやってくることに気づいている。同僚たちもそのことに気づいている。これらの患者たちをよく知るようになると，彼らの国では生活のペースはゆっくりと流れていて，大都市の喧噪のなかでは，時間どおりに到着できないのだということを知る。ここでも看護師は，現象を知覚する。これらも他の多くの現象と同様に，看護師にとって，そして看護にとって重要なものである。それらは，知識の基礎を発展させるための苗床である。

　看護理論家たちは，必ず現象を知覚することから理論展開を開始する。たとえば Dorothea Orem（1958）は，健康な人々は日々自分自身のケアをしていることに注目した。ベッドから起床し，洗面し，食事を摂る。健康な人にとっては，他者が自分を起床させたり，歯を磨かせたり，食べさせたりすることは，侮辱以外の何ものでもない。したがって，自分で自分のケアができるように促されている人は，高い自己肯定感と自立性を発達させることができることに気づいた。この自分自身のケアをするということは，どの国でも同様に，価値がある現象である。1950 年代に Orem は，看護にこれを導入する重要性を認識した。

　Sister Callista Roy（1970）は，健康な人は環境に常に適応していることを観察した。寒い日にはコートを着込み，温かくなれば脱ぐ。人間の身体は無意識に，標高が高い場所では赤血球を増加させ，寒ければ鳥肌を立て，脅されたり怖がるようなことがあれば「戦うか逃げるか」の反応をとる。Orem と同様に Roy は，

この現象が看護にとって重要であることを認識した。

　Hildegard Peplau（1952）は経験豊富な精神科の看護師であるが，精神的に健康な人は，家族，友人，同僚といった人々と良好な人間関係を築いていることに注目した。一方，精神的障害をもつ人は対人関係のスキルに乏しく，他者と適切にコミュニケーションをとることが難しいということにも気づいた。彼女はこの現象を長年にわたって研究したが，同様の観察を Harry Stack Sullivan（1953）などの研究者らも支持している。

　これらの理論はいずれも，20世紀後半から現在に至るまで，今なお看護知識と技術の境界を押し広げているものである。他の理論と同様に，Orem，Roy，Peplau の理論は，現象を経験したときに形成されている。**何万人もの看護師は職場で現象を経験しているが，そのことに十分な注意を払っていないことは明白である**。しかし，自分の知識を広げたいと考えている看護師は，周囲の現象に注目すべきである。Meleis（1985）によると，この過程には2つの段階がある。第一段階は「注意を向ける」ことである。臨床で看護師の注意を引く出来事や動きがあれば，それに気づく勘を養わなければならない。これはその時点で，または後になって振り返って，気づくことができるかもしれない。第二段階では以下のように自問することで，より詳細な注意を振り向けることができるだろう。

- 何が注意を引いたのか？
- それはいつ起こったのか？
- それはなぜ起こったのか？
- それはどんな機能をもっているか？
- それを自分は記述できるか？
- それは他の出来事と類似的か，あるいは異なっているか？　時間や場所に関連しているか？
- いかなる状況でそれを観察したか？（聞いたか？　または触れたか？）　それは変化したか？　どのような状況で生じたか？

　看護師はこの現象を理解することが，看護にとって重要であるかどうかを考慮する必要があるだろう。ある看護師が観察と自問を通して，尿失禁のある人は満足度の低い社会生活を送っており，地域の集まりやクラブ，映画館，バーなどにめったに行かないことに気づいたとしよう。同僚とこのことを話してみて，これがよくある傾向であると知ったとしよう。その場合，この現象に注目して上に挙げた質問をすることによって，患者の状態について，より理解を深めることができるだろう（そして，このことは明らかに，患者やクライエントのケアに適応可能である）。

　Orem，Roy，Peplau は現象に注目し，看護師と看護にそれらの観察結果を適応できると考えた。つまり患者がセルフケアすること，内的・外的環境に適応すること，対人コミュニケーション能力を高めることなどを，看護は奨励できると考えた。彼らが行ったことは，その現象にラベルを付けたということである。Orem の場合は「セルフケア self care」，Roy は「適応 adaptation」，

Peplau は「対人的相互作用 interpersonal interaction」である。**これらのラベルがコンセプトであり，それらは理論を組み立てているレンガである。**単的にいえば，ある現象にある名前を付けた場合，われわれはコンセプトを同定している。その名称は通常，簡単な単語か熟語である。それらは正確であるべきで，その現象に関して言及されるときに必ず用いられるべきものである。それは1つの核となる観念を含んでいて，その現象を定義したり記述する際に，欠かすことができないものである。しかし，もしもわれわれがコンセプトをダイナミックなものと捉えるのならば，コンセプトは適用を通じて発達，進化することになり，時間を超えて一貫性があるということや，1つの重要な観念を含んでいるという考え方さえも，絶対的なものであるとはいえなくなる。

たいていの理論，とりわけ根本的な理論は，漠然としている。しかし，もしあなたがその1つを顕微鏡で見る機会があるとすれば，それは分子のように見えるかもしれない（図1.1）。まず，ばらばらの存在とならないように，それを取り巻く境界があるだろう。この境界には透過性があって，別の理論と結合できるようになっている。さらに，境界は静的なものではなく，流動的で，理論の内容と焦点が進化，成長できるようになっている。たとえば，適応理論は変化理論，あるいは転移理論と複数の共通のコンセプトをもっているだろう。同様に，変化理論に関して新しい発見があれば，それは適応理論にも波及するであろう。理論の境界の中には多くのコンセプトが含まれていて，理論が活用できるのは，これらのコンセプトが，ペアになったりその他さまざまな形で結びついて，命題を形成しているからである。

命題はさまざまな関係性を有しているかもしれない。たとえば，図1.1では命題 A，B，C の間にはある関係性が予測できる。すなわち，「もし A ならば，C が存在する場合にかぎり，B である」といったことである（Dickoff & James 1968）。これを看護に適用すると，「もしあなたが術前指導を行ったならば（A）」「患者は術後の合併症を起こす可能性が低く，かつより早く回復するだろう（B）」，「ただし，その指導が熟練した看護師によって行われたならば（C）」ということになるだろう。同様に，「もし人が自分のケアをするように励まされるのならば（A）」「回復するだろう（B）」，「ただし，身体的にそれが可能であるならば（C）」でも，この命題は有効だろう。

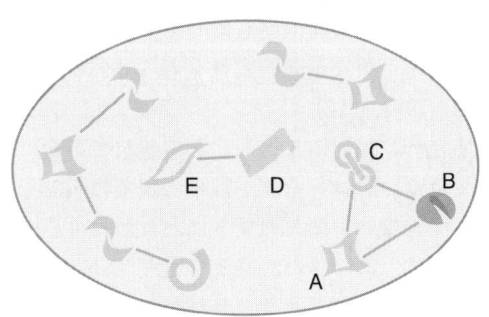

図 1.1　ある理論の図式

同じ理論の他の命題は，別のタイプの関係性を有しているかもしれない。コンセプトDとEの間の命題をみてみよう。関係性は以下のとおりである。
- 並列的関係：もしDならば，Eでもある。
- 連続的関係：もしDならば，その後Eとなる。
- 決定論的関係：もしDならば，かつそれを妨げる条件がなければ，必ずEである。
- 確率論的関係：もしDならば，おそらくEだろう。

　理論をコンセプト化する別の方法は，理論をレンガの壁と考えることである。レンガがコンセプトであり，レンガの隙間を埋めるセメントが命題である。命題を展開すればするほど，それらは定義づけられ，コンセプト間の関係性の性質を説明，予測できるようになる。**理論を検証する論文は多数あるが，実際には検証されているのは命題であり，理論全体が検証されることはめったにない。**たとえばOremの理論に関連して，研究者はある特定のセルフケア不足（1つのコンセプト）を克服するために，セルフケアの主体（1つのコンセプト）はどのような特性を必要とするかを調べるであろう。ここではOremの理論全体ではなく，そのなかの1つの命題を調べていることになる。
　命題はしばしば，それらを否定する目的で検証される。もし命題がさまざまな設定での試験を生き残るとしても，それは次の検証まで正しいとみなされるにすぎない。命題を調べる方法の1つとして，紙の船を考えてみるといい。船をつくった後，まずは池に浮かべてみて，沈まないかどうかを調べる。何度行っても沈まないとしても，20回目にはちょっとした突風で沈んでしまうかもしれない。この紙の船は失敗作である。しかし，そこから学んだことを新たに適応して，新しい船をつくることができる。船が浮かぼうが沈もうが，学びは生じ，知識は増えるのである。
　紙の船と同様，命題は構築され，検証され，それが失敗するまでさまざまな設定で何度も検証される。このようにして，われわれの知識的基盤の境界は拡大する。したがって「科学＝理論＋試験」であり，科学は臨床での決断，教育，管理のためのエビデンスの基盤となっている。重要な事実は，これらの努力のすべての礎となるものが，コンセプトだということである。コンセプトなしでは，相互を結びつける命題は存在しないだろう。先ほどの比喩に戻れば，コンセプトがなければ，われわれはレンガもなしに壁をつくるのと同じことになる。材料がないのだ。理論構築も同じである。コンセプトがなければ，われわれは理論構築に不可欠な理論的素材をもっていないことになるのである。
　Meleis（1991, p.12）はコンセプトを，「1つの現象，または複数の現象群を記述するために用いるラベル」と定義している。つまり，コンセプトは現実的な存在ではない。コンセプトは単に現象に名前を与え，現象の内容について言及するにすぎない。コンセプトはわれわれの心のなかで，その現象を快く安心して思い出すための「わが家」であり，心地よい現象群を代表する名称である。したがってコンセプトとは，われわれの職業や生活に重要な事柄，物事，活動を記述するための特別な言葉である。

すべての職業には，その仕事に関連する複数の中心的なコンセプトがある。たとえば，建築家にとって構造，材料，デザインが重要なコンセプトである。聖職者では献身，祈り，赦しである。日常的な実践のなかで看護師は，かなり古めかしい使い方でコンセプトを使用している。たとえば看護師は，「ケアリング」というコンセプトをいつも使用しているが，そのコンセプトが意味することに関しては，共通の理解をもっていないだろう。同様に，安楽，共感，尊厳は，われわれの職業に存在する多くの重要な要素の一部であるが，同じ理解をもっているわけではないだろう。看護師は日々，多少の理解の差異をもって，コンセプトについて話をしている。それどころか，これらのコンセプトを暗黙のうちに使用したり（例：クライエントの尊厳を考慮するために），明らかな方法で使用している（例：ケア計画においてケアの成果として「安楽の保持」を明示するために）。注意すべきことは，エビデンスに基づく実践を尊ぶ今日，そのコンセプトを完全に理解することなくその言葉を用いることは，漠然として焦点のぼやけた実践になる危険性をはらんでいるということである。したがって，看護師が「尊厳を尊重する」「治療的人間関係を確立する」「共感的である」「ケアする」と言う場合，そのことを理解していることが，必要なのである。実際のところ，実践で使用される重要なコンセプトに関して概念的な明晰性が欠けていれば，他の医療従事者とともに検討する様子を想像することは難しいだろう。

　ここまで，看護師として考え，働くときに，いかにコンセプトが重要であるかを述べてきた。それゆえに，これらのコンセプトに関して共通理解を得ることが必要不可欠なのである。その1つの方法が，コンセプト分析を行うことである。

コンセプト分析の量的アプローチ

　コンセプト分析の正式な「学術的」アプローチは，比較的最近発達した。したがって，別の方法を展開する余地が大いに残っていることは，驚くべきことではない（この点については22章で述べる）。しかし，関連する方法論的，認識論的文献の検証によって，コンセプト分析にはさまざまな方法があることが示されている。概略すると，アプローチには量的なアプローチ（Wilson 1969, Chinn & Kramer 1995, Walker & Avant 1995），および質的なアプローチ（Rodgers 1994, Morse 1995）がある。

　量的なアプローチは直線的な段階または局面をふみ，例外なく，以下のものが含まれる。
1. 関心のあるコンセプトを選択する。
2. なぜ分析が必要かを明確にする。
3. そのコンセプトの使い方を明確にする。
4. 定義的特性を決定する。
5. 典型事例を挙げる。

6. その他の例を挙げる。
7. 先行要件と帰結を明確にする。
8. 文脈と価値を考察する。
9. 実証指標を挙げる。

これらの段階を，以下に簡単に説明しよう。

1. 関心のあるコンセプトを選択する

　看護に関連する現象の多くには，すでにラベルが付けられている。たとえば，日頃経験しているある現象は「共感 empathy」と呼ばれる。看護師はこのコンセプトに関して混乱があることに気づいている。それは時に，「同情 sympathy」と混同されている。ある看護師が実践に非常に重要であると考えて，分析を通して，「共感」をより理解したいと思ったとしよう。

　あるコンセプトを分析のために選択する場合，その選択の決定にかかわる3つの事柄がある。第一に，そのコンセプトはあなたの関心を引くものであり，実践に必要なものでなければならない。第二に，そのコンセプトには何らかの混乱がある，つまり，その意味に合意が得られていないか，明確さが欠けていなければならない。したがってコンセプト分析では，体温計やコンピュータといった具体的なコンセプトよりも，安楽や信頼といった漠然とした事柄が対象となる。第三に，幅広い要素をもつものは避けるべきである。恥，ユーモア，希望といったコンセプトの分析はわかりやすいかもしれないが，コミュニケーションといった幅の広いコンセプトの分析は難しい。

2. なぜ分析が必要かを明確にする

　看護師は多忙であるから，教育プログラムの一環としてコンセプト分析を行う場合でも，意味のないコンセプトの分析を行うことで，時間を無駄にすべきではないだろう。つまりどのコンセプト分析も正当な理由付けがなされているべきである。過度に使用されているが，わずかしか理解されていないコンセプトについて，より明晰性を与えるものでなければならない。またある理論の1つのコンセプト（例：適応というコンセプト）をより深く理解する試みも妥当であろう。研究のなかで，重要なコンセプトを明らかにする必要性を感じる可能性もあるだろう。たとえば，郊外に住む高齢者の孤独について調べている看護師は，「孤独」というコンセプトを明確に理解していなければ，その研究は非常に難しいものとなるだろう。

3. そのコンセプトの使い方を明確にする

　一般的に，この段階が最もおもしろいかもしれない。コンセプトの広く，多様な意味，および例を調査する必要がある。はじめは辞典や専門用語集である

ことが多いだろう。さらなる調査が看護に関する文献，小説などの文献，詩，歌，写真，絵画，映画において行われるかもしれない。同僚や家族や友人に，そのコンセプトをどう理解しているかを聞くこともできるだろう。理論家や研究者がどのようにそのコンセプトを使用しているかを調べるのも，よい手かもしれない。新しい意味が出てこなくなるまで調べ続ける必要がある。この段階に達すれば，このコンセプトがさまざまな状況で使用されていることが理解できるだろう。集めたすべての資料を使うかどうかは，コンセプトおよび，第二段階で同定された分析の目的によって異なる。

4. 定義的特性を決定する

第三段階で明らかにされたすべての使用例を読み，その特別な性質に注目する。それらは特質を示すものであり，Walker と Avant(1995)がコンセプトの「定義的特性 defining attributes」と名づけているものである。定義的特性によってそのコンセプトは，類似するコンセプト，または関連するコンセプトと区別される。1つのコンセプトに複数の定義的特性が存在するのがふつうである。注意すべきは，作成した定義的特性のリストが短いからといって，追加しなくてもよいということである。「簡潔の原則」とは，そのコンセプトを真に特徴づける要因だけを特定することである（これらの特性は，本書の多くの章で記述されている）。

5. 典型事例を挙げる

コンセプト分析の過程の次のステップは，そのコンセプトの定義的特性をすべて含む典型事例 model case を挙げることである。通常，典型事例はコンセプトを描き出す短いストーリーである。仮説的な典型事例をつくることも可能であるが，現実に起こった例を挙げるのが最もよい。例として Richmond と McKenna (1998) は，「同性愛者恐怖」のコンセプト分析をしている。コンセプトの使用例を総合的に調べ（第三段階），以下の6つの定義的特性を挙げている（第四段階）。

- 同性愛者との対面を異性愛者が常に避ける傾向
- 同性愛者と身体的に接触したり，かかわりをもつことを避ける異性愛者の過剰な感情
- 同性愛者の関係をイメージしたり視覚化するときの，異性愛者の嫌悪と反感の経験
- 同性愛者に対して否定的，偏見的な態度を異性愛者が持ち続けること
- 同性愛者と対面するときの異性愛者の不安
- 同性愛者が自分の性癖を自覚したときの恥と罪の意識

以上から彼らは，「同性愛者恐怖」で実際に起こった経験をもとに，典型事例を構築した（第五段階）。

　　　　ジョンは胸部痛があって循環器治療室に入院した。若い男性（ヘンリー）は彼と非常に親密で，彼に付き添っていた。ヘンリーはしばらくそこにいて，それから退出した。彼はジョンの担当看護師であるケイトに，昼休みになったら電話をすること，仕事が終わったらジョンの様子を見に来ることを伝えた。病棟では訪問時間以外の訪問は禁じられていたが，ケイトはそれを承諾した。そして，もしジョンの状態が変化したら，ヘンリーに知らせると告げた。

　　　　ヘンリーがいなくなると，ケイトは「とても思いやりのある息子さんをおもちですね」と，ジョンに話しかけた。ジョンは，ヘンリーはパートナーであって息子ではないと説明した。ケイトの態度が一変した。彼女は訪問時間を特別にはからうといったことに，大きな不安を抱いた。ケイトはジョンの入院手続きを手早く済ませると，ナースステーションの看護師たちに，ジョンがゲイだと知らせた。彼女はもはや彼を名前で呼ぼうとはせず，「おかま男」と呼び，ヘンリーが来たときの対応を別の看護師に頼んだ。また彼女は，自分のシフトでない時間にヘンリーが来るようにと祈っていた。ケイトは同僚に，ジョンがいかに嫌なやつであるか，異常で変態であるかを言い，彼とは絶対接触しないようにすると言った。

　　　　その日，しばらく経ってから，ジョンはベッドパンを使用したくなった。ケイトは朝からずっとベッドパンを要求しているといって，彼の世話をすることを拒否した。ある看護学生がケアを申し出ると，ケイトは「彼はAIDSにかかっているに違いない」から十分注意するよう警告した。学生は看護師の態度を謝ったが，ジョンは自分が同性愛者だとわかると人はいつもそんな反応をするのだと言った。ジョンはまた，そんな態度には傷つくが，理解はできると言った。自分自身，自分が同性愛者だと気づいたとき，強い恥の意識，罪悪感，そして自己嫌悪さえ経験したのさ，と言った (Richmond and McKenna 1998, p.364)。

　この例に，6つの定義的特性はすべて含まれている。Wilson (1969) は典型事例について，もしこれがそのコンセプトでないならば他の何物でもないと，読者が絶対的に確信できるものでなければならない，と述べている。RichmondとMcKennaの例では，まさにそのコンセプトが反映されている。典型事例と定義的特性との間には，矛盾があってはならない。

6. その他の例を挙げる

　コンセプト分析を行う人はこの段階において，そのコンセプトは何か，いかに用いられているかを理解しつつある。典型事例はコンセプトの明確化に寄与するが，一方でWalkerとAvant (1995) は，その他の例を挙げることで，その明確化が促されると述べている。その例として，いくつかのタイプがある。
- 境界事例 borderline case：典型事例に非常に類似しているが，いくつかの定義的特性が欠けている事例（例：意識しない同情）。

- 関連事例 related case：定義的特性をまったく含まないが，分析されているコンセプトと非常に似通っているコンセプトの事例。たとえば，「転移」は「変化」と関連し，「不安」は「燃え尽き（バーンアウト）」や「適応」と関連している。
- 対比事例 contrary case：分析中のコンセプトを表していないが，これにより逆に多くの人がよく理解できる事例。「ケアリング」のコンセプトを検討する場合に，看護師や助産師がクライエントを意識的に傷つけている例を挙げることがこれにあたる。
- 開発事例 invented case：コンセプトをよくある場合の例から引き離して，工夫した状況のなかで描き出した創意的な事例。たとえば，雲の上で火星人たちが浮かんでいるのは「安楽」のコンセプトの例である。
- 誤用事例 illegitimate case：分析目的のためにコンセプトの現実の例を不適切に使用する事例。たとえば，「看護」というコンセプトを分析する場合，誤用事例は，ビリヤードで看護師のプレイヤーが赤いボールに白いボールを当てていることである。同様に，コンセプトが「愛着」なら，誤用例は電気ドリルへの愛着である。

7. 先行要件と帰結を明確にする

あるコンセプトが現象として出現するために何かが引き金になっているとき，この先行する刺激を先行要件 antecedent と呼ぶ。反対に，帰結 consequence はその現象（コンセプト）の結果として，後で起こる出来事である。たとえば「喪失」がコンセプトである場合，先行要件は家族の死であったり失業であるかもしれない。「喪失」の帰結は，悲哀，抑うつであるかもしれない。先行要件と帰結を明らかにすると，コンセプトの明確化に役立つ。

8. 文脈と価値を考察する

現象とコンセプトに関するわれわれの知覚は，文脈，自分の価値観，信条によって変化する。コンセプトは，異なる状況の異なる人々では同じ意味をもたない。たとえば，英国の病院におけるプライバシーは，中国の地域病院のそれとは異なって知覚されるだろう。同様に，中絶はある社会では宗教的タブーであるが，他の地域では受容されている。ある看護師は，セルフケアを重要なゴールだと考えているが，他の看護師はそれを，よく管理された臨床ではありえない事柄だと考えるかもしれない。

9. 実証指標を挙げる

実証指標 empirical indiactor は，定義的特性（第四段階）とよく混同される。しかし，同じものではない。というのも実証指標は，そのコンセプトが存在することを示す外的基準だからである。これらは尺度の形をとることが多い。た

とえばLaMonicaら（1986）による患者満足度の質問票は，多数の指標を含む実証的尺度であるが，その質問票は患者満足が存在した場合に，そのことを示すことができる。こうした指標は，研究や実践で有用である。なぜなら，コンセプトが測定できる尺度を提供するからである。実証指標は，抽象的なコンセプトよりも具体的なコンセプトを明らかにするうえで有用だと思うのは，当然かもしれない。しかし，これは常にそうと限ったわけではなく，「共感」（Reynolds 2000）や「希望」（Herth 1992）といった抽象的コンセプトの研究でも，さまざまなものが同定されている。

コンセプト分析の質的アプローチ

コンセプト分析を行った多くの論文は多数存在する。そのほとんどは，すでに述べた量的アプローチ，もしくはその変形を用いている。その理由の1つには，量的アプローチが段階的な方法だから，ということがあるだろう。しかし，これを批判する向きもある。このアプローチは，コンセプトを実体的なものとみる論理実証主義的な運動[*1]に貢献している。このアプローチでは，コンセプトは明確な境界と必要条件で特徴づけられており，Clarke（1995）はこれを，再現と管理を可能とする試みであると述べている。このアプローチは直線的であり，あまりに表面的すぎるので，分析されたコンセプトを深く理解することが難しいという指摘もある（Rodgers 1994）。Rodgers（1994）やMorse（1995）は，実証主義的な立場ではそこに内在する文脈がはぎとられてしまうと批判している。科学的公平性を人間関係に持ち込もうとする量的研究の実施者は，人間的行為を失うまで自らをおとしめていると，彼らは指摘している。

これらの批判が，コンセプト分析に質的方法を導入してきたのである。最もよく知られているのは，Rodgers（1994）とMorse（1995）の方法である。Rodgers（1989）が特に指摘していることは，WalkerとAvant（1995）が，コンセプトは時間とともに変化しないという静的な世界観を提示したことである。対照的に彼女は，コンセプトの発達過程とは3つの特定の影響因子（意義，使用，適応）を有する一連のダイナミックなサイクルであるという「進化的視点」を推奨している。

Rodgersは1989年，さらに1994年に，コンセプトの進化的性質に注目して，現実におけるダイナミズムと相互関係を評価する論文を発表している。しかし，これにも批判はある。Rodgersのアプローチは本来実験的なものであり，コンセプトの構成要素を発見するために要素還元主義を利用し，コンセプト分析の複雑さを単純化しているので，不十分な結果しか生み出していないというのである（Maben & Macleod Clark 1995, Morse 1995）。

Morse（1995）のコンセプト分析の6段階アプローチは，他の多くの著者が行った段階法に端を発している。主な違いの1つは，Morseは現実の状況，出来事から帰納的な方法で，質的データを利用していることである。彼女はコンセプト分析の第一段階では，包括的な文献検索を行うべきだと主張してい

る。これは量的アプローチの第三段階と似ている。しかし，WalkerとAvant（1995），ChinnとKramer（1995）が提案した方法とは，以下の点で大きく異なる。Morseは文献に依拠しつつ，以下の6つの方針を提案している。

1. 文献検索してもそのコンセプトが明確化されない場合は，「コンセプト開発」を行う

　この方法は，コンセプトの完璧な事例と考えられる出来事を挙げることである。WalkerとAvantの「典型事例」（1995）とは異なり，これは現実に起こった出来事でなければならない。事例を詳細に検討することにより，そのコンセプトの重要特性を抽出することができる。これらの特性は，そのコンセプトが重要であると考えられる他の状況に適応されることによって，証明される。もしそれらの特性が新しい状況に適応できなければ，分析者は最初の段階に戻って，別の例を選択しなければならない。特性が確定されれば，コンセプト分析には新たな情報が追加される。その事例の特性が新しい状況のそれぞれでみられたとしても，それらは同じ順位やパターンではないかもしれない。こうしたバリエーションが同定されるべきであり，それがこのコンセプトをさらに発展させる。

2. 文献検索してそのコンセプトが他のコンセプトと類似している場合は，「コンセプト記述」をしてみる

　英語では，あるコンセプトに類似した別のコンセプトが多数ある。たとえば「転移」と「変化」，「怒り」と「憤怒」などである。Morseによれば，これが起きた場合には文献検索をして，2つのコンセプトを意味，特性，差異，共通性という点から区別する必要がある。

3. 文献検索で1つの現象に多くのコンセプトが当てはまる場合は「コンセプト比較」を行う

　まだ解明が進んでいない現象を説明するうえで，多くのコンセプトが競合的に利用されている場合，これらのコンセプトを明らかにすべきであり，文献検索を行うべきである。それぞれのコンセプトの特性を挙げて，比較し，その現象を説明するうえで各コンセプトにどのような限界があるかを明らかにする。コンセプト比較の結果は，多少の重複はあるとしても，どのコンセプトも特有のものであることを示すだろう。同様に，もし単独で用いれば，どのコンセプトも正確に現象を説明することはできないかもしれない。さらなる研究を行う必要があるという結果が，導き出されるかもしれない。

4. そのトピックに関する文献が多くありすぎて混乱する場合は「コンセプト明晰化」を行う

　　　　ケアリングや共感といったコンセプトでは，理論化，研究，記述がすでに多数行われている。これはしばしば，研究を行う者に明解さというよりは，混乱をもたらすことになる。ここでも Morse は，そのコンセプトの特性を明らかにし，記述し，比較する文献検索を行うことを推奨している。コンセプトを明確にする過程は，このような過剰に分析されているコンセプトの理解に非常に有益である。

5. 文献に載っているコンセプトがその現象を十分に説明できない場合は「コンセプト修正」を行う

　　　　本章冒頭で述べたように，看護に重要なコンセプトの多くは比較的最近になって研究されたものであり，十分に解明されているとはいえない。さらに，文献で検討されているコンセプトは，それを表していると考えられる臨床の現象を，十分に説明していないかもしれない。Morse は，インタビューや観察によりデータを収集し，データの共通性と差異を検討し，それらを表現できるコンセプトに修正することを推奨している。

6. 文献で適切なコンセプトがないというデータがある場合は「コンセプト同定」を行う

　　　　看護師が臨床の新しい現象だと考えるものに注目した場合，看護師はそれを，1つのコンセプトと考えるかもしれない。「コンセプト同定」という語によってMorse は，看護師が包括的な文献検索を行って，そのコンセプトが真に独特なものであることを証明すべきだとしている。これはコンセプトの特性を同定し，他の状況にも適応できるかを調べ，他の関連するコンセプトとの関係性を検討することにつながる。

　　　　コンセプト分析への量的アプローチ，質的アプローチにはそれぞれ，長所と短所がある。実証主義者は Rodgers のような量的アプローチに反対する者を，記述的，軟弱，逸話的と評している (Clark 1995)。さらに，ほとんど矛盾しているといってもよいのだが，Rodgers は Wilson (1969) によって推奨された典型事例を信頼してもいる。その言葉が何を意味しているのかはほとんどわかっているのだし，そのような訓練は無駄なことではないかと述べて，コンセプト分析自体に批判的である人もいる。しかし，これは誤った考え方である。日常的に使用されている，そして看護実践において日々用いられている多くの抽象的なコンセプトに関して，すべての人がその意味を理解しているわけではないし，その意味に関して同一の理解を共有していることもない。**コンセプト分析とは，創造性とクリティカルシンキングを必要とする知的な訓練なのである。**

結論

　コンセプト分析は，1つの職業としての看護の発展に，重要な役割を果たす。コンセプトは看護の知識の土台となる「レンガ」であり，それらの特徴が十分に理解されていなければ，結果は混乱し，コンセプト的な無秩序が生じるだろう。コンセプト分析で最もよく知られている方法は，Wilson（1969）の段階的方法である。最近ではこのアプローチの人気が下火で，質的なアプローチが好まれるようになっている。次章以降で読者は，コンセプト分析にさまざまなアプローチを利用する（そして，願わくばそれを理解する）ことのメリットを得ることができるだろう。

　読者は，コンセプトの定義的特性は時間とともに変化しうること，さらに，同じコンセプトの分析でも異なる人が行えば，ことなる定義的特性が生じうることに注意すべきである。したがって，コンセプト分析は時間と労力をかける価値があるものの，一時的な仕事になる可能性もある。この問題に関しては，22章で詳しく検討することにしよう。

訳注
＊1　論理実証主義：20世紀初頭のウィーン学派によって主張された考え方。哲学も自然科学同様の実証性を備えるべきであるとする考え。

文献

Chinn PL, Kramer MK 1995 Theory and nursing: a systematic approach, 4th edn. CV Mosby, St Louis, MO

Clarke L 1995 Nursing research: science, visions and telling stories. Journal of Advanced Nursing 21: 584–593

Dickoff J, James P 1968 A theory of theories: a position paper. Nursing Research 17: 197–203

Herth K 1992 Abbreviated instrument to measure hope: development and psychometric evaluation. Journal of Advanced Nursing 17: 1251–1259

LaMonica EL, Oberst MT, Madea AR, Wolf RM 1986 Development of a patient satisfaction scale. Research in Nursing and Health 9: 43–50

Maben J, Macleod-Clarke J 1995 Health promotion: a concept analysis. Journal of Advanced Nursing 22: 1158–1165

Meleis AI 1985 Theoretical nursing: development and progress. JB Lippincott, Philadelphia, PA

Meleis AI 1991 Theoretical nursing: development and progress, 2nd edn. JB Lippincott, Philadelphia, PA

Morse JM 1995 Exploring the theoretical basis of nursing using advanced techniques of concept analysis. Advances in Nursing Science 17: 31–46

Orem DE 1958, 1980 Nursing: concepts of practice. McGraw-Hill, New York（ドロセア E. オレム著，小野寺杜紀訳：オレム看護論；看護実践における基本概念，第4版，医学書院，2005年）

Peplau HE 1952 Interpersonal relations in nursing. GP Putnam & Sons, New York

Reynolds W 2000 The development and measurement of empathy in nursing. Ashgate, Aldershot

Richmond J, McKenna HP 1998 Homophobia: an evolutionary analysis of the concept as applied to nursing. Journal of Advanced Nursing 23: 362–369

Rodgers BL 1989 Concepts, analysis and the development of nursing knowledge: the evolutionary cycle. Journal of Advanced Nursing 14: 330–335

Rodgers BL 1994 Concepts, analysis and the development of nursing knowledge: the evolutionary cycle. In: Smith JP (ed.) Models, theories and concepts. Blackwell Scientific, Oxford

Roy C 1970 Adaptation – a conceptual framework for nursing. Nursing Outlook 18: 42–45

Sullivan H 1953 The interpersonal theory of psychiatry. WW Norton, New York

Walker LO, Avant KC 1995 Strategies for theory construction in nursing, 3rd edn. Appleton & Lange, Norwalk, CT（中木高夫，川崎修一訳：看護における理論構築の方法．医学書院，2008年）

Wilson J 1969 Thinking with concepts. Cambridge University Press, London

2 「虐待」のコンセプト分析

Judee E. Onyskiw
(新田静江 訳)

編者による解説　15
はじめに　16
定義，および歴史的視点の検討　17
女性虐待に関する文献の検討　19
虐待の特性　22

事例　23
虐待の先行要件と帰結　26
実証指標　27
結論　28

編者による解説

　非常にしばしば，それもさまざまな理由によって，ニードのある人々の看護ケアは即時的なもの，急性的なもの，明白なもの，観察可能なものに限定されているように思われる。しかし，1つの職業としての看護には，即時的なものや明白なものを超えて，ホリズム（全人主義）に関心をもつことが求められている。

　本章では，表面には現われないが，広く蔓延している一般的な問題，「虐待 abuse」というコンセプトを検討する。本章で指摘されているように，無視されたり「応じてくれない」虐待が，その人の内面や人間関係のなかで生じてくると捉えるホリスティック（全人的）な考え方への関心が高まっている。この現象は，さまざまな精神保健上の問題（例：うつ病）のある人々では，これまでも多く報告されてきた。しかし，近年の虐待発生の疫学的事実からみて，精神保健的な問題のある人に限定されたことではないし，すべての看護師が自分の就業経験において，虐待に遭遇しているものと推測されている。虐待のコンセプトに関心をもつすべての専門領域の看護師のわかりきったニードについて，長々とここで論ずる必要はないだろう。

　とはいうものの，虐待された患者が，虐待の生じた背景に対処するというつらい仕事に着手できるように（そして，できればそれを終結できるように），すべての看護師が支援する準備を始めるべきだ，といいたいわけではない。このような看護師の立場は非現実的なだけではなく，逆効果をもたらすことは明らかである。多くの臨床の状況で看護師は，対人的な仕事に十分にかかわるだけの時間（あるいは技術の基礎や経験）をもっているわけではない。さらに，こうした問題に対処するために必要なことは患者の選択であって，看護師のそ

れではない。加えて，こうした問題に取り組むにはしばしば時間がかかり，それを「告白」する患者に害が及ぶ可能性や，いかなる意味での収拾にもたどり着かない可能性がある。

むしろ看護師にとっては，虐待についての以前の経験がどのように現状に関連しているかに注意を払い，いかにそれらが現在のケア・介入の妨げになっているかを明らかにすることのほうが重要であろう。たとえば，人を信頼することの困難，親密さに関する問題，感情の転移，虐待の比喩といった問題はすべて，繊細さ，同情，配慮をもって扱うべき事柄だということである。

はじめに

女性の「虐待 abuse」は大きな社会的問題であり，世界的な現象である。WHO（2002）によると，この社会的な病に対して「免疫」のある国，市，地域は存在していない。さまざまな国の人口調査で，10〜69％の女性が一生のどこかの時点で，親密なパートナーから身体的虐待を受けていることが報告されている。虐待は経済的，教育的，社会的，地理的，人種的背景にかかわらず，どんな女性にも影響を及ぼし，深刻な罹患や死亡といった避けがたい結果をもたらしている。

看護師や他の医療従事者は，女性が虐待されていることに常に注意を払ってはこなかったものの，虐待された女性へのケアは提供してきた。それにもかかわらず，親密なパートナーから虐待を受けていた，または現在も受けている患者の大半は，女性が占めている。虐待の結果，女性は重症か命にかかわるような外傷で，医療機関の救急部門でのケアを求める場合が多い（Dearwater et al 1998）。女性は，虐待に関連した多様な慢性的症状のために，他の医療機関でのケアも求めている。医療従事者は，虐待が女性の健康にもたらす深刻な影響を認識するとともに，女性，加害者，その家族員の治療と同様に，虐待の予防と発見にも重要な役割を有していることを，現在認識しつつある。

虐待のコンセプトは，一般的にも学問的にも広く使われているが，それをどのように定義するかに関する明確かつ具体的なコンセンサスは得られていない（Cantin 1994, DeKeseredy 2000, Gelles 1980, Gordon 2000）。コンセンサスが得られていないことが，「虐待は実際に何を意味しているのか？」「どの時点でその人が虐待されたと思われるのか？」「どのような行動が虐待的と思われるのか？」といった疑問を生じている。Fawcett（2000）によれば，虐待は1つのコンセプトであるが，1つのコンセプトであるということは単に，現象の本質的な特性や固有性を要約した1つの単語，熟語にすぎない。1つのコンセプトとして，虐待は十分に定義づけられておらず，さらなるコンセプトの考察や継続的な分析の必要性が示唆されている。したがって本章の目的は，看護の実践，研究，制度のために，より明確で利用可能な定義をつくりあげるために，虐待のコンセプトを分析することである。この定義は絶対的なものではなく，むしろ看護師が安心感と自信をもって虐待を発見，予防，鑑別，報告するとともに，

虐待された女性や加害者に対して効果的に介入するうえで，よりよい知識を提供することを目的としたものである。

　虐待はほとんど家族関係のなかで生じいて，またさまざまな被害の関係には類似性がみられるが，本章では，親密な人間関係という文脈で生じる女性の虐待に限定して検討することにしたい。このなかには，夫，内縁関係のパートナー，恋人との現在的な関係，および（すでに解消した）過去の関係が含まれる。コンセプト分析のアプローチは，WalkerとAvant（1995）のアプローチを用いているが，厳密に従っているわけではない。このコンセプトの他領域における歴史的基盤，起源，適用についても検討しよう。コンセプトを明確にするために，看護学，社会学，心理学，法学，医学に関する文献とともに，事典類も用いている。虐待の理解を促すために，典型事例と追加的な事例を使用した。最後に，虐待の定義的特性，先行要件，帰結を提示した。

定義，および歴史的視点の検討

定義

　虐待という語は，12世紀または13世紀に英語に取り入れられ，その起源は英語のabusenまたはフランス語のabuserのいずれかであるとされている（Hoad 1996）。abusoは，スペイン語とイタリア語でも用いられる（Gove 1986）。他に可能性のある言語としては，「間違った使い方」を意味するラテン語のabususがある。abususはabutiの過去形で，「消耗する」「無駄になる」「疲れる」ことを意味している（Simpson 1959）。ラテン語のabususから，abuse（虐待）と古語のabusionという2つの英単語が生じた。abuseは消費や誤用を意味し，一方のabusionは事実の濫用と定義されている。

　Concise Oxford Dictionaryによると，現代において虐待は，「悪い効果または悪い目的」を意味している（Pearsall 2001）。虐待の同意語は，冷遇 maltreatment，冷遇 mistreatment，誤使用 misusageである（Steinhardt et al 1980）。他の用語には，悪用 perversion，誤適用 misapplication，剥奪 degradation，冒涜 desecration，傷害 injury，損傷 damage，危害 harm，苦痛 hurt，悪事 wrong，不正 injustice，暴力 violence，悪意 malevolence，誤運用 mishandling，誤管理 mismanagement，汚染 pollution，汚辱 defilement，堕落 prostitution がある（Laird 1974）。経験豊かな辞書編集者であるAllen（1999）は，「人を冷遇する，または（特に性的に）暴行する」といった悲惨な暴力的な意味は，20世紀につくられたものだと述べている。同時に，「誤使用，または不適切な使用」という古い意味は，アルコール中毒，薬物中毒，ヘロイン中毒，溶剤中毒，ステロイド中毒など，明確な（物の使用との）組み合わせのなかで大きく拡大している。Allen（1999）は，これほどすさまじく社会的に適用されてきたのであるが，語意のうえではほとんど新しいものがみられないと述べている。

　Dictionary of Psychology（Coleman 2001）は，配偶者間の文脈における虐待

を「著しく傷つく結果をもたらしうる，妻や夫に対する身体的または精神的な利用や残虐な行為に関するあらゆる形」と定義している。**興味深いことに，Dictionary of Nursing(NcFerran 2003)，Concise Medical Dictionary(Martin 2002)，Dictionary of Psychology (Marshall 1998) には，子どもの虐待の他に，女性の虐待についての記載が見当たらない。**Allen（1999）は，虐待は子どもという文脈のなかで，最もよく知られていると述べている。

歴史的視点

　文脈的なアセスメントには，コンセプトの意味が主たる社会体系のなかで，どのように形成されてきたかを考えることが含まれる。この現代的な社会問題を理解するために，妻への対処が歴史的にどう捉えられてきたかを理解する必要があるだろう（Dobash & Dobash 1979）。妻への虐待は，最近の現象でもなく，まれな現象でもない。われわれの文化的，法的，政治的，宗教的伝統において，容認され，是認されてきたものである。歴史的にみて男性とは，家族のなかで異論を唱える余地がない絶対的な長であり，女性と子どもは所有物と捉えられてきた。家族のプライバシーの規範は，事情の繊細さとあいまって，公的に調査されることが禁じられ，結果として暴力が容認されてきた。社会における女性の役割によって，さらに女性の冷遇が文化的に承認されてきたことによって，虐待は合法化されてきた。

　妻の虐待は，何世紀もの間，文学上の記録や歴史資料のなかに事実的に存在している。たとえば16世紀のシェークスピア劇「じゃじゃ馬ならし」で，カタリーナは，夫ペトルーキオの基準に従順することを強いられ，心理的虐待と身体的搾取の対象とされている。ペトルーキオは，妻を自分の財産と所有物だと表現している。カタリーナが虐待の被害者として苦しめられていたという評価は，つい最近になって生じたものである。しかしその当時は，社会の習慣からは外れていなかったので，虐待的行為としては認識されていなかった。コンセプト分析においても虐待に関する現代の視点や習慣は，少なくとも部分的には，影響をもつものと思われる。

　いうまでもなく，16世紀から社会の価値観は劇的に変化していて，20世紀になっても社会の規範や価値は変化し続けている。虐待に対する人々の寛容さの変化については，最近のメディアにも反映されている。たとえば，1950年代の人気テレビドラマ「The Honeymooner」[*1]では，短気で気難しい夫役のRalph Kramdenが，「愛する奴への権利」または「あいつを天国に送ってやる」と言って妻を叩くようにして脅すとき，視聴者は拍手喝采を送っていたが，現代の視聴者が同じ反応をするかどうかは，はなはだ疑問である。現代の社会規範では，この種の行動は受け入れられにくくなっているからである。「The Burning Bed, Sleeping with the Enemy and Enough」[*2]のように虐待された女性に関する映画は，今日，親密な関係のなかでも，虐待に寛容ではなくなっているということを示している。

　家庭内暴力として当初認識されたのは，女性虐待ではなく，子どもの虐待で

あった。小児科医 Henry Kempe は虐待を，身体的症状をもつ臨床状態として記述し，「被虐待児症候群」と名づけている（Kempe et al 1962）。虐待は，被害者の身体的な影響によって規定されてきた。Kempe はメディアと専門学会の両方で発表し注目されたにもかかわらず，女性の虐待が認識されるまでには，さらに 10 年の歳月を要した。女性運動家（フェミニスト）らが，女性や子どもへの暴力のほとんどが不審者によって，あるいは不審な場所で行われたのではなく，人々が安全であるべきと信じている家族や家庭内で生じているという事実に注目したことで，女性の虐待は公になった。女性運動家の努力が，これまで無視され続けたきた問題を，専門家の，人々の，そして政府の注意を引くものへと変化させたのである（Yllo 1993）。つまり，虐待の静的な側面としては，それが何世紀にもわたり存在してきたということがあり，進化的な側面としては，いかに社会がそれに寛容であったかということがある。何が虐待で，どれだけ許容できるかを決定するのは社会である（Cambell 1992）。社会は，その時代の社会規範から逸脱しているものだけを，虐待的な行為とみなすのである。

社会規範の変化は現代の法制度に反映されているが，過去においては法制度が，女性の虐待を許容してきた。虐待行動に多少の制限を科してはいたものの，虐待を止めるような法律はほとんどなかった。たとえば，英国の慣習法から生じた常識は，長い間，カナダと米国の法律でもあった。この法律では，夫が自分の親指より細い棒で妻を叩くことを許していた（Dobash & Dobash 1979）。法制度は，社会の安全を脅かす行動と私生活において生ずる行動とを，明確に区分していた。世帯の長である男性は，妻をしつけ，お仕置きをする責任を担っていた。今日，男性に自分の妻を叩く権利はなく，女性はもはや夫の所有物ではない。身体的虐待や性的虐待は犯罪行為であり，そのことはカナダの刑法に明記されている（Government of Canada 1984）。

女性虐待に関する文献の検討

研究において，さらに専門家以外の人によって書かれた文献において，虐待の定義は多様である（Campbell 2000, DeKeseredy 2000, Gelles & Straus 1988, Gordon 2000）。1980 年代はじめ，ニューハンプシャー大学の Murray Straus と共同研究者らは，米国人家族の家庭内暴力に関する初めての研究を実施して，「暴力」研究における用語と研究方法に影響を与えた（Straus et al 1980）。彼らは，暴力的行為は外傷をもたらすのではなく，意図的な危害を生じているだけであるという事実に注目し，外傷を生じる可能性が高い虐待的行為について，「虐待的暴力」という用語を使った。つまり，人によっては人間関係において許容している行為（例：つかむ，押す，突くといった行為）に適応される一般的暴力と，虐待的暴力とを区別したのである。許容範囲内であるかどうかは，何を虐待と考えるかという多様性につながる文化的価値感に基づいている（Counts et al 1999, Gelles & Cornell 1985）。Straus ら（1980）は，暴力的行動を一連の連続したものと捉え，虐待を伴う暴力的行動はその一方の極に位置づけられる

と述べている。

　文献において虐待はなお，つかむ，押すといった小さな行為から，外傷の原因になったり死につながる行為に至るまでの，身体的暴力に限定されている。このアプローチの長所は，ある種の不連続的で逸話的な行動や出来事を，虐待的であるとカテゴリー化することができ，したがって，測定することが容易であるという点にある。身体的暴力における特定の行為を利用することは，病院をベースにした調査システムや，犯罪調査システムにおける研究で行われている（Gelles 2000）。ただし，単に外傷を受けたという出来事を把握するだけで，虐待関係における女性の慢性的経験を捉えることができないというのが，このアプローチに対する批判である（Smith et al 1999）。

　虐待の他の定義として，身体的攻撃と性的攻撃といった法的定義がある。たとえば，カナダの全国調査（例：1993年に行われた女性への暴力調査）では，刑法で定められた定義を使って，虐待の発生率が調査されている（Johnson 1996）。他の研究者と擁護者は，身体的または性的に与えられる苦痛から心理的要素を除外できないことを認めたうえで，（虐待の定義に）心理的虐待や感情的虐待を含んでいる（Finkelhor 1983）。虐待の被害者は，「自分には価値がない」「不完全だ」「愛されていない」「意味がない」と感じるようになっている。心理的虐待はしばしば，身体的または性的虐待を伴うが，女性の身体的安全が自尊感情などの心理的状況よりも優先されることから，身体的または性的危害という観点から，虐待は定義され続けているのだと述べる学者もいる（Stacy & Shupe 1983）。心理的虐待を身体的または性的虐待，あるいは差し迫った暴力の，前駆症状としてコンセプト化している人もいる（Kelly 1994, Walker 1979）。実際，Walker（1979）は，暴力サイクルに関する理論において，感情的虐待を緊張構築期の一部と位置づけている。

　虐待の他の定義には，被害者にとって危害を及ぼす何らかの行為が含まれる（Campbell 2000, Gelles 2000）。これらの定義には，実際の虐待，あるいは身体的または性的に脅かされた虐待，心理的または感情的な冷遇が含まれているが，他の定義としては，霊的（スピリチュアル）または経済的な搾取が含まれている。ある研究者は，なお議論の余地があるような虐待的行動を，誰もが深刻な虐待であると認める行動と一緒にしてしまうことは，後者を矮小化することにつながってしまうと懸念している（Gelles & Cornell 1985）。しかし，健康の視点からみると，この広い意味をもった定義は，女性の身体的，感情的，社会的安寧に影響を及ぼすあらゆる範囲の危害をとらえていることから，より人道的であり，看護のホリスティックな視点と一致しているといえる。

虐待のラベルに関するコンセンサスの不足

　何が虐待を構成するかに関するコンセンサスの不足に加えて，その現象のラベルにはさまざまな言葉が用いられている。たとえば妻の虐待，妻への暴行，妻の殴打，配偶者虐待，パートナー虐待，親密なパートナー暴力，夫婦の暴力，ドメスティックバイオレンス，配偶者間暴力，虐待的暴力，攻撃的暴力

などである。いくつかの用語（例：配偶者虐待，パートナー虐待，配偶者間暴力，ドメスティックバイオレンス）は，虐待されている人の性別を特定していない。性別を特定しない用語で暴力を定義しようとする努力が意図するものは，女性へ暴力をふるうのが圧倒的に男性であるにもかかわらず，暴力をふるうのは男女で差がないということを，遠まわしに表現している（Dobash & Dobash 1992, Gelles 2000）。

暴力と虐待という用語は，コンセプト的に同一ではないという事実にもかかわらず，しばしば同じ意味として用いられている（Gelles & Cornell 1985, Gelles 2000）。暴力は明らかな意図をもって，あるいは意図を認識しつつ，他者に身体的な痛みや外傷を生じるような行為のことである（Gelles 1990）。これは，1つの行為として行われる可能性がある。虐待は身体的，性的，心理的，感情的な冷遇であり，経済的，霊的な搾取などの支配的なありようである。虐待はしばしば，発見が困難な微妙な状況で始まる。一般的に暴力が発生している場合には，虐待はすでに潜行的かつ反復的に行われている（Campbell 2000）。虐待は，身体的または性的暴力に特定した行為としてではなく，人間関係における統治，支配を可能にするために利用される行動や経験のパターンとして，コンセプト化されるべきである（Campbell 2000, Campbell & Fishwick 1993, Dobash & Dobash 1979, Cordon 2000, MacLeod 1987, Walker 1979, Yllo 1993）。

女性に対する暴力というラベルを用いたさまざまな用語は，コンセプト的に均等ではないが，それらは重要かつ統一された特性を共有している。すべての用語は，強い感情や視覚的連想や，強い軽蔑的代価を伴っている（Gelles & Cornell 1985）。女性に対する暴力の現象に適応される無数のラベルに沿えば，虐待というコンセプトは，強い感情を引き起こす精神的なイメージを引き起こすものである。おそらくその原因は，これらの言葉が，正確な定義づけやコンセプト的均等性というよりは，互換的に使用されてきたことにあると思われる。

虐待の定義に関する同意の欠如は，この領域において重要かつ永続的な問題であり，多くの議論の原因となっている。虐待を定義することは正確な科学ではなく，判断の問題である。家族において何が「適切な行動」を構成するか，そして何が被害をもたらすかについては，さまざまなコンセプトがある。これらのコンセプトは文化的な影響を受けていて，価値や社会的規範が変化するにつれて変化し，時間とともに進化している（WHO 2002）。定義はまた，目的によっても異なる。研究を目的とする定義は，その目的が看護である場合，社会サービスである場合，警察の介入である場合とは異なるかもしれない。コンセンサスの欠如は議論の多い問題であり，女性に対する暴力の性質を説明するうえで，また，社会におけるその蔓延をアセスメントするうえで，さらに，国やコミュニティを横断的に比較するうえで，そして，研究結果を述べるうえで，重要な意味をもっている。

虐待の特性

特性とは，ある現象を他の類似的な，あるいは関連するコンセプトから区別し，定義づけるうえで役立つ性質，または顕著な特徴のことである（Walker & Avant 1995）。コンセプトに関するわれわれの理解が進むにつれて，定義的特性は変化する可能性があるし，コンセプトが変化すれば，それらも時間とともに変化するかもしれない。

（女性の虐待の文脈における）虐待の決定的に重要な特性は，女性の安寧を損なう冷遇や危害が，何らかの形で含まれていることである。虐待にはさまざまなものが含まれていて，身体的，性的，心理的，霊的，経済的虐待に限定されているわけではない。**加えて，虐待は被害者と加害者の親密な人間関係という文脈において発生する。**人間関係は現在進行中のもの，過去のもの，もしくは解消されているものであるかもしれない。しかし，どこかの時点では感情的な結びつきと，性的な親密さが存在している。**親密さは信頼を意味し，虐待は信頼の裏切り行為である。**

他の本質的な特性は，危害を生じようという意図である。虐待は，犠牲者によって危害を引き起こすものと捉えられる行為，または加害者によって危害を意図的に引き起こされた行為である。その行為が外傷をもたらすものであるかどうかに関係なく，不適切な意図が存在しているかどうかである。この点は特に重要である。というのも，身体的な外傷を生じない行為もまた，虐待とみなされるからである。たとえば，夫が妻に向かって発砲したが，腕が不確かで命中しなかった場合，これは虐待である。夫は危害を加える意図をもっているからである。

女性に対する暴力のすべての形において，支配，管理，コントロールという概念が内在している（Campbell 1992, Dobash & Dobash 1979, Walker 1979, Yllo 1993）。典型的に虐待者は，女性の身体的または感情的安寧，セクシュアリティ，社会生活，養育能力，経済状況，財産，霊的な生活を脅かす行為，または危害を及ぼす行為を行うことによって，女性を支配，管理しようとする（Campbell 1992）。女性が今後の虐待に脅え，虐待をする相手から否定的な仕返しを回避するための行動をとろうとする場合に，女性の服従が生まれてくる（Stark & Flitcraft 1996）。虐待は，無力感に対する反応としてもみられる。虐待者は自分が無力であると感じ，その力の不足を代償しようとしている（Finkelhor 1983）。これは虐待の皮肉な側面でもある。

まとめると，虐待の特性は以下のとおりである。
- 虐待には身体的，性的，心理的な冷遇，さらに経済的，霊的な搾取が含まれる。
- 虐待には，危害を引き起こす意図，または意図と思われることが含まれる。
- 虐待は，親密な人間関係という文脈において生じる。
- 虐待は，管理し，コントロールすることが目的である。

事例

典型事例

　　WalkerとAvant（1995）によれば，典型事例とは，コンセプトのすべての決定的特性を含む事例である。したがって，それは模範的事例である（Walker & Avant 1995）。アンナのストーリーは，虐待に関するすぐれた事例である。

＜事例2.1＞
　　マークとアンナは，6年間ともに生活している。ここ数年，マークは管理的で支配力が強くなってきた。彼はアンナの洋服や髪型を選定している。夕食は6時ちょうどに，子どもは8時までに就寝するといったように，固定したスケジュールを強要している。些細なことでも，彼女が昼間行ったことを詳細かつ執拗に知ろうとする。彼女が食料品店で面識のない人と話したことで，マークは怒り，アンナが倒れて歯をぶつけるほどの強い力で殴ったこともある。彼は殴ることを止めず，次に同じ状況が生じたら危害を加えると脅した。彼女は，店でその人と話したことは潔白だと説明したかったのだが，それは彼をいっそう暴力的にさせるだけだと感じた。アンナは，マークとの同居は不安ではあったものの，彼と別れることのほうがもっと不安だった。彼女は，彼がこのことに気づいたら，自分か子どもに深刻な危害を加えるだろうと認識している。

　　この典型事例は，虐待の明白なケースである。彼女は，心理的危害と身体的危害の両方に悩まされている。意図ははっきりと悪意に満ちている。虐待は，支配し管理するというはっきりとした目的をもった行動である。

境界事例

　　WalkerとAvant（1995）によれば，境界事例とは，決定的な特性の一部を含むものの，他の重要な特性に欠けている事例のことである。これは何らかの理由で一貫性がなく，したがって議論の余地があるが，研究中のコンセプトの理解を深めるために利用される。境界事例は以下のとおりである。

＜事例2.2＞
　　パットとボブは結婚して11年経っている。ボブは女性の役割について，非常に伝統的な考えをもっている。ボブは自分が家計を支えていることに誇りをもっていて，パットが外で働くことを望んでいない。彼は，世帯の光熱費などをすべて支払い，パットには日常必要な生活費を渡している。ボブは結婚当初からパットに同一金額のお金を渡しているが，ボブは十分だと考えている。パットは，（そのお金が）今まで十分だったためしはなく，自分が重要だと思う自分自身や子どもに必要なものは，我慢しなければならないと認識している。パットがもう少しお金が必要だと頼むと，ボブはもっと節約しろと言う。ボブは十

分な収入を得ているものの，自分たちの将来や万が一のときのために，できるだけ多くのお金を蓄えることを望んでいる。パットは，隠れて人のために洋服を縫って，いくらかの収入を得ている。パットは，自分が働いているのを知ったらボブは腹を立てるだろうと考え，見つかることを心配している。

　このシナリオにおいて，パットが経済的に搾取されているかどうかが議論の余地のあるところだろう。生活費として彼女に渡されている金額は，実情に即していないことは明らかである。今までのところ，悪意のある意図はうかがえない。ボブ自身もつつましく暮らしている。結局彼は，家族の利益のため，将来のためにお金を節約しているのであり，妻を支配，管理するためにそれを行っているわけではない。

関連事例

　WalkerとAvant（1995）によれば，関連事例とは，分析するコンセプトに類似し，関連がある事例である。それは，あるコンセプトがその周囲に存在するコンセプトとどうつながっているかを理解するうえで役立つ。ここでは，虐待に関連している「侵害 aggression」のコンセプトを示すことにする。

＜事例2.3＞
　マリーは，子どもたちが就学するようになって，ビジネスの学位を得るために大学に復学することを決めた。彼女の夫であるドンは，彼女の志を公然とほめている。しかし彼は，彼女が大学に復学することを本当は望んではいない。彼は学位をもっておらず，このことが自分たちの関係に重大な意味をもつことにならないかと，ひそかに心配している。マリーは復学したが，（修学のための）時間が必要となった。彼女は，育児と家事全般の責任を担うことは当然のことと思っているが，彼女が試験勉強をしているときでも人を招くこと，今までと同じように客をもてなすことなどを，夫はこれまでと同じように要求している。彼らは十分な収入を得ているものの，彼女は大学教育に必要な支出が加わったことについて，気がとがめている。子どもたちの問題が生じると夫は，きちんと子どもたちの面倒をみることができていないと彼女をなじる。マリーは，彼女が家でもっと時間を過ごすほうが望ましいと感じ，1年後に大学を退学した。

　これは「侵害」の微妙な事例である。侵害とは，他者を犠牲にして，自分が欲する事物を得ていくことである。夫は，妻に家にいてほしいという彼の実際の欲求を達成するために，巧妙な手口を使っている。彼の方法は微妙で複雑ではあるが，妻を支配している。彼の意思が冷静に自覚されているのかどうかはわからない。彼は，公然と妻を統治，支配しているわけではないが，彼の行動は彼女の努力を妨害し，支配している。これは虐待ではないが，虐待に関連している。

対比事例

　　WalkerとAvant（1995）によれば，対比事例とは，何がコンセプトではないかを容易に示すという点で，しばしば有用な事例である。次のシナリオは，明白に虐待ではない事例を示している

＜事例2.4＞
　クレアとクリフは，家事，家計，意思決定を分担する平等主義的な結婚をしている。長男のリチャードは，2つの大学から入学許可が出ているが，どちらにしようか決め兼ねている。考慮しなければならない要素である学費は両親が払ってくれるので，最終判断を両親に委ねている。クリフは，彼が学んだ大学に息子が進学することを望んでいる。クレアは，彼女が学んだ大学に息子は進学すべきだと感じている。学費のことと同様，大学選択に重要だと思われる要素を2人がそれぞれ述べて，長期間にわたって議論している。彼らはそれぞれの大学の長所と欠点を挙げ，すべての可能な選択肢について話し合い，合意に至った。

誤用事例

　　WalkerとAvant（1995）は，誤用事例はコンセプトの不適切な使用を示すことから，しばしばコンセプト分析において取り上げられると述べている。次の事例において，それが虐待であるとすれば，一般的に受け入れられている意味とのかかわりでみた場合，不正確な使用法がなされているといわざるをえないだろう。

＜事例2.5＞
　ロンとマリオンは，8年間同居している。彼らは，車がパンクした日，深夜に帰宅した。ロンがタイヤ交換のためにナットを緩めているそばで，マリオンは彼の手元が見えるように，懐中電灯の光を当てている。ナットは錆びていて，ロンは力を込めてナットを緩めなければならなかった。するとスパナが滑って，マリオンの顎を直撃，骨折させることになった。

　この事例は，身体的な冷遇という特性を含み，かつ密接な人間関係という文脈において生じている。しかし，行為は事故であり，意図的なものではない。これは虐待ではない。虐待という語の使用は不適切である。

虐待の先行要件と帰結

虐待の先行要件

WalkerとAvant（1995）によれば，先行要件とは，コンセプトが生じる前に発生する行動または状態である。虐待の発生する前の行動や状態を見出すのは，難しい事柄である。虐待は人権侵害として，社会問題として，最近では深刻な健康問題としてコンセプト化されている，複雑で多くの要素を含む問題である。虐待の特性を理解，説明するために実施されている何十年にもわたる研究では，心理学的，社会学的，女性学的な説明に焦点を当てた虐待の多様な説明が行われている。心理学に焦点を当てた説明では，特定の心理的特徴（例：自尊感情の低下），心理的病理（例：薬物・アルコール中毒），小児期の虐待体験と特定の背景因子（例：低所得や学歴の低さ）といった加害者の個人的特徴を強調している。別の説明では，家族を構成している方法（例：男性主導対夫婦平等），結婚生活における満足感と意思疎通，家族機能と社会的孤立といった要素に影響を及ぼす夫婦または家族単位の機能不全に焦点を当てている。虐待者は，女性の潜在的な支援母体である家族，友人，地域の人々と，女性が接触することをしばしば妨害している。これは，女性の虐待者に対する依存性を高め，女性は虐待のリスクを高める状況に身をおくこととなる。

別の説明では，虐待を支持し，正当と認め，虐待発生の温床となっている社会構造や条件といった社会階層的な要素に，焦点が当てられている。たとえば，性別に特有な役割に関して柔軟性のない考え方をもち，対人関係に攻撃的で支配的な行動をとり，男性が女性を支配することは正当であるといった態度をとる男性の社会性が，虐待を引き起こす状態につながっている（Gordon 2000）。男性支配の社会では，高い地位と権力をもつ男性，女性蔑視と抑圧，性の不平等といった状態をもたらす性別に基づく特権が，男性には与えられている（Code 1993）。抑圧，力，性別に関する考えは，虐待を理解するための中心的な要素である。さらに，人種や階層における差異に伴う構造的な不平等は，女性の抑圧をさらに推し進めている（Varcoe 1996）。

虐待の帰結

一部の女性にとって，虐待の帰結は命にかかわっている。カナダでは毎年120人の女性が，パートナーまたは元パートナーによって殺害されている（Johnson 1996）。また，虐待によって身体的，感情的，社会的な健康や安寧が損なわれている女性もいる（Campbell 2000）。外傷は，内出血から一生治癒しない障害まで，さまざまである（Canadian Advisory Council on the Status of Women 1991）。実際の外傷（例：骨折，裂傷，内部外傷）に加え，消化器に関する問題，骨・筋肉痛，頭痛，高血圧，過敏性大腸症候群，動悸，薬物・アルコール中毒といった慢性的な健康問題に，悩まされている人もいる。性的虐待を受けた女性では，頻回の，または望まない妊娠や性病に加え，骨盤，陰部，子宮

の慢性疼痛，感染，腟や肛門の出血・裂傷が多く発症している。

　身体的外傷や健康問題の重症度にかかわらず，女性では心理的虐待のほうが対処することが難しいという報告がある（Campbell 2000）。感情的緊張，慢性的なストレス，辱め，堕落，恐怖を抱きながら生きることは，女性がみじめな自己イメージ，低い自尊感情や価値観をもつことにつながっている（Dobash & Dobash 1992, Walker 1979）。心理的影響には，脅え，突発性の不安，睡眠障害，記憶喪失，心的外傷後ストレス障害（PTSD）がある。しかし，虐待の最も一般的な精神健康反応は，うつ病である（Campbell et al 1996）。女性のなかには，虐待に対処するために，さらなる健康問題を引き起こすアルコールや薬物を使用する人もいる。健康問題に加えて虐待は，女性の生活の他の側面，たとえば就業能力や，子ども，他の家族，友人との人間関係などにも影響を及ぼしている。

　暴力的な家庭に住む子どもには，注意が必要である。虐待を目撃している子どもは，自分が身体的虐待を受けている子どもと，同様の問題を抱えている。彼らは虐待されていない子どもに比べて就学困難であり，さらに社会的，感情的，行動的問題をもっている（Mohr et al 2000, Onyskiw 2003, Wolak & Finkelhor 1998）。（女性への虐待にとどまらず）家庭内で暴力に接している子どもは，暴力のない家庭の子どもよりも健康レベルが低下し，年齢相応の活動への参加に支障をきたす状態や健康問題を抱えている（Onyskiw 2002）。

　子どもはしばしば，虐待のエピソードの間に偶然に外傷を負うこともあれば，実際に虐待の犠牲者になってしまうこともある。同じ家族のなかでは，女性と子どもの虐待は，明らかに関連している（Appel & Holden 1998, Ross 1996）。臨床の症例では，女性と子どもの虐待が同時に起こっている確率は20〜100％で，中央値は40％である。こうした子どもは，同居する成人たちのなかで繰り返される虐待の力学のリスクに身をおいていることになる（Egeland 1993, Wolak & Finkelhor 1998）。

　最後に，女性虐待は，あらゆる社会において大きな影響を及ぼしている。カナダでは，女性虐待に関連する経費として年間約4.2億ドルが費やされているが，ここには医療費だけでなく，福祉，教育，刑事裁判，労務管理，雇用などの費用が含まれている（Handivsky & Greaves 1996）。

実証指標

　WalkerとAvant（1995）によれば，コンセプト分析の最終段階は，実証指標を同定することである。いったん同定されれば，実証指標は実践と研究を目的として女性の虐待を測定するうえで，観察可能，測定可能，検証可能な明確な手段を提供してくれることになる。このコンセプト分析において虐待は，虐待者によって危害が与えられることを意図された，または被害者により危害を受けたと思われるさまざまな行為が含まれると定義された。このような幅広いコンセプト化にもかかわらず，虐待の本質は，測定することを難しくしている。同定されたすべての虐待の特性が，容易に観察可能，測定可能，検証可能な現

象ではないからだ。たとえば,意図を測定するのはどの指標なのか？ 威圧し,支配するという虐待の文脈を決定するのにどの指標が使えるのか？

　虐待の測定は長い間,激しい議論や論争の的となっている。衝突 conflict のなかで経験される思考,言語による攻撃,身体的暴力を測定する Straus ら(1980)が開発したコンフリクト・タクティック・スケール Conflict Tactics Scale (CTS)は,虐待測定に最も広く使用されている。CTS は広く使用されているにもかかわらず,それはさまざまな問題を抱えていること,たとえば性別を特定していないこと,暴力行為の深刻さを区分していないこと,性的虐待をアセスメントする項目が欠けていること,虐待が衝突という文脈において発生すると仮定されていることに関して,多くの批判がなされている (Yllo 1993)。Straus らは,これらの批判を踏まえて,修正版 CTS の作成を行っている (Straus et al 1996)。しかし,一部の男性にとっては女性パートナーを犠牲者とする動機づけとなっている,より広範な社会的圧力を見落としていて,このツールはなお,虐待は衝突という文脈において発生するとしている (Yllo 1993)。Smith ら(1999)は,虐待のコンセプト化と測定への近年のアプローチがいかに不適切で,暴力に関する研究の知識の発展を妨げているかについて論じている。長い間推奨されている方策の 1 つは,社会的変数の信頼性と妥当性を高めるための方法として,複数の測定ツールを用いることである (Schwartz 2000)。それに加え,微妙な差異や機微を捉えて,文脈的論点に光を当てるための質的研究が必要とされる (Johnson 1996, Smith et al 1999)。

　臨床の状況において虐待された女性を発見するために,「暴力と虐待に関する看護研究協会 the Nursing Research Consortium on Violence and Abuse」は,虐待アセスメント・スクリーン Abuse Assessment Screen (AAS) (Parker & McFarlane 1991) を作成している。この測定ツールには,一定期間内に発生した外傷の頻度,重症度,持続性,部位をアセスメントする質問項目がある。さまざまな民族の女性において,AAS は虐待防止に効果的であると報告されている (Soeken et al 1998)。

結論

　虐待の定義,さらに重要なこととして,虐待に関連する価値や意味について,著者の間で決定的な意見の不一致がみられている。しかし,虐待は定義することが難しいコンセプトである。というのもそれは,親密な人間関係において適切と考えられる行動とは何か,危害の構成要素となっているものは何か,定義が何の役に立つのか,といったさまざまなコンセプトに基づいているからである。文献検討によれば,女性という文脈において虐待とは,虐待者が危害の原因となることを意図している,あるいは被害者が危害の原因となると捉えている身体的,心理的,性的冷遇であり,経済的または霊的搾取などの支配的行動である。虐待は,人間関係において支配とコントロールを得ることをめざした,目的のある行動である。

さまざまな医療環境にいる看護師が，虐待された女性を発見，保護，支援し，暴力と虐待に対する多職種による対応に貢献できるように，女性の虐待について十分理解することが，ここで虐待を定義する目的である．同時に，注意すべきこともある．ここで記載した定義は，近年の解釈に焦点を当てたものだが，他のコンセプトと同じように虐待は，静的な存在ではない．コンセプトは，時間とともに変化し，発展している．WalkerとAvant（1995）は，現状におけるコンセプトの重要な要素を捉えることが，われわれにできる最良のことであると述べている．事実，虐待に対するわれわれの理解は，研究と学問的な討論を通して，新たな洞察を加えていくように変化するだろう．このコンセプト分析は，将来に向けた検討の基盤を提供するものである．多くの人々の洞察と批判が，コンセプトをさらに発展させて，解明へと導くだろう．

訳注

* ＊1 The Honeymooner：ニューヨークの下町で暮らし，常に一攫千金を画策しているバス運転手の夫と辛らつな妻，その隣人夫婦のやりとりを描いたコメディドラマ．
* ＊2 The Burning Bed, Sleeping with the Enemy and Enough：心理的・身体的虐待の被害者である妻が，水死を装って逃亡し他の土地で生活しはじめるが，夫に探し出されるというドメスティックバイオレンスを題材とした1991年製作の映画（日本未公開）．

文献

Allen R 1999 Pocket Fowler's modern English usage. Oxford University Press, New York

Appel AE, Holden GW 1998 The co-occurrence of spouse and physical child abuse: a review and appraisal. Journal of Family Psychology 12: 578–599

Campbell JC 1992 Wife-battering: cultural contexts versus western social sciences. In: Counts DA, Brown JK, Campbell JC (eds) Sanctions and sanctuary: cultural perspectives on the beating of wives. Westview Press, Oxford

Campbell JC 2000 Promise and perils of surveillance in addressing violence against women. Violence Against Women 6: 705–727

Campbell J, Fishwick N 1993 Abuse of female partners. In: Campbell JC, Humphreys J (eds) Nursing care of victims of family violence, 2nd edn. Mosby, St Louis, MO, pp. 68–104

Campbell J, Kub J, Rose L 1996 Depression in battered women. Journal of the American Medical Women's Association 51: 106–110

Canadian Advisory Council on the Status of Women 1991 Male violence against women: the brutal face of inequality: a brief to the House of Common subcommittee on the status of women (Publication No. 91–S–175). Canadian Advisory Council on the Status of Women, Ottawa

Cantin S 1994 Is there an abuse in the way violence against women is defined and measured? Available on line at: http://www.asca-caah.ca/pdf/ang/ abuseinwayviolencewomen.pdf (retrieved January 2004) (Translated from Informell 4, March 1994)

Code L 1993 Feminist theory. In: Burt S, Code L, Dorney S (eds) Changing patterns: women in Canada, 2nd edn. McClelland & Steward, Toronto, pp. 19–58

Coleman AM 2001 A dictionary of psychology. Oxford University Press, Oxford

Counts DA, Brown JK, Campbell JC (eds) 1999 To have and to hit: cultural analysis of the beating of wives. University of Illinois, Bloomington, IL

Dearwater SR, Coben JH, Campbell JC et al 1998 Prevalence of intimate partner abuse in women treated at community hospital emergency departments. Journal of the American Medical Association 280: 433–438

DeKeseredy WS 2000 Current controversies on defining non-lethal violence against women in intimate heterosexual relationships. Violence Against Women 6: 728-746

Dobash RE, Dobash R 1979 Violence against wives: a case against the patriarchy. Free Press, New York

Dobash RE, Dobash R (eds) 1992 Rethinking violence against women. Sage, London

Egeland B 1993 A history of abuse is a major risk factor for abusing the next generation. In: Gelles R, Loseke DR (eds) Current controversies on family violence. Sage, London, pp. 197–208

Fawcett J 2000 Analysis and evaluation of contemporary nursing knowledge: nursing models and theories. FA Davis, Philadelphia, PA（フォーセット著，太田喜久子，筒井 真優美訳：看護理論の分析と評価，新訂版，医学書院，2008年）

Finkelhor D 1983 Common features of family abuse. In: Finkelhor D, Gelles RJ, Hotaling GT, Straus MA (eds) The dark side of families: current family violence research. Sage, Beverly Hills, CA, pp. 17–28

Gelles RJ 1980 Violence in the family: a review of research in the seventies. Journal of Marriage and the Family 42: 873–885

Gelles RJ 1990 Methodological issues in the study of family violence. In: Straus MA, Gelles RJ (eds) 1990 Physical violence in American families transaction. New Brunswick, NJ, pp. 17– 28

Gelles RJ 2000 Estimating the incidence and prevalence of violence against women. Violence Against Women 6: 784–804

Gelles RJ, Cornell CP 1985 Intimate violence in families. Sage, Beverly Hills, CA

Gelles RJ, Straus MA 1988 Intimate violence. Simon & Schuster, New York

Gordon M 2000 Definitional issues in violence against women: surveillance research from a violence research perspective. Violence Against Women 6: 747–783

Gove PB 1986 Webster's third new international dictionary of the English language: unabridged. Warner, Springfield, MA

Government of Canada 1984 Law Reform Commission of Canada: working paper 38: Assault. Government of Canada, Ottawa

Handivsky O, Greaves L 1996 The costs of violence: another piece of the puzzle. Vis-à-vis 13

Hoad TF (ed.) 1996 The concise oxford dictionary of English etymology. Oxford University Press, Oxford

Johnson H 1996 Dangerous domains: violence against women in Canada. Nelson, Toronto

Kelly KD 1994 The politics of data. Canadian Journal of Sociology 19: 81–85

Kempe CH, Silverman FN, Steel B, Droegemueller W, Silver HK 1962 The battered child syndrome. Journal of the American Medical Association 181: 17–24

Laird C 1974 Webster's new world thesaurus. Warner Books, New York

McFerran TA (ed.) 2003 A dictionary of nursing, 4th edn. Oxford University Press, Oxford

MacLeod L 1987 Battered but not beaten: preventing wife battering in Canada. Canadian Advisory Council on the Status of Women, Ottawa

Marshall G (ed.) 1998 A dictionary of sociology, 2nd edn. Oxford University Press, New York

Martin EA 2002 Concise medical dictionary, 6th edn. Oxford University Press, Oxford

Mohr WK, Noone-Lutz MJ, Fantuzzo JW, Perry MA 2000 Children exposed to family violence: a review of empirical research from a developmental-ecological perspective. Trauma, Violence, and Abuse 1: 264–283

Onyskiw JE 2002 Health and the use of health services of children exposed to violence in their families. Canadian Journal of Public Health 6: 416–420

Onyskiw JE 2003 Domestic violence and children's adjustment: a review of research. Journal of Emotional Abuse 3: 11–45

Parker B, McFarlane J 1991 Nursing assessment of the battered pregnant woman. Maternity Child Nursing Journal 16: 161–164

Pearsall J (ed) 2001 The concise Oxford dictionary. Oxford University Press, New York

Ross SM 1996 Risk of physical abuse to children of spouse abusing parents. Child Abuse and Neglect 20: 589–598

Schwartz MD 2000 Methodological issues in the use of survey data for measuring and characterizing of violence against women. Violence Against Women 6: 815–838

Shakespeare W 1975 The complete works of William Shakespeare. Avenel Books, New York（シェイクスピア著，福田恒存訳：じゃじゃ馬ならし・空騒ぎ＜新潮文庫＞，新潮社，1972年）

Simpson DP 1959 Cassell's Latin English: English Latin dictionary. Cassell & Co., London

Smith PH, Smith JB, Earp JL 1999 Beyond the measurement trap: a reconstructed conceptualization and measurement of women battering. Psychology of Women Quarterly 23: 177–193

Soeken KL, McFarlane J, Parker B, Lominack MC 1998 The abuse assessment screen. A clinical instrument to measure frequency, severity, and perpetrator of abuse against women. In: Campbell J (ed.) Empowering survivors of abuse: health care for women international. Sage, London, pp. 195–203

Stacey W, Shupe A 1983 The family secret: domestic violence in America. Beacon Press, Boston, MA

Stark E, Flitcraft A 1996 Woman at risk: domestic violence and women's health. Sage, Thousand Oaks, CA

Steinhardt A, Soukhanov A, Harris D, Boyer M 1980 Roget's II: The new thesaurus. Houghton Mifflin, Boston, MA

Straus MA, Gelles RJ, Steinmetz SK 1980 Behind closed doors: violence in the American family. Anchor Books, New York

Straus MA, Hamby SL, Boney-McCoy S, Sugarman DB 1996 The Revised Conflict Tactics Scale: development and preliminary psychometric data. Journal of Family Issues 17: 283–316

Varcoe C 1996 Theorizing oppression: implications for nursing research on violence against women. Canadian Journal of Nursing Research 28: 61–78

Walker LE 1979 The battered woman. Harper & Row, New York

Walker LO, Avant KC 1995 Strategies for theory construction in nursing, 3rd edn. Appleton & Lange, Norwalk, CT（中木高夫，川崎修一訳：看護における理論構築の方法，医学書院，2008年）

Wolak J, Finkelhor D 1998 Children exposed to partner violence. In: Jasinski JL, Williams LM (eds) Partner violence: a comprehensive review of 20 years of research. Sage, Thousand Oaks, CA, pp. 73–111

World Health Organization 2002 World report on violence and health. WHO, Geneva

Yllo KA 1993 Through a feminist lens: gender, power, and violence. In: Gelles RJ, Loseke DR (eds) Current controversies on family violence. Sage, London, pp. 47–62

3　「ケアリング」のコンセプト分析

Tanya McCance
(山田智恵里 訳)

編者による解説　33
はじめに　34
コンセプトの発達と成熟　34
ケアリングのコンセプト分析　36
ケアリングの探究：質的研究　46
結論　47

編者による解説

「看護師とはどうあるべきか？」「看護実践の定義的要素とは何か？」という看護の性質に関する多くの議論において，ケア（とケアリング）のコンセプトは常に人気のある話題である。本章でも，ケアリングの実践と理論の文献検索全体を通じて，まるでそのたびに新たな「発見」があったかのように，看護の中心にケアが存在するということは，驚くべきことではないだろう。本章はさらに，これらの「発見」には共通性があるにもかかわらず，分析は研究のためだけにあり，「ケアリングとは何か？」という問いに，明確な答えを与えていないことを指摘している。

興味深いことに，看護という言葉の語源は，看護とケアリングを結ぶ関連性を示唆している。この言葉は古代フランス語の「育てる」という言葉から発生しており，それは幼児を育てる母親と同じ意味であった。したがって，子どもを育てることと患者にケアを提供することの間に，明らかに関係性と類似性があることを，改めてわれわれは意識すべきであり，これが次なるコンセプト化の過程へとつながるものと思われる。結局のところ，看護のルーツは，それが正しかろうが間違っていようが，歴史的に女性の仕事（子どもの生育）とみなされてきたことを考慮することが必要になるだろう。

われわれは本書で，看護と「女性の仕事」との関連性について，詳細に検証することに焦点を当てることも，またスペースを割くこともしていないが，一方で，いくつかの重要な課題が明らかになっている。「男性的特徴」が「女性的特徴」よりも高く評価され，男性的価値観，男性的思考，男性的実践で物事が動いている世界では，「女性の仕事」と同じ意味である学問には，尊重や敬意がほとんど払われていない。これもまた，驚くべきことではないだろう。「男性的イデオロギー」で構成されている医療システムにおいて，看護が男性的職業よりも低い価値のものとみなされていることは，意外な事実でも何でもない

のだ。同様に，医療職の同僚と同等であろうと絶え間ない努力をしているなかで，看護師のなかには，自らの存在価値，すなわちケア提供へのかかわりに背を向けているようにみえる人，さらに，看護と医学の混成物になることによってさらなる地位や尊敬を獲得したいようにみえる人もいることを指摘しておこう（例：ナースプラクティショナーという職をつくる，看護師による処方箋を導入するといった議論である）。

はじめに

　ケアリングは定義の難しいコンセプトであり，受け入れられる定義がないことが，ケアリングの文献において共通する話題となっている。1970年代の出版物では，明解で具体的なケアリングの定義を得ることの困難さが指摘され，引き続き80年代，90年代でも，さらには2000年に入っても，事情は変わっていない（McFarlane 1976, Watson 1979, Leininger 1981, Morrison 1991, Kyle 1995, Webb 1996, Stockdale & Warelow 2000, Scotto 2003）。この現状は，主だった看護理論家らが看護の知識の増大に十分に貢献しているにもかかわらず（Roach 1984, 1987, Watson 1985, Leininger 1991, Boykin & Schoenhofer 1993），また，看護の文脈においてこのコンセプトを明確化しようとするコンセプト分析の数が増え続けており，発展している理論的基盤が存在するにもかかわらず，依然同様である（Morse et al 1990, Buchanan & Ross 1995, Eyles 1995, McCance et al 1997, Sourial 1997）。Paley（2001）は独特のスタイルで，ケアリングに関する文献に示されている知識の発展に，辛辣な批評を加えている。彼によれば，看護におけるケアリングの定義づけには幾多の努力が払われているにもかかわらず，コンセプトとしてのケアリングの明確化には成功していないのである。本章では，1つのコンセプトとしてのケアリングの成熟性を検討するが，WalkerとAvant（1995）が開発したアプローチを用いて，コンセプト分析を行っている。結論では，この予備的な仕事がさらなる研究によっていかに完成されるかが示唆されるだろう。

コンセプトの発達と成熟

　ケアリングの普遍的定義が欠落していることが，このコンセプトの成熟の度合いを示している。Morseら（1996b）は，1つのコンセプトの成熟度をその構成部分との関連で表している。
- 定義
- あるコンセプトを他のコンセプトと区別する特徴または特性
- コンセプトを記述する境界群
- コンセプトを区別する行動を引き起こしうる類似的な条件を同定する前提条件

- コンセプトの結果

　Morseらによると（1996b, p.387），コンセプトの成熟度はこれらの特徴を有する度合いに比例する。つまり，十分に定義されている成熟したコンセプトとは，明確に記述される特徴をもち，境界が詳細に記述され，先行要件と帰結が明記されているのである。コンセプトの成熟度は，以下の原則によって検証，評価される。
- 認識論的原則：そのコンセプトは明解に定義されているか？　他のコンセプトと明らかに異なるか？
- 実用的原則：そのコンセプトは学問に共通する現象に合致しているか？　学問に有用か？
- 言語的原則：そのコンセプトは一貫して，適切に，文脈のなかで，使用されているか？
- 論理的原則：そのコンセプトは他のコンセプトとの理論的統合によっても，固有の境界を有しているか？　（Morse et al 2002, p.8）

　ケアリングというコンセプトにこれらの原則を当てはめてみると，これが成熟したコンセプトではないことがわかるだろう。たとえば，すでに指摘したように，このコンセプトに普遍的な定義は存在しない。同様に，このコンセプトの意味が初期の分析の焦点となっていて（Gaut 1983, Griffin 1983, Blustein 1991），すべてが「ケアリング」という言葉の意味に注目しており，最近ではStockdaleとWarelow（2000）が，同じことを行っている。看護のコンセプトとしてのケアリングの有用性もまた，多くの議論の的になっているが，これは安楽（Morse 1992）や支援（O'Berle & Davies 1992）といったコンセプトがそうであるのと同様である。
　別の視点では，このコンセプトの複雑性のゆえに，ケアリングに関するコンセプト的差異は当然存在するといえるだろう。これらの違いはケアリングの理解を，複雑ではあるが，豊かにする。この問題については，22章で詳細に検討することにする。
　つまり，ケアリングは部分的に発達したコンセプトであるといえるだろう。Morseら（2002）によれば，このレベルの成熟度は，「複数の競合する定義とコンセプトがある」「現象と一部は適合するが，一部は適合しない」「部分的に文脈と結びついている」「他のコンセプトと関連する」といった特徴をもつ。しかし，コンセプトは時間とともに修正され，成熟に至る前に，さまざまな発達段階にあることは認められている。コンセプト発達の進化的な性質とはRodgers（2000, p.82）によれば，「コンセプトは継続的に修正されなければならず，より明確で有用なレパートリーを有するために，変化が示されなければならない」というものである。
　コンセプト分析は広い意味をもつ言葉であり，「コンセプトの発展，記述，比較，明確化，訂正，同定，修正，認証を目的とする展開，探究，理解の過程」（Morse et al 1996a p.255）である。コンセプト分析への多様なアプローチ

が，文献に明記されている。本章で展開されるケアリングのコンセプト分析は，WalkerとAvant（1995）によるアプローチを用いている。これは元々，Wilson（1969）によって開発されたアプローチ法である。しかし，WalkerとAvantのアプローチは直線的なアプローチで，実証主義的な性質をもち，過度に単純化された手順をもっていることから，多くの批判を集めている（Morse 1995, Morse et al 1996a）。それでもなお，この方法はコンセプト発達のアプローチとして何度も試され，検証されていることを理解すべきだろう。この方法を用いたコンセプト分析は，看護の文献において多数みられる。

ケアリングのコンセプト分析

WalkerとAvantによるコンセプト分析のステップ（1995, p.37）は，次のとおりである。
1. コンセプトを選択する。
2. 分析の目的または意図を決定する。
3. コンセプトのすべての使用例をできるかぎり調べる。
4. 定義的特性を決定する。
5. 典型事例を構成する。
6. 境界，関連，対比，工夫，誤用の事例を構成する。
7. 先行要件と帰結を明らかにする。
8. 実証指標を定義する。

本章の関連でいうと，コンセプトの選択（第一段階）および分析を行う目的（第二段階）は，看護実践におけるケアリングのコンセプトに関する研究ということで，すでに決定している。以降では，残りの段階（3～8）を検討することにしよう。

第三段階：コンセプトのすべての使用例を明らかにする

この段階では，可能なかぎりの使用例を明らかにする。WalkerとAvant（1995）によれば，事典，用語集，入手可能な文献，同僚との論議など，さまざまな資源がある。

▶ 辞書の定義

Concise Oxford Dictionaryの第6版（Sykes 1976），およびCollins Dictionaryの第2版（Collins Dictionary 1986）で，ケアとケアリングの定義を調べた。

＜名詞としての「ケア」＞
- 問題，不安，真剣な注目，注意，防衛，安全確保（Concise Oxford Dictionary, p.149）

- 注意深いまたは真剣な注目，防衛的または監督された管理，問題，不安，関心を引くもの，注意（Collins Dictionary, p.239）

<動詞としての「ケア」>
- （～に対して）関心や興味を感じること，注目や好意を感じること，提供すること（Concise Oxford Dictionary, p.149）
- 関心をもつこと，（～に対して）好意をもつまたは注目すること，身体的ニーズ・支援・安楽を提供すること（Collins Dictionary, p.239）

<形容詞としての「ケアリング」>
- ケアや思いやりを感じたり表現すること，職業的ケア・社会的ケア・医療的ケアに関するケアリングの態度（Collins Dictionary, p.240）

<名詞としての「ケアリング」>
- 社会的ケア・医学的ケアを提供する実践または職業（Collins Dictionary, p.240）

▶ 用語集の定義

代替可能な用語を，Chambers Paperback Thesaurus（Schwarz et al 1992）とRoget's Thesaurus（Kirkpatrick 1987）で調べた。以下は，ケアとケアリングの類義語の例である。

<ケア（名詞）>
- 不安 anxiety，注目 attention，注意 caution，関心 concern，考慮 consideration，保護 custody，後見 guardianship，興味 interest，防衛 protection，注視 regard，責務 responsibility，配慮 solicitude，監督 supervision，問題 trouble，用心 vigilance，監視 ward，用心深さ watchful，苦悩 woe，心配 worry，（Chambers Thesaurus）
- 注意深さ carefulness，仕事 business，機能 function，防衛 protection，管理 management，阻止 detention，命令 mandate，経済 economy，心配 worry，苦痛 painfulness，落胆 dejection，神経質 nervousness，注意 caution（Roget's Thesaurus）

<ケア（動詞）>
- 注目される be attentive，愛する love，博愛的である philanthropize（Roget's Thesaurus）

<～のためにケアする（～を配慮する）care for >
- 面倒をみる look after，安全確保する safeguard，切望する desire，愛する love，親切である be benevolent（Roget's Thesaurus）
- 注目する attend，育成する foster，好む like，愛する love，看護する nurse，防御する protect，進む tend，目を光らせる watch over（Chambers Thesaurus）

▶ コンセプトの言語的使用

　　　ケアリングという言葉の意味を明らかにするために，その使用例を調べている研究者がいる。Leininger（1981）はその語を専門職がどのように使用しているかを焦点におきながら，文献において看護師，医師，一般社会で用いられている「ケア」の意味を調べている。このレビューでは，看護と医学の主要な雑誌からサンプルがとられている。彼女は，「ケア」という言葉がしばしば定義されないまま，「看護」の接尾辞として使用されていることを発見している。そこでは看護とケアリングには差がなく，互換可能な言葉として使用されている。

　　　Griffin（1983, p.290）は「ケアリング」という言葉の使用を哲学的に分析し，2つの意味のグループを同定している。まず，「関心と注目，考慮すること，気遣うこと，指導すること，防御すること，ニーズに対応すること」といった内容で始まるものである。次に，「気持ちの傾き，または愛着を感じている人への好意，誰かのそばにいたい気持ち」である。同様にGaut（1983）は，ケアリングのコンセプト分析においてこの言葉の共通する使用を調べ，使用法に明確な原則はないが，基本的に3つの一般的な意味があることを指摘した。すなわち，「(〜に) 注目するまたは関心をもつこと」「(〜に) 責任をもつまたは提供すること」「思いやり，好意，愛着」であった。

▶ 理論的定義

　　　看護理論家のなかには，ケアリングに大きな関心を示している人もいる。理論的定義は以下のとおりである。

- Leininger（1991, p.46）：ケアとは，生きることや死に対面する状況を改良・改善する根拠またはニーズを有している個人またはグループを補助，支援することに直接関連する行為と活動である。
- Watson（1985, p.32）：価値や態度が具体的行動において表出された意志，意図，献身
- Roach（1984, p.2）：ケアリングは単に感情や態度としての反応ではなく，存在すること，関係すること，行動することの総合的なあり方であり，他者，思考，計画，事柄，自分自身といったことへの投入や契約の質である。
- BoykinとSchoenhofer（1993, p.25）：ケアリングとは，ケアリングと生きケアリングのなかで成長する人として認識される他者と共にある看護師の，意図的で信頼できる存在をいう。

▶ 他の文献からの定義

　　　他の文献におけるケアリングを調べると，Morseら（1990）による定義とほぼ同様である。それらは人間の本質としてのケアリングと，道徳的義務としてのケアリングを含んでいる。人間の本質としてのケアリングの起源は実存哲学にある。Roach（1984），BoykinとSchoenhofer（1993）の研究に大きな影響を及ぼしているハイデガー（Heidegger 1962）は，ケアリングを「この世界において存在すること」と表現した。「存在することの1つの形」としてのケアと

いう考えは，哲学者 Mayeroff(1971) の著書にも表れている。さらに，ハイデガー (Heidegger 1962)，サルトル (Sartre 1972)，ブーバー (Buber 1970) といった哲学者らは，他者とともに存在するあり方を「本来的 authentic」または「非本来的 inauthentic」であると述べている。「寄り添う presence」という語は，他者との本来的なあり方として，看護の文献にしばしば使用されている。**実存主義の要素は，上述の看護理論家たちの著書でもみることができる。そこでは，ケアリングとは人間の特質であり，つまりケアすることとは，人間であることなのである。**

看護におけるケアリングに焦点を当てている文献では，人を尊重するという原則に重点をおくかかわりとして，ケアリングの倫理が述べられている (Gadow 1985, Fry 1988)。「かかわること to be committed」とは，「道徳的に貢献すること，行為の帰結に責任をもつこと」と定義されている (Concise Oxford Dictionary, p.203)。別の文献では，人を尊敬することには，十分に考えながら人に対応することが含まれている。つまり，「他者の言うことに耳を傾けること，他者を理解すること，他者の意図に喜んで応えること」である (Jameton 1984, p.125)。また，人を尊敬することには，人は自律的な本質をもっていること——人は自己決定・自己統制すること——を実体的なものにすることが含まれる (Downie & Calman 1994)。

▶ **ケアリングの研究**

ケアリングのコンセプトに対しては，質的・量的な方法論での実証的研究が多く行われている。かなりの数の研究者たちが，ある種のケアリング行為を測定する既存のツールを使用している。一般的なものは CARE-Q 検査で，これは Larson (1984, 1986) によって開発され，以降他の研究者によって使用されてきた (Keane et al 1987, Mayer 1987, von Essen & Sjoden 1991, Greenhalgh et al 1998, Larsson et al 1998)。この検査法は，ケアリングの6つの下位構成要素(接触，説明と促進，安楽，期待，信頼関係，モニタリングとフォローアップ) を，50項目で調べるもので，回答者が「最も重要」から「最も重要でない」の間で区切られた数字を選ぶという方法である。

検討を重ねるなかで，ケアリング自体が漠然とした性質を有することから，ケアリングのコンセプトを研究する最も適した方法としては，質的なものが望ましいと考えられるようになってきた (Leininger 1986)。質的研究は多くの場合，現象学やグラウンデッドセオリーのアプローチを採用してきたが，これによって，その過程や経験にかかわった人が実際に経験したケアリングの視点が得られる。これらの研究を考察するとき，存在するであろう文化的差異に留意することが大切である。Leininger (1991) は文化的ケアの理論を組み立てているが，それはケアの意味と表現が文化によって異なるという原則に立っている。**ボックス 3.1 と 3.2** は，ケアリングに対する患者と看護師の記述に焦点を当てた研究，およびデータから抽出された主要テーマの要約である。ただし，これらはこの分野の質的研究を網羅したリストではないということに注意してほしい。Rodgers (1989) が指摘したように，これらは質的データの統合と同

ボックス 3.1　患者の視点からみたケアリングの質的研究の主たるテーマ

●よいケアリング，悪いケアリングに関するテーマ
Drew 1986
- 患者のために使うエネルギーという感覚
- 顔の表情（例：微笑み）
- 急いでいないこと
- 患者の生き方に偏見をもたず，共有する意志
- 触れること

Fosbinder 1994 *
- 伝えること：情報を与えること，説明すること，指示すること，教えること
- 相手を知ること
- 信頼を築くこと
- 労をいとわないこと
- 患者にとって何が重要かを明らかにすること

*この研究には患者と看護師のサンプルが含まれている。

Reiman 1986
- ケアリングとはみなされない行動
- 急いでいること，効率的であること
- 決められた仕事だけをすること
- 患者を見下していること
- 患者の要求に反応しないこと

●ケアリングの全体像に関するテーマ
Brown 1986
- 個人の質を認めること
- 寄り添うことを保証すること
- 情報の提供
- 専門的知識と技術を示すこと
- 痛みへの支援
- 十分な時間を費やすこと
- 患者の自主性を尊重すること
- 注意深く観察すること

様にコンセプト分析にとって重要な文献的資源なのである。

第四段階：定義的要素を決定する

　　コンセプトの使用例をできるだけ多く集めることに続き，何度も出現する情報と特徴を調べる必要がある。特徴のリストは，定義的特性，または決定的特性と呼ばれる。しかし，コンセプトは多くの意味をもつ可能性があるため，分析の目的に最も適したものを選ぶ必要があるだろう（Walker & Avant 1995）。現在の分析においてその焦点は，看護に最も関連するケアリングの意味である。以下は，ケアリングのコンセプトを説明する場合に，一貫して引用されている特性である。

- 真剣な注目 serious attention：辞書ではケアについて，「真剣な注目」と説明している。「注目」と「注目される」は用語集では「ケア」の代替語とされており，このコンセプトとまったく同じように使用されている。真剣に注目するということが「本来的に」存在するということと同じ意味であるということは，BoykinとSchoenhofer（1993）などの理論家によって，哲学的文献から明らかにされている。
- 関心 concern：「関心」という言葉は，辞書と用語集で「ケア」の代替語とされている。
- 提供すること providing for：辞書でも日常的な言葉の使用でも，人に提供するという観念が含まれている。Collins English Dictionary（1986, p.239）では，「身体的ニーズ，補助，安楽を提供すること」と意味が拡大されている。この記述は，看護の複数の定義に影響を及ぼしている。最も特筆すべき例は，

> **ボックス3.2　看護師の視点からみたケアリングの主たる質的研究テーマ**
>
> ●よいケアリングに関連するテーマ
>
> Chipman 1991
> - 献身
> - 患者のニードを適時に満たすこと
> - 患者と家族に安楽を提供すること
>
> Ford 1990
> - 患者の弱さを感じること
> - 仕事という以上の何か
> - 患者の世界に同調すること
> - 注意深く寄り添うこと
> - 患者を中心に位置づけること
> - 患者といることが心地よいこと
>
> Forrest 1989
> - かかわり：そこにいること，尊敬すること，一緒に感じること，身近であること
> - 交流：触れたり抱いたりすること，患者のサインを見逃さないこと，確固たること，指導すること，患者をよく知っていること
>
> ●ケアリングの全体像に関連するテーマ
>
> Clarke and Wheeler 1992
> - 支持的であること：好意ある関心を示すこと，尊重すること，尊敬すること，信頼すること，自分を投入すること，患者のニーズに気づくこと，自立を促すこと
> - コミュニケーション：話すこと，情報提供すること，傾聴すること，触れて抱きしめること，寄り添うこと
> - ケアに影響を及ぼすもの
> - ケアの能力
>
> Morrison 1991
> - 人間的な素質
> - 業務のスタイル
> - 対人アプローチ
> - 動機づけのレベル
> - 他者への関心
> - 時間の使い方
> - 態度

Henderson（1966）が看護独自の機能と記述した「病気であれ健康であれ，人が十分な強さと意志と知識をもっていれば自分で行える個人の活動を支援すること（p.66）」である。
- 尊重する，尊敬する，好意を抱く：これらの意味は，検討したすべての文献に一貫して取り上げられている。複数の研究者が，ケアリングを愛の一形態として検討している（Bevis 1981, Ray 1981, Jacono 1993）。**看護師が世話をしている患者全員に好意をもつことは，看護の場においては現実的でない。**一方，人としての尊敬のほうが，この定義的特性に関してより合致した記述であるかもしれない。つまり，ケアをしているすべての人を好きになる必要はないが，人間として尊重することはできるというわけである。

ケアリングの研究から抽出されたテーマを考えると，上記の特性が信頼でき，かつ本来的であるといえるだろう。しかし，これらの研究から，他の追加的要素も同定されうる。
- かかわる時間の長さ
- 患者を知ること。それにより，患者にとって何が重要か，何がニーズであるかを理解できる。

よく考えると，2つの特性がケアが行われる先行要件として，あるいは決定的特性として記述されうる。つまり，「人を尊敬すること」と「費やす時間」

である。人に尊敬を示すことが真にケアすることであるのか，あるいはケアリングが行われる前にその人を尊敬する必要があるのかを，検討すべきである。また，時間を費やすことがケアすることであるのか，ケアするためにはまず時間が必要であるのかを，検討すべきである。これらの要因がケアすることの先行要件かどうかは，先行要件と帰結を同定する第七段階で検討することにしよう。

第五段階：典型事例を構築する

WalkerとAvantによれば（1995, p.40），典型事例とは「そのコンセプトが使用されている"現実"の例であり，そこにはそのコンセプトのすべての決定的特性が含まれ，かつ他のコンセプトの特性がまったく含まれていない」ものである。言い換えると，典型事例はそのコンセプトの例としてふさわしいと確信できるものである。Rodgers（1989）もまた，コンセプト分析のアプローチにおいて，典型事例を同定していることは，注目に値するだろう。循環器疾患患者をケアする6人の看護師のケアリングを研究したFord（1990）は，次の事例を引用している。

＜事例3.1＞
クック氏は先天性心不全の末期患者である。彼は2回狭心症を起こしている。家族は遠くにおり，彼は今，1人である。私たちは彼の状態がよくないことを知っている。私が彼の手に触れて自己紹介したとき，彼は私の手を握り締めて話しはじめた……私がベッドに腰かけると，彼は私の手をとったのだ。彼の人生，家族，そしてやりたいけれどできないことについて語った。私はそのとき，多忙な病棟でしなければならないことを無視することにした。私はカーテンを引いてそれらを締め出した。座って彼が話す言葉に耳を傾けた（Ford 1990, p.160）。

この事例において看護師は，人生における決定的な時間を1人でいる患者に関心を示している。このことから看護師は，患者に安楽を提供し，患者が言おうとしたことに真剣に注意を払おうとした。さらに看護師は，患者のこと，そして彼の人生で重要である事柄，あり続けている事柄を理解しようとした。

第六段階：追加事例，境界事例，関連事例，対比事例を構成する

▶追加事例

追加事例を構築することにより，コンセプトが当てはまらない例を示し，その結果，コンセプトのより深い理解を促すことができる（Walker & Avant 1995）。

▶ 境界事例

境界事例には決定的特性がいくつか含まれているが，すべては含まれていない。あるいは，そのような事例はすべての要素を含んでいるかもしれないが，典型事例がもっている強さがない（Walker & Avant 1995）。次の事例は，BennerとWrubel（1989）からの引用である。

＜事例3.2＞

ジム・スミスは45歳の男性である。彼は循環器・呼吸器病棟に入院していた。入院前に不明瞭な話し方とぼやけた視力という症状が8時間続いていた。入院するときにはこれらの症状は消えていて，診断のための入院だった。彼は一過性の虚血性発作と診断された。4日後彼は家に戻り，その2日後に家でけいれんを起こして再入院してきた。そのとき私は休暇中で，病棟に出たときには，彼は転移性の肺がんと診断されていた。

彼が初めの診断名にどう反応したかは知らないが，病棟に出ると2日ほど，彼のところへは行かなかった。彼に何と言えばいいか，何をしたらいいかわからなかったので，彼に会うのが心底怖かったのだ。それを彼が和らげてくれたからこそ，私は彼に，化学療法と放射線治療について教えることができた。自分は彼に多くのことを教えたと感じていたが，本当のところ，彼が私に教えてくれていたのだった。ある日彼はこう言った。「メアリー，君はよくやっているよ。でも君が青いドアから入ってくるたびに，君が早く出て行きたいと思っていることがわかるよ」と。

彼は正しかった。彼は自分の病気と人生から多くの意味を学びとっていたが，私はそうではなかった。この男性は自分の人生を，私が理解し十分責務を果たせる領域にまで拡大してくれた（Benner & Wrubel 1989, p.16）。

この事例は境界事例と分類される。なぜなら，2つの決定的特性が欠けているからである。看護師は患者の最新の診断名「転移性の肺がん」に注目している。彼女は化学療法と放射線治療について患者に教えることを通して，情報を提供している。しかし，その努力にもかかわらず，彼女は真剣に彼と向き合っていない。つまり，彼女は患者の前に存在することも，彼が言いたいことに耳を傾けることもできず，病気の結果として患者にとって何が重要になったのかも認識していない。

▶ 関連事例

関連事例は，検討されているコンセプトと密接な関連があるが，決定的特性が含まれていない（Walker & Avant 1995）。筆者は，ケアリングに密接に関連しているが，ケアリングとは考えられないというあるコンセプトを同定するうえで，ちょっと苦労した経験がある。たとえば，経験豊かな同僚と関連事例について検討したとき，思いやりcompassionや共感empathyがそれにあたると指摘された。しかし，「思いやり」はRoach（1984）によって定義されているように，ケアリングの5つのCの1つにすぎない[*1]。次に，前に述べたケ

アリングの決定的特性を「共感」の定義と比較してみると，共感とはConcise Oxford Dictionary (sykes 1976, p.338) によれば，「対象に自我を投影する力（これにより完全に理解に至ること）」である。一見このコンセプトはケアリングと異なるようにみえるが，本来的にそこに存在するということには，ある程度の共感が必要であるともいえるだろう。

支援supportもケアリングと関連しているとみなされているが，その定義はやや異なる。質的研究に続いてO'BerleとDavies（1990）は，支援的ケアのモデルを作成した。それは，ある看護師の緩和ケアにおける看護役割の洞察に焦点を当てたものであった。モデルは6つの相互に関連した要素から成り立っている。すなわち，「価値づける」「つながりをもつ」「力を与える」「他者のために行う」「意味を見出す」「統合性を維持する」である。さらにO'BerleとDavies（1992）は，支援とケアリングのコンセプトを検証し，この2つは非常に類似的で区別がつかないと結論づけている。支援的ケアリングモデルを現在のコンセプト分析から同定されたケアリングの決定的特性と比較してみると，特徴的な類似が多数認められるということが，このことを補強するだろう。たとえば，「つながること」は「真剣な注目」や「寄り添うこと」と，「他者のために行うこと」は「〜に提供すること」と同じである。

▶ 対比事例

WalkerとAvant（1995）によれば，対比事例とは明らかに「そのコンセプトではない」という事例である。次の事例は，全身性エリテマトーデスに罹患した21歳の看護学生の担当となった看護師の場合である。この事例は，Reiman（1986）の研究から引用したもので，そこではケアリングのある交流とケアリングのない交流について，患者の記述に基づいた現象学的アプローチが用いられている。

＜事例3.3＞
彼女はいつも急いでいました。彼女は話す時間がないか，もし時間があっても話をしたくないようでした。彼女のボディランゲージは，私が言わなくてはいけないことに関心がないと伝えていました。彼女がここでしていたことは，義務を果たして家に帰ることでした。彼女は距離のあるところにいて，近づこうとはしませんでした。私は自分が悪い病気をもっていて，それを彼女にうつしてしまうかのように感じました。彼女は私が話すとき，私のほうを見ようともしませんでした。質問をしても，それを露骨に避けようとしました。彼女は人間に関心がありませんでした。私が言うことをさえぎり，例の早口で話すのでした。いつ戻ってくるかとは，絶対に言いませんでした。「私は落ち着かず，不快だった。話すことができず，抑うつ気味になった。私は自分の口を閉じているべきだと感じていた」と言うのです。(Reiman 1986)

この看護師は関心，支援，安楽を患者に提供していない。いかなる意味でも寄り添うことがなく，注意もしていない。この若い女性を知ろうとも，また彼

女にとって何が大切かを知ろうともしていない。これは，ケアリングが存在しないことに関する明確な例であると考えられる。

第七段階：先行要件と帰結を明らかにする

　　先行要件はケアリングが行われる前に必ず起こる出来事または事柄である。一方，帰結はケアリングの結果として起こる出来事または事柄である。WalkerとAvant（1995）が，ある事柄が特性であり，かつ先行要件であることはなく，いずれか一方でしかありえないと指摘していることに注意しよう。コンセプトの多様な使用例，および提示した事例においてそれらがどのように取り上げられているかを検証すると，3つのテーマが現れるが，これらは決定的特性というよりも先行要件と表現したほうが適切であるように思われる。まず，前述した「人を尊重すること」と「時間を費やすこと」は，決定的特性または先行要件と考えられるだろう。「人を尊重すること」は，ケアリングを行うために存在しなければならない事柄である。「時間を費やすこと」は，ケアリングが行われうる範囲に影響を及ぼす。3つ目の先行要件である「ケアする意図」は，Watson（1985），BoykinとSchoenhofer（1993）らの理論家の研究から生じている。**同様にLeininger（1991, p.46）はケアリングを，「生きることや死に対面する状況を改良・改善する根拠またはニーズを有している個人またはグループを補助，支援することに直接関連する行為と活動」と記述している**。「直接関連する」という言葉は，それが意図的な行為であることを示す。とはいえ，明確な意図がなくても人はケアできるということについても，検討すべきだろう。

　　典型事例，対比事例，境界事例を考察すると，ケアリングの帰結はそれほど簡単には同定できないようにみえる。しかし，事例が強調していることは，ケアリングまたは非ケアリングが患者に与える影響の程度である。最後の事例では，若い看護学生は看護師の行為の結果，抑うつ状態に陥っている。**したがって，ケアリングまたは非ケアリングを経験した患者が，看護師にケアリングの帰結を示す最も妥当な人物であるといえるだろう**。ケアリングの帰結の1つは，心身ともに安寧な状態であると提案する人もいる。Morse（1992, p.93）による安楽の定義，つまり安楽とは「健康・不健康の連続するいかなる段階でもありうる安寧な状態」を考えれば，安楽も帰結の1つと考えられるかもしれない。しかし，この定義にはさらなる検討が必要だろう。現在の分析では，安楽を提供することはケアリングの帰結というよりも，1つの決定的特性であるとされている。言い換えれば，看護師は安楽を提供し，その結果として患者は，安寧の感覚を経験するのである。

第八段階：実証指標を定義する

　　実証指標を定義することは，コンセプト分析の最終段階である。WalkerとAvant（1995）は，しばしば決定的特性は実証的に示されるものであると指摘している。しかし，もし分析されるコンセプトがかなり漠然としていれば，そ

の決定的特性もまた漠然としているだろう。このコンセプト分析で同定されたケアリングの決定的特性の抽象的性質は，ケアの質的特徴を補強するものであり，測定可能な実証指標を利用する前に，質的方法を用いたケアリングの経験をさらに探究する必要性を示唆している。

ケアリングの探究：質的研究

これらのコンセプト分析に続いて，患者と看護師の視点からケアリングのコンセプトを探究する質的研究が行われている。この研究で用いられたアプローチは，ナラティブを用いた解釈的現象学である（McCance 2001）。この研究の結果は，構造，過程，成果という Donabedian（1980）の概念枠組みをさらに発展させることに寄与した。すなわち，構造には看護師の特性，組織的問題，患者の特性が含まれる。過程にはケアリングの行為——患者の身体的・心理的ニーズを満たすこと，注目すること，患者を知ること，時間をとること，確固たること，尊敬を示すこと，特別なタッチ——が含まれる。成果にはケアリングの過程から発生するもの，すなわち安寧の感覚，患者満足，周囲への波及効果が含まれる（McCance 2003）。概念枠組みはこれら3つの要素の潜在的な関連性を強調しつつ，ケアリングの過程に必要な構造間には力強い直線的関係があり，それが患者の成果につながっていることを提示している。

わずかに異なってはいるが，この研究では4つの決定的特性が示されている。「真剣な注目」は「注目すること」と比較することができるが，McCance（2003）は，研究参加者によって記述された注目のレベルは，「真剣な注目」で期待されるものよりも，表面的であったことを強調している。「〜に提供する」はこの研究では，「患者の身体的ニーズに提供すること」と「患者の精神的ニーズに提供すること」という2つのカテゴリーで示されている。しかし，「関心」という決定的特性は「情報を提供する」「安心を提供する」「コミュニケーションをとる」と並ぶカテゴリーで，「患者の心理的ニーズに提供する」の下位カテゴリーである。最後に，「患者をよく知る」はコンセプト分析で同定された決定的特性であったが，類似した文脈において，この研究でも1つのカテゴリーとして同定されていた。

コンセプト分析で同定された3つの先行要件は，「人を尊重する」「(患者のために）時間を費やす」「ケアする意図」であったが，それは構造として同定されたカテゴリーと類似していた。たとえば，「時間」はケアリングの過程に潜在的な影響を与える問題として同定された。「仕事へのかかわり」は患者のニーズを満たしたいという意欲，意志を反映していて，「ケアする意図」という重要特性と異なるものではない。すでに述べたように，「人を尊重する」が決定的特性か先行要件なのかを検討すべきである。興味深いことにそれは，この研究の結果においてはケアリングの過程に取り込まれており，ケアリングの前提とは考えられていない。この研究から同定された成果は「安寧の感覚（感情的，身体的）」「患者満足」「周囲への波及効果」であった。それらはケアリ

ングの帰結と類似的であると考えられるが，コンセプト分析では明確にすることが難しかったものである。

　WalkerとAvant（1995）のアプローチによるコンセプト分析と，McCance（2003）の質的研究における整合性の度合いを検証すべきであるが，その一方で，コンセプト分析では明らかにできなかったいくつかの追加カテゴリーが示されたことに注目すべきだろう。これは，Rodgers（2000, p.97）が提唱しているコンセプト発達の円環的性質を示すもので，Rodgersによればコンセプト分析は，継続的かつ進化的な過程である。さらにRodgersは，コンセプト分析などの技術を用いることそれ自体が，目的となってはならないとも指摘している。

　したがって，分析の結果は「そのコンセプトは何か？」に関する質問に明確な答えを与えるものではない。むしろその結果は，さらなる探究を推進する教育的な方向性を力強く指示するものと考えられるかもしれない。その目的は最終的な解決策を得ることではないし，「そのコンセプトとは何か？」に関する「一点の曇りもない」説明を得ることでもない。むしろその目的は，コンセプト発達の継続的サイクルを強化するうえで必要な基盤と明確さを，提供することにあるのだ（Rodgers 2000, p.97）。

結論

　明確であることが必要なコンセプトとしてのケアリングは，看護の文献において一貫したテーマとなっている。ケアリングはさらに，それは「部分的に成熟した」コンセプトであると強調する評価基準によって，検証されている。看護におけるケアリングの意味を明らかにするために，WalkerとAvant（1995）のコンセプト分析のアプローチを用いることによって，ケアリングの4つの決定的特性が明らかになった。すなわち，「真剣な注目」「関心」「〜を提供すること」「患者を知ること」である。ケアリングの先行要件としては「時間を費やす」「人を尊重する」「ケアする意図」が挙げられる。ケアリングの帰結を確定することは難しいが，対比事例によってケアリングがない状況での帰結は明確に示すことができた。さらに，実証指標を同定することの難しさが，ケアリングの漠然とした質的特徴を際立たせることにつながっている。したがって，コンセプトをさらに発達させることが必要である。完全なコンセプト分析の上に立った質的研究の要約も提示した。この研究の結果は，いくつかの決定的特性を補強することに役立ったが，一方でいくつかの差異も明らかにしている。このことは，コンセプトの発達の本質が進化的で継続的な過程であることを示している。

訳注

＊1　ケアリングの5C：思いやりcompassion，能力competence，自信confidence，誠実conscience，献身commitment

文献

Benner P, Wrubel J 1989 The primacy of caring. Addison-Wesley, Menlo Park, CA

Bevis EM 1981 Caring: a life force. In: Leininger MM (ed) Caring: an essential human need. Wayne State University Press, Detroit, MI, pp. 49–59

Blustein J 1991 Care and commitment. Oxford University Press, Oxford

Boykin A, Schoenhofer S 1993 Nursing as caring: a model for transforming nursing. National League of Nursing Press, New York

Brown L 1986 The experience of care: patient perspectives. Topics in Clinical Nursing 8: 56–62

Buber M 1970 I and thou by Martin Buber: a new translation with a prologue 'I and You' and notes by Walter Kaufmann, 3rd edition. T & T Clark, Edinburgh（マルティン・ブーバー著，植田重雄訳：我と汝・対話＜岩波文庫＞，岩波書店，1979年）

Buchanan S, Ross K 1995 A concept analysis of caring. Perspectives 9: 3–6

Chipman Y 1991 Caring: its meaning and place in the practice of nursing. Journal of Nursing Education 30: 171–175

Clarke JB, Wheeler SJ 1992 A view of the phenomenon of caring in nursing practice. Journal of Advanced Nursing 17: 1283–1290

Collins Dictionary 1986 Dictionary of the English language, 2nd edn. Collins, London

Donabedian A 1980 The definitions of quality and approaches to its assessment. Health Administration Press, Ann Arbor, MI

Downie RS, Calman KC 1994 Healthy respect: ethics in healthcare. Oxford University Press, Oxford

Drew N 1986 Exclusion and confirmation: a phenomenology of patients' experience with caregivers. IMAGE: Journal of Nursing Scholarship 18: 39–43

Eyles M 1995 Uncovering the knowledge to care. British Journal of Theatre Nursing 5: 22–25

Ford SJ 1990 Caring encounters. Scandinavian Journal of Caring Science 4: 157–162

Forrest D 1989 The experience of caring. Journal of Advanced Nursing 14: 815–823

Fosbinder D 1994 Patient perceptions of nursing care: an emerging theory of interpersonal competence. Journal of Advanced Nursing 20: 1085–1093

Fry ST 1988 The ethic of caring: can it survive in nursing? Nursing Outlook 36: 48

Gadow SA 1985 Nurse and patient: the caring relationship. In: Bishop AH, Scudder JR (ed) Caring, curing and coping. University of Alabama Press, Alabama pp. 31–43

Gaut DA 1983 Development of a theoretically adequate description of caring. Western Journal of Nursing Research 5: 313–324

Greenhalgh J, Vanhanen L, Kyngas H 1998 Nurse caring behaviours. Journal of Advanced Nursing 27: 927–932

Griffin AP 1983 A philosophical analysis of caring in nursing. Journal of Advanced Nursing 8: 289–295

Heidegger M 1962 Being and time. Blackwell, Oxford（マルティン・ハイデッガー著，細谷貞雄訳：存在と時間（上・下）＜ちくま学芸文庫＞，筑摩書房，1994年）

Henderson V 1966 The nature of nursing. Macmillan, New York

Jacono BJ 1993 Caring is loving. Journal of Advanced Nursing 18: 192–194

Jameton A 1984 Nursing practice: the ethical issues. Prentice-Hall, Englewood Cliffs, NJ

Keane SM, Chastain B, Rudisill K 1987 Caring: nurse–patient perceptions. Rehabilitation Nursing 12: 182–184

Kirkpatrick B (ed) 1987 Roget's Thesaurus of English words and phrases. Longman, Harlow

Kyle TV 1995 The concept of caring: a review of the literature. Journal of Advanced Nursing 21: 506–514

Larson PJ 1984 Important nurse caring behaviors perceived by patients with cancer. Oncology Nursing Forum 11: 46–50

Larson PJ 1986 Cancer nurses' perceptions of caring. Cancer Nursing 9: 86–91

Larsson G, Peterson VW, Lampic C et al 1998 Cancer patient and staff ratings of the importance of caring behaviours and their relations to patient anxiety and depression. Journal of Advanced Nursing 27: 855–864

Leininger MM 1981 Some philosophical, historical, and taxonomic aspects of nursing and caring in American culture. In: Leininger MM (ed) Caring: an essential human need. Wayne State University Press, Detroit, MI, pp. 133–143

Leininger MM 1986 Care facilitation and resistance factors in the culture of nursing. Topics in Clinical Nursing 8: 1–12

Leininger MM 1991 Culture care diversity and universality: a theory of nursing. National League for Nursing Press, New York（マデリン M. レイニンガー著，稲岡文昭訳：レイニンガー看護論；文化ケアの多様性と普遍性，医学書院，1995 年）

McCance TV 2003 Caring in nursing practice: the development of a conceptual framework. Research and Theory for Nursing Practice 17: 101–116

McCance TV, McKenna HP, Boore JRP 1997 Caring: dealing with a difficult concept. International Journal of Nursing Studies 34: 241–248

McCance TV, McKenna HP, Boore JRP 2001 Exploring caring using a narrative methodology: an analysis of the approach. Journal of Advanced Nursing 33: 350–356

McFarlane JK 1976 A charter for caring. Journal of Advanced Nursing 1: 187–196

Mayer DK 1987 Oncology nurses' versus cancer patients' perceptions of nurse caring behaviors: a replication study. Oncology Nursing Forum 14: 48–52

Mayeroff M 1971 On caring. Harper & Row, London（ミルトン・メイヤロフ著，田村真，向野宣之訳：ケアの本質；生きることの意味，ゆみる出版，1987 年）

Morrison P 1991 The caring attitude in nursing practice: a repertory grid study of trained nurses' perceptions. Nurse Education Today 11: 3–12

Morse JM 1992 Comfort: the refocusing of nursing care. Clinical Nursing Research 1: 91–106

Morse JM 1995 Exploring the theoretical basis of nursing using advanced techniques of concept analysis. Advances in Nursing Science 17: 31–46

Morse JM, Solberg SM, Neander WL et al 1990 Concepts of caring and caring as a concept. Advances in Nursing Science 13: 1–14

Morse JM, Hupcey JE, Mitcham C et al 1996a Concept analysis in nursing research: a critical appraisal. Scholarly Inquiry for Nursing Practice 10: 253–277

Morse JM, Mitcham C, Hupcey JE et al 1996b Criteria for concept evaluation. Journal of Advanced Nursing 24: 385–390

Morse JM, Hupcey JE, Penrod J et al 2002 Integrating concepts for the development of qualitatively-derived theory. Research and Theory for Nursing Practice 16: 5–18

O'Berle K, Davies B 1990 Dimensions of the supportive role of the nurse in palliative care. Oncology Nursing Forum 17: 87–94

O'Berle K, Davies B 1992 Support and caring: exploring the concepts. Oncology Nursing Forum 19: 763–767

Paley J 2001 An archaeology of caring knowledge. Journal of Advanced Nursing 36: 188–198

Ray MA 1981 A philosophical analysis of caring within nursing. In: Leininger MM (ed) Caring: an essential human need. Wayne State University Press, Detroit, MI, pp. 25–36

Reiman DJ 1986 Non-caring and caring in the clinical setting: patients' descriptions. Topics in Clinical Nursing 8: 30–36

Roach S 1984 Caring: the human mode of being. University of Toronto, Toronto, Ontario

Roach S 1987 The human act of caring. Canadian Hospital Association, Ottawa（M. シモーヌ・ローチ著，鈴木智之，森岡崇訳：アクト・オブ・ケアリング；ケアする存在としての人間，ゆみる出版，2006 年）

Rodgers BL 1989 Concepts, analysis and the development of nursing knowledge. Journal of Advanced Nursing 14: 330–335

Rodgers BL 2000 Concept analysis: an evolutionary view. In: Rodger BL, Knafl KA (eds) Concept development in nursing, 2nd edn. WB Saunders, Philadelphia, PA, pp. 77–102

Sartre JP 1972 Being and nothingness. Methuen, London（ジャン・ポール・サルトル著，松浪信三郎訳：存在と無；現象学的存在論の試み（1・2・3）＜ちくま学芸文庫＞，筑摩書房，2007年）

Schwarz C, Seaton A, Davidson G et al (eds) 1992 Chambers paperback thesaurus, new edn. W & R Chambers, Edinburgh

Scotto CJ 2003 A new view of caring. Journal of Nursing Education 42: 289–291

Sourial S 1997 An analysis of caring. Journal of Advanced Nursing 26: 1189–1192

Stockdale M, Warelow PJ 2000 Is the complexity of care a paradox? Journal of Advanced Nursing 31: 1258–1264

Sykes JB (ed) (1976) The concise Oxford dictionary of current English, 6th edn. Clarendon Press, Oxford

von Essen L, Sjoden P 1991 Patient and staff perceptions of caring: review and replication. Journal of Advanced Nursing 16: 1363–1374

Walker K, Avant K 1995 Strategies for theory construction in nursing, 2nd edn. Appleton & Lange, London（中木高夫，川崎修一訳：看護における理論構築の方法，医学書院，2008年）

Watson J 1979 Nursing: the philosophy and science of caring. Little, Brown & Co., Boston, MA

Watson J 1985 Nursing: human science and human care – a theory of nursing. National League for Nursing, New York（ジーン・ワトソン著，稲岡文昭，稲岡光子訳：ワトソン看護論；人間科学とヒューマンケア，医学書院，1992年）

Webb C 1996 Caring, curing, coping: towards an integrated model. Journal of Advanced Nursing 23: 960–968

Wilson J 1969 Thinking with concepts. Cambridge University Press, Cambridge

4 「安楽」のコンセプト分析

Linda Marie Lowe, John R. Cutcliffe
(新田静江 訳)

編者による解説　51	安楽の定義と使用法　54
はじめに　52	安楽を同定するポイントとなる特性　56
コンセプトの分析　53	先行要件と帰結　59
歴史的背景　53	結論　62

編者による解説

　「安楽 comfort」の提供は，看護に不可欠な要素であり，それに異論を唱える人はほとんどいないため，安楽というコンセプトは看護学者，教育者，実践家から，長年にわたって注目されてきた。本章で指摘されているように，看護実践が最初に記録されて以来，看護師は安楽を提供し続けている（特にナイチンゲールの独創的な仕事において）。初期の出版物には，「安楽」または「安楽にする comforting」といった表現はまだ明白ではなかったようである。本章で指摘されているように，歴史的に強調されてきたのは身体的安楽の提供，または身体的苦痛の軽減方法を見つけ出すことであった。疼痛の緩和，疼痛の除去，体位変換の介助は，文献において顕著に表れている。しかし，看護は生理学的な視点から全人的な視点へと変化しており，安楽に関連する文献もこの視点の変化に沿うことが期待されている。このような明らかな変化が生じている看護実践と看護論の領域が，慢性疾患の文献において見出される。Rolland, Nolan, Grant, Keady の仕事はこの点を特に明らかにしており，本章では繰り返し検討されている。慢性の症状をもっている患者は，たとえ強い身体的苦痛や衰弱があっても驚くほどの適応を示しており，さらに（相対的にみて）全人的な安楽を獲得しているのである。

　このような動向の事実がある一方，いまだに一部の文献は，身体的視点に限定的である。もしわれわれが慢性疾患の文献にある安楽から何かを学習できているとすれば，看護師としてわれわれは，もっぱら（主として）身体的なことに焦点を当てて，重要な点を潜在的に見逃していることになってしまう。したがって，安楽についてどのように尋ねるか，対象の安楽のレベルや程度をどのようにはっきりと決定するかが，実践にとって重要な意味をもつ。

　同じようになお検討されていない追加的な内容と問題が存在している。たと

えば，ある種の看護場面，力学，看護実践において，一部の看護師はほとんどの場合で心理的な苦痛から，不快な感情を抱いている。たとえば，酩酊状態の患者への対応，死にゆく人への対応，社会的に孤立した人への対応，犯罪者との関係などである。これらの状況のほとんどでは，看護師の問題となるような身体的苦痛は生じそうもない。むしろ学問としては，このような状況で働く看護師の生きた経験，苦痛状況に至る過程，そしてさらに重要なこととして，そのような状況でも大丈夫だと感じられる過程，自分自身の心理的苦痛への対処方法について，探究しなければならないだろう。

はじめに

　Blackstock（1996, p.3）によれば，「安楽は看護の仕事」であり，また，安楽という言葉の看護師の一般的な使用法は，目標となる結果または状態を記述する方法であると考えられるという。Wurbach（1996）は，安楽はいくつかの異なるアプローチ，すなわち（最大多数にとっての最大幸福を勘案して）どちらのケアがよいかを示す倫理，看護の本質，仕事上の満足度などのアプローチを使って検証されていると述べている。しかし，言葉は本来的に私的かつ文脈的なものであるから，広く受け入れられ，かつ正確な定義というものは，わかりにくいものである。看護実践と看護研究では，安楽それ自体が基本的な価値とみなされていること，そしていくつかの看護論の基盤となっていて，看護活動を開始するポイントになっているということが，混乱を招いている（Siefert 2000）。コンセプト分析のさまざまな構成要素と特定のアプローチを同定するために，この分析では，Rodgers（1989）による独創的な仕事を利用している。安楽というコンセプトの分析が，純粋に実証主義的な文脈または徹底的な還元主義のいずれかに基づくべきであると主張したいわけではない。Rodgers（1989, p.331）が述べているように，安楽の特性や構成要素を説明する，または少なくとも同定するためには，われわれはコンセプトの使用，行動，そして，あるコンセプトに関する個人的な理解の結果としての可能性を強調しなければならない。

　加えて，コンセプトを構築し看護の知識を積み重ねていくためには，Rodgersのように，コンセプトの家族的類似性に基づく分析（→ p.361 訳注参照）が，適切な応用に関する厳密性を提供してくれるとわれわれは信じている。コンセプトを使用している時間経過において，適応は変化していくと思われる。以下では，安楽の語源的なルーツをみて，用語の使い方の歴史的背景を説明する。先行要件と帰結の前に，安楽の重要な特性を説明し，実際の事例に基づく典型事例を示して，結論的な意見を提示することにしよう。

コンセプトの分析

> 私にとっての慰め comfort は，美の破壊者である老齢も私の顔をこれ以上そこねることができないということだ。
> William Shakespear, 1564-1616（小田島雄志訳，ヘンリー5世，白水社，p.203）

「安楽にする」とは，増強することを意味する近代ラテン語 comfortare（fortis＝強さ）を源とする他動詞である。安楽は状態，哲学，力学，過程，目標や結果としても認識されている。Morse（1983）は，安楽は臨床でのケアの主たる手段であり，看護師は日々，患者の安楽を最大化することを計画している，つまり安楽に関連するケア計画と看護介入に厳しく注意を向けている，と述べている。しかし文献において安楽の特性は，技術，生物・心理・社会科学，「消費者としての患者」といった考え方が進歩するなかで，流動的になっていることが示されている。それでは，安楽とは何だろうか？　適切な定義を見出し，文献に示されている現象学的な関連性を探究するために，われわれはその語の使用法を検討したい。そこでは，非常に多くの解釈が提示されていて，看護において「安楽とは何か」をわれわれが知っているという仮定が見出されることは，それ自体として驚くべきことであろう。本章で実施した文献検索では，現象学的な文献を1つ，全人的な安楽に関する理論を1つ，コンセプト分析を6つ，（疼痛分析の下位要素である）言語の説明に関するものを1つ，さらに，感情的な安楽の解釈に関するものを1つ，入院患者の安楽の特性に関するものを1つを，それぞれ取り上げている。

歴史的背景

Collins Concise Dictionary は，安楽を「慰めや気楽さをもたらす人，物，出来事」と定義している（Collins Concise Dictionary 1988）。

コンセプトと同様に言語は，それぞれの時代の発明と社会的意味に絶えず適応，変化しており，この言語の視点が，コンセプトの性質の構造と一致している（Wittgenstein 1968）。しかし，先達らの仕事が示すのは，「安楽」という言葉の歴史的な使用法に内在する問題であって，それはコンセプトの現代的理解とおそらく類似，または呼応している。たとえば，プラトン（327BC）のギリシャ語の記述において，「冒険は栄誉に満ちており，冒険をした本人はこのような栄誉といった言葉の認識で自身を満足 comfort させなければならない。これこそ私が長々と主張してきた理由そのものなのだ（つまり，冒険は行為に本質があるのではなく，冒険に対する認識そのものに本質があるということ）」のように，安楽は「満足」という意味をもっていた。一方，歴史家のなかには，その状態，またはその状態に達したことは，ある社会においてはほとんど重要ではないし，またある社会では，そのような堕落した仕事に没頭することは恥ず

かしいことと考えられているのだと，指摘する人もいる（Crowley 2001）。

　おそらくわれわれは，より現代的で，より適合する解釈をナイチンゲールの「看護覚え書；看護であるもの，看護でないもの」に見出すことができる。すぐれた看護師は安楽の状態を達成させなければならないという熱心かつ反復的な努力について，ナイチンゲールは何度も述べていて，たとえば，「皮膚を注意深く洗い乾かしてもらった後の病院でのやすらぎと安楽は，臨床でごく日常的にみられるものである」（Nightingale 1860, p.115）などと述べている。ナイチンゲールは，どんな形にせよ，（1853～56年のクリミア戦争中に悲惨な状況におかれていた軍隊を考慮すると）その時点で質の高いと思われる医療提供につながる基盤として安楽の提供を捉えていたことが，多くの出版物から明らかにされている。何度も彼女は，（疾病が苦痛をもたらすという意見に基づくと）理解しにくいこのような状態を達成するには，鋭敏で継続的な患者観察が重要であると強調している。彼女はこの点について，「すぐれた観察において最も重要なことは，何のために観察しているかを忘れないことである」と明確に述べている。患者観察は，種々雑多な情報や好奇心をそそる事実を明らかにするためではなく，命を救い，健康と安楽を増強させるために必要なのである（Nightingale 1860, p.155）。

　それからおよそ1世紀半が経って，われわれ医療者は何が安楽であり，患者のためにその状態を促進するにはどうすればよいかについて，十分に理解できるようになっている。しかし，看護の知識基盤は蓄積・拡大されているにもかかわらず，さらに今日，多くの看護団体が看護におけるケアリングに内在する基本的要素——それらは安楽の提供において，また看護実践におけるこの問題に関連する多くのサブコンセプトにおいて見出される——を強調しているにもかかわらず，確立された意味に関しては，なお普遍的なコンセンサスが得られていないのである（Cameron 1993, Siefert 2002）。

安楽の定義と使用法

　安楽には，「和らげる soothe」「励ます cheer」「提供する provide」「保護を与える offer protection」など，多くの使用法がある。それはまた，状況，状態，介入，結果または目標，過程，連続するもの，と捉えられている。看護における言葉の使用法に関して，われわれは多くの意見を探索するために，再び文献に戻ろうと思う。固定した定義が不足しているにもかかわらず，人間の本質の基本的特性の1つは，安楽を提供する能力であることは間違いない。Kolcabaら（1991, p.1302-1303）は，安楽という言葉の6つの意味（使用法）を明らかにしている。辞書や用語集を引いてみても，以下の6つの意味／使用法がある。
- 苦痛から解放される原因，さらに安楽な状態
- 気楽で穏やかに満足した状態
- 苦痛からの解放
- 生活を容易に，または楽しくさせること

- 力づけること，元気づけること，激励と援助，支援
- 身体的な回復または維持，回復させる力または元気づける力

　近年，安楽は看護の基本原則であり，「安楽にすること comforting」の望ましい成果であると，多くの著者（例：Cameron 1993, Tutton & Seers 2004）が記述している。1つの成果としての安楽という考え方に明らかに関連しているのは，多くの著者が述べているように，安楽は看護の目標であるという立場である（Fleming et al 1987, Hamilton 1989, Arruda et al 1992）。複数の北米看護団体（例：がん看護学会 Oncology Nursing Society，米国看護師協会 American Nurses Association，北米看護診断協会 North American Nursing Diagnosis Association）は安楽の概念化をすすめ，安楽は1つのケア基準であり，1つの看護診断であるとしている（Kolcaba 1992a）。Roy（1981），Orland（1961），Patterson と Zderad（1976）などの看護理論家は，安楽のコンセプトを対象者のニーズに注意を向けることにつなげている（これはナイチンゲールの方向性と一致している）。Kolcaba（1991）はこの考え方をさらに発展させて，安楽は対象者のニーズを配慮するだけでなく，その人の人間としての基本的なニーズを満たしているかが重要であると述べている。重要なことは，Kolcaba（1991）は，これらのニーズを人間の特定の範囲に限定していないということである。

　おそらく驚くには及ばないが，これまで安楽は苦痛 discomfort と対比的に捉えられてきた（Flaherty & Fitzpatrick 1978）。安楽は，安楽と苦痛の1つの連続性のなかに存在していると述べられてきた。**安楽に関する最近の論文ではさらに概念化が図られた結果，安楽とは苦痛がみられないことを意味するわけではないということが，受け入れられるようになっている。別の言い方をすると，人はある程度の苦痛があっても，安楽を感じることができるのである。**安楽が受け入れられる程度や度合いも重要だが，苦痛が楽になる，落ち着く，緩和されることも重要である（Kolcaba & Kolcaba 1991, Cameron 1993, Morse et al 1994, McIlveen & Morse 1995 を参照）。この考え方についてわれわれの理解を深めてくれた看護理論家のなかには，このコンセプトを哲学的かつ実証主義的な立場から捉えている人もいる。Jimenez と Sherry（1996）は，次のように述べている。

- 疼痛の緩和は，必ずしも安楽と同じ意味ではない。
- 疼痛に関して見解が変わっていること（肉体的な苦痛だけでなく，心理的／霊的（スピリチュアル）な苦痛がかかわっていること）が，安楽の特性に関する議論に加わっている。
- 苦難と安楽は1つの連続性の両端に位置している。

　安楽に関する現象学のすぐれた論文において，Jan Morse ら（1994）は，安楽は認識を超えて具体化された状態であると述べている。さらに，患者は苦痛が最初に緩和されたときに，安楽を最も認識すると述べている（ただし，看護に本質的なコンセプトに関する現象学的な記述や分析は，コンセプト分析の方法としてはあまり用いられてはいない）。安楽に関する Morse（1992）の初期

の文献では，安楽とは1つの状態，（患者が疾病と健康の連続性のどこに位置しているかにかかわらず）「安寧 wellbeing」の1つの状態である。Cameron（1993）も同様の考えを表明しており，安楽は，患者の健康と癒しに向かって働く看護師の個々の活動であると捉えられている。

これらの文献，また関連する文献（例：Mcllveen & Morse 1995）では，その「能動的」な意味，または「過程としての安楽」という考え方が示されている。文献ではまた，安楽は一時的な状態であることが示唆されている（Morse et al 1994）。ただし，この人が安楽な状態が続いていると主張する前に，安楽の状態にあるというニーズをどのくらいもっていたかが明らかではないのと同様に，この一時的状態がどのくらい続くのかは明らかではない。

Malinowski と Stamler（2002）は，Ferrell ら（1990）の論文を引用して，医療者が安楽を生理的側面から捉えることをやめて，全人主義（ホリズム）の他の要素から考慮していく必要があると論じている。しかしながら現在の文献を検討してわかることは，コンセプト研究のなかでは，研究の焦点は倦怠感，嘔気，嘔吐，疼痛などのコンセプトの身体的な下位要素にあるということである（Malinowkski & Stamler 2002）。われわれは本章の最後で，安楽に焦点を当てている過去および現代の文献において，言葉の定義と使い方が一定ではないという点を非難したいわけではないことを，説明しようと思う。

安楽を同定するポイントとなる特性

定義的特性を同定するための明確なメカニズムについては議論の余地があるものの，一般的には2つの関連した過程が用いられているようである。まず，分析者は文献を検索して特性や特徴を見出し，次にそれらがどのくらい頻繁に現れるかを調べる。理論的にはまだ粗いとしても，安楽のコンセプトと同じ意味をもつ一連の特性をつくることは，それほど簡単なことではない。安楽に関する現在の文献を調べることによって，そのコンセプトに関する多くの思考が行われていること，これが安楽の定義（構成要素）の一部である特性に大きな幅をもたらしていることが理解できる。たとえば Siefert（2002）の論文では，50以上の特性が見出されたと述べられている。特性の幅広さと多様性については，少なくとも，コンセプトのさらなる精査（と分析）が求められることを示唆する。つまり，このコンセプトは成熟していないようにみえる。そのうえ，これらの特性のいくつかは，他のものよりも頻繁に現れる。つまり，それらがポイントとなる特性と位置づけられるだろう。

さらに，安楽の特性を同定することは，安楽にするという過程は個人の心のなかにあるのか，あるいは対人関係の過程なのかという概念的な判断から始まるかもしれない。これら2つの立場のどちらを選ぶかが，ポイントとなる特性の概念化に最終的に影響を及ぼすだろう。本章では，看護の文脈において安楽を理解することに関心を向けているので，安楽（安楽にする）とは対人関係の過程であると想定してもかまわないだろう（Peplau 1952）。しかし，患者（人々）

は自分自身で安楽を提供することができるという可能性も排除しなければ，われわれの理解は，さらに広がることになるだろう．このような考え方を受け入れるとすれば，安楽になるとは，個人の心のなかの過程であって（それはWatsonのヒューマンケアリング理論と類似しているとも捉えられる），その場合，定義的特性は以下のようになるだろう．

- 文化的な適合：Rosenbaum（1991）は，安楽の1つの側面を自分の文化的状態における適合と定義している．同様に，文化に配慮するケアを唱えるLeininger（1981）の理論によれば，個人的な安楽の尺度は，その人自身の認識や所属意識によって得られる．別の言い方をすると，人は「所属意識」，自己認識，その人の文化的なグループとのつながりなどから，個人的な安楽を得ることができる．
- 霊的（スピリチュアル）な資源：多くの文献において，自分の安楽は自分よりも高次の力や，ある種の霊的な状態や活動（例：その人なりの心の安定，祈ること，瞑想すること）とつながることによって得られると主張されている．さらにLetvak（1997）は，必ずしも特定の宗教をもっていなくても，信仰心をもつということもまた，自己の安楽を得るために利用可能な活動であると述べている．
- 個人の内にある資源を引き出すこと：人は，自分の内なる資源からも安楽が得られると述べている人もいる（Morse 1983, Fleming et al 1987, Hamilton 1989, Arruda et al 1992, Kolcaba 1992b, Morse et al 1994）．これらの個人的資源（または特徴）には，さまざまなものがある．
- 十分な強さと忍耐力をもつ．
- 自尊感情と勇気をもっている．
- （重要と考えるどの領域でも）適切な能力を発揮できる．
- 自律している．
- 自分自身に満足し，穏やかでいられる．
- 価値があり，役立っていると感じている．

安楽の提供は対人的な過程であるという立場をとるのであれば，ポイントとなる特性は以下のとおりである．

- 対人的コミュニケーション：多くの研究が，安楽を「提供する」特性として，対人的なコミュニケーションの要素を挙げている．この領域でのMorseの研究（1983, 1992, 2000）では，安楽を提供する特性として，言語（話すこと）と非言語（支援的なタッチ）が取り上げられている．この考えは，Flemingら（1987）による研究によって支持されている．こうした研究者は，傾聴と会話能力といった対人関係的な相互作用が，適度な安楽をもたらすことを明らかにしている．Larson（1987）によれば，患者の複数のグループが，傾聴と会話の両方が安楽の本質的要素であることを明らかにしている．最近の研究でも，がん専門の看護師はコミュニケーションを安楽を提供する基盤と捉えていることが，明らかになっている．
- 有害刺激を緩和する全人的な介入：全人的な苦痛の緩和，より正確には，苦

痛の原因となる有害刺激の緩和に関する介入についての文献に，重要な資料が存在している。疼痛と苦痛についての歴史的な関連と，疼痛緩和によって看護師が安楽を増進できる方法については，さまざまな記述がある（Fleming et al 1987, Kolcaba 1991, 1992a, b, 1993, 2001, McIlveen & Morse 1995）。同様に，患者の倦怠感軽減と睡眠促進（Hamilton 1989, Gropper 1992, McIlveen & Morse 1995）もまた，患者の身体的安楽を促進する方法として同定されている。増えてはいるもののなお目新しい文献では，患者が不安，ストレス，苦悩，不確実さを体験するときに，不快の感覚が増強していくことが強調されている。つまり，不安を軽減し，患者がリラックスしたと感じられるように支援する介入，そしてストレスを軽減して患者が穏やかになり，気がかりが少なくなるように支援する介入は，患者の身体的苦痛の軽減に関与している（Larson 1987, McIlveen & Morse 1995）。（対人的コミュニケーションによる介入もこれらを強調している。たとえば，治療的なユーモアや，選択や意見の表出を促すことなどが含まれる。）この領域で看護介入は，患者の安全に対する感覚を高めている。もう一度述べる必要はないだろうが，対人的コミュニケーションによる介入の多くは，看護師に対する患者の信頼感（と守られているという感覚）は増強するだろう（この文献および過程については，20章で検討する）。これらの介入に加えて，物理的な環境に注目することによって，安楽をもたらす方法もある（Arruda et al 1992, Morse et al 1994）。

- 家族の関与：Fleming ら（1987），Hamilton（1989），Arruda ら（1992），Gropper（1992），Siefert（2002）は，安楽の感覚に影響を与える人間として，親族や家族の重要性を述べている。しかし，この領域で実施されたすべての研究が，同じ結果を示しているのではない。Letvak（1997）の現象学的研究は，この主張に異論を唱えている。さらに Letvak は，家族の不在は適度の安楽を提供する看護師の能力を阻害するとは限らないという考えにも，異論を唱えている。この点についての見解には限定的なコンセンサスしか得られていないが，家族のいない人には対人関係における安楽がもたらされないであろうと考えることは，あくまでも推測にすぎない。ここで引用した研究者は，親しみから引き出される事柄よりも，安楽そのものに注意を向けている。なお，親しみのある事柄のなかには，親しみのある人々（家族，友人）だけでなく，親しみのある物品（例：子どもにとって安楽を与えてくれる毛布）も含まれている。

われわれはこれらの定義的特性を，やや恣意的に2つのグループに分けてみたが，これらの特性のいくつかは，それを心の中の過程と捉えた場合にも，あるいは対人的過程と捉えた場合にも，共通して考えることができることを指摘したいと思う。たとえば，看護師が患者のために行うように，患者は個人的に，自ら安楽を感じられるように，自分の物理的環境を整えることができるのである。

先行要件と帰結

先行要件

　　Online Encarta Dictionary によると，先行要件とは「何かの先に来るもの，さらに，別の人や物事の発展にしばしばつながると考えられるもの」である。
　　1994 年に Morse らは，対象者が安楽に達する方法を明らかにするために利用できる，現象学的コンセプトを反映する苦痛の 9 つの状況，あるいは 9 つのテーマを明らかにしている。さらに彼女らは，われわれは身体的な自己に関して限定的な意識をもつことで，総合的な健康が損なわれる場合に備えているのだと主張している。また，疾病とそれに伴う苦痛に対するさまざまなアプローチを分類するために，疾病の影響を現実における全人的な要素の影響に分類している。9 つのテーマを考えると，どの苦痛があるのかによって，安楽に対する特定の先行要件の範囲を同定することができる。
　　Morse ら（1994）が「病んだ身体 the dis-eased body」と名づけるものに関しては，安楽の先行要件とは，人が自分の診断を学習すること，（病んだ身体をケアするために）いくらかの個人的責任をケア提供者に譲渡すること，必要な安楽を提供するコンピテンシーと能力を有していると信頼すること，から引き出されるものであるように思われる。さらに，「病んだ身体」の影響にかかわらず，「ふつうに」行動するために必要な治療，介入，支援を得ることもまた，安楽の先行要件である。
　　Morse ら（1994）が「従わない身体 the disobedient body」と名づけるものに関しては，安楽の先行要件とは，「従わない身体」によって強要される変化を受容すること，症状を代償またはコントロールする方法をみつけること，コントロールされているという感覚（ふつうであるという感覚）を感じられる方法を発見すること，である。
　　さらに，Morse ら（1994）が「傷つきやすい身体 the vulnerable body」と名づけるものに関しては，安楽の先行要件は，身体への警戒や敏感さが上昇することであろう。「病んだ身体」と同様に，傷つきやすさの感覚を最小化する介入を行うケア提供者のコンピテンシーと能力を信頼することもまた，安楽の先行要件であるだろう。
　　Morse ら（1994）が「侵害された身体 the violated body」と名づけるものに関しては，安楽の先行要件は，「自分を守るために，診断や治療処置にかかわる侵害の期間は，自分自身を身体から一時的に切り離し距離をおいていること」である。
　　また，「耐える身体 the enduring body」と名づけるものに関しては，安楽の先行要件は，患者に強さを与え，希望を育て，「今ここ」で耐えられるようなやり方で，患者の注意に再度焦点を当てることであろう。
　　「断念させられた身体 the resigned body」と名づけるものに関しては，安楽の先行要件は，以前の自分のイメージ（と機能）を放棄しなければならないという患者の断念である。このケースにおける安楽とは，受容という問題から始

まる。さらに，そこには「合理化」という認知的な先行過程がある。患者は，身体の変化にもかかわらず，より不幸な人と自分を比較して，「あの人を見てみろ，事態はもっとひどい」などと考えることで，安楽の感覚を増強することができる。

Morse ら（1994）が「欺かれた身体 the deceiving body」と名づけるものに関しては，安楽の先行要件は，新たな自信を探究，獲得することを中心にした患者活動の範囲であるようにみえる。最もよくあるのが，毎年の定期的な健康診断やスクリーニングを受けることである。

「裏切られた身体 the betraying body」と名づけるものに関して，安楽の先行要件は，裏切られた身体のストレスの微妙なサインをみつけることである。さらに重要なこととしては，これらの微妙なサインは解釈され，適切な意味を与えられなければならない。つまり，危険なサインはそれが意味するもの，それが伝えるメッセージを正確に解釈されなければならない。

「裏切られた心 the betraying mind」と名づけているものに関しては，安楽の先行要件は，他者（家族，友人，ケア提供者）の支援を受け入れることであるようにみえる。

おそらく最も一般的に同定され，多くの理論家や研究者によって使われている追加的な先行要件は，「満たされないニーズ」である。つまり，苦難，苦悩，苦痛を引き起こすことが避けがたいが，適切な介入があれば苦痛が軽減できるというニーズである。したがって，これとあいまって，ある人の状態におけるこうした変化への注意が高まるのであり，患者は新たに獲得する安楽の状態を鋭く認識することができるのである（Orlando 1961, Fleming et al 1987）。一部の看護理論家によれば，「上昇すること」，あるいは Siefert の用語を使うと「苦痛経験を超越すること」が，安楽の状態を経験するためには必要であるという。

帰結

安楽の主たる帰結（または結果）として文献上明らかにされているのは，「症状の消失，または苦痛の特徴の欠如」である（Siefert 2002, p.21）。

安楽が看護活動を支える柱になるのか，あるいはケアの広義の活動に包括されるような介入であるのかについては，合意が得られていないとすれば，この見方は単純すぎるといえる。安楽の帰結は本質的に全人的（多次元的）なものであるということに関しては，確固たるコンセンサスが得られているようにみえる。これは，安楽それ自体が全人的な性質をもつと考えれば，まったく直観的に理解できることである。

一般的安楽質問用紙 General Comfort Questionnaire（Kokcaba 1992a）などのいくつかの尺度はあるものの，安楽に特化した尺度と結果測定ツールを作成するには，さらなる研究が必要であるという点で，意見は一致している。多くの文献では，「症状の消失」（例：疼痛消失，倦怠感の程度），または苦痛消失の患者経験の測定について言及されている。患者が自分のニーズを満たすことができたかどうかを測定するという領域についても，同様に言及されている。安

表4.1 文献で示された「安楽」の帰結

著者	帰結
Kolcaba 1991, McIlveen and Morse 1995	苦痛のないこと
Morse 1983, Larson 1987, Kolcaba 1991, Arruda et al 1992	患者のニーズを満たすこと（満足させること）
Fagerhaugh and Strauss 1987	コントロールできるという感覚の上昇
Tutton and Seers 2004	有害刺激の除去
Leininger 1981	文化的規範への感覚の上昇
Cameron 1993	均衡のとれたバランス，均等感覚の上昇
Larson 1987	ケアされている感覚と気遣いの感覚の上昇
Fleming et al 1987	患者の苦悩の感覚の除去

楽の帰結または結果に関する簡単なサマリーを，表4.1に示す。重要なことは，安楽の帰結に関するこうした著者らの視点は，その人特有の看護ケアに関する概念枠組みのなかでのみ，考察されるべきだということである。つまり，Cameron（1993, p.426）が指摘するように，これらの視点は，「高度に主観的で，文脈に依存し，大きく変化するもの」なのである。

＜事例4.1＞
　38歳の既婚者であるジュリアは，幼い娘2人の母親である。3年前ジュリアは，左下葉の原発性肺がんの診断を受けていた。手術と徹底的な化学療法によって，予後は良好だった。しかし，2年半の小康状態（無症状状態）の後，ジュリアは下腹部の疼痛を感じるようになり，試験開腹でステージIVの卵巣がんが判明した。がんは主たる臓器の大半に増殖していて，根治的手術と徹底的な化学療法でも効果はみられないことが明らかであった。彼女のエネルギーは急激に低下し，ベッドの周りを歩くことも起座することもできず，適度な安楽を維持するのに全介助が必要であった。しかし彼女は意識清明で，自分の診断を理解していた。
　ジュリアには，入浴介助，圧迫部位へのケア，口腔ケア，体位変換，排尿便のケア，水分代謝，投薬管理，酸素療法といった総合的な看護ケアが必要であった。それぞれのニーズに対処するために，また緩和ケアを行うために，看護ケアはジュリアと相談しながら行われた。ジュリアは患者管理鎮痛管理法 patient-controlled analgesia system（PCA）を使うことで，疼痛はコントロールされ，休息をとることができ，倦怠感を緩和することができた。それぞれの身体的介入については，自分でコントロールできる感覚を増すために，ジュリアに何を（いつ）行いたいかを尋ねた。ジュリアは自分が亡くなることを認識しており，残酷ではあったが，予後について医療チームから正直に説明されて

いた。ゆくゆくは死ぬことに対してジュリアと家族が準備できるように，医療者はジュリアとの間でオープンなコミュニケーションを図るように努めたが，このことは彼女にとって，安楽と自己コントロールを得るうえで有効だった。そのうえジュリアは，内的な「信念」と「資源」が得られていて，そのことが，この経験に耐えられていると感じるうえで彼女に安楽を与えていた。彼女は生まれた町から引っ越さなかったので，大きな安楽を与えてくれる家族や友人が，定期的（非公式に）に訪問することができた。ジュリアは敬虔なカトリック教徒であり，彼女の懺悔を行い聖体拝受を執り行う教区の神父の訪問も，何度も受けることができた。しばしば，彼女の夫と家族もこのサービスに同席した。

　ジュリアは死に直面していたが，彼女をケアすることに特別な問題はなかった。将来についてオープンで隠し事がないことが，両者に自由と裁量を与えていた。ジュリアは子どものための不安，希望，夢を言葉で表現することができた。ジュリアには地域の集まりに参加することが促され，多くの活動に参加できた。ケア提供者とジュリアの双方が誠実だった。看護チームは，彼女と同じようにオープンにケアすることができた。終末期には，ジュリアは家族に別れの言葉を伝えることができた。看護チームの数人は，彼女が家族に別れを告げた時に同席でき，彼女が亡くなった時にそばに居られたことに感謝したいと感じていた。

結論

　この分析で検討した文献では，安楽が看護の，そして看護にとって重要なコンセプトであることが明らかである。安楽というコンセプトが，状態，状況，介入，結果や目標，過程，連続性を示すものであるのかについては，意見は一致していない。歴史的には安楽（および安楽を提供すること）の身体的側面が強調されてきたが，安楽が全人的で多次元的なコンセプトであることに関しては，確固としたコンセンサスが得られている。文献ではまた，普遍的に受け入れられる端的で「確固とした」定義がないことが示されている。もっとも，コンセプトは使用されるなかで変化し，同意が得られなくなることもあるのであれば，このことはまったく驚くべきことではない（Rodgers 1989）。

　本章はまた，安楽は対人関係のコンセプトなのか，個人の心の内なるコンセプトなのかといった疑問から，安楽の理解が始まることを指摘している。これに続くコンセプトに関する疑問（およびその結果としての答え）は，どちらを開始点として選択するかに影響される。安楽という観念が結果を測定することでみつけられるのか，あるいは現在進行的な状態でしかないのかについては，近い将来にコンセンサスが得られることはないと思われる。相当な確信をもっていえることは，クライエントのために，あるいはクライエントとともに安楽を提供する努力を行うことが，最優先すべき事項であるということである。

文献

Arruda EN, Larson PJ, Meleis AI 1992 Comfort: immigrant Hispanic cancer patients' views. Cancer Nursing 15: 387–394

Blackstock F 1996 Comfort care: dramatic changes in a never changing nursing role. Pelican News 52(3) pp. 1–4

Cameron BL 1993 The nature of comfort to hospitalised medical-surgical patients. Journal of Advanced Nursing 18: 424–436

Collins Concise Dictionary 1988 Collins Concise (English) Dictionary. Collins, London

Crowley JE 2001 The invention of comfort: sensibilities and design in early modern Britain and early America. Johns Hopkins University Press, Baltimore, MD

Fagerhaugh, SY, Strauss A 1987 How to manage your patient's pain … and how not to. Nursing 10

Ferrell BR, Ferrell BA 1990 Comfort. In: Corr DM, Corr CA (ed) Nursing care in an aging society. Springer, New York, pp. 67–91

Flaherty GG, Fitzpatrick JJ 1978 Relaxation techniques to increase comfort level of post-operative patients: a preliminary study. Nursing Research 27: 352–355

Fleming C, Scanlon C, D'Agostino NS 1987 A study of the comfort needs of patients with advanced cancer. Cancer Nursing 10: 237–243

Gropper EI 1992 Promoting health by promoting comfort. Nursing Forum 27: 5–8

Hamilton J 1989 Comfort and the hospitalised chronically ill. Journal of Gerontological Nursing 15: 28–33

Jimenez H, Sherry LM 1996 Pain and comfort: establishing a common vocabulary for exploring issues of pain and comfort. Journal of Perinatal Education 5: 53–60

Kolcaba KY 1991 A taxonomic structure for the concept of comfort IMAGE: the Journal of Nursing Scholarship 23: 237–240

Kolcaba KY 1992a Gerontological nursing: the concept of comfort in an environmental framework. Journal of Gerontological Nursing 18: 33–38

Kolcaba KY 1992b Holistic comfort: operationalising the construct as a nurse-sensitive outcome. Advances in Nursing Science 15: 1–10

Kolcaba KY 1993 A theory of holistic comfort for nursing. Journal of Advanced Nursing 19: 1178–1184

Kolcaba KY 2001 Evolution of a mid range theory of comfort for outcomes in research. Nursing Outlook 49: 86–92

Kolcaba KY, Kolcaba RJ 1991 An analysis of the concept of comfort. Journal of Advanced Nursing 16: 1301–1310

Larson PJ 1987 Comparison of cancer patients' and professional nurses' perceptions of important nurse caring behaviours. Heart and Lung 16: 187–193

Leininger MM 1981 The phenomenon of caring: importance, research questions and theoretical considerations. In: Leininger MM (ed) Caring, an essential human need. Charles B Slack, Thorofare, NJ, pp. 3–15

Letvak S 1997 Relational experiences of elderly women living alone in rural communities: a phenomenologic inquiry. Journal of the New York State Nurses Association 28

McIlveen KH, Morse JM 1995 The role of comfort in nursing care 1900–1980. Clinical Nursing Research 4: 127–148

Malinowski A, Stamler LL 2002 Comfort: exploration of the concept in nursing. Journal of Advanced Nursing 39: 599–606

Morse JM 1983 An ethnoscientific analysis of comfort: a preliminary investigation. Nursing Papers 15: 6–19

Morse JM 1992 Comfort: the re-focusing of nursing care. Clinical Nursing Research 1: 91–106

Morse JM 2000 On comfort and comforting. American Journal of Nursing 100: 34–38

Morse JM, Bottoroff JL, Hutchinson S 1994 The phenomenology of comfort. Journal of Advanced

Nursing 20: 189–195

Nightingale F 1860 Notes on nursing: what it is, and what it is not. New York（フロレンス・ナイチンゲール著，湯槙ます訳：看護覚え書：看護であること・看護でないこと，第6版，現代社，2000年）

Orlando I 1961 The dynamic nurse-patient relationship: function, process and principles. Putnam New York

Patterson JG, Zderad LT 1976 Humanistic nursing. John Wiley, New York

Peplau HE 1952 Interpersonal relations in nursing. Macmillan, Basingstoke

Rodgers B 1989 Concepts, analysis and the development of nursing knowledge: the evolutionary cycle. Journal of Advanced Nursing 14: 330–335

Rosenbaum JN 1991 A cultural assessment guide: learning cultural sensitivity. Canadian Nurse 87: 32

Roy C 1981 Cited in: George JB (ed) 1985 Nursing theories, the base for professional nursing practice. Prentice Hall, Englewood Cliffs, NJ

Siefert ML 2002 A concept analysis of comfort. Nursing Forum 37: 16–23

Tutton E, Seers K 2004 Comfort on a ward for older people. Journal of Advanced Nursing 46: 380–389

Wittgenstein L 1968 Philosophical investigations 3rd edn (trans GEM Anscombe). Macmillan, New York（ウィトゲンシュタイン著，藤本隆志訳：ウィトゲンシュタイン全集8，大修館書店，1976年）

Wurbach ME 1996 Comfort and nurses' moral choices. Journal of Advanced Nursing 24: 260–264

5 「コーピング」のコンセプト分析

Catherine Black
(石田真知子 訳)

編者による解説　65
はじめに　66
コンセプト分析のモデル　66
定義　66
定義的特性　67

典型事例　72
コーピングの先行要件　72
コーピングの帰結　73
実証指標　74
結論　74

編者による解説

　それが目に見えるにせよ見えないにせよ，コーピング（対処）coping というコンセプトは看護師にとって非常に重要なものである。日々のケアのなかで，また状況や学習経験のなかで，どのようなストレッサーが生じても，われわれはそれらに対処しようとする。ストレッサーは異なっても，個人の内なる，または対人的ダイナミクスが患者にも同様に存在することを，患者の実際の経験は物語っている。本章は，コーピングすべきこと，あるいは逆にコーピングすべきでないことに対する考え方を，再検討する必要があることを示している。ある人がコーピングしているようにみえるかどうかは，その社会の考え方による。コーピングの程度に関していえば，文化の微妙な違いおよびその環境にいる人々の価値観や信念によって，同じ行動が異なって解釈される。そのため，患者・クライエントがコーピングしているかどうかを見極めようとするときには，そのことを意識しなければならない。また，その人とコミュニケーションをとり，ともにアセスメントすることによってのみ，コーピングの程度は見極めることができる。
　本章の筆者は臨床スタッフとして遺族とかかわり，その臨床経験からコーピングか非コーピングかは，社会的文化的解釈によると考えるに至った。死別に対しては，さまざまな反応のありようと対処方法がある。それらをみると，実践者が自分の価値観や信念に従って他者の行動（とストレッサーに対する反応）を判断しないことがなぜ重要なのか，また，患者に自分のコーピング「モデル」を当てはめようとするのではなく，患者が自分なりの方法をみつけるのを支援することがなぜ重要なのかということがわかる。

はじめに

「コーピング coping」という言葉は，看護の文献のなかに頻繁に登場する言葉である。看護師は職業生活のなかで，看護学生時代も含めて（Lo 2002），自分がケアする患者の苦痛，喪失，死にコーピングすることが多い（Rasmussen et al 1997, Rittman et al 1997, Payne et al 1998, Richardson & Poole 2001）。また看護師は，仕事以外の生活においてもさまざまなストレッサーにコーピングしなければならない。しかし，医療施設では看護師だけがコーピングしなければならないわけではない。たとえば患者は，入院，慢性疾患，疼痛，悪い知らせ，末期の診断などにコーピングしなければならない（Bliss & Johnson 1995, Davis et al 1996, Pakenham 2001, Richardson & Poole 2001）。そのため，看護文献にはコーピングの記述が多いのである。とはいえ，特定の問題に対するコーピングは詳しく検討されているものの，看護の文献において「コーピングとは何か？」という意味そのものを分析したものはほとんど見当たらない。この問題が議論されているのは，主として心理学の文献においてである（Jones & Bright 2001）。

看護師は「コーピング」という語を論文でも日々の実践においてもよく使っているが，「コーピングとは何か？」についての統一的な見解をもっていないように思われる。本章では，初めにコーピングの定義を検討し，次に「日々使われる」日常語としてのコーピングと，「学術的な」コーピングの定義を比較する。それから，看護研究者がどのようにしてさまざまな状況におけるコーピング方法を説明してきたかを検討し，看護師が用いる場合のコーピングというコンセプトの定義的特性を明らかにする。

コンセプト分析のモデル

ここでは McKenna（1997）のコンセプト分析のモデルを使用する。初めにコーピングの定義的特性を明確にし，それからコーピングの先行要件と帰結をレビューする。このコンセプト分析の文脈は先進国における看護のものであり，コーピング（と非コーピング）の実例も同様である。これらの例は「現実」から得られた状況であり，さまざまなストレッサーへのコーピングを，患者と看護師の両方の視点から捉えている。なお，守秘義務のため，名前と詳細は変更している。

定義

New Shorter Oxford English Dictionary（1993）によると，コーピングは「（対立者，困難，状況など）にうまく対処すること，自分の生活や状況にうまく対処すること」と定義されている。この一般的定義は，Lazarus と Folkman（1984, p.221) の学術的定義とは異なる。彼らはコーピングを「自分の資源を超えると評価された内的・外的要求に何とか対処しようとして常に変化し続ける認知的行動的努力」と定義している。コーピングという語は一般的にも学術的にも用いられるが，これらの対照的な定義は，このコンセプトの解釈が両領域で決定的に異なっていることを示している（Lazarus & Folkman 1984, Richardson & Poole 2001）。学術的なコンセプトは心理学理論に基づいており，それが参考にしているものは生理学理論である。そこではストレスは人と環境にかかわっており，それらが相互にどのように反応し関係をもつのかという点に着目している（Folkman et al 1986）。内的・外的環境からの要求が個人の対処できる能力を超えたところで，人はストレス状態になるのを防ぐために，コーピング戦略を使う必要がある。この考え方には説得力があるが，日常会話や実践のなかで，あるいは自分や患者のことを思い返すと，看護師が普段使っているコーピングの解釈とは異なることに気づくだろう。

定義的特性

全人的な現象としてのコーピング

コーピングは，動機づけへの影響だけでなく，認知的・行動的な要素を有している（Zimbardo et al 1995）。コーピングは身体的・心理的または感情的・社会的観点を含んだ全人的現象である（Bartlett 1998）。コーピングの身体的側面は，認知されたストレッサーに対する無意識の生理的反応としてみられる。ストレッサーが感知されると，脳の視床下部がストレス反応をコントロールする。それにかかわるシステムは，交感神経系副腎髄質反応システムと視床下部−下垂体−副腎系である（Jones & Bright 2001）。これらは協働して循環器系と免疫系のシステムをコントロールし，迅速な身体的活動，すなわち「闘争・逃走反応（戦うか，逃げるかの反応）」の準備をする。

この生理的ストレス反応は昔からある人間の反応であるが，必ずしもすべてが現代の生活において適切な反応であるとはいえず，人に否定的な影響を与える可能性もある。生検の結果を聞くために病院を受診した人の例を考えよう。医師は患者に，検査の結果，がんであることを伝える。ストレスに対する自律神経系の反応が始まり，患者の脈拍と血圧が上昇する。患者は潜在意識下で部屋から出る準備をし，それ以上の情報を聞かないで，何とか状況に対処しようとする。医師は引き続き説明し，がんは限局していてグレードも低いので，手術して除去すれば回復が可能であることを伝える。しかし潜在意識下のコーピング反応で，患者は医師の説明を正確に理解することができず，「自分はがんだ」ということだけが頭に残ってしまう。

この例から，生理的ストレス反応が必ずしもよい方向に向かうとは限らないということがわかる。このシナリオにおける患者の反応は，上述のいずれの定義にも当てはまらないという議論が起こるかもしれない。患者は潜在意識下で

脅威と認知した状況から離れることによって，自己防衛しようとしており，これは悪いニュースのときによく起こる反応である。医療専門職はこのような現象を学習しているので，ふつうはそのような反応が起こらないように努める。上記のような状況では，医師は完治が期待できることを先に言って，結果はよいニュースであることを強調することから始めるかもしれない。それに続いて，検査結果を詳しく説明するという方法をとれば，回復可能という情報によって患者のストレス反応は低減されるかもしれない。さらに患者は，医師の説明をもっと詳しく聞く態勢をとることができ，状況に対処できるかもしれない。

　生理的ストレス反応に対処するためのさまざまなコーピング方法が開発されている。たとえば，リラクセーションや視覚化テクニックなどであり，それらは学習することが可能である（Bottomley 1996）。Bredin ら（1999）は，肺がん患者を支持的ケアを受ける群と看護クリニック*1 を受診する群に分けて，無作為化抽出試験を行った。看護クリニック受診群は呼吸困難に対処するさまざまな方法，たとえば呼吸コントロール法，活動の調整，リラクセーションテクニック，心理社会的サポートなどを教えられた。研究結果によると，リラクセーションと視覚化は，呼吸と心拍数に作用して患者のコーピングを助けるだけでなく，コーピングの重要な心理的要素であるコントロール感を患者に与えていた（Rittman et al 1997, Bottomley 1996）。

　心理的要素と心理的プロセスは看護の文献でもよく取り上げられているが，それらは Lazarus と Folkman（1984）のコーピング理論における「焦点」となっている。彼らはコーピングには2つの基本的なタイプ，すなわち問題フォーカスと感情フォーカスがあると主張した。いずれも心理的プロセスであり，問題フォーカスコーピングは問題を解決する方法をみつけることに焦点を当て，感情フォーカスコーピングはその出来事によって起こった不快な感情に対処する方法をみつけることに焦点を当てている。これらの反応は，個人が状況に効果的に対処するときの基本であり，コーピングをうまく行うためにはアプローチの柔軟性が求められる（Lo 2002）。

　コーピングの側面として心理的適応の重要性を指摘している研究者は多い（Bliss & Johnson 1995, Bottomley 1996, Dein & Stygall 1997, Rittman et al 1997, Payne et al 1998, Baldacchino & Graper 2001, Pakenham 2001）。Rittman ら（1997）は，過度の感情的圧力から自分を守るために，看護師がどのように患者との関係を制限しているかについて論じている。Payne ら（1998）は，看護師はケア対象者から距離をおいて潜在的ストレッサーを避けていることを指摘している。看護師は身体的ニーズに着目し，患者の感情とその感情に対する自分の反応から自分を守っているのであり，このような距離確保の繰り返しが，看護師の自己防衛法となっている。また看護師は，距離確保という手段をホスピスや救命救急室といった，特にストレスフルな臨床の場で身につけている（Rasmussen wt al 1997, Rittman wt al 1997, Payne et al 1998, Payne 2001）。このような調整がなければ，看護師はそうした環境において働くことは不可能であり，バーンアウトしてしまうだろうと述べている（Payne 2001）。**ホスピスのような環境で働く看護師は，ストレッサーに耐えることができる「特別な」人**

であるということがよくいわれる。彼らが本当に特別である場合もあるかもしれないが，それでも彼らは自己防衛を図り，そのような状況に心理的に適応しているのである。

患者もまた，人生を変えるような状況に精神的に適応する必要がある（Bliss & Johnson 1995, Bottomley 1996, Dein & Stygall 1997）。余命が短いことや身体的能力の変化といった状況に対して，そのような適応が必要になる。適応できていないようにみえる人は，「否定している」とみなされ，「コーピング」できていないとみなされる。しかし，次の例に示すように，それはその人の成功度あるいは目標の達成度によって異なる。

＜事例 5.1　コーピングの例＞
　Ａ氏は末期がんと診断され，余命は３〜４か月と宣告された。彼の仕事は順調で，毎日職場に行っていた。妻は彼を支え，彼が必要としているときにはいつでも援助していた。Ａ氏は状態の悪化に伴って車椅子を必要とするようになったが，妻はほんの数時間であっても彼を職場に連れて行った。職場に行けなくなると，彼は毎日家で事務処理を行った。彼は死の前日まで仕事を行っていた。
　葬儀のとき，Ａ氏は「病気に人生の邪魔をさせることなく戦った人」として賞賛された。

＜事例 5.2　非コーピングの例＞
　Ｂ氏は脳血管障害で右麻痺が残り，車椅子の生活になった。リハビリテーションの後，「もう一度歩けるようになるまで」のつもりで，彼は高齢者施設に入った。Ｂ氏は何でも自分でやろうとして，ほとんど毎日のように車椅子から転落した。彼は，スタッフがリフト装置を使うのを拒否したが，これによってベッドに戻るのを介助した看護師が腰を痛めてしまった。彼の死後，スタッフは，自分の状態を認めようとしないＢ氏の拒否的態度のため，苦労したと語った。Ｂ氏は指示に従わず，扱いにくい人とみなされていた。

　これら２つの例において，適応か不適応かの判断が，患者自身ではなく彼らを観察していた人々によってなされていることがわかるだろう。どちらのケースでも，患者はできるかぎり自立を維持しようとしていたが，Ａ氏はうまくコーピングしているとみなされている。一方のＢ氏はうまくコーピングしていないとみなされたが，病気に対する彼の反応はＡ氏と同じであった。違いは，Ａ氏は目的を支持され，周囲の人がそれを適切であるとみなしたことであった。**Ｂ氏の社会的状況（高齢者施設）のなかでは，Ｂ氏はそれまでとは異なる規範（例：看護援助を甘んじて受ける）に従うことを期待された。しかし彼が社会的期待に添わなかったため，彼のコーピング方法は不適応とみなされてしまった。**
　コーピングの社会的側面の１つとして，人は個人的ストレッサーや仕事上のストレッサーに対処すべきという期待がある（Bliss & Johnson 1995, Bottomley 1996, Davis et al 1996, Rittman et al 1997, Paynewt al 1998, Baldacchino & Draper

2001)。Rittmanら（1997）とPayneら（1998）は，看護師自身も他者から，看護師は仕事上の感情的要求に対処できることが「期待されている」ことを指摘している。また，看護師は同僚との比較から，自分のコーピング能力を判断している（Rasmussen et al 1997）。そして，比較の結果が思わしくない場合には，コーピング能力はさらに低下する。Payneら（1998）は，コーピング方法のなかにはアルコールの過剰摂取や病欠のように，社会的に受け入れられないものもあることを指摘している。**個人がコーピングすべきという社会的期待がある一方で，すべてのコーピング反応が受け入れられるとは限らないという事実もある。**

　Krishnasamy（1996）は，社会的支援は人がコーピングするのを助ける最も強力な資源の1つであると述べているが，逆に社会が，コーピングのために利用可能なメカニズムを制限しているという考えもある。LongとJohnson（2001）は，度を超えた子どもの泣き声によって社会的に孤立すると，親のコーピング能力が低下することを示している。友人や家族とのかかわりや支援があれば，親はちょっとの間休養をとることができ，コーピング能力を回復することができるのである。

　BlissとJohnson（1995）は，がんと診断された後の社会的支援の複雑さを示している。研究参加者は，最初のがん治療の後，自分たちはどんなに「ふつう」にみられたいと願ったかについて，さらに，社会的グループの支援が過度であると感じてそれを拒否したことについて語っている。しかし，治療の副作用への対処に関しては彼らは真に援助を必要としていたのだが，援助の申し出の適切性を判断するという負担がそのことを圧迫していた。援助を行う人は，患者が自分でコントロールできていると感じられるようにすると同時に，助けが必要な場合をはっきりと見極めなければならない。

　看護師はその人のコントロール感を維持しながら，助けが必要なときを明確に見極めるという能力を備えていなければならない。看護師・患者関係は患者の社会的ネットワークの一部であって，実際に患者を支えている（Panzarine 1985）。看護師は，この人間関係が患者の社会的ネットワークに与える影響と同時に，患者に社会的支援を提供していることを認識する必要がある。

ストレスに対する意識的反応としてのコーピング

　看護におけるストレスとコーピングの関係は複雑である。コーピングは，認知されたストレッサーあるいはストレスに対する反応とみなされる（Folkman et al 1986, Zimbardo et al 1995, Rasussen et al 1997, Payne et al 1998, Long & Johnson 2001, Richardson & Poole 2001）。実際には「ストレッサー」と「ストレス」という語は，互換可能なものとして使われている。しかし，心理学領域では，ストレッサーは人に課せられた要求であり，ストレスはその要求に対処できないときの結果である（Lazarus & Folkman 1984, Jones & Bright 2001）。LazarusとFolkman（1984）によると，コーピングとストレスは切り離せない関係にある。

臨床でコーピングが論じられるとき，それは生命を脅かす診断，手術後の疼痛，愛する人の死といったストレッサーと関連している。悪い知らせの伝達，立腹している患者や攻撃的な患者，緊急入院といった臨床での困難な状況に，同僚の看護師がどのように対処しているかを思い返してみると，われわれは，コーピングがストレッサーに対する能動的反応であることを理解できるだろう。つまり，コーピングはストレッサーに対する反応のなかにのみ，存在するということになる。これらを総合的に判断すると，ストレッサーのない人はコーピングする必要のない人であるということになる。

　LazarusとFolkman（1984, p.222）は，コーピングの定義においてこの問題を検討している。彼らは，個人の資源を超えると評価された状況で要求されるもののみをコーピングとみなし，「努力を必要としない自動的な行動や考え」を除外している。そのためコーピングはきわめて個人的な経験とみなされるが（後述する定義的特性に関する部分を参照），ストレッサーの認知なしでコーピングが存在することはない。定義によれば，これは常に病気をストレッサーとみなしているような患者には当てはまることになるが，看護師は日々のケアのなかで，そのことを理解できるだろうか？

　臨床では，個人の資源を超えると評価される出来事を意識することなく，1日の勤務を終えることが多い。そして，そういう日はすべてが予定どおり，時間どおりに達成されて，うまくいったとみなされる。その日はコーピングがうまく用いられたという見方もできるだろう。これに対してLazarusとFolkman（1984 p.220）は，状況が個人の資源を超えていないところでは，反応は「自動的な適応行動」になっており，コーピングしているわけではないと主張している。

　これはコーピングの学術的定義と一般的定義の相違の1つであり，看護師がこのコンセプトを用いることの適切性を示すものである。仕事をうまくこなした人は，仕事中の困難を表面に表さなければ，コーピングする必要がなかったとみなされる。困難を感じながら同じ仕事を完成させた人は，コーピング戦略をうまく使ったとみなされることになる。ストレスとコーピングは反対の関係にあり，コーピングの欠如がストレスを生み出す。そのためコーピングとストレスではなく，コーピングの欠如とストレスの間に切り離せない関係があるということになる。

個人的反応としてのコーピング

　コーピングスキルは生まれながらに備わっているものではなく，さまざまなストレッサーや経験に反応しながら生きているなかで，形成されていくものである（Lazarus & Folkman 1984, Zimbardo et al 1995, Bottomley 1996, Bartlett 1998, Long & Johnson 2001, Pakenham 2001, Lo 2002）。問題フォーカスにしろ感情フォーカスにしろ，人はそれぞれ，自分がうまくいったと思う独自のコーピングスタイルを形成している（Lazarus & Folkman 1984, Lo 2002）。しかし重要なことは，人は学習する能力をもっており，必要に応じて新しい方法を用い

ることができるということである。唯一のコーピング方法に頼っていると，その方法が適切ではないような状況に出会った場合，ストレスレベルは上昇する（Lo 2002）。たとえば，感情フォーカスコーピングは，タイヤがパンクしたときには効果的な方法とはいえないだろう。そのような状況では，問題フォーカスコーピング（問題を解決する方法をみつける）のほうが効果的なのである。

　LongとJohnson（2001, p.229）は，コーピングの「山と谷」について述べている。変化をもたらした直接の引き金を正確に見極めるのは困難であるが，一般的に，小さな成功がコーピングのレベルを上げ，失敗が積み重なるとコーピングレベルは下がる。医療専門職は，相手のコーピング能力の変化を見極められなければならない。コーピング能力は，直接的ストレッサーの他にもさまざまな因子に関係している。入院中の患者は，病気そのもの以外にもストレッサーを抱えている。他人と同室であること，眠れないこと，経済的な心配，家族のことなどである。コーピングすることを助けてもらって，小さなストレッサーに対処できるようになると，しばしば大きなストレッサーに立ち向かったり，うまくコーピング戦略を利用できるようになる。コーピングスキルは学習して発達するので，指導を通じて支援するということについても，考慮に入れるべきである（Bottomley 1996, Krisnasamy 1996, Bredin et al 1999, Long & Johnson 2001）。指導されたスキルが，その人が現在もっているコーピングスタイルと合致していればベストであるとしても，術前の指導とアドバイスは，術後に必要になるかもしれないスキルを身につけるうえで有益である（Panzarine 1985）。

典型事例

<事例5.3　典型事例>
　C氏がホスピスに入院した直後に，私はC氏，妻，息子に会った。それはC氏はあと数日しか生きられないことを，本人と家族が聞いた数分後だった。私は疼痛と呼吸困難に対して経口モルヒネを投与し，快適な状態に落ち着くまで枕を調節した。私は，もうすぐ楽になることを説明し，彼のために自分が他にできることを伝え，また，他に何をしてほしいかと聞いた。C氏は私の手をとり，私の目を見つめた。彼が息を整えて話しはじめるまでに，ちょっと間があった。「大丈夫です。あなたがここにいることがわかっているから。あなたが助けてくれることがわかっているから」。彼は微笑み，私の手をもう一度強く握りしめた。私も握り返した。私は周りを見た。彼の家族は微笑み，うなづきながら抱き合っていた。そこには平穏があった。

コーピングの先行要件

　コーピングを用いるためには，人はストレッサーになりうるものがある状況にいなければならない。LazarusとFolkmanの主張を受け入れるなら，ストレッ

サーのある状況にいる人は，別のストレッサーと使用可能な資源を考慮して，現在のストレッサーを明確にし，それを評価できるだろう。潜在的な脅威としてストレッサーを認め，また利用可能なコーピングテクニックを身につけるためには，それまでにストレッサーを経験していなければならない。ストレッサーが明確になり，それに対処する戦略を身につけることではじめて，潜在意識下のコーピングを働かせることができる。

　患者は誰しも，自分の病気を潜在的なストレッサーとみなしていると考えられる。しかし，病気とその予測される結果の知識がなければ，患者は脅威の本質を評価することができず，不適切なコーピング戦略を展開することになる可能性が高い。がんと診断された患者は，信頼できる医師にセカンドオピニオンを求めようとするかもしれない。このプロセスには数週間かかり，結果的にがんは進行して治療がさらに困難になり，治癒の可能性は低下するかもしれない。そのようなケースでは，コントロール感を得るために情報を集めようとするコーピング戦略は，実際にはその人にとって有害である。しかし，患者は最初の決断において知識がなく，そのことを理解できなかったのである。

コーピングの帰結

　うまくコーピングしている人は穏やかで，コントロールできていて，合理的な決定を行っているようにみえる。看護師は患者の意思決定プロセスにおいて，患者ができるだけコントロール感をもてるように支援する。選択の自由をもたずに他者に決定を委ねる人は，「否定的」あるいは「退行的」と評価され，「コーピングできていない」とみなされる。自分を「コーピングできる人」と認知している人は，「私はできる」という考えから生じる自信をもつことができる（Zimbardo et al 1995）。自分はどのような状況にも対処できるという自信をもっていると，使用できる最善のアプローチを決めるのに，無駄な時間を費やさないで済む。それによって状況に関する知識とコントロール感をもっているという印象を与え，他者はその人がコーピングできると考える。自信は他者に伝わり，これにより他者も，その状況にコーピングできるようになる。

　臨床では，緊急入院で担当が経験豊かで自信に満ちた看護師であるような場合に，そのような状況がみられる。担当看護師は迅速な判断と適切な資源の使用方法を考えることができ，スタッフに問題（緊急入院）と解決法（資源の再配分）を同時に伝える。そうすることによって何をしたらいいのかわからなくなっている場合に，混乱した反応を防ぐことができ（zimbardo et al 1995），人々が状況にコーピングすることを助けることができる。自信も経験も少ない人は，意思決定に関するアドバイスを同僚に求めるかもしれない。これはチーム内に不確実性と不安を生み出し，ストレスレベルを上げ，コーピングを低下させる可能性がある。

実証指標

コーピングに関する文献をみるかぎり，コーピングの存在を示す明確な実証指標はまだ明らかになっていない。コーピングにはさまざまな程度があり，コーピング反応は人によってもストレッサーによっても異なる。A氏とB氏の事例は，コーピングできているかどうかの判断が，必ずしも当事者によってなされるわけではないことを示している。両者とも自分の状況にうまくコーピングしていると自分では思っていたが，周囲の人々は異なる見方をしている。

しかし，一般的な実証指標には，その人の行動が社会的に受け入れられる程度が含まれることになるだろう。コーピングは社会的に期待されており（Bliss & Johnson 1995, Bottomley 1996, Davis et al 1996, Rittman et al 1997, Payne et al 1998, Baldacchino & Draper 2001），うまくコーピングできた場合，穏やかさ，コントロール感，合理性がみられるだろう。そのような特徴を示す人は，ケアしやすい患者とみなされるだろう。逆のこともいえる。つまり，コーピングできていないということが社会的に受け入れられることは難しく，うまく行われていないコーピング（あるいはコーピングの欠如）は，穏やかさがなく，コントロールができず，不合理性がみられるといったことで示されるだろう。このような特徴を示す人は，ケアがより難しい患者とみなされるだろう。

看護師は，患者が困難なストレッサー（入院，慢性疾患，疼痛，悪いニュース，末期の診断）（Bliss & Johnson 1995, Davis et al 1996, Pakenham 2001, Richardson & Poole 2001）に対処するのは，ストレッサーを減らすという点から考えて患者自身のためなのか，あるいは看護師のためなのかを考慮しなければならない。コーピングとはストレッサーに何とか対処しようとする努力であり，その人がコーピングできているかどうかをアセスメントするときに，これを成果と混同してはならないのである（Lazarus & Folkman 1984）。過度のアルコール摂取のようなコーピングテクニックを用いているときには，それは社会的に受け入れられず，コーピングがうまくいっていないとみなされるだろうが，それが直面しているストレッサーに対して，その人がとりうる対処方法なのだということが問題になるのである。ある人にとってはうまくいっているコーピングでも，他者にとっては心理的な崩壊につながるかもしれない。ストレッサーは本人だけがわかることであり，可能な資源もその人だけがわかることである。穏やかで理性的な外見が，常にコーピングの指標になるとは限らないのだ。

結論

コーピングは，看護師や患者がさまざまな状況に対処していることから，看護の文献において広く使われているコンセプトである。しかし，「コーピングとは何か？」ということに関する議論は十分に行われていない。McKenna（1997）のアプローチを用いてコンセプト分析をした結果，3つの定義的特性が見出された。

- コーピングは生理的，心理的，社会的要素を含む全人的な現象である。人がコーピングしているかしていないかを見極めるときには，特に社会的（文化的）要素が重要である。
- コーピングはストレスに対する意識的な反応であり，それは目に見える行動，すなわちコーピングの「帰結」として現れる。
- コーピングは個人的な反応であり，人はそれぞれ異なったコーピング能力を本来もっているが，コーピングに関連した行動やスキルは学習すること，磨くことができる。

　コーピングの先行要件にはストレッサーの存在があり，コーピングの帰結としてはその人が穏やかな状態で，コントロール感をもち，合理的な決断をできることがある。現在の医療において，コーピングの成功あるいはコーピングの程度は，利用されたコーピング戦略がその人にとって有効かどうかよりも，むしろ行動に現れた結果によって判断されている。今後，看護師はコーピングの程度をアセスメントする場合，戦略そのものに注目するよりも，コーピング戦略の影響や成果をみることがきわめて重要になるだろう。そのような戦略はほとんど目に見えることがなく，個人の文化的背景のなかに埋め込まれていることが多いのである。コーピングは測定することが困難なコンセプトである。医療環境と文化的な文脈のなかで理解を深めるために，さらに検討していく必要があるだろう。

訳注
＊1　看護クリニック：米国ではナース・プラクティショナーや専門看護師 clinical nurse specialist（CNS）が看護専門のクリニックを開業できる。

文献
Baldacchino D, Draper P 2001 Spiritual coping strategies: a review of the nursing research literature. Journal of Advanced Nursing 34: 833–841

Bartlett D 1998 Stress: perspectives and processes. Open University Press, Buckingham

Bliss J, Johnson B 1995 After diagnosis of cancer: the patient's view of life. International Journal of Palliative Nursing 1: 126–133

Bottomley A 1996 Group cognitive behavioural therapy: an intervention for cancer patients. International Journal of Palliative Nursing 2: 131–137

Bredin M, Corner J, Krishnasamy M et al 1999 Multicentre randomised controlled trail of nursing intervention for breathlessness in patients with lung cancer. British Medical Journal 318: 901–904

Davis B, Cowley S, Ryland R 1996 The effects of terminal illness on patients and their carers. Journal of Advanced Nursing 23: 512–520

Dein S, Stygall J 1997 Does being religious help or hinder coping with chronic illness? A critical literature review. Palliative Medicine 11: 291–298

Folkman S, Lazarus RS, Gruen RJ et al 1986 Appraisal, coping, health status and psychological symptoms. Journal of Personality and Social Psychology 50: 571–579

Jones F, Bright J 2001 Stress: myth, theory and research. Prentice Hall, London

Krishnasamy M 1996 Social support and the patient with cancer: a consideration of the literature. Journal of Advanced Nursing 23: 757–762

Lazarus RS, Folkman S 1984 Stress, appraisal and coping. Springer, New York（リチャード・S. ラザルス，スーザン・フォルクマン著，本明寛，他監訳：ストレスの心理学；認知的評価と対処の研究，実務教育出版，1991年）

Lo R 2002 A longitudinal study of perceived level of stress, coping and self-esteem of undergraduate nursing students: an Australian case study. Journal of Advanced Nursing 39: 119–126

Long T, Johnson M 2001 Living and coping with excessive infantile crying. Journal of Advanced Nursing 34: 155–162

McKenna HP 1997 Nursing theories and models. Routledge, London

Pakenham K 2001 Application of a stress and coping model to care giving in multiple sclerosis. Psychology, Health and Medicine 6: 13–27

Panzarine S 1985 Coping: conceptual and methodological issues. Advances in Nursing Science 7: 49–57

Payne N 2001 Occupational stressors and coping as determinants of burnout in female hospice nurses. Journal of Advanced Nursing 33: 396–405

Payne S, Dean S, Kalus C 1998 A comparative study of death anxiety in hospice and emergency nurses. Journal of Advanced Nursing 28: 700–706

Rasmussen B, Sandman P, Norberg A 1997 Stories of being a hospice nurse: a journey towards finding one's footing. Cancer Nursing 20: 330–341

Richardson C, Poole H 2001 Chronic pain and coping: a proposed role for nurses and nursing models. Journal of Advanced Nursing 34: 659–667

Rittman M, Paige P, Rivera J et al 1997 Phenomenological study of nurses caring for dying patients. Cancer Nursing 20: 115–119

Zimbardo P, McDermott M, Jansz J et al 1995 Psychology. A European text. Harper Collins, London

6 「尊厳」のコンセプト分析

Jerome Marley
（山田智恵里 訳）

編者による解説　77
はじめに　78
看護という文脈における尊厳　79
定義，決定的特性，データ　79

文脈と価値の探究　87
コンセプトの基準と操作的定義　88
結論　88

編者による解説

　「尊厳 dignity」が非常に重要であることを認識していない看護師はいないだろう。それが患者のケア計画での介入として取り上げられる場合でも，特別なケースの目標である場合でも，あるいは研究倫理審査委員会で検討される事柄の場合でも，尊厳は常に注目するに値するコンセプトである。本章では，尊厳はどこにでも存在し，看護師がよく経験することでありながら，正面から定義づけることが今なお困難であることが指摘されている。尊厳は本書で取り上げているいくつかのコンセプトと似ている。すなわち，普遍的に受け入れられる定義づけはできないが，それに対応する場合には，人はすぐに理解できるコンセプトである。実際，それが見過ごされる場合を認識することのほうが，より正確な理解をもたらすかもしれないのだ。
　明らかなことは，患者は自分の尊厳を大いに認識しており，同様に尊厳が損なわれている場合や，実際に尊重されている感覚を感じとっているということである。高度に技術的な介入に魅力を感じている看護師にとっては抵抗があるかもしれないが，「単純」で「基本的」な看護実践でよくみられる人の尊厳を保つことの価値と重要性を，決して軽視すべきではない。技術的に進んだ看護師は処置を手早く有効に行えるとしても，もしそれが人の尊厳をふみにじって行われたり，その人のニーズを無視して行われるとしたら，よい看護ケアの例とはいえないのである。尊厳を守り尊重することは，多くの「目に見えにくい」看護のスキルのように，基礎的かつ基本的で，人目につかないものである。したがって，より「明白」で，高度技術の「革新的」な介入と実践を好む人には，抵抗があるかもしれない。患者にとって尊厳がいかに重要であるかを提示する多くの実証的なエビデンスがあるにもかかわらず，また，看護師が尊厳を守り尊重している心理的過程が事実として存在するにもかかわらず，これらのこと

はなお，十分に理解されているとはいえない。

はじめに

　どんなに性急に行った探究においても，「尊厳 dignity」が，われわれがケアする人々とのかかわりにおいて中心的なコンセプトであることを見出すことができるだろう。事実，これは深く根づいているコンセプトであるがゆえに，このコンセプトの意味を明確にすることは，大きな困難をもたらすといえる。問題は，「もし尊厳が看護師の行うことの中心にあるとすれば，この言葉が意味することは何か？」ということである。

　よく説明され十分に定義づけられたコンセプトを導き出すことができる，段階を踏んだ構造的コンセプト分析という考え方は，ある論文のなかでは疑問視されている（McKenna 1997）。しかし，看護におけるコンセプトの多くは漠然としていて，未成熟である（Morse et al 1996）。尊厳はそのようなコンセプトの1つである。文献では繰り返し，尊厳のコンセプトが医療専門職において一般的に引用され，臨床における尊厳に関してさまざまな研究調査が行われていることが示されているが，その構成要素についてはなお，十分な定義が行われていない（Statman 2000, Chochinov 2002, Chochinov et al 2002, Sandman 2002, Walsh & Kowanko 2002）。これと関連して，医療で使用されている言葉の深い理解が重要な目標であること，さらに，明確な目的をもつ意味の言葉を使用することを理解できるように促すことが，指摘されている。

　観念として生じる理解は，個人の知識と信念に統合される。したがって，何を意図しているかを正確かつ明確に伝えることが，常に重要である。正確さと明確さは意味を伝えるために不可欠である。したがって，辞書で定義されているように，または職業に特有の理論的視点で定義されているように，言葉を使用することが推奨される（Parse 2002, p.3）。

　本章では尊厳のコンセプトの明晰化の過程を追い，すでに行われているコンセプト分析の研究（Meleis 1991, Mairis 1994, Haddock 1996）も並行して検討する。文献で指摘されている尊厳のコンセプトが，看護の理論と実践に重要であるかと考えることも重要である（Meleis 1991, McKenna 1997）。筆者は先達の仕事に敬意を払って，ChinnとKramer（1991, 1999）によって記述されたコンセプト分析の過程を拡大的に使用した。過去の文献の執筆者たちと同じ道をたどることは，「意味の多面性」を明らかにする過程を尊重することであると考えるからである（van Manen 2002）。

看護という文脈における尊厳

　人々の集合的無意識の要素として尊厳を理解するという考え方，そして医療環境における尊厳への実践的注目が専門的かつ社会的に受け継がれてきたという議論は，重要である。尊厳は，医療の専門家にも患者にも広く理解されているから，そのコンセプトは社会的に普及しているということも検討されている。看護師と患者による尊厳の知覚に関する現象学的研究は，この見解を反映している。つまり，看護師と患者によって挙げられたテーマは，重要な要素において類似しているのである（Walsh & Kowanko 2002）。尊厳の表現を音楽，文学，芸術で探究すると，同じ主要な構成要素が繰り返されているということが，尊厳が典型的にどう理解されているかを示している。

　尊厳というコンセプトを原型的に理解するという考え方は，看護理論と行為を表すパラダイムとの関連において意味がある。パラダイムとは，ある原則に注目して選ばれた現象に関して，知識の蓄積を助けるロードマップのようなものであり（Conway 1992），看護のある理論家は「看護」「健康」「人間」「環境」という4つのパラダイム要素を提示している（McKenna 1997）。ある著者は，普遍的なコンセプトに密接に関連しているが，なお抽象的な部分が残されている中範囲的なコンセプト[*1]があると述べている（Moody 1990）。尊厳というコンセプトは，看護のパラダイムの普遍的構成要素としては明確に定義されていないものの，実践に裏づけられた中範囲のコンセプトとして規定してしまうのは，誤っているように思われる。これは原型的に理解するという考え方があるからであり，専門的ケアの基礎として，尊厳は普遍的に経験されているからである。人間の尊厳には9つの要素があるといわれている。すなわち，「十分な食事」「飲み水」「住居」「衛生」「医療サービス」「健全な環境」「教育」「就業」「個人的安全」である（Diczfalusy 1997a）。つまり，尊厳は人間にとって不可欠なものであり，生きることと密接に関連しているといえるだろう（Bournes 2000）。現在の定義がなお明確ではないにもかかわらず，看護師と看護の実践において尊厳が顧みられない場合には必ず，それがいかに重要であるかをわれわれは実感することができるのである。

定義，決定的特性，データ

辞書による定義

　Oxford English Dictionary（1989）において尊厳は，「価値のある」という意味のラテン語dignusから派生した英語のdigneが語源であるとされている。辞書では尊厳の意味を8つ挙げている。「価値のある質」「高潔である質」「価値があること」「価値そのもの」「高貴であること」「優秀であること」「高貴または上級であること」「地位または称号」である。これらの意味において，辞書の定義は原型的な理解を反映している（Danneels 2003）。科学の歴史におけ

るこの言葉の誤った用例，またはちょっと変わった用例としては，尊厳はかつて，原理または公理の最初の観念であったことが挙げられる。Webster New International Dictionary（1971）第3版では，尊厳の理解はコンセプトの文献的説明と非常によく適合している。この辞書では尊厳にはさらに，「尊厳または名誉が備わっていること」「輝かしいものであること」「人または物事を特別のものであるとみなすこと」などの意味が加わっている。この定義では，尊厳が少なくとも2つの要素をもっていることを示唆している。つまり，尊厳は人，状況，物事に本来備わっている価値であると同時に，それらがある程度損なわれている人や物に対して，尊厳を付与しようという行為である。

専門職の文献による定義

尊厳を考察する場合，人間としての尊厳と個人がもつ尊厳の違いを明確にしておく必要がある（Sandman 2002）。人間としての尊厳とは，人間であるという事実によって，全人生を通して保持され続けるものである。そのような尊厳は，人間は平等であるという倫理と原則によっている。この見解は，1948年に国連総会で採択された人間の権利に関する国連憲章と同じである。その序言では「人類社会のすべての構成員の固有の尊厳と平等で譲ることのできない権利とを承認することは，世界における自由，正義及び平和の基礎である」（United Nations 2003）と述べられている。この国連憲章では，人は他者の尊厳を尊重しなけばならないこともうたわれている（Sandman 2002）。

さらに，人は個人としての尊厳も保有している。それは，その人を他者と区別するような尊厳の諸表現として理解される。この尊厳は，「特に自律的である」「理性的である」といった，個人の有するある種の「深いところにある」性質である。他の表現としては，「内気さ」「社交的」といった性格的な特徴のなかにあったり，他者に畏敬の念を抱かせたり，尊敬せずにはいられないと思わせるような定義しにくい性質のなかにある（Sandman 2002）。

生まれつき保有する先天的な尊厳については，さまざまな文献で取り上げられている。そこでは，すべての人によって妥当なものと認められる標準だけでなく，人生を理解するために必要不可欠な尊厳の質も，繰り返し話題にのぼっている。

英国の著名な動物学者で医師のThomas Henry Huxleyは「人生の偉大な目的は知識ではなく行動である」（Diczfalusy 1997b）と述べている。この見解からすると，尊厳の理解は単に理論的探究よりも，行為における先行要件を検討することとつながる。尊厳を理解する鍵となる概要的な要素を検討した文献もあるが（Mairis 1994, Haddock 1996, Statman 2000, Sandman 2002, Jacelon 2003, Widang & Fridlund 2003），注意すべきことは，尊厳はそれらの文献において頻繁に言及されているものの，それ自体が検証されたことはほとんどないということである（Jacelon 2003）。

WidangとFridlund（2003）によれば，尊厳は「全人的にみられていること」「尊敬されていること」「信頼できるとみなされること」というコンセプトから

構成されると述べている。研究参加者は，身体的，精神的，社会的，実存的な複合的ニーズについて語っている。それは，個人としてみられることが尊重され，特別な人間だと感じるポイントであると述べられている。また，人は全人的に扱われるとき（そして，彼らのかけがえのなさが肯定されることによって），単なる番号やケースとしてではなく，完全な個人としての感覚を得ることができるとも報告されている。入室前にドアをノックする，必要以上に長く患者の身体を露出しない，患者の頭越しに会話しない，気に障るような偉ぶった態度で会話しないといった態度を含む対応が，尊敬を表現することにつながる。患者はまた，医療従事者が病気の経験についての説明が真実であると受け止めてもらえ，医学的検査によって確定されるまではすべて保留だといった軽蔑的な態度がみられないとき，彼らの尊厳の感覚は強化されると述べている。

他の資料では，ドアをノックせずに入室することや不必要に患者の身体をさらすといった尊厳を踏みにじる行為を，一般的に患者は，抽象的な言葉で表現していることが指摘されている。患者の屈辱の感覚に関する表現やフレーズは，「尊厳を剥ぎ取られた undignified」とか，尊厳が「失われた」と表現されることが多い（Statman 2000）。患者は本能的に尊厳をいかに表現すればよいのかを知っていること，さらに，医療ケアのいくつかの過程には非人間的な要素が含まれているため，患者は医療サービスを受けるためにある程度の尊厳をあきらめなければならないことは，検討すべき課題だろう（Mairis 1994）。非人間性と尊厳の一時的な喪失は医療ケアにおいて避けられないことであるが，患者はそれでも3つの基本的ニーズをもっていることを指摘しておきたい。

- 自己尊重の感覚を保持するニーズ
- 自己肯定の感覚を保持するニーズ
- 自分がもっている原則を尊重してもらいたいというニーズ（Mairis 1994）

これらは10年以上前に書かれたものであるが，現在の研究にも影響を与えている。たとえば，Walsh と Kowanko（2002）のオーストラリアにおける現象学的研究では，これらと同じ問題が導き出されている。この研究において患者のデータから出てきたテーマは，スタッフによって提示されたものと非常に類似的だった。それらのテーマは，以下のとおりである。

- 身体がさらされている。
- 時間がある。
- 急き立てられる。
- 決断する時間がある。
- 1人の人間としてみられる。
- 物体としての身体
- 考慮されているを認識できる。
- 自由に判断できる（Walsh & Kowanko 2002）。

文脈がその人の尊厳の期待に合致する度合いこそ重要であると述べている人もいる。たとえば，高齢入院患者の研究において Jacelon は次のように述べて

表6.1 「自分」または「他者」にとって尊厳がもつ重要な価値
他者に対する価値

過程	結果
人権擁護	
他人の権利の擁護	権利擁護
信頼の育成	育成された信頼
支援のニーズを認識	認識された支援
保護のニーズの認識	保護の保障

自分に対する価値

内在的	外在的
自立	仲間
知的刺激	リーダーシップ
個人的刺激	報奨制度
独創性	専門家としての看護
達成	

いる。「尊重されているという感覚は、その人の尊厳の内的な定義が、他者による自分に対する行為や、他者が自分をどうみているかということと一致する度合いに関連している。一致度が高いほど、高齢者は尊重されている感覚を強くもつことができる」（Jacelon 2003, p.546）。

Fagermoen（1997）は、看護師が意味のある実践に埋め込まれた専門職的な価値を熟考することに関するデータを示している。結果は、患者が上記のように尊厳について尋ねられた場合に表現された見解を、そのまま反映していた。Fagermoenによる無作為抽出された767人のノルウェー人看護師の調査では、専門家個人としての自己に関連する価値と、自分が対処している他者に関連する価値が示されている（表6.1）。興味深いことにこの研究では、患者が番号やケースとして扱われることを嫌がる度合いと比例して、看護師も患者をそのように扱うことを嫌がっているという結果が出ている。

人的資源

ChinnとKramer（1991, 1999）はコンセプトの意味に関して、他者が価値ある情報を提供してくれること、そしてそれがおのずと自己学習につながることを示している。看護とそれ以外の背景の人の10名の意見を調査したところ、尊厳に関する意見は図6.1のように分類された。

この新しい素材を現在ある論文と比較するために、Haddock（1996）による

尊厳のある自己
- 自分に誇りを感じる。
- 自尊感情
- 理解されている。
- プライバシーが認識され，自分で管理できている。
- 自分に正直である。
- 自己のイメージが好きだ。
- 目標を達成できる。
- 希望をもっている。
- 自分の評判に価値をおく。
- 自律的，自分で実行できる。
- コントロールできる。
- プライバシーをもつ。
- 自分の好きなように着飾ることができる。
- 他人の理不尽な期待に添う必要がない。
- 一生を通して変わりない自分でいられる。

尊厳のない自己
- 混乱している。
- コントロールできない。
- 恥ずかしい。
- 体が不要に露出していると感じる。
- 自分の個人的情報が不当に開示されている。
- 希望が妨げられている。
- 番号や事例として扱われる。
- プライバシーの欠如
- 身なりが整えられていない。
- 人格の要素を放棄している。
- 他人が自分を価値がないように扱うのを経験する。
- 誤解されていると感じる。

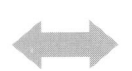

他者
- 傾聴する人
- 自分の独自性を尊重する人
- 他人を価値ある情報の源として扱う。
- 小さくみたり，品位を下げない。
- 不注意でない。
- 人間全体を尊敬する。
- 他人の尊厳を奪うことも回復することもできる。

図 6.1 自分と他者における尊厳の存在と不在を示す指標

尊厳のコンセプト分析と同様に，広い領域をあてはめることにした。明確に類似した要素が見出される一方，差異や追加的な項目も明らかになった。

これらの結果からわかることは，尊厳は個人の誇りと尊重のもちように大きく関連しているかもしれないということである。これらの要素が示すのは，おしゃれをして自己表現をしながら自己の特有性を選択・表現するように，人は自分の人生をコントロールでき，達成し，プライバシーと他人との親密さとの間を行き来できるということである。年老いても若いときと同じくらい独特な存在である場合に，人は尊厳を強く感じることができる。他の資料でも指摘さ

れているように，医療サービスとシステムのなかでは，ある程度の非人間的な扱いは避けられないが，だからといって医療システムのほうが上位にあると患者たちが信じているとまで考えるのは，間違いである。さらに，医療従事者が患者は自分たちよりも下位にあると思い込んでそのように振る舞うとき，患者の尊厳が低下することも示唆されている。

　興味深いこととして，尊厳は，医療従事者が患者から取り上げたり与えたりするもののように，記述されていることがある。それは Webster's Dictionary による尊厳の定義の延長線上にある。「他者」との関連でみると，尊厳は，人のなかにあると同時に，人のためにあるという性質をもち，したがって保有することも付与することもできる。コンセプト上の意味を創造する過程の一部として，その過程の初期に見出された複数の意味は，そのコンセプトを示す代表例や事例において洗練される（Chinn & Kramer 1999）。以下の事例は，われわれの理解を最もよく表すものである。これは徐々に理解が進むコンセプトの発展的性質とともに，それらが使用されるなかで，いかに影響を与えるか，または影響を与えられるかを反映している。

　＜事例 6.1　範例＞
　ドチャーティ夫人は左の腎臓に結石があり，超音波によって石を砕く結石粉砕術が適していると診断された。彼女は地元の病院で，日帰り手術として結石粉砕術の日程が決められた。彼女には治療に関する説明のついた小さなリーフレットと術日の日取りが，郵便で送られた。そのリーフレットは政府の機関によって承認されたもので，簡単な言葉で説明が書かれていた。リーフレットには，この治療を受けるときに彼女が期待できる標準的ケアも明記されていた。
　入院に際してドチャーティ夫人は看護師に温かく迎えられ，術前アセスメントが行われる前に，きちんとしたカーテンのかかったベッドを見せられた。術前アセスメントが行われている間，看護師は彼女が理解している自分の症状の知識について述べるよう促し，すべての治療が彼女を尊重して行われること，質問には満足が得られるまで回答すること，結石粉砕術を受けたくない場合には別の方法が提案されることを話した。術式のインフォームドコンセントには，これら彼女のもつ権利がすべて理解できるように付け加えられていた。
　手術の直前に彼女はガウンに着替えた。ガウンはスタッフが患者と相談して開発したもので，脇で開くようになっており，ひもで簡単に縛ることができるようになっていた。通常の後ろで割れている検査用のガウンではなかった。処置台の上で彼女はシーツで覆われ，治療が行われるところだけが露出された。処置中は，入室禁止のサインが処置室の 1 つの入り口で点灯するようになっていた。もう 1 つの入り口はスタッフのみが出入りしていた。処置の開始時に彼女は，処置中に気分が悪くなったり問題が起きたらすぐに言うようにと，説明を受けた。処置中彼女は，スタッフと談笑した。スタッフは定期的に問題はないかと，彼女に確認した。
　処置が終わると彼女は，どのように自分でケアするかについて指導を受けた。たくさん質問をして，すべて満足するまで回答が得られた。家に戻る前に「泌

尿器科 24 時間電話サービス」について説明を受け，気になる問題が起きたときに電話するように言われた。彼女は次の受診日の希望を聞かれ，その日が予約されると予約票が手渡された。彼女は受けたサービスに対するコメントを書く質問票を渡された。そこに書かれていたことは，彼女がまさに受けたことと同じサービス標準が記載されていた。退院時に彼女は，スタッフに心地よくケアしてくれたことに対する感謝を述べ，必要が生じてまたここに来ることがあっても，全然嫌だとは思わないと述べた。それは質問票に彼女が書いたことと同じであった。

　このシナリオは，さまざまな文献で特定されている尊厳のコンセプトのポイントとなる特性の多くを含んでいる。ドチャーティ夫人がかつてこの治療を受けたことがないことを考慮して，スタッフは彼女がどのようなことがなされるかを知らないだろうと考えた。これは，彼女に事前に送った資料が示している。その資料は十分に理解できるように，簡単な言葉でつくられていた。スタッフの態度や行動は温かい受け入れとして作用しているが，そのようなことが尊厳を保つために重要であることは，しばしば指摘されている（Seedhouse & Gallagher 2002）。周囲を考慮して行われるケアは，尊重されるべきプライバシーと避けられるべき不必要な露出のニードに対応している。病気の経過を注意をもって聴くことは，とても重要な行為であると患者自身が語っている（Widang & Fridlund 2003）。患者は不必要な露出を非人間的な扱いであると感じていて，不必要な露出を避けることにより，尊厳を守ることができる（Mairis 1994）。ドチャーティ夫人の露出は最低限に抑えられ（Walsh & Kowanko 2002），何か問題がある場合はそれを表出することが促され（Jacelon 2003），スタッフによって最低限の露出と患者の権利が慎重に配慮されていた（Fagermoen 1997）。それらがすべて，この事例では強調されている。スタッフは，ドチャーティ夫人が丁重に扱われていると感じられるように配慮し，各自の行為によって彼女は，自分は特別な人であると感じることができたのである（Webster 1971）。

＜事例 6.2　対比事例＞
　ヒューズ氏は 65 歳男性，急性排尿障害で 22 時 45 分に入院してきた。彼は病棟に直接連れてこられ，3 人の患者と同室となった。この病棟のスタッフは多忙で，手術室へ患者を送る準備と手術室から患者を受け取るのに汲々としていた。ヒューズ氏は膀胱が膨満して不快であると訴えた。看護師は彼に，今多忙なので手があいたら様子を見に来ると言った。彼は困ってどうしてよいかわからなかった。20 分後，医師がやってきて診察を始め，結局尿道カテーテルを挿入することにした。通常は，経験豊かな看護師がこの処置を行うことになっている。さらに 30 分が過ぎた頃，看護師は処置カートを引いてやって来て，彼にカテーテルを挿入すると言った。
　膀胱が膨満しているせいで不快だったが，ヒューズ氏はカテーテルを挿入する手順とはどんなものかと不安そうに聞いた。看護師は手を洗いながら，これは必要な処置であり，多くの男性がこの処置を受けて問題なかったと応答した。

彼女はベッドサイドに戻るとカーテンを引いた。ヒューズ氏はズボンと下着を脱ぐように言われた。手順について，それ以上説明されることはなかった。ヒューズ氏はベッドに横になって，処置のために裸になった。看護師は必要な処置パックを開けるのに忙しかった。ヒューズ氏は不安そうだったが，それ以上質問してはいけないと思った。

　看護師は彼に，処置部分を清潔にしなければならないと言って，彼のペニスに液体を塗った。この時点で同僚が彼女の名を呼び，それに応えて看護師は，自分が今どこにいるかを答えた。数秒後その同僚は，カーテンを開けてベッドのところへやってくると，鍵の束がどこにあるかと聞いた。2人目の看護師は入ってきたときに彼に向かって微笑んだが，どちらの看護師も彼の存在に気を留めなかった。看護師は鍵を手にして去ったが，その際にカーテンが少し開いたままになった。ヒューズ氏からは外の様子が見えた。同様に外からも彼が見えないだろうかと，彼は心配していた。

　カテーテルを挿入して尿バッグに接続すると，看護師は彼にパジャマを着ていいと言い，後で来てどうやって尿バッグを空にするかを教えると言い，カートを片づけ，カーテンを閉めて，その場を離れた。

　事例6.1のドチャーティ夫人の経験と対照的に，ヒューズ氏の経験は恥辱に満ちたものである。看護師の慎重な行動によって尊厳が保たれるところに，専門職としての看護師の仕事があると，しばしば言われているのにもかかわらず(Australian Nursing Council 1995, International Council of Nurses 2000, Nursing and Midwifery Council 2002, Seedhouse & Gallagher 2002)，ここでは「尊厳が剥ぎ取られた undignified」というよりも「恥辱を加える indignity」という言葉を使用するほうがふさわしいだろう。つまり，看護師が患者の尊厳を尊重する態度で行動することに失敗した状態とは，単に尊厳がないという状態だけでなく，恥辱が積極的に加えられた状態でもあると，結論づけることができるだろう。

　表6.1では，尊厳の結果には信頼，擁護のほか，権利の尊重・保護などが含まれていることが，示されている。対比事例では，これらがないことが示されている。ヒューズ氏には痛みと不快があったにもかかわらず，それらが理解されることはなかった。多忙な臨床では看護師が緊急性を判断して，特定の患者を優先的にケアすることは当然である。しかし，彼には十分な説明がなされず，彼の無力感は高まった。カテーテルによる処置がどのようなものかと不安になっても，彼の質問に対して看護師が適切に対処することはなかった。看護師は彼に真摯に対応せず，手を洗いながら，彼の心配は根拠がないと否定するだけだった。

　必要な侵襲的検査や処置を行うために生殖器を露出することは，患者によっては必要なことである。しかし，繰り返しになるが，ここで挙げた例は最もひどく辱めを受けた患者の経験である。痛みの除去や身体的機能の回復のためだとしても，患者はしばしば処置が尊厳を損なうものであると認識している(Chinn & Kramer 1999)。このシナリオではさらに，ヒューズ氏の許可なく2人目の看護師が入ってきたこと，カーテンがきちんと閉められずに裸を他人に

見られるかもしれないという不注意も指摘されている。

＜事例6.3　境界事例＞
　スコットランドの歌手，リッチー・ロスの「尊厳」という歌の歌詞は，このコンセプトの境界事例であるかもしれない。この歌はグラスゴーで働く20歳の男性の物語である。彼は溝からごみを清掃するという，いかに社会的に必要な仕事であったとしても，とても望ましいとはいえない仕事をしている。男性は自分の日々の仕事について，自分が小さな存在であり，自分が何をしているか，自分がどういう人間かということに対して尊重と尊厳が剥ぎ取られているように感じる，と歌われている。子どもは彼の名をはやしたて，ある人々が彼に向ける反応が，彼の態度を頑なにしている。こうしたことから彼は，自分の人生には「尊重される」ということがないと感じている。彼はいつか船を買って，スコットランドの西海岸を旅したいと思っている。その船の名前を「尊厳」にしたいと思っている。

　この歌は，船に「尊厳」と命名することは単なる思いつきでないことを説明している。むしろ，コンセプトの範例と対比事例に示されたものと反対のものに形を与えている。夢をもつことによって，そして人生において不当に剥ぎ取られた特性を船の名前とすることによって，その男は，自分を取り巻く環境に不可避的に負けてしまうことを拒否している。ヴィクトール・フランクル（Frankl 1963）によって描写された強制収容所の収容者のように，道路清掃人は夢や尊厳のある人生を生きることを取り上げられて，打ちのめされた人間の型にはまることを断固拒否しているのである。

文脈と価値の探究

　経験と価値が現れる社会的背景を探究することによって，重要な文化的意味を得ることができる。このような意味が，経験が精神的にどのように現れるかということに，影響を及ぼしている（Chinn & Kramer 1999）。看護と尊厳に関していえば，患者の立場からでも看護師の立場からでも，このコンセプトを理解するうえで大きな差異はない。尊厳の表現を観察して文脈や有利な点を見出すことは，主要な構成要素を強調することにはあまり貢献せず，これらの構成要素がいかに条件を満たしているか，または，いかに条件に合うように構成されているかを描き出すだけである。尊厳は，世界中のさまざまな社会グループにおいて経験され，その価値を認められている。その方法は非常にさまざまであるが，尊厳を保つことに不可欠であると評価されるいかなる行為も，基本的なコンセプトは同じである。すなわち，価値があること，そしてそれを保持すること，である。問題の規模が患者・看護師間の誤解に基づくものであれ，世界的な対立であれ，共通する根源がある。それは，一方の尊厳の理解と期待と，もう一方の尊厳の理解と提供との間にある不一致である。このことをさらに検

討する必要があるだろう。

コンセプトの基準と操作的定義

コンセプト分析で使用された範例は，コンセプトの意味を全体的に表現している（Chinn & Kramer 1999）。しかし本章の結論では，さまざまな著者によって捉えられている尊厳というコンセプトの理解を統合するとともに，文献から正当に抽出された複数の実証指標の概要を描くことが適切であると信じる。関連するすべての事柄を把握しなければ，コンセプト分析は成功しないし，コンセプトの完全な定義を行う記述もできなければ，それらの認証，発展にとって必要な基準や指標を提供できないからである。

尊厳は決して奪うことのできない人間本来のものである。各人の内においてそれは，人がいかに知覚され，尊敬されているかの理解を生み出す。そして，共通的かつ個別的な理解と期待を生み出す。尊厳は社会的グループによって共有されるコンセプトであり，ふつうの行動の原型的な理解や，個人やグループを傷つける態度や行動を同定する能力を生み出す。人からすべてを取り上げることができ，他人の尊厳を損なう行為がある一方で，人は自分の態度を選択できる自由がある。それは人間の自由の最後の砦であり，完璧で妨げられない尊厳の保有は，人間にとって可能であるといえる（Frankl 1963）。

人々を「こうあるべき」という背景や慣習によってではなく，「彼らが誰であるか」によって受容，許容するところに，看護において表現される尊厳の評価および指標が存在する。自分の内なる尊厳の理解は，独立，受容，創造性，希望，尊敬，保護といった自己志向の価値，およびその所有がなされていることを示す。他人の尊厳を損なう行為はすぐに普遍的に理解され，定義される。文献ではしばしば，「恥ずかしい」「人にさらされる」「自分のことが不適切に語られる」「プライバシーを否定される」「誤解される」「他人に受け入れられていないと感じるように対応される」といった課題が挙げられている。これらはすべて，尊厳の複雑なコンセプトの一部である。

結論

本章は尊厳に関する現在の文献すべてをメタ分析したものではないし，尊厳に関するすべての関係を示したものでもない。ここで示されていることは現在の知識から引き出されたものであり，かつ得られた理解を統合しようとしたものであり，このようにして，尊厳というコンセプトの理解を提示したかったのである。われわれ人間の経験は明らかに，尊厳が問題となっていることを示している。そして，もしそれが問題ならばその内容を説明し，その要素を専門職に教授し，資源を提供することによって，人間がその人独特の尊厳と普遍的な尊厳を配慮してケアされることを保証する必要がある。尊厳のコンセプトをよ

り深く理解することによって看護師は，尊厳を尊重する実践を確固たるものにし，さらに，どのような状況で尊厳は損なわれるのかを明らかにすることができる。これらは2つとも誠実な看護活動と結びついており，その誠実な活動を通してのみ，われわれは患者のニーズと期待を満たしていることに確信をもち，それを全面的に促進できるのである。

しかしこの誠実さがあればこそ，尊厳はすべての人によって具体的に理解されるコンセプトであるといわれているにもかかわらず，われわれが個人的に理解しているものが対人的にも適用できるかについて，よく考えてみる必要があるだろう。加えて，1つの職業としての看護の専門的実践において，尊厳に注意が払われていると確信をもつためには，このコンセプトの明確化とさらなる研究が不可欠だろう。他の著者も指摘しているように，尊厳などのコンセプトの理解を深めないかぎり，われわれは「よい看護とは何か？」という理解を強化することができず，むしろそれをぼやけさせてしまう危険性をもっているのである（Sandman 2002）。

訳注

*1 中範囲の理論：ロバート・K・マートンが提案した理論で，特殊理論を積み重ねることにより，一般理論へ到達しようとする社会的アプローチである。過渡的な理論ということができ，このため特殊理論の説明自体は抽象的である。

文献

Australian Nursing Council 1995 Code of professional conduct for nurses in Australia. Australian Nursing Council, Canberra

Bournes DA 2000 Concept inventing: a process for creating a unitary definition of having courage. Nursing Science Quarterly 13: 143–149

Chinn PL, Kramer MK 1991 Theory and nursing: a systematic approach, 3rd edn. Mosby/Year Book, St Louis, MO

Chinn PL, Kramer MK 1999 Theory and nursing – integrated knowledge development. 5th edn. Mosby/Year Book, St Louis, MO

Chochinov HM 2002 Dignity-conserving care – a new model for palliative care. Helping the patient feel valued. Journal of the American Medical Association 287: 2253–2260

Chochinov HM, Hack T, McClement S et al 2002 Dignity in the terminally ill: a developing empirical model. Social Science and Medicine 54: 433–443

Concise Oxford English Dictionary 1995 Concise Oxford dictionary of current English, 9th edn. Clarendon Press, Oxford

Conway ME 1992 Towards greater specificity in defining nursing's metaparadigm. In: Nicoll LH (ed) Perspectives on nursing theory, 2nd edn. JB Lippincott, Philadelphia, PA

Danneels G 2003 Liturgy forty years after the Second Vatican Council: high point or recession? In: Pecklers K (ed) Liturgy in a postmodern world. Continuum, London

Diczfalusy E 1997a In search of human dignity: gender equity, reproductive health and healthy aging. International Journal of Gynaecology and Obstetrics 59: 195–206

Diczfalusy E 1997b In search of human dignity: reproductive health and healthy aging. European Journal of Obstetrics, Gynecology, and Reproductive Biology 71: 123–133

Fagermoen FG 1997 Professional identity: values embedded in meaningful nursing practice. Journal of Advanced Nursing 25: 434–441

Frankl VE 1963 Man's search for meaning. Washington Square Press, New York（ヴィクトール・E・フランクル著，山田邦男監訳：意味による癒し：ロゴセラピー入門，春秋社，2004 年（抄訳））

Haddock J 1996 Towards further clarification of the concept 'dignity'. Journal of Advanced Nursing 24: 924–931

International Council of Nurses 2000 International code of ethics for nurses. ICN, Geneva

Jacelon CS 2003 The dignity of elders in an acute care hospital. Qualitative Health Research 13: 543–556

McKenna H 1997 Nursing theories and models. Routledge, London

Mairis ED 1994 Concept clarification in professional practice – dignity. Journal of Advanced Nursing 19: 947–953

Meleis AI 1991 Theoretical nursing: development and progress, 2nd edn. JB Lippincott, Philadelphia, PA

Moody LE 1990 Advancing nursing science through research, vol 1. Sage Publications, Newbury Park, CA

Morse JM, Mitcham C, Hupcey JE et al 1996 Criteria for concept evaluation. Journal of Advanced Nursing 24: 385–390

Nursing and Midwifery Council 2002 Code of professional conduct. NMC, London

Oxford English Dictionary 1989 Oxford English dictionary, 2nd edn. Clarendon Press, Oxford

Parse RR 2002 Words, words, words: meanings, meanings, meanings! Editorial. Nursing Science Quarterly 15(3) pp 1–2

Sandman L 2002 What's the use of human dignity within palliative care? Nursing Philosophy 3: 177–181

Seedhouse D, Gallagher A 2002 Undignifying institutions. Journal of Medical Ethics 28: 368–372

Statman D 2000 Humiliation, dignity and self respect. Philosophical Psychology 13: 523–540

United Nations 2003 Universal declaration of human rights. Available online at: http://www.un.org/Overview/rights.html

Van Manen M 2002 Care-as-worry, or 'don't worry, be happy'. Qualitative Health Research 12: 264–280

Walsh K, Kowanko I 2002 Nurses' and patients' perceptions of dignity. International Journal of Nursing Practice 8: 143–151

Webster's Dictionary 1971 Webster's third new international dictionary of the English language. G & C Merriam, Springfield, MA

Widang I, Fridlund B 2003 Self respect, dignity and confidence: conceptions of integrity among male patients. Journal of Advanced Nursing 42: 47–56

7　「共感」のコンセプト分析

William Reynolds
（川原礼子　訳）

編者による解説　91	共感の意味に関する文献上の見解の
はじめに　92	サマリー　102
共感の構成要素　92	結論　103

編者による解説

　本書の2人の編者は，「二重登録」をしている看護師グループ（しばしば遠まわしに「2つの資格を有する」と呼ばれる）のメンバーである。つまり，われわれは看護師に登録する前に1つの教育プログラムを修了し，続いてさまざまな臨床的専門分野の教育を受けている。これらのプログラムのそれぞれに共通する1つの経験は，「共感 empathy」のコンセプトに対する関心である。本章で述べられているように，共感は長い年月にわたって議論され，実証的・臨床的な仕事の焦点であった。さらにいえば，共感への理解は長い年月の間に深められたものの，共感に関してはなお決着がつかない議論もある。

　本書において，これらの議論の1つに焦点を定めることは容易なことではない。しかしながら，人間関係を支援するための共感をめぐる討論は非常に重要であって，無視することはできない。本章でわれわれは，人間関係を支援する必要かつ十分な条件に関する Rogers の影響力のある仕事が，共感というコンセプトを対人関係の中心においていることに気づく。Rogers の立場が妥当であるかどうかにかかわらず，看護教育プログラムにおいて共感に触れずに済ますことを想像することは難しい。編者らは Rogers の立場を支持しているものの，警告も加えている。

　看護師の臨床上の関心や専門性が何であれ，看護師が共感的に患者にかかわるために，個人的資質と個人的技術が必要であることには変わりないが，共感的であることが看護師による最も支援的な反応とは限らないという状態や臨床シナリオは存在しうる。共感的反応によって触発された意識が湧き上がってくるときもあれば，1人にしておいたほうがよい場合もある。否定にもまた，意味がある。否定は健康的な防衛機制として働き，実践家は挑戦や否定に直面する場合の自らの決定に，思慮深くあることが必要とされる。このことが示すのは，たとえ共感のような同情やケアに不可分なコンセプトを検討・使用する場

合でも，看護師は思慮なく，儀式的，機械的に実践を行うべきではないということである。

はじめに

「共感 empathy」という言葉は，行動，性格的要素，経験的感情など，さまざまに概念化されてきた（McKay et al 1990）。共感の複雑さの結果として，共感の意味や構成要素は混乱していると述べている人もいる（例：Davis 1983, Williams 1990, Morse et al 1992,Bennett 1995, Raynolds 2000）。彼らは，共感は多次元かつ多相的な構成概念から成り立っているが，しばしば一元的に構成されるものとして狭く捉えられているとも述べている。この問題は，共感が支援的な人間関係のあらゆる場合に不可欠であると捉えられていることから生じている（Reynolds 2000）。本章では，共感に関する歴史的，理論的背景を検討する。共感のさまざまな定義を見出して，臨床看護に妥当する共感の構成要素を検討したいと思う。共感を構成する要素間の関係については，なお明らかにできないことも示されるだろう。

共感の構成要素

文献を広範にレビューすると，まずMorseら（1992）が共感の4つの要素を定義していることに気がつく。すなわち，道徳的共感，感情的共感，認知的共感，行動的共感である（表7.1）。同様にWilliams（1990）は，共感の最も広く認知された構成要素として，感情的共感，認知的共感，伝達的共感，関係的共感を挙げている。関係的共感の付加的要素は，患者が知覚する共感として定義されている。Williamsの共感の定義には道徳的共感が含まれないが，それはPatterson（1974）による定義に，概ね一致している。Pattersonは，共感には4つのコンセプトもしくは段階があると記載している。すなわち，①支援者は他者のコミュニケーションに受容的でなければならないこと（感情的要素），②支援者は他者の立場に自らをおくことによってコミュニケーションを理解しなければならないこと（認知的要素），③支援者は患者に対して患者を理解していることを伝達しなければならないこと（行動的あるいは伝達的要素），④患者の世界を支援者がどう知覚しているかを患者自身が評価すること（関係的要素），である。

関係的共感に付加される要素とは，患者が支援者の認知力の的確さを認め，理解されていることを経験するという機会を，患者に提供することである。支援者のコミュニケーションに対する患者の実際的な気づきとは，患者が「そうです，そのように私は思っているのです」とか「そうです，それが私が願っていることです」と言うことによって示されるものである。この仮説は，Barrett-Lennard（1981）の論文で提唱された共感サイクルのモデルと一致して

表 7.1　共感の構成要素

構成要素	定義
感情的要素	他者の精神的状態あるいは固有の感情を主観的に経験・共有する能力
道徳的要素	共感の実践を動機づける内面的かつ利他的な能力
認知的要素	他者の感情と視点を，客観的な立場から同定・理解する支援者の知的能力
行動的要素	他者の視点を理解していることを伝える伝達的反応

ボックス 7.1　Barrett-Lennard の共感サイクル

第一相：推論や理解などの方法で，個人的なことを表現する他者に対して共感的に傾聴する内的プロセス

第二相：他者の経験の共感的理解を伝える試み

第三相：支援者のコミュニケーションに対する患者の実際的な気づき

　いる（ボックス7.1）。そのプロセスが持続する場合，第一相は再び中心的な特徴を呈し，円環的に第二相，第三相が続く。これらの相が生じている相互的連続性は，他者に共感的に寄り添いつつ自分を表現している一方の人から始まる。そしてこのことが，共感するパートナーに，さらなる表現とフィードバックを導く。

　Davis（1983）によれば，多次元的現象として共感を捉えるメリットには，他者への共感的と呼ばれうる反応におけるさまざまなタイプを明確に定義することによって，タイプ間の体系的な類似性，差異，他の行動への影響を検討できるということがある。Morseらによって明らかにされた共感の諸要素は，すべて共感というコンセプトの解明に役立つものであるが，それらが相互にかかわっているということが，理論家の意見の不一致の原因となっているようにみえる。このことは，すべての構成要素が治療的で問題解決的な人間関係を築く行動にとって必要であると考えられる場合には，とりわけ妥当するように思える。

　以下では，どこまでの構成要素が必要であるか，また共感のその他の構成要素とどこまで関連しているかについて，検討しよう。

道徳的共感

　Morseら（1992）は，道徳的共感を共感的な傾向性 disposition または特性 trait と記述している。しかしながら彼らは，道徳と共感の認知的・行動的要素との関係性については述べていない。そのような関係性に関しては，社会学，哲学，看護学，発達心理学などの分野において，個人を支援的行動に動機づけるものは何かを理解しようとしてきた人々によって検討されてきたことが指摘されている（Buber 1973, Hogan 1975, Gladstein 1983, Olsen 1991, Ballie 1995, Reynolds et al 2000）。

▶ 支援と道徳的共感の関係

　　共感は社会的または普遍的な道徳を含むという概念は，哲学的信念に根ざすものである。つまり，人類は共通のニーズを分かち合い，しかも，誰もが人間の同じ条件を経験するというものである (Hoffman 1981, Arnett & Nakagawa 1983)。この仮説に内在しているのは，苦痛を被っていたり助けを求めている人々に自然に手を伸ばせること，そうしたい気持ちに駆り立てられることが，すべての人間において信じられているということである。しかしながら，複数の研究では，Hogan 共感スケール Hogan Empathy Scale (Hogan 1969) で評価されるような共感の特性と，認知的・行動的共感の評価には関係性がみられないことが指摘されている (Conklin & Hunt 1975, Forsyth 1979, Reynolds 1986)。これは認知的・行動的共感が，必ずしも特性や道徳的共感に依存しないことを示唆している。

　　Hogan (1969) は共感の特性を，道徳的な見方をできる能力，すなわち他者の幸福のために自分の行動を考えられる能力と定義している。Morse らのように彼もまた，この傾向を共感的傾向と呼び，この特性は人の感性を他者が期待するものへと高めると述べている。

　　Hogan (1969) は，彼の共感スケールと認知的・行動的共感の評価には関係性が見出せないという報告にコメントして，個人は共感の特性あるいは傾向性が低いレベルであっても，相対的にみて高いレベルの認知的・行動的共感を示すかもしれないと述べている。彼はさらに，支援者が道徳的感覚において共感的であるかどうかは的外れなことであるとも主張している。最も問題となることは，患者が支援者を，自分の幸福をケアしてくれる人とみているかどうかである。彼の仮説は，Reynolds のスコットランドにおける看護学生の調査研究の結果からも支持されている。Hogan (1975) はまた，共感の特性を支援者があまりに信頼しすぎると，客観性が失われ，患者の問題を見過ごしてしまう傾向が生じると主張している。このことは，支援的関係において必要とされる共感の特性の度合いが，比較的限られたものである可能性を示唆している。この考え方は，認知的・行動的共感を治療的要素として特定した Morse ら (1992) によって支持されている。その結論は，共感の評価，教育，治療的効果を行った多くの研究者によって，継続的に支持されている (Traux & Carkhuff 1967, Gazda et al 1982, McKay et al 1990, Reynolds 2000)。

▶ 道徳的共感と認知的・行動的共感との関係

　　Hogan の結論は，まだ立証されていない。しかしながら，共感の特性に関する彼の尺度と，認知的・行動的共感の尺度に関係性がみられないことを論証している多くの研究でも，支援に対する適切な共感の特性という彼の仮説は支持されている。一般的に Hogan スケールの正当性を検証している研究では，スケール上の点数と，「好まれやすさ」(Hogan & Manikin 1976)「非攻撃的行動」(Gray 1978)「十分な推論」(Daurio 1978)「不安感のなさ」(Kendall et al) などの関連性が報告されている。共感の Hogan スケールと他の評価方法に関係がみられないということの真の理由は，そのスケールが利用された状況におけるさま

ざまな条件にあるという説明も可能かもしれない。共感の特性は常に自己報告によるものだが，一方で認知的・行動的共感を測定する多くの研究では，患者がかかわっている。

　Foryth（1979）は，看護師の共感を評価するために，Hogan 共感スケール（共感特性）と Barrett-Lenard 関係性指標（認知的・行動的共感）を利用したところ，わずか50％の看護師しか自分の共感特性が高いとは知覚していなかったことを報告している。一方，対象の98％が認知的・行動的共感が高いと回答していたという。Forth は，看護師が実際に共感的であろうとなかろうと，患者は看護師が共感的であると受け取っている可能性があるとしている。Barrett-Lenard（1974）は別の説明をしている。つまり，他者に共感的にかかわることにはある種のきわだった諸相が含まれていること，さらに，さまざまなスケールがさまざまな時点での過程に「交わっている」ことを指摘している。**患者が評価するには限界があることに関する Foryth の関心にもかかわらず，Kurtz と Gruman（1972），および Reynolds（1986）は，患者が気づく共感はどのような形の自己評価的共感よりも，すぐれた治療的な結果につながっているというエビデンスを報告している。**

　同様に Reynolds（1986）は，看護学生は他の専門職のグループよりも（Hogan 共感スケールにて評価された場合に）共感の習性においてスコアが低く，（共感コントロールスケール Empathy Control Rate Scale（ECRS）によって評価された場合に）認知的・行動的共感においてスコアが高かったこと（LaMonica 1981）を報告している。さらに，評価方法として利用が増えている ECRS によって患者が学生を評価した場合，患者と看護学生との人間関係に関する逸話的描写では，学生が認知的・行動的感覚において共感的であったと患者が感じていたことが示唆されている。患者のコメントの典型は，以下のようなものである。「彼女は話を聴こうとしているようにみえる。というのも，ちょっと間をおいてから，私が前に言ったことに注目し，それを考えているからだ」。

　入院患者がその役割において依存的かつ受動的であることは，患者の知覚を説明する可能性がある。しかしながら，Reynolds（1986）の研究における患者の詳細なコメントは，患者の状態が真実であったことを示唆している。これらのデータは，認知的・行動的共感が相対的にみて，道徳的共感から独立している可能性を示唆している。

感情的共感

　Mehrabian と Epstein（1972）は感情的共感を，他者が知覚している感情的経験を自分のことのように感じられる感情的反応であると説明している。このような状態は，共感的関心あるいは共感的感情（Morse et al 1992, Reynolds 2003）など，さまざまな言葉で検討されている。Stotland（1969）は，認知的共感と共感の感情的反応には，重大な差異があることを指摘している。前者は他者の感情の認知であり，後者はそれらの感情を分かち合うこと，あるいはコミュニケーションすることを含んでいるというのである。Gladstein（1977）に

よれば，人間の感情的苦痛は「伝染的な」ものである。したがって，共感的反応は他者の感情的苦痛を悟ったときに，個人に喚起されるものである。そのとき共感は，他者に対する温かな感情，同情，関心によって特徴づけられる感情的状態に至るのである（Davis 1983）。

　Bateson ら（1983）は，他者の苦痛によって支援者に呼び起こされた個人的な苦痛（利己的な動機に基づく）と共感（利他的な動機に基づく）とは異なるものであると述べている。換言すれば Bateson らは，感情的共感は常に支援的行動という結果をもたらすわけではないが，人々を時に，真の利他的方向へと行動するように動機づけるのである。共感とは感情の経験であると概念化した Bateson ら（1983）は，しばしばそれを同情 sympathy であるとも述べている。彼らはまた，研究では何が感情的共感の反応を引き起こすかは明らかにできなかったと述べているが，Reynolds（2003）は同じことをその20年後にも提示している。Adler（1989）によれば，Bateson らは，他者の視点からその世界を知ろうと試みることが感情的共感を促進することに役立つと述べているのだという。他者の感情の傾聴，共鳴，理解が感情的な共感を生じる可能性についても検討すべきだろう。

▶ 支援と感情的共感の関係

　支援と共感的感情との関連は，非攻撃的行動とのかかわりの観点から研究されてきた（Buss 1961, Fesbach 1964, Milgram 1965, Mehrabian & Epstein 1972）。結論としては，感情的共感は攻撃の低いレベルの状態に関連するということが示唆されている。しかしながら，感情的共感がどの程度であれば個人の苦痛の解決につながるかについては，なお解明されていない。Mehrabian と Epstein（1972）は，高いレベルの感情的共感をもつ人間は，攻撃的行動をより少なくとりがちであり，とりわけ他者からのストレスが差し迫っているときには，支援的行動をとりがちであるという仮説を提示している。結果は，感情的評価が高いスコアの人は低いスコアの人よりも，非攻撃的行動をとりやすい傾向が示唆されている。支援的な行動は社会性，受け入れに関する関心，求護欲求 succorance と定義されているが，救護欲求とは Mehrabian らによれば，承認を求める傾向性のことである。

　これらのデータは，感情的共感が高いと知覚する人は，他者のニーズに対して感情的に反応することを示唆している。承認を求める行動が社交性に関連する一方，いくつかの研究では援助と社会的な魅力（Krebs1970）との間に否定的な関係があることが見出されている。拒絶への感受性は利己的な動機と同じもののようにみえ，他者の観点から世界をみる能力を妨げる可能性がある。これらの行動は非攻撃的であるため，ケアへのかかわりや他人への気遣いといった信号を送っていると想定することが，最も妥当かもしれない。**その点は，Rogers（1957）のいう温かさのコンセプトとよく似ていて，彼はそのコンセプトについて，患者の言うことに耳を傾けることを託されている人に向かって患者自身が自分を表現するよう励ますことが，共感的プロセスに役立つと述べている。**

▶ 同情と感情的共感の関係

　　感情的共感に関連するさらなる問題として，共感がBatesonらによって使われた代替的な言葉，すなわち同情や哀れみpityにどの程度類似しているかということがある。共感と同情の差異は，必ずしもすべての人が認めているわけではなく，また，その言葉の使用法にはあいまいさがある。たとえば，Szalita（1976, p.145）は，共感は「他者の精神的生活を同情的に理解するために，他者の"靴"の中に自分自身をおくこと」であると述べている。しかしながら，この場合における共感は，「賛成する siding with」というより「理解する understanding」ことを意味している。Travelbee（1966）は同情を，ストレスを軽減する方向へと患者を支援するという希望と関連して，患者に対する真の関心であると捉えている。彼女は同情について，温かさ，やさしさ，思いやりの一時的な型，感情のレベルで経験されたケアリングの質，他者とのコミュニケーションなどと述べているが，これらは他の人々によって概念化された「共感」と似ているところがある。

　　Travelbeeとは対照的にKalish（1971）は，支援者は共感があっても独立的で客観的であると述べている。Kalishによれば，同情とともに支援者は，患者の感情をあたかも自分自身のものであるかのように経験する。同様にRogers（1975）は共感を，他者を知覚するという領域のなかにとどめている。つまり，われわれは自分をあたかも他者であるかのように知覚できるが，この「あたかも」ということが重要であるというわけである。Gazdaら（1975, p.56）は共感と同情の差異について，非常に明確に表現している。「共感と同情は異なるものである。同情は，支援者が支援される人と同じ感情を経験することを意味する。幸運なことに，支援者は支援される人が支援を求めている感情というものを経験する必要はないが，他者がどう感じるかを理解できる。そのことが，共感という語が意味するものである」。

　　Johnstoneら（1983）は，純粋な同情は治療的人間関係における自己放棄であるとしている。というのも，他者の否定的な感情を単に経験することによって，支援者は身動きがとれなくなってしまうかもしれないからである。この考えは，カウンセリングの人間関係の効力感に関するPeplau（1987）の文献でも考察されている。彼女は，支援者の気分がのっていない場合，他者の苦痛に圧倒されそうになってしまうものだと述べている。Peplauは，支援者の言葉を調査・研究して，患者がストレスと衝突するのではなく，不安といった否定的な感情をコントロールできるように支援すべきだと述べている。感情的共感は非治療的であるというべきではないが，支援的な人間関係においては，感情的共感がある程度必要とされる可能性が残されている。

認知的共感

　　さまざまな理論的な方向づけがなされているものの，共感というコンセプトは，Lipps（1903）によって使用されたドイツ語Einfühlung（言語的には「～のなかで感じること」を意味する）を起源としており，他者がある時点で感じ

ていること，他者の目を通して見ていることを経験的に「知る」という人間の能力を意味する。この説明は，Williams（1990）とMorseら（1992）に引用された共感の認知的要素に合致する。「～のなかで感じること」は，感情的共感ともかかわるが，他者が感じていること，他者の目を通して見えることを知るということは，客観的な立場から他者の感情と視点を同定する能力に依存しているように思われる。

　Lipps（1903）の仕事は，なぜ心理学や看護学の文献レビューにおいて共感が，コミュニケーションスキルというより知覚的なものと説明されがちなのかを理解するうえで，役立つように思われる。共感は繰り返し，1つの態度として，あるいは1つの知覚方法として言及されてきたが，それは支援者が想定するものであって，実際に行うようなものではなかったのである。人間の質あるいは知覚的スキルとしての共感に関する文献では，共感に必要な条件とは，観察者がある意味で，他者の感情的状態を理解することであると述べられている（Smither 1977）。Shafer（1959, p.343）は次のように述べている。「共感は他者の一瞬の心理的状態を共有・理解する内的経験であると定義づけられるかもしれない」。さらにKalish（1973, p.1548）は，次のように述べている。

> 共感は，他者の人生に入り込む能力，他者が今感じている感情とその意味を正確に知覚する能力である。共感において，支援者は患者を十分に理解するために，患者の感情を借りている。しかし，支援者は常に自分自身が区別されていることに気づいていて，患者の感情は自分自身のものでないことを理解している。

　他者の心理的状態を理解すること，そして現在の感情とその意味を正確に知覚することとは，知覚すること，想像すること，分析すること，判断すること，推論することといった認知機能の例である。Kalish（1973）によれば，理解するために患者の感情を借りるという表現は，感情的共感あるいは同情と，認知的共感とを区別しているのだという。この考えは，Rogers（1951）の考え方，すなわち共感は感情的同一化ではないという考え方と一致する。Rogersによれば，支援者は患者の希望と恐怖を知覚するが，それらを経験するわけではないのである。

▶ 認知的共感と行動的共感との関連

　認知的共感に関連する論点は，それが行動的共感とどの程度かかわっているかということである。Rogers（1951）は，初期の論文（1940）でそのことに触れており，認知的共感と支援提供者の言語的スキルとの相互作用を認めている。この論文においてRogersは，心理療法への新しいアプローチの原理と，後に非直接的カウンセリングとして知られるようになる技術を素描している。Rogersは，患者の感情と知覚に関するカウンセラーの明確化および受容に注目した。直接的カウンセリングインタビューと非直接的（記録された）カウンセリングインタビューを比較した報告において，Rogersは，非直接的カウンセラーは

直接的カウンセラーよりも，患者の感情や態度を認識したことを示す態度をとりつつ対応していたと述べている。後に Rogers（1957）は，カウンセリングの技術は，彼が治療的変化の必要かつ十分な条件と述べたものよりも重要ではないと結論づけている。これらの必要条件は，支援的人間関係に効果的なすべてのタイプで実行されているのだ，と彼は述べている。変化のための必要十分条件で最も注目されたものはすべて，支援者の態度，認知，行動に関連していた。支援者が温かく（患者にかかわり），（非防御的でなく）誠実で，さらに共感的（患者の現在の感情の理解を伝達することに成功している）であるとき，患者は変化することを学習すると Rogers は述べている。

　Rogers は後年，共感をコミュニケーションスキルとして描写することをためらうようになるが，治療的変化の必要条件が支援者の行動のなかに観察できると結論づけたことは，論理的であるように思える。たとえば Truax と Carkhuff（1967）は，他者が意味することを支援者が認識する能力は，知覚，判断，推理する認知的能力と同様に，患者の感情を明確化して受容する言語的能力にも依存すると指摘している。Truax と Carkhuff によれば，共感的反応は，人の感情を理解すること，そしてそれらの感情に付随する意味をいかによく伝えるかによって決定される。理解の伝達に失敗するとは，人を下にみるような傷つける対応をとってしまうか，必要とされていないアドバイスなどのはっきりしない対応をとるかの，どちらかを意味している。こうした低いレベルでの反応は，治療的人間関係の発達を妨げてしまう（Truax & Carkhuff 1967）。

▶ 認知的・行動的共感

　さまざまな文献が共感を人間的な資質として，特に道徳的，感情的，認知的な資質として強調しているにもにもかかわらず，文献には別の考え方もみられる。共感の認知的・行動的要素を強調して概念化した複数の理論家がいる。Truax（1961, p.2）は次のように述べている。

　　的確な共感には，患者の個人的世界をあたかも自分の世界であるかのように感じられるセラピストの能力以上のものが含まれる。それはまた，患者が意味していることを知る能力以上のものも含まれる。的確な共感には，現在の感情を感じ取ることとともに，そのことを患者の感情に調和する言葉で伝達する言語的能力が含まれる。

　Truax の定義では，焦点は知覚の方法からコミュニケーションの方法へと，1つの特性または人間的資質から相互作用の1つの形へと移っている。

▶ 共感のコンセプトの対人的性質

　Truax の共感の定義に続いて，理論家ら（例：Zoske et al 1983）の間では，共感はある種の人々に所有される本能的な資質であるというよりは，一連の対人的スキルまたはコミュニケーションスキルを含む対人的コンセプトであると考える人が増えている。共感は次第に，認知的・行動的なものとして捉えら

7章 「共感」のコンセプト分析　99

れるようになり，1つのスキル，1つの能力として記述されつつある（Morse et al 1994, Jaffery 1995, Reynolds 2000, Mercer & Reynolds 2002）。たとえば，AspeyとRoebuk（1975, p.11）は共感を，「他者の感情に対するあなたの理解を伝達する能力」と定義している。同様にValle（1981, p.784）は，「共感とは，患者を理解していることを伝達できるようなあり方で，患者が経験している感覚，およびその感覚に対する反応に応答する能力である」と述べている。

支援を受ける人間の観点から共感（関連的共感）に注目している著者らでさえ，共感的プロセスの伝達的な側面を強調している。Barret-Lennard（1962）の定義はしばしば引用されている。すなわち，「共感的理解の程度は，ある人が他者の直接的な気づきを意識する程度として知覚される」（p.3）。最近ではReynolds（2000, p.11）は，「共感には患者の経験の理解を伝達することが含まれ，それゆえに患者によって捉えられうる」と述べている。

対人関係の1つのタイプとして共感を概念化する傾向が増えていることによって，共感の技術は教授が可能で，評価も可能であると考えられるようになっている。しかしながら，共感の教授と評価には，合意された理論的枠組みと操作的定義がなければ，問題が生じる。Reynolds（1998, 2000）は，看護師が直面している大きな問題は，いつ共感を示すかを知ることであると述べている。彼は，そこには共感の構成要素に対するニードがあり，患者が看護師との人間関係から何を望んでいるかを反映すると述べている。Reynolds（1987）は，看護教育者のなかでも，概念的な不一致があることを明らかにしている。その研究は，認知的・行動的な方法で共感を考える教師は，共感を少数の人によって所有される道徳的態度や認知的特性と考えている教師たちよりも，教えることや評価することの可能性を確信していることを明らかにしている。後者の教師では，共感は1つのアート，または生来の性質であるとみなされ，そのコンセプトは評価できないと述べている。このような概念的混乱は，アプローチに一貫性がない理論家もいるという事実からみれば，それほど驚くべきことではない。

態度としての共感

Carl Rogers（1957）は共感を，他者とともに存在する1つの方法として描写している。このことによって彼が意味しているのは，他者との人間関係において仮定できる1つのアプローチということである。その考え方は，共感がスキル，あるいはBarrett-Lennardが提唱したような対人関係プロセスというよりも，1つの態度であることを示唆している。しかしながらそれは，むしろ対人関係プロセスにみえ，観察可能な一連の認知的・行動的スキルに依存するばかりか，それによって促進されるようにもみえる。ForchukとReynolds（2001）によるカナダとスコットランドにおける調査によれば，患者は看護師との人間関係を構築する間に，高い共感者を低い共感者と区別する一連の特性を記述することができたことを示しているが，これを踏まえると，上記のことは論理的であるようにみえる。

共感は支援者の一連の特性に依存するという考え方は，de la Mothe（1987, p.7）らによっても述べられている。de la Motheは，「共感的プロセスが，それを遂行するうえで一連のスキルに依存しているということは疑いがたいが，それ自体が1つのスキルというわけではない」と述べている。その結論は，Carl Rogersとその一派の論文などを広範にレビューした結果から得られたものである。これらの論文が，高い共感性を有する人は，確かな態度，認知的能力，支援的関係を促進する行動を有しているという考えを補強しているのである。

Rogers（1951）は，共感的人間関係の決定的な特徴とは，防御とは無縁であることだと述べている。**これに関してTruax（1975）は，高い共感性を有する人は，脅威がなく，安全で，信頼できる人間関係を築くことができると述べている。さらに，支援者の基本哲学は，他者に対する中立的な態度，個人の能力と自己決定の権利の尊重，さらにお互いの価値や意味の尊重によって示されるとも述べている。**加えて，高い共感性を有する人は，他者とのコミュニケーションの意味を瞬時に理解し，逃げることなく対応できる。RogersのようにTruaxも，共感は対人的なプロセスまたは関係性であって，支援者の態度に依存すると主張している。共感に関する彼の記述は，Morseらによって記述された共感の道徳的・認知的要素に似ているようであり，行動的共感には特に言及していない。この定義は，Truaxの以前の提案，すなわち共感には言語的能力が含まれるが，他者が意味することを理解しようという意志は含まれないという提案とは矛盾している。

スキルとしての共感

Truax（1961）による以前の定義では，共感は患者とともにいるというあり方以上のものであり，1つの態度または認知的能力以上のものであるとされた。その場合の共感というコンセプトには，他者が意味することを支援者が理解しているということを，他者に対して伝達するために必要な言語的能力が含まれていた。Egan（1986, p.99）によれば，「それは，支援者が"私はあなたとともにいる。私はあなたの言ったこと，表現したことを注意深く聞いて，私の理解が正しいかを確認している"という事実を，どのように伝えるかということ」なのである。

Rogers（1975）は，共感の関係性がどのように行動的に実行されるかにコメントすることには気が進まなかった。にもかかわらず，共感は支援者の行動を通して観察されるプロセスであることを認めていた。このことは，他者に共感を提供する専門家の能力を計測するためにつくられた評価スケール（例：Barrett-Lennard 1962, Truax 1967, Wilt et al 1995）を広く使用することによって示されると，彼は述べている。最近ではForchukとReynolds（2001）は，患者は明確に共感的なスキルを描写できるのであるから，共感は1つの行動的な要素であり，患者からは観察可能，専門職からは評価可能なものであると指摘している。

いかに専門職が共感を概念化するかに関するRogers（1975）の関心は，温

かさと誠実さが，支援者が使う言語の形と同じくらい重要であるという考え方と関連していた。支援者が温かく誠実であると受け止められなければ，患者は自分を開こうとしないだろうという意味において，彼はこれらの条件を共感の一部とみなしている。同様に Rogers は，単に感情を考慮するとか，あるいは患者の最後の言葉を焦点化するということは，認知的共感が不在であることを示しているとも述べている。

支援者の反応に焦点を当てることに気が進まないにもかかわらず，Rogers は続く著作において，支援者の態度と認知能力は，支援者のコミュニケーションによって伝達されると述べている。

> 私が他者に対する苛立ちの態度を経験していて，しかしそれに気づいていない間，私のコミュニケーションには，矛盾したメッセージが含まれている。私の言葉は1つのメッセージを伝えているが，私はまた，自分が感じる苛立ちを微妙なやり方で伝達している。このことは相手を困惑させ，信頼感を失わせる。もっとも相手は，困難な状態を何が引き起こしたかについては気づいていないかもしれない（Rogers 1990, p.52）。

共感の意味に関する文献上の見解のサマリー

文献に示されている見解は，共感を2つのレベルで定義づける傾向がある。第一に，共感は1つの態度として概念的に定義されている。これは Rogers（1975）が，他者とともに存在する1つの方法として説明するものである。第二に，コミュニケーションスキルとしての操作的レベルである。これら2つのレベルが，文献で同定された共感のさまざまなレベルに結びつけられている。最初のレベルには Rogers（1957）の条件，すなわち温かさ，誠実さ，共感的傾聴の条件が含まれる。温かさと誠実さは類似しているといえるかもしれないし，共感の道徳的・感情的要素の影響を受けているといえるかもしれない。Rogers が共感的傾聴についてたびたび記述していることは，想像，推論，知覚などの認知的共感と適合する。第二のレベルには，他者の世界の認知的な気づきとともに，温かさ，誠実さを伝達する支援者の能力が含まれる。

Rogers（1957）のいう促進的条件を観察可能な行動にするために，2つのレベルの共感を結合させている著者もいる。たとえば Egan（1986, p.95）は，「共感は他者の世界に入り，理解し，この理解を彼または彼女に伝達する能力である」と述べている。これら2つのレベルの定義では，共感は1つの態度として，そして操作的には，認知的・行動的スキルとして説明されている。

Truax と Carkhuff（1967）もまた，共感の2つのレベルを結びつけている。この概念化は，共感の2つの認知的・行動的評価法，すなわち「Truax 共感スケール Truax Accurate Scale」および「共感的理解のための Carkhuff スケール Carkhuff Scale for Empathic Understanding」の基礎となっている。Bachrach ら（1974）によれば，Carkhuff と Truax のスケールは共感に関する Rogers の考え

方を，支援者が考える存在のあり方から支援者が行う事柄へと変えたのだという。同様に，Reynolds（2000, p.7）は，「共感とは，支援者の態度のコミュニケーションと患者の世界の理解を含む相互作用の1つの形である」と述べ，共感の2つのレベルを強く主張している。

これらの観点は，認知的・行動的共感を教授するという試みに影響を与えている。その試みには，教師向け（Gazda et al 1984），刑事裁判員向け（Sissons et al 1981），看護師向け（LaMonica et al 1986, Hughes et al 1990, Reynolds 2000）のトレーニングプログラムなどがある。

結論

共感の性質について学ぶべきことが多いのは明らかである。しかしながら，これまでの研究が明らかにしているのは，患者が看護師や他の臨床家との人間関係に望んでいることを反映する，共感の構築へのニードである。最近の文献（Reynolds & Scott 1999, 2000, Reynolds et al 2000, Mercer & Reynolds 2002）では，患者は臨床家に，自分の感情とそれに付随する意味が理解されていることを伝達してくれるよう望んでいることが明らかになっている。看護師や他の臨床家がそれを行えなければ，健康問題に対する患者の反応を理解することや，患者によって望まれた結果を達成することなどは，とてもできそうもない。そのような環境において患者は，道徳的・専門的観点からみて，適切なケア以下のケアを受ける危険にさらされているのである。

文献

Adler C 1989 Altruism may be a powerful motive. Science Monitor p. 11

Arnett R, Nakagawa GG 1983 The assumptive roots of empathic listening: a critique. Communication Education 32: 368–378

Aspey D, Roebuck F 1975 A discussion of the relationship between selected student variables and the teacher's use of interchangeable responses Human Education 1: 3–10

Bachrach H, Luborsky L, Mechanick P 1974 The correspondence between judgments of empathy from brief samples of psychotherapy; supervisors judgments, and sensitivity tests. British Journal of Medical Psychology 47: 337–340

Baillie L 1995 Empathy in the nurse patient relationship. Nursing Standard 9(20): 29–30

Barrett-Lennard G 1962 Dimensions of therapist response as causal factors in therapeutic change. Psychological Monographs: General and Applied 76: 1–36

Barrett-Lennard G 1974 Empathy in human relationships: significance, nature and measurement. Unpublished paper presented at the Annual Conference of the Australian Psychological Society, Perth

Barrett-Lennard G 1981 The empathy cycle: refinement of a nuclear concept. Journal of Counseling Psychology 28: 91–100

Bateson CO, Quinn B, Fultz J et al 1983 Influences of self-reported distress and empathy on egoistic versus altruistic motivation to help. Journal of Personality and Social Psychology 45: 706–718

Bennett J 1995 Methodological notes on empathy: further considerations. Advanced Nursing Science 18: 36–50

Buber M 1973 Elements of the interhuman. In: Stewart J (ed) Bridges not walls. Addison-Wesley, Menlo Park, CA

Buss A 1961 The psychology of aggression. John Wiley, New York

Conklin R, Hunt A 1975 An investigation of the validity of empathy measures. Counselor Education and Supervision 15: 119–127

Daurio S 1978 The development of socio-political intelligence. Unpublished doctoral thesis, Johns Hopkins University, Baltimore, MD

Davis M 1983 The effects of dispositional empathy on emotional reactions and helping: a multidimensional approach. Journal of Personality 51: 167–184

De la Mothe M 1987 Empathy revisited. Unpublished PhD thesis, Open University, Milton Keynes

Egan G 1986 The skilled helper. Brooks-Cole, New York

Fesbach S 1964 The function of aggression and the regulation of aggressive drive. Psychological Review 71: 257–272

Forchuk C, Reynolds W 2001 Clients' reflections on relationships with nurses: comparisons from Canada and Scotland. Journal of Psychiatric and Mental Health Nursing 8: 45–51

Forsyth G 1979 Exploration of empathy in nurse–client interaction. Advanced Nursing Science 1: 53–61

Gazda G, Walters R, Childers W 1975 Human relations development: a manual for health sciences. Albyn & Bacon, Boston, MA

Gazda G, Childers W, Walters R 1982 Interpersonal communication: a handbook for health professionals. Aspen, Rockville, MD

Gazda G, Ashbury F, Balzer F et al 1984 Human relations development: a manual for educators, 3rd edn. Albyn & Bacon, Boston, MA

Gladstein G 1977 Empathy and counselling outcome: an empirical and conceptual review. The Counseling Psychologist 6: 70–79

Gladstein G 1983 Understanding empathy: integrating counselling developments and social psychology perspectives. Journal of Counseling Psychology 30: 467–482

Gray C 1978 Empathy and stress as mediators in child abuse: theory, research and practice implications. Unpublished doctoral dissertation, University of Maryland, College Park, MD

Hoffman M 1981 The development of empathy. In: Rushton J, Sorrentino RR (eds) Altruism and helping behaviour. Lawrence Erlbaum, Hillsdale, NJ

Hogan R 1969 Development of an empathy scale. Journal of Consulting and Clinical Psychology 33: 307–316

Hogan R 1975 Empathy: a conceptual and psychometric analysis. The Counseling Psychologist 5: 14–18

Hogan R, Maniken A 1976 Determinants of interpersonal attraction: a clarification. Psychological Reports 26: 235–238

Hughes J, Carver E, Mackay R 1990 Learning to use empathy. In: Mackay R, Hughes J, Carver E (eds) Empathy in the helping relationship. Springer, New York

Jaffrey L 1995 Patient care: from nurse to patient and back again. Nursing Standard 9: 50–51

Johnstone J, Cheek J, Smither R 1983 The structure of empathy. Journal of Personality and Social Psychology 43: 1299–1312

Kalish B 1971 An experiment in the development of empathy in nursing students. Nursing Research 20: 202–211

Kalish B 1973 What is empathy? American Journal of Nursing 73: 548–1552

Kendall P, Finch A, Montgomery L 1978 Vicarious anxiety: a systematic evaluation of a vicarious threat to self-esteem. Journal of Counselling and Clinical Psychology 46: 997–1008

Krebs D 1970 Altruism: an examination of the concept and a review of the literature. Psychological Bulletin 73: 258–302

Kurtz R, Gruman D 1972 Different approaches to the measurement of therapist empathy and their relationship to therapy outcomes.Journal of Counseling and Clinical Psychology 39: 106–105

LaMonica E 1981 Construct validity of an empathy instrument. Research in Nursing and Health 4: 389–400

LaMonica E, Oberst M, Madea A, Wolk R 1986 Development of a patient satisfaction scale. Research in Nursing and Health 9: 43–50

Lipps T 1903 Einfühlung, innere Nachahmung, und Organenempfindungen. Archiv für die gesamte Psychologie 1: 185–204

McKay R, Hughes J, Carver E 1990 Empathy in the helping relationship. Springer, New York

Mehrabian A, Epstein N 1972 A measure of emotional empathy. Journal of Personality 40: 525–543

Mercer S, Reynolds W 2002 Empathy and quality of care. British Journal of General Practice 52(Suppl): S9–S12

Milgram S 1965 Some conditions of obedience and disobedience to authority. In: Steiner ID, Fishbein M (eds) Current studies in social psychology. Holt, Rinehart & Winston, New York

Morse J, Anderson G, Botter J et al 1992 Exploring empathy: a conceptual fit for nursing practice? IMAGE: Journal of Nursing Scholarship 24: 273–280

Morse J, Miles M, Clarke D, Doberneck B 1994 Sensing patient needs: exploring concepts of nursing insight and receptivity used in nursing assessment. Scholarly Inquiry for Nursing Practice 8: 233–260

Olsen D 1991 Empathy as an ethical and philosophical basis for nursing. Advanced Nursing Science 14: 62–75

Patterson C 1974 Relationship counseling and psychotherapy. Harper & Row, New York

Peplau H 1987 Interpersonal constructs for nursing practice. Nurse Education Today 7: 201–208

Reynolds W 1986 A study of empathy in student nurses. MPhil thesis, Dundee College of Technology, Dundee

Reynolds W 1987 Empathy: we know what we mean, but what do we teach? Nurse Education Today 7: 265–269

Reynolds W 1998 A study of the effects of an empathy education programme on registered nurses' empathy. PhD thesis, Open University, Milton Keynes

Reynolds W 2000 The development and measurement of empathy in nursing. Ashgate, Aldershot

Reynolds W 2003 Developing empathy. In: Barker P (ed) Psychiatric and mental health nursing: the craft of caring. Edward Arnold, London

Reynolds W, Scott B 1999 Empathy: a crucial component of the helping relationship. Journal of Psychiatric and Mental Health Nursing 6: 363–370

Reynolds W, Scott B 2000 Do nurses and other professional helpers normally display much empathy? Journal of Advanced Nursing 31: 226–234

Reynolds W, Scott A, Austin W 2000 Nursing, empathy and perception of the moral. Journal of Advanced Nursing 32: 235–242

Rogers C 1951 Client-centred therapy. Houghton Mifflin, New York（カール・R. ロジャーズ著，保坂亨，末武康弘，諸富祥彦訳：クライアント中心療法＜ロジャーズ主要著作集＞，岩崎学術出版社，2005 年）

Rogers C 1957 The necessary and sufficient conditions of therapeutic personality change. Journal of Consulting Psychology 21: 95–103

Rogers C 1975 Empathic: an unappreciated way of being. The Counseling Psychologist 5: 2–10

Rogers C 1990 A way of being. Houghton Mifflin, Boston, MA

Shafer R 1959 Generative empathy in the treatment situation. Psycho-Analysis Quarterly 38: 342–373

Sissons A, Arthur D, Gazda G 1981 Cited in Mackay R, Hughes J, Carver E (eds) Empathy in the helping relationship. Springer New York

Smither S 1977 A reconsideration of the developmental study of empathy. Human Development

20: 253–276

Stotland E 1969 Exploratory investigations of empathy. In: Berkowitz L (ed) Advances in experimental psychology 14. Academic Press, New York

Szalita A 1976 Some thoughts on empathy. Psychiatry 39: 142–152

Travelbee J 1966 Interpersonal aspects of nursing, FA Davis, Philadelphia, PA（トラベルビー著，長谷川浩，藤枝知子訳：人間対人間の看護．医学書院，1974年）

Truax C 1961 A scale for the measurement of accurate empathy. Discussion paper 20. Wisconsin Psychiatric Institute, Madison, WI

Truax C 1967 A scale for rating accurate empathy. In: Rogers C, Gendelin E, Kiesler D, Truax C (eds) The therapeutic relationship and its impact: a study of psychotherapy with schizophrenia. University of Wisconsin Press, Madison, WI

Truax C 1975 The meaning and reliability of accurate empathy ratings: a rejoinder. Psychological Bulletin 77: 397–399

Truax C, Carkhuff R 1967 Toward effective counseling and psychotherapy: training and practice. Aldine Press, Chicago, IL

Valle S 1981 Interpersonal functioning of alcoholism counsellors and treatment outcome. Journal of Studies on Alcohol 42: 783–790

Williams C 1990 Biopsychological elements of empathy: a multidimensional model. Issues in Mental Health Nursing 11: 15–26

Wilt D, Evans C, Muenchen R, Guegold G 1995 Teaching with entertainment films: an empathetic focus. Journal of Psychosocial Nursing 33: 5–14

Zoske J, Pietrocarlo D 1983 Dialysis training exercises for improved staff awareness. American Association of Nephrology and Technicians Journal 19–39

8 「エンパワメント」のコンセプトの批判的検討

James Dooher, Richard Byrt
(川原礼子 訳)

編者による解説　107
はじめに　108
エンパワメントの定義と意味　108
エンパワメントの重要特性　110
力と圧力　114

エンパワメントに関連する組織の実践と個人の実践　116
消費者中心主義と専門職主義　117
エンパワメントの利点と欠点　118
結論　118

編者による解説

　看護の現代史を学ぶ人は，われわれの文化の特徴に気づくだろう。すなわち，ある考え方や実践が「流行」することで，いかに看護師が「最新の」コンセプトに魅了されているか，ということである。1970年代，英国における最新のコンセプトは「看護過程」であった。1980年代は「プロジェクト2000」[*1]であり，看護教育をより高度なものにしようという動向だった。また，「コミュニテイケア」という流行もあった。1990年代では，「クリニカルスーパービジョン」[*2]と「思慮深い実践者」というコンセプトが流行していた。21世紀の最初の10年，英国における「最新の」コンセプトとは，ケアの標準の低下を食い止めるものとしての，過去の価値の再評価であり，もはや行われなくなった実践（例：「看護監督者 Matrons」）の再導入であるというのは，皮肉なことかもしれない。

　1990年代に非常に流行したコンセプトの1つに，「エンパワメント empowerment」がある。これがサービス利用者運動と関係しているのか，あるいは医療サービス消費者グループの政治的活動と関係しているのか，あるいは看護の考え方における枠組みの真の変化であるのかは，はっきりしない。にもかかわらず，人は「前衛的である」とみなされるためには，エンパワメントの考え方とコンセプトに精通しなければならなかった。本章でわれわれが気づくことは，そのコンセプトのあいまいさであり，さらに心配なことに，医療サービス利用者をエンパワメントする誠実な試みは，さまざまなレベルで存在しているということである。エンパワメントがよいことであるとは信じられないと公然と口にする看護師（そして他の医療従事者）はほとんどいないが，医療提供者・消費者の力関係の変化に関するエビデンスは，エンパワメントに関するレトリッ

クがこれほどあるにもかかわらず，ほとんど変化していないことを示唆している。

　この文脈でいえば，専門職的な地位を手に入れるために，多くの看護師が行ってきた昔からの試みは，ほとんど意味がない。本書では，「看護が専門職であるか」という議論（さらに「看護師が専門職的な立場を切望すべきか」という議論）を行う余裕もなければ機会もないが，専門職としてみられたいという永遠的な欲求を，これが生じる本来的な力の不均衡と，さらには看護師が患者をエンパワメントしたいという願いと和解させることは，非常に難しいことである。いかにして看護師のもつ素晴らしい強さ（患者と緊密で，治療的かつ対人的な人間関係を形成する能力）が，障害となりうる専門職的な構造（例：職業上の距離感，エキスパートとしての専門家，力をもつ者としての専門家など）によって侵食されてしまわないかを予測することも，難しいといえよう。

はじめに

　「エンパワメント empowerment」のコンセプトは定義が難しいコンセプトであるとしても，多くの看護師にとって馴染みのあるものの1つであることは間違いない。エンパワメントの概念的な明晰性に対する注目が，比較的最近になって看護の文献に加わっているが，いくつかの論文は，明確かつ簡潔な定義を得ることに疑問を呈している（例：Byrt & Dooher 2002, Chevannes 2002）。これらの文献にはエンパワメントのさまざまな定義が含まれる一方，そのコンセプトはしばしば漠然と使用されている。またそのコンセプトは，必然的によいことであるという仮説を土台としている（Kendall 1998, Byrt & Dooher 2002, Houston & Cowley 2002）。このようなあいまいさと明確な定義の欠如は，概念を明らかにすることがエンパワメントと参加の戦略を効果的に実行するうえで，不可欠な条件であるということを示唆している。さらに，エンパワメントの価値の仮定はしばしば，その利点と欠点のエビデンスを検討することなく，無批判的に行われている。したがって本章では，エンパワメントのコンセプトの定義を，理論的論文および実証的論文において記述されてきた重要特性を検討することによって，探究することにしたい。これに続いて，エンパワメントと「力（権力）power」の複雑な関係が探究されるだろう。本章は，コンセプト分析の確立されたアプローチに厳密には従っていないが，コンセプトの理解を深める手段として，文献の批判的かつ体系的なレビューを行っている。

エンパワメントの定義と意味

　複数の著者が（Kendall 1998, Dooher & Byrt 2002, 2003），エンパワメントに関する著作のなかには，医療サービス利用者とケア提供者に役立つ実際の問題を考えずに，単に言葉を並べただけのものがあると述べている。Simpson（2003, p.136）によれば，「サービス利用者をエンパワメントするという美徳を誉めたたえることに多くの時間が費やされ，それをどのように行うかに関する実践的なガイドはほとんどみられない」のである。

　日々の看護実践におけるコンセプトとしての，そして現実としてのエンパワメントへの批判は，さまざまなところに及んでいる。多くの実践者は，「エンパワメント」という言葉を嫌っている。その理由は，それが「流行」の表現であまりに多く使用されたため，もはや医療の言葉として意味をもっていないと考えているからである。こうした疑念は，「その言葉はあまりにも多くの方法で解釈されているために，その目的は何かがはっきりしていない」（Brown & Piper 1995, p.641）という批判に顕著に表れている。

　別の問題は，その定義とモデルがしばしば，サービス利用者やケア提供者よりもむしろ，学者，管理者，専門家の視点を基盤としているようにみえることである。文献のなかには，エンパワメントは複雑で多面的な性質をもっているために，その理解には限界があるというエビデンスがしばしば存在する（Byrt & Dooher 2002）。これによってしばしば，文献における定義では，エンパワメントの外観や次元が限定されている（例：Malin & Teasdale1991, Ellis-Stoll & Popkees-Vawter 1998, Skinner & Cradock）。加えて，エンパワメントの定義と研究の規模はしばしば，著者の学問分野（看護，ソーシャルワーク，心理学，社会学など）を反映している（例：Melluish 1998, Morrall 1998, Oliver & Barnes1998, Tones & Green 2002, Westwood 2002, Godfrey 2003, McHugh 2003）。エンパワメントは文化にかかわるコンセプトであるということに関して，批判的な意見もある（Mok 2001）。エンパワメントはよいことであり，健康の改善につながり，患者をより健康な状態へと導いてくれるという仮説は，Chevannes（2002）によって批判され，それを Reece と White（2002, p.115）は，「（エンパワメントとは）あまりにも価値がありすぎるので，かえって信用を失ってしまったようにみえる」と述べて，支持している。

　最近になって，エンパワメントはほとんど決まり文句のようなものになってしまった。つまり，国家や地方における医療サービスに関する報告書などで，その言葉はほとんど義務的なものになっているのである。**エンパワメントの意味に関する混乱は，その言葉の概念化には終わりがないこと，現実的な変化を支える意味のある結果に変換できないことに関連しているかもしれない**。結論を急ぎすぎているようにみえては困るが，文献レビューによりわれわれは，エンパワメントの重要特性を抽出することができ，これにより，エンパワメントの一時的な定義ができた。

　　エンパワメントとは力の増加または移動であり，そこには4つの次元が含まれる。まず，個人が力またはコントロールの増加を経験する，個人的または心理的エンパワメントである。その他の次元は，専門職や管理者がサービス利用者やケア提供者に，彼ら自身の力を感じさせるところにある，サービス実施のエンパワメントにかかわる。エンパワメントにはさらに，（医療サービスや社会一般における）現実の変化や社会参加を達成することが含

まれる。これらを達成することには，人生におけるチャンスが増えること，差別が減ることとともに，社会においてより大きな力を得られることが含まれる（Byrt & Dooher 2003, p.1f）。

エンパワメントの重要特性

　複数の著者が，エンパワメントの心理的（個人的）変化の次元と社会的変化の次元の関連を調査している（Falk-Rafeal 2001, Ritche 2001, Houston & Cowlry 2002）。エンパワメントにはしばしば，「参加 participation」が含まれる。参加とは，「サービス利用者やケア提供者が責任や意志決定にかかわり，個人，他のサービス利用者，ケア提供者に影響を与えるサービスまたは政策に，意図的な影響（または成果）を及ぼすこと」（Byrt & Dooher 2002, p.2）である。参加と比較すると，エンパワメントとは個人，他のサービス利用者，ケア提供者とのかかわりにおいて，彼ら自身に成果への貢献の機会が与えられている状態，あるいはより重要なこととして，彼ら自身がその機会を得ている状態である。エンパワメントには，個人とその人が住んでいるコミュニテイとの相互依存的関係が必要とされる。これは，賞賛されることが多い自立の状態とは対照的であって，後者は孤立を，さらにその結果として参加の機会の制限を生じる可能性がある。

　エンパワメントには，認知的要素，感情的要素，行動的要素がある。たとえば，脳性麻痺のある人は，以下の方法でエンパワメントされるかもしれない。

- 認知的：社会において烙印を押され，差別されるような扱われ方をしてきたことを認識すること。他者の否定的な態度および職業を得る機会の差別がもたらす不正と不適切さを広く理解すること。身体的障害をもつ人がアクセスできない建物が多いことに気づき，それを疑問に思うこと。
- 感情的：自尊感情，自信，差別への怒り。彼らは烙印を押され，差別され，社会から締め出されていることと戦っていることに，誇りを感じているかもしれない。彼らはまた，障害の社会的影響を経験している他者と連帯の意識を経験しているかもしれない。
- 行動的：彼らは烙印を押され，差別され，社会から締め出されていることと戦うことに参加するなかで，エンパワメントを経験しているかもしれない。これには個人としての行動，たとえば医療専門職が障害者のニードを満たすサービスを展開するために行動したり，ワークショップを行ったりするといった行動が含まれる可能性がある。行動的要素にはまた，他者とともに変革にかかわることが含まれるかもしれない。これは，たとえばボランティア組織にかかわることによって，あるいは障害者の社会参加を可能にする政府組織に参加することなどによって行われるだろう。

　エンパワメントの認知的要素と感情的要素だけで，満足だと思う人もいるかもしれない。しかしながら，医療サービスにおいて多くのサービス利用者とケア提供者は，サービスまたは社会において望まれる変化を生じるような行動に

参加できなければ，エンパワメントには意味がないと考えている（Dooher & Byrt 2002, 2003）。もしも看護において，エンパワメントが理論的な構造物のままでとどまるとすれば，その利用価値は皆無とはいわなくても，本当に小さなものであるだろう。それは，認知的・感情的状態または抽象的状態から，行為や行動を通して具体的な状態に移行するときに，より有用なものとなるのである。**実際，エンパワメントは多忙な医療現場で効果的に実行されなければ，そして最も重要なこととして，サービス利用者やインフォーマルなケア提供者に対してメリットを生じることにつながらなければ，看護の活動において利用することはほとんどできないだろう。**

　患者をエンパワメントするためにケアを効果的に実行すれば，さまざまな肯定的な結果を生じる。これらには，行われたケアや治療に影響を与えるものと関連して，自尊感情の向上，ケアの満足感，コントロール感などの心理的なメリットが含まれる。エンパワメントとは対照的に，無力感とは，与えられた環境を乗り越えるコントロール感が欠けていることに対する反応であり，Seligman（1975）やAtkinsonら（2003）によれば，うつ状態やその他の感情的問題を生じうる。このような正反対の関係性からTonesとGreen（2002）は，無力な人間はエンパワメントされた人間と正反対の位置にあると述べている。このことによってわれわれは，図8.1に描くようなエンパワメントの連続性を考えることができる。無力感を経験する人とは対照的に，エンパワメントされた人は，自分の目標を達成し，期待を高め，目標が人生にもたらす価値を認めることができるようになるだろう。

　Atkinsonら（2003）の研究は，反応と結びつかない結果は，すぐに学習されることを示している。つまり，コントロール感をもてなければ，人はすぐに断念するということである（Atkinson et al 2003）。これとは対照的に，人はある程度コントロールできる状態にあった場合，そのコントロールを継続したいと強く思うものである。結果に敏感な行動または手段的な行動（例：目標達成にかかわる行動）は，よい結果をもたらす行為につながるが，同様に失敗も決

有効な感情	無力感
エンパワメントされている	無力である
行動	無関心
コントロールされている	コントロールされていない

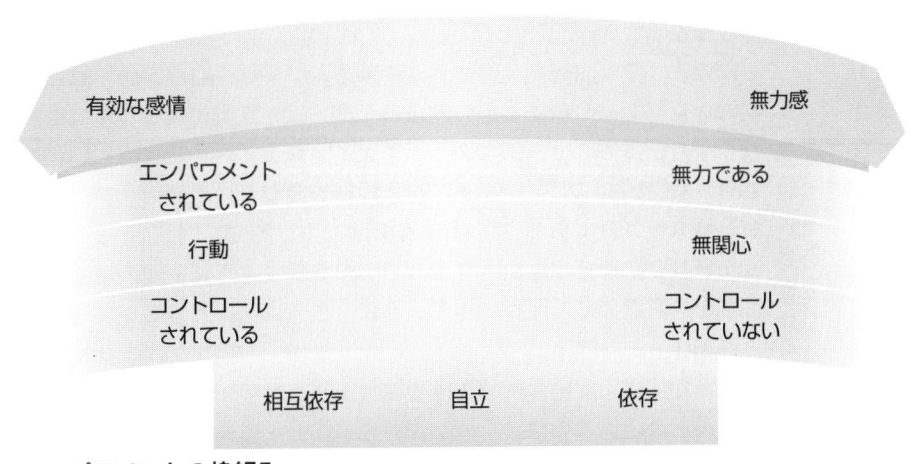

相互依存　　自立　　依存

図8.1　エンパワメントの枠組み

定づける。この理由から，エンパワメントは失敗のリスクを高め，おそらくコントロール感の喪失および無力感を感じさせてしまうことによって，傷つきやすい人にとっては危険であると考えられるかもしれない。

　エンパワメントの多くの定義は，個人の「力」の増強について言及していて，しばしば力が，一方の個人またはグループから，他方の個人またはグループへと移動することが含まれる（Byrt & Dooher 2002）。重要なことは，個人が自分の健康問題との関連でコントロール感を得るというエンパワメントと，社会的不平等に対応するものとしてのエンパワメントを区別することである。ある人が他者に対して「力を及ぼす」という考え方は，力の不平等を生じるものであるが，これは「力を合わせる」あるいは力を共有するという複雑な考え方とは対極にあるものである。後者の考え方には権利強化の社会的プロセスがあり，これには力の移動や，意見の一致を通して達成された一連の権利が伴う（Ghaya 2000）。

　心理的エンパワメントはしばしば自己エンパワメントとも呼ばれるが，これは健康，特にメンタルヘルスと直接的に関連している。図8.2に示したその諸要素には，自信と自己効力感の向上が含まれる。心理的エンパワメントにはまた，内的なローカス・オブ・コントロールの上昇も含まれる。これは健康に関する成果を導くものであり，人が自分の健康に影響を与え，自分なりの目標に到達できるという信念と直接関連している。自己決定とコントロールに関する知覚は，自己エンパワメントの中心に存在し，安寧の感覚と関連している。つまり，自尊感情，自信，自己尊重，自己の価値の認識，自分への信頼を高めることにつながっている。そして，逆にこのことが，その人の環境との関連において首尾一貫した感覚を生じ，これによって人は，最適な状態で機能することができる（Tones & Green 2002）。

　しかし，これらをいくら望んだとしても，孤立した状態ではそれらを手に入れることはできない（図8.1参照）。というのも，価値，能力，正当性に関するわれわれの感覚を支えているものこそ，われわれがかかわっている対人的な人間関係だからである。自分が社会的疎外や差別によって孤立している，あるいは少数派であると認識した場合，低い自尊感情を上昇させることは，さらに難しくなる。

　このような「自己」に関する逆の効果，つまり，自尊感情，自己効力感，肯定的な自己認識に関する逆の効果はしばしば，意識が高まるプロセスを通して減少する。このことは，エスニックマイノリティ（少数民族）のグループ，高齢者，女性，レズビアンやゲイなど性転換者などの心理的エンパワメントに関連して考察されている（Dooher & Byrt 2002, 2003）。たとえば女性団体は，女性が自信と自尊感情を向上させることができるように，その結果として回復のプロセスを進めることができるように，さらにエンパワメントされた地位を得られるように，支援を行っている（Ifill 2003）。専門的に行われるエンパワメントと参加は，力の再配分を成功させるうえで特に重要な次元であり，しばしば成果を決定するのは，そのプロセスを促進するあるいは妨げる専門職の影響である。

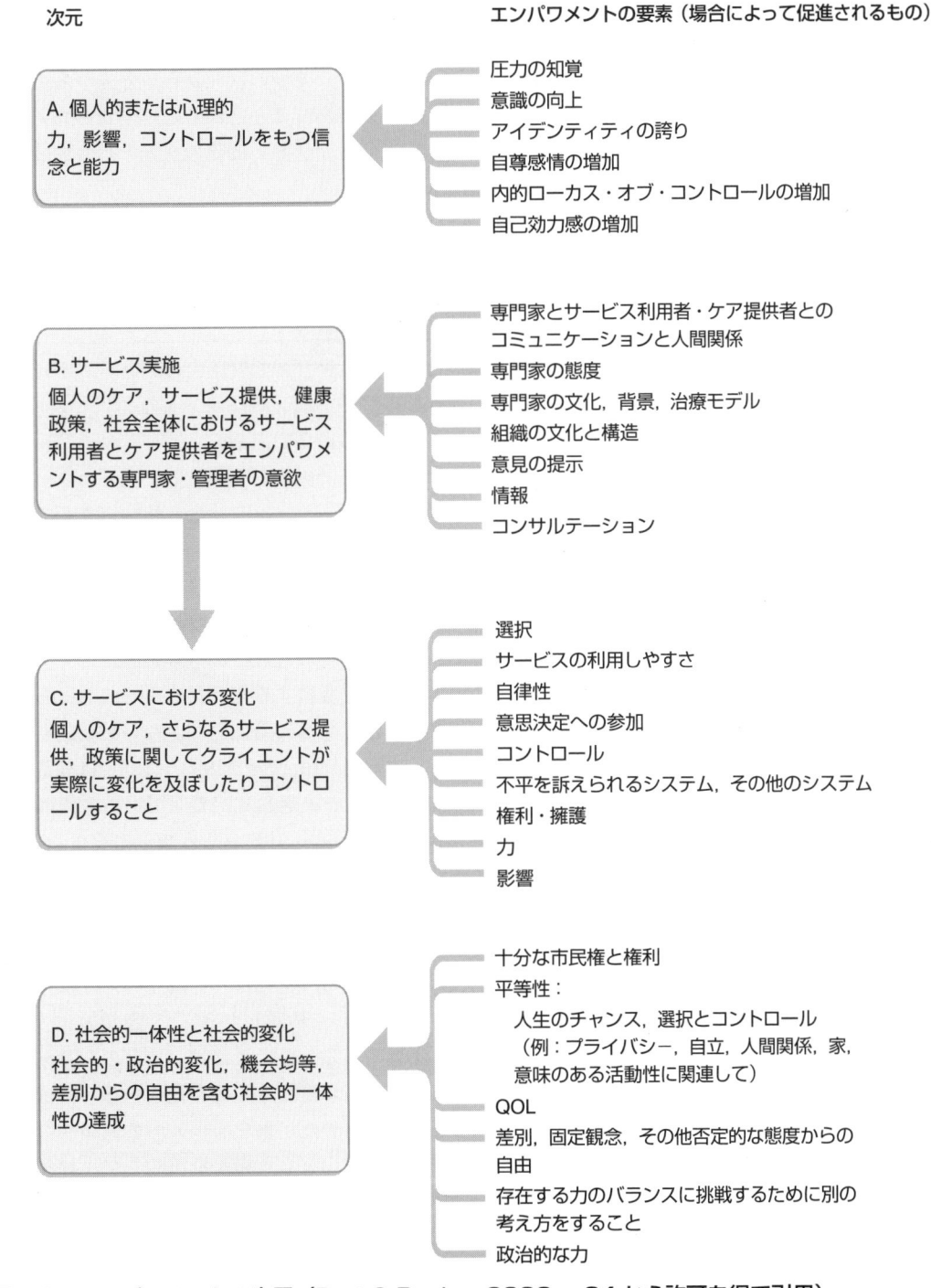

次元	エンパワメントの要素（場合によって促進されるもの）
A. 個人的または心理的 力，影響，コントロールをもつ信念と能力	圧力の知覚 意識の向上 アイデンティティの誇り 自尊感情の増加 内的ローカス・オブ・コントロールの増加 自己効力感の増加
B. サービス実施 個人のケア，サービス提供，健康政策，社会全体におけるサービス利用者とケア提供者をエンパワメントする専門家・管理者の意欲	専門家とサービス利用者・ケア提供者とのコミュニケーションと人間関係 専門家の態度 専門家の文化，背景，治療モデル 組織の文化と構造 意見の提示 情報 コンサルテーション
C. サービスにおける変化 個人のケア，さらなるサービス提供，政策に関してクライエントが実際に変化を及ぼしたりコントロールすること	選択 サービスの利用しやすさ 自律性 意思決定への参加 コントロール 不平を訴えられるシステム，その他のシステム 権利・擁護 力 影響
D. 社会的一体性と社会的変化 社会的・政治的変化，機会均等，差別からの自由を含む社会的一体性の達成	十分な市民権と権利 平等性： 　人生のチャンス，自立，選択とコントロール 　（例：プライバシー，自立，人間関係，家，意味のある活動性に関連して） QOL 差別，固定観念，その他否定的な態度からの自由 存在する力のバランスに挑戦するために別の考え方をすること 政治的な力

図 8.2　エンパワメントの次元（Byrt & Dooher 2002, p.24 から許可を得て引用）

現在ある定義の限界を認識した結果として，そしてエンパワメントに関して現存する文献を考慮することを通して，すでに著者らは（Byrt & Dooher 2002）は，エンパワメントは1つの次元というより4つの次元から成り立つものと定義・概念化するほうが，効果的かつ完全であることを示した。すなわち，個人または心理的次元，サービス実施の次元，サービス変化の次元，社会的一体性と社会的変化の次元である（図8.2）。

力と圧力

　エンパワメントと力との関係を検討する場合，力と圧力の問題を詳細に吟味することが必要である。このような理解が，エンパワメントのコンセプトにさらなる意味を追加するはずであると考えるからである。

　力と圧力の問題はますます，サービスを計画する人にとって問題となっている。サービス利用者とある種のコンサルテーションを「生き抜いてきた人」のエンパワメントと参加の向上に関しては，明らかな進歩がみられる。意味のある参加とエンパワメントは，力の再配分がなければ起こりえないと述べている人もいる。また，エンパワメントされない個人やグループは，他者の力の喪失がなければ，力をもつことができないと述べる人もいる（Morgan 1999）。力の再分配がなければ，サービスは単に現状を維持するだけだろうし，おそらくエンパワメントに少しは寄与するだろうが，平等に価値をおかない独裁的要素を保ったままになるだろうと述べる人もいる。Morgan（1999, p.138）は独裁制について，「少数者の手に集約された力と意思決定」と定義している。この考え方によれば，エンパワメントには，サービス利用者がさらなる力を得ること，あるいは与えられることが含まれるとすれば，それにはまず，供給者から少なくとも何らかの力を取り上げることが必要になる。

　この考え方は，力は量化できるものであり，その分配は測定可能であるということを想定している。しかし，力を考えるうえでは，それをどんなに単純に考えたとしても，方法論的に問題点がないかを検討したうえで，認知的，感情的，行動的，経済的な観点から考える必要がある。このことは，自分の取り分を手放す人と，その取り分を享受する人の双方に対して問題を提起する。しばしばその取り分を享受する人は，もしもその再分配が力をもつ人への直接的な挑戦によって，つまり，意識の向上や圧力の減少をもたらす抵抗的なアプローチによって行われたのであれば，より多くの満足感を感じている（Byrt & Dooher 2002）。

　サービス利用者やケア提供者の力の増加は，専門家や他者における力の縮小を必ずしも引き起こすとは限らないと述べている人もいる。BarnesとBowl（2001）は，次のように述べている。

　エンパワメントは，パートナーシップという観念と関連している。この観念において，自己決定の共有や交渉は，求められる人間関係の本質を概念

化するうえでより適切である。パートナーシップ実践のモデルによって，利用者と専門家の両方の知識と洞察力が問題解決戦略の展開につながるが，このモデルは利用者にとってよい成果を生むだけでなく，専門家がよい実践を発展させるために学習する機会も提供する。

対立的アプローチも協働的アプローチも，個人における心理的エンパワメントを引き起こすが，これは社会の変化をもたらす集合的な行動を引き起こすのと同様である。しばしば後者は，特定のサービスの提供における，あるいは人生のチャンスや社会的一体性における不平等を是正することに挑戦することが含まれる。しかしながら，力の不均衡と不平等のいくつかの側面は，変えるのが難しいようにもみえる。そこには，製薬会社などの支配的なグループによる金銭的，その他多くの利害があるからである（Reznick 1997, Hogg 1999, Baggot 2000）。

Godfrey（2003, p.175）は，社会の背景が及ぼす効果，すなわち力のある家族，法律，制度などの構造が差別的な態度に影響を与えていることを指摘し，次のように結論づけている。「患者をエンパワメントするという考え方は現実的ではない。それは患者が無力だからではなく，彼らは自分の病気や社会生活に関して，看護師や医療専門職が傾聴すべき見方や理解をもつ個人だからである」。

専門職から軽視され，いかなる力をもつことも許されなかった人は，自らをコントロールできない戦略的権力ゲームにおける駒のように感じているかもしれない。しかしながら，エビデンスが示唆するのは，医療におけるひどい権威主義の告発ではない。はっきりとはしないが，エンパワメントと参加がおそらく向上しているということに関しては多くの例があり，それらではしばしば力の再配分が伴われ，ケアおよび治療の決定への参加が促進され，利用者は問題や圧力の経験を表現することができていた（Dooher & Byrt 2002）。利用者とケア提供者のエンパワメントと参加を向上させる試みが成功するかどうかは，部分的には，どのくらいこれらのコンセプトが組織目標全体に内在しているか，あるいは他の目標に比較して重要であると考えられているかにかかっている。後者はエンパワメントを補足する，またはそれと対立する存在であるかもしれない。たとえば，「ケアの義務と個人の自律性の権利との対立」などが考えられるだろう（Breeze 2002, p.109）。

エンパワメントや参加を向上させるうえでは，管理者や専門職リーダーの動機づけや関心も重要である。力を委譲することは，本能的な行動とはいえないかもしれない。特に，力によるリーダーシップが標準である場合には，それが該当する。リーダーという立場によって力で仕事をする管理者は，自分の役割における一定の要素を，委譲したがるかもしれない。力を委譲するまたは共有するという動機づけは，管理者が成果という点からこれから期待できる価値などへと振り分けられるかもしれないのである。多くのケースにおいて，精神医療サービスの利用者は，専門家によって話される言葉だけではエンパワメントされない。このような専門家に対する期待などが低い場合は，エンパワメントは起こらないのである。

エンパワメントに関連する組織の実践と個人の実践

　　文献では，エンパワメントに関連する多数の実践が同定されている。すべてを網羅したわけではないが，以下のリストはサービス利用者をエンパワメントするために利用できる方法である。

- 個人の価値を評価する：これはたとえば，アルツハイマー病またはそれと関連した状態の高齢者に関連して，強調されていることである。これらのサービスにおいては，その人の個性，唯一独自のアイデンティティの尊重が，多くの著者によって強調されている（例：Innes & Capstick 2001, Martin & Younger 2001, Simpson 2003）。
- 専門用語を使わずに，明確かつ利用可能な情報，言語，説明を使う（Brooks 2001, Dooher & Byrt 2003）。
- サービス利用者が「彼らの意見を出せる」ように促す：圧力を受けているグループの人が「意見を出す」こと，すなわち考え方，視点，感情を表現する方法を述べている著者もいる。たとえば，医療においてアートを利用するといった方法がある（Dooher & Byrt 2003）。
- 可能であれば，選択肢を与える：2つ以上の選択肢から選択できるようにする（Hogg 1999）。しかしながら，「個人が真に自由な選択を行えるだけの力をもっている程度は，その人の社会的，経済的，文化的，物質的な環境にかかっている」(Tones & Green 2002, p.101)。
- 可能であれば，サービス利用者がコントロールできるようにする：医療，治療，サービスに関する決定に関して影響を及ぼす能力（Hogg 1999）。たとえば，Miers（1999）とMcHugh（2003）は，乳がん女性と妊婦に対して，男性専門職がコントロールする問題を考えている。
- 可能であれば，サービス利用者の自律性を尊重する：サービス利用者が情報提供された選択肢を自分自身で選択する能力を支援する。これには，「単に自己の感覚だけでなく，選択肢に気づくこと，その意味を知ること，ある行動をとった場合の結果が含まれる」(Hendrick 2000, p.30)。
- 利用のしやすさを考慮する：サービス，クレーム，人生の選択に関して利用可能な情報をわかりやすく提供する（Evant & Byrt 2000）。サービス利用者やケア提供者にとって，スタッフと管理者が利用しやすいことを保証する（Hogg 1999）。
- サービス利用者とケア提供者の権利を尊重し，有用な擁護サービスをつくる（Sang 2003, Teasdale 1998）。
- 平等を常に考えながら実践する：これには，すべての医療サービスにかかわる参加者が有する多様性と，共通する人間性を尊重することが含まれる。自己決定やさまざまな参加において，医療サービスや管理者とパートナーシップを結ぶ機会を提供する（Byrt & Dooher 2003, Florin & Coulter 2001, Hogg 1999）。
- これらを提供することによって，エンパワメントを可能にする組織的文化を確立する（Byrt 2001, Whyte & Carton 2002）。

消費者中心主義と専門職主義

　医療における消費者保護運動の関与はある程度，パターナリスティック（家父長的）な態度によって，さらには専門職的な恐れによって影響を受けている。すなわち，真のエンパワメントは専門職の自律性の領域に踏み込むのではないか，専門性という概念にまさに挑戦しているのではないか，というのである。一般的にいって，専門職は自分が手に入れた専門性を手渡すことを躊躇していると，われわれは考えている。彼らは何十年とはいわないまでも，何年かはそのポジションを得るために努力してきたのである。サービス利用者とケア提供者のほうがしばしば「よくわかっている」にもかかわらず，教育プロセス自体が訓練を受ける人を，「自分の」職業を守れるように社会化しているという意見もある（Sak 2000）。サービス利用者やケア提供者の専門性を専門職的なものとして認識することは，専門職の力の移行において，最初の段階としてみなされるかもしれない（Fisher & Gilbert 2001, Floin & Coulter 2001）。このような移行もまた，サービス利用者やケア提供者への態度における変化を反映している（Kohner & Hill 2000）。

　医療専門職の力関係，特に医師の力関係については，注目に値する論文がある（Roger & Pilgrim 2003, Saks 2002）。医師が「支配する医学文化」の力，および医療に対する消費者保護運動のアプローチは，サービス利用者の影響を最小化するとともに，「現在支配的な医療の状況」を強化している可能性があるという（Ward 2000）。SmithとForster（2000）は，医師はミスを認めて謝罪すること，そして市民，サービス利用者，ケア提供者に対して医師として何ができるかを明らかにする準備が必要だと述べている。

　専門職は，どのように何を伝達するかを考えることによって，パワーの不均衡を正す方法をとることもできる。心理的な意味合いがある言葉や専門用語などを使って専門職が語ることは，エンパワメントを低下させる可能性がある（Dooher & Byrt 2003）。参加的なコミュニケーションと自己決定は，サービス利用者の階級，社会的地位，自分の考えをはっきり表現する（あるいは専門家への不満を表明する）能力によって，ある程度の影響を受ける（Evans & Byrt 2002）。もし利用者とケア提供者が専門職との交流によってエンパワメントされたと感じないならば，サービス利用者としての状況は変わらないだろう。したがって，専門職が自分が仕える人々の「言葉」で話すことが，さまざまな状況を予防，解決することにとって決定的に重要であり，このようにして専門職・クライエント関係が促進されるといえるのである（Florin & Coulter 2001）。

　臨床家のコミュニケーション能力，さらには臨床家がそれを真剣に考えることに加えて，患者がいかに情報をもっているか，いかに積極的に発言できるかが，エンパワメントや参加にかかわる会話を促進するうえで直接的な影響をもっている（Paterson 2001）。さらに，英国保健サービス（NHS）[*3]やプライマリケアトラスト[*4]において，また，政策的な意思決定において診療ガバナンス clinical governance[*5]やクライエント参加などが推進されていることは，変化への圧力をかけることにつながっている（Evans & Byrt 2002）。待合室の

デザインや改装に患者に参加してもらうといった比較的簡単な試みであっても，患者が価値あるパートナーであるというメッセージを伝えることに役立つかもしれない。

エンパワメントの利点と欠点

すでに述べたように，看護師の間で共通しているエンパワメントの概念とは，「それがよいものである」ということである（Byrt & Dooher 2002）。こうした単純な概念では，サービス利用者をエンパワメントすることによって生じうる医療サービスの潜在的な問題点に，十分に気づくことはできない。エンパワメントの利点および潜在的な欠点を表8.1 に示した。

結論

医療におけるエンパワメントの意味と実践的な適応を発見する試みにおいて，われわれはそのコンセプトが複雑であること，およびその実行には難しさが伴うことを認めなければならないことを理解した。こうした複雑性はある程度，エンパワメントの多次元的な性質によって説明される。エンパワメントはダイナミックで，人間的で，個人的であるという性質をもつ。しかしながら，その言葉を保護しようという政策，あるいは過度の使用は，サービス利用者によって，さらに医療の受益者とケア提供者をエンパワメントする専門職や管理者によって実施されている，よく考えられた素晴らしい試みを傷つけることにしかならないだろう。エンパワメントは明らかに，力および，力とコントロールという問題と関連している。力（とコントロール）について同時に考えずに，エンパワメントを意味あるような方法で検討することは不可能である。したがって，サービス利用者（とその家族）をエンパワメントする真の試みは，変化を生み出さなければならないとわれわれは考えている。

エンパワメントの複雑性は，人はある面では力をもっていると感じることができても，他者との関係においてエンパワメントの低下を経験するという事実によって，説明することができる。ある女性は，高いレベルの自己効力感を経験するとともに，多職種専門チームのメンバーがケアや治療決定において平等なパートナーとなることで，エンパワメントと参加が可能になったと感じるかもしれない。しかしながら，Priestly（1999）による研究における多くの参加者と同様，エンパワメントと参加は，彼女が社会で直面している差別に対して，あるいは他者が彼女をみる態度に対して影響を与えなかった場合には，重要なものではないとみなされるかもしれない。他者は彼女を1人のガールフレンド，母，アーティスト，あるいはクラブに行くことを楽しみにしている女性としてではなく，単に車椅子に乗っているだけの，無視してもかまわない「誰か」としてみているのである。

表8.1　エンパワメントの利点と欠点

利点	欠点
心理的エンパワメントの増加を生じる可能性がある。例：自己効力感の上昇，自尊感情，自信，自己価値，アイデンティティにおける誇り	心理的エンパワメントの減少を生じる可能性がある。特に参加を増やす戦略が，個人がかかわりたいという意思，その人の才能，自己信念，スキルを考慮することに失敗する場合に，それが生じる。
サービス利用者・ケア提供者個人，およびその人の考え方を尊重できる可能性がある。	サービス利用者・ケア提供者は，自分の考え方が真剣に受け取られない場合，あるいはそれが申し訳程度に受け取られるといった場合などには，自分が尊重されないと感じる。
サービス利用者・ケア提供者は，その人の考えが表現され尊重されることから，利益が得られる。これによって専門職と管理者もまた，サービス利用者・ケア提供者の表現されたニーズに応じたサービスを提供できる。	考え方に不一致がある場合，専門職と管理者は，エンパワメントと参加の範囲および内容を指示しようとするかもしれない。
自己決定や実行責任にかかわることにより利益が得られると報告されている。	個人のエンパワメント・参加への希望と，他者の期待が一致しない場合，エンパワメントされない場合がある。
情報，説明，コンサルテーションは，サービス提供者・ケア提供者によって評価されている。その人の力が増加したかどうか，より高いレベルでの参加にかかわれたかどうかは関係ない。	真のエンパワメントと参加は，力の再配分における変化がなければ，起こりえないと述べる人もいる。
組織などに参加して相互的な支援を行う（または受ける）。例：自助グループ	すべての人が，この方法にかかわれる，またかかわりたいと思うわけではない。支援の提供は少しの参加者にしかできないかもしれない。
サービス利用者・ケア提供者の参加。その人の考えや選択肢を表現することが，ニーズに応じたサービスを保証することに役立つ。	他のサービス利用者・ケア提供者の考え，選択，参加には，以下の可能性がある。 ・他の組織的目標や優先性と対立する。 ・資源不足で前に進まない。
エンパワメントと参加モデルに基づく専門家・クライエントのコミュニケーションおよび人間関係においては，その質，パートナーシップの方法，サービス利用者・ケア提供者の専門性の尊重などが強調されている。	サービス利用者・ケア提供者は，専門職に対して専門性とともに，彼らが受動的な役割を演じてくれる人間関係やコミュニケーションを望んでいる。
サービス利用者・介護者の参加は，サービスの改善に貢献している。	そのような参加はしばしば，以下に関連する改善をもたらさない。 ・サービス利用者・ケア提供者にとって最も重要な問題 ・社会的一体性と人生のチャンスの上昇に関連する社会における変化
サービス利用者・ケア提供者のスキルは，同様の状況における他者にも特定の医療サービスにも利益をもたらす。	サービス利用者・ケア提供者は，自分には必要なスキルが欠けているとか，あるいは，自分がもっているスキルを組織が認識していないなどと考えるかもしれない。サービス利用者，ケア提供者，専門職がエンパワメントと参加に関連するスキルを得るための資源が必要かもしれない。

表8.1 エンパワメントの利点と欠点（つづき）

利点	欠点
エンパワメントと参加のさまざまなアプローチが，サービス利用者・ケア提供者の権利を強調している。	英国の医療サービスにおけるサービス利用者とケア提供者の権利は，法的に強制力のあるものではなく，実践に反映されていない可能性がある。個人の権利は他のサービス利用者，ケア提供者，公衆，専門職の責務または権利と対立するかもしれない。
地域医療などにおけるエンパワメントと参加は，しばしば社会的参加の増加と，孤立の減少につながる。	これらの目標を希望しない人もいるかもしれない。他の目標のほうが重要かもしれない。
エンパワメントと参加は行動に，そしてよりよい変化という結果につながる。	変化の程度はしばしば資源，および力をもつ人々の決定に依存する。
行動的に参加するサービス利用者・ケア提供者は，他のサービス利用者・ケア提供者を代表しているわけではない。	サービス利用者・ケア提供者のなかには，こうした代表を自分自身の直接的な参加よりも好む人もいる。また，専門職を含む他者は，彼らを支援する代表者ではないかもしれない。

訳注

*1 プロジェクト2000：英国において1990年より開始された看護専門大学ベースの看護教育。看護教育の担い手をそれまでの看護学校から短大や大学に移行するというもので，これにより日本の准看護師に相当する enrolled nurse（EN）の養成は廃止された。
*2 クリニカルスーパービジョン：臨床スタッフの能力向上，サービス提供方法などを統括・監督する仕組み。2000年にNHS（下記*3参照）がクリニカルスーパービジョン法を発表し，その法律に基づいて各組織ごとに基準などが作成されている。
*3 英国保健サービス（NHS）：英国の医療制度は，英国保健サービス National Health Service（NHS）により運営されている。NHSは国民の税収を財源とする制度である。
*4 プライマリケアトラスト：予防的，包括的，全人的な医療を行うために，地域の診療所を基準とした医療サービスを行う形態。各地域のニーズに応じて独自の裁量で運営を行う。
*5 診療ガバナンス：英国が力を入れている，最適な医療を生み出す環境をつくりだすことで，医療における質を改善するシステム。

文献

Atkinson RL, Atkinson RC, Smith EE et al (eds) 2003 Hilgard's introduction to psychology, 14th edn. Harcourt College Publishers, Fort Worth, TX

Baggott R 2000 Public health, policy and politics. Macmillan, Basingstoke

Barnes M, Bowl R 2001 Taking over the asylum. Palgrave, Basingstoke

Breeze J 2002 User participation and empowerment in community mental health nursing practice. In: Dooher J, Byrt R (eds) Empowerment and participation: power, influence and control in contemporary health care. Quay Books, Dinton, Salisbury

Brooks F 2001 Why user involvement in primary health care? In: Gillam S, Brooks F (eds) New beginnings. towards patient and public involvement in primary health care. King's Fund/University of Luton, London

Brown PA, Piper SM 1995 Empowerment or social control? Differing interpretations of psychology in health education. Health Education Journal 54: 115–123

Byrt R 2001 Power, influence and control in practice development. In: Clark A, Dooher J, Fowler J (eds) The handbook of practice development. Quay Books, Dinton, Salisbury

Byrt R, Dooher J 2002 Empowerment and participation: definitions, meanings and models. In: Dooher J, Byrt R (eds) Empowerment and participation: power, influence and control in contemporary health care. Quay Books, Dinton, Salisbury

Byrt R, Dooher J 2003 Service users and their desire for empowerment and participation. In: Dooher J, Byrt R (eds) Empowerment: and the health service user. Quay Books, Dinton, Salisbury

Chevannes M 2002 Empowerment and ethnicity. In: Dooher J, Byrt R (eds) Empowerment and participation: power, influence and control in contemporary health care. Quay Books, Dinton, Salisbury

Dooher J, Byrt R (eds) 2002 Empowerment and participation: power, influence and control in contemporary health care. Quay Books, Dinton, Salisbury

Dooher J, Byrt R 2003 Empowerment: and the health service user. Quay Books, Dinton, Salisbury

Ellis-Stoll CC, Popkess-Vawter S 1998 A concept analysis on the process of empowerment. Advances in Nursing Science 21: 62–68

Evans S, Byrt R 2002 The power to complain? In: Dooher J, Byrt R (eds) Empowerment and participation: power, influence and control in contemporary health care. Quay Books, Dinton, Salisbury

Falk-Rafael AR 2001 Empowerment as a process of evolving consciousness: a model of empowered caring. Advances in Nursing Science 24: 1–16

Fisher B, Gilbert D 2001 Patient involvement and clinical effectiveness. In: Gillam S, Brooks F (eds) New beginnings: towards patient and public involvement in primary health care. King's Fund/University of Luton, London

Florin D, Coulter A 2001 Partnership in the primary care consultation. In: Gillam S, Brooks F (eds) New beginnings: towards patient and public involvement in primary health care. King's Fund/University of Luton, London

Ghaye T 2000 Is this a case of the emperor's new clothes? In: Ghaye T, Gillespie D, Lillyman S (eds) Empowerment through reflection: the narratives of healthcare professionals. Quay Books, Dinton, Salisbury

Godfrey J 2003 The lesbian, gay man's and transgendered experience as users of healthcare services. In: Dooher J, Byrt R (eds) Empowerment and participation: power, influence and control in contemporary health care. Quay Books, Dinton, Salisbury

Hendrick J 2000 Law and ethics in nursing and health care. Stanley Thornes, Cheltenham

Hogg C 1999 Patients, power and politics: from patients to citizens. Sage, London

Houston AM, Cowley S 2002 An empowerment approach to needs assessment in health visiting. Journal of Clinical Nursing 11: 640–650

Ifill W 2003 Women's needs in a medium secure unit: a former patient's perspective. In: Dooher J, Byrt R (eds) Empowerment and participation: power, influence and control in contemporary health care. Quay Books, Dinton, Salisbury

Innes A, Capstick A 2001 Communication and personhood In: Cantley C (ed) A handbook of dementia care. Open University Press, Buckingham

Kendall S 1998 Introduction. In: Kendall S (ed) Health and empowerment: research and practice. Edward Arnold, London

Kohner N, Hill A (eds) 2000 Help! Does my patient know more than me? Kings Fund, London

McHugh N 2003 Giving birth to participation: are women empowered within the maternity services? In: Dooher J, Byrt R (eds) Empowerment: and the health service user. Quay Books, Dinton, Salisbury

Malin N, Teasdale K 1991 Caring versus empowerment: considerations for nursing practice. Journal of Advanced Nursing 16: 657–662

Martin GW, Younger D 2001 person-centred care for people with dementia: a quality audit approach. Journal of Psychiatric and Mental Health Nursing 8: 443–448

Melluish S 1998 Community psychology: a social action approach to psychological distress. In: Barker P, Davidson B (eds) Psychiatric nursing: ethical strife. Arnold, London

Miers M 1999 Involving clients in decision making: breast care nursing. In: Wilkinson G, Miers M (eds) Power and nursing practice. Macmillan, Basingstoke

Mok E 2001 Empowerment of cancer patients: from a Chinese perspective. Nursing Ethics 8: 69–75

Morgan I 1999 Power and politics. Hodder & Stoughton, London

Morrall P 1998 Clinical sociology and empowerment. In: Barker P, Davidson B (eds) Psychiatric nursing: ethical strife. Arnold, London

Oliver M, Barnes C 1998 Disabled people and social policy. Longman, Harlow

Paterson B 2001 Myth of empowerment in chronic illness. Journal of Advanced Nursing 34: 574–581

Priestley M 1999 Disability politics and community care. Jessica Kingsley, London

Reece J, White C 2002 Women's empowerment – myth or reality. In: Dooher J, Byrt R (eds) Empowerment and participation: power, influence and control in contemporary health care. Quay Books, Dinton, Salisbury

Reznick P 1997 Twenty-first century democracy. McGill–Queen's University Press, Montreal

Ritchie L 2001 Empowerment and Australian community health nurses' work with aboriginal clients: the sociopolitical context. Qualitative Health Research 11: 190–205

Rogers A, Pilgrim D 2003 Mental health and inequality. Palgrave, Basingstoke

Saks M 2002 Empowerment, participation and the rise of orthodox biomedicine. In: Dooher J, Byrt R (eds) Empowerment and participation: power, influence and control in contemporary health care. Quay Books, Dinton, Salisbury

Sang B 2003 Patient and public participation in health systems: some basic principles. In: Dooher J, Byrt R (eds) Empowerment: and the health service user. Quay Books, Dinton, Salisbury

Seligman MEP 1975 Helplessness. Freeman, San Francisco, CA

Simpson R 2003 Participation of older people and their carers in care. In: Dooher J, Byrt R (eds) Empowerment: and the health service user. Quay Books, Dinton, Salisbury

Skinner TC, Cradock S 2000 Empowerment: what about the evidence? Practical Diabetes International 17: 91–95

Smith ML, Forster HP 2000 morally managing medical mistakes. Cambridge Quarterly Heathcare Ethics 9: 38–53

Teasdale K 1998 Advocacy in health care. Blackwell Science, Oxford

Tones K, Green J 2002 The empowerment imperative in health promotion. In: Dooher J, Byrt R (eds) Empowerment and participation: power, influence and control in contemporary health care. Quay Books, Dinton, Salisbury

Ward D 2000 Totem not taboo. Groupwork as a vehicle for user participation. In: Kemshall H, Littlechild R (eds) User involvement and participation in social care. Research informing practice. Jessica Kingsley, London

Westwood S 2002 Power and the social. Routledge, London

Whyte L, Carton G 2002 Creating and maintaining strategies for empowering clients within high secure settings. In: Dooher J, Byrt R (eds) Empowerment and participation: power, influence and control in contemporary health care. Quay Books, Dinton, Salisbury

9 「ファシリテーション」のコンセプト分析

Carole McIlrath
（山田智恵里 訳）

編者による解説　123
はじめに　124
コンセプトの選択：なぜファシリテーションなのか？　125
コンセプト分析のための枠組みの選択　127
第三段階：コンセプトの使用　128

第四段階：決定的特性の決定　129
第五段階：典型事例の開発　132
第六段階：先行要件と帰結を見極める　135
実証指標　135
結論　136

編者による解説

　読者がまず疑問に思うであろうことは，看護の本質的コンセプトに関する本の内容として，「ファシリテーション facilitation」のコンセプト分析は妥当かということだろう。同様に，なぜ看護師はファシリテーションの構成，ダイナミクス，過程を理解しなければならないのかという疑問もあるだろう。編者の意見ではファシリテーションは，看護師が日々の実践で対面し使用していながら，しかしどう使用しているかは完全には自覚していない多くのコンセプトの1つである。したがって，もしも看護師がファシリテーションにしばしば対面，使用し，しかも完全にはそれを自覚していないとすれば，本書にファシリテーションが含まれることに疑問をもつことも十分に理解できる。

　すでに1章で示したことであるが，われわれが自覚せずに日々多くのコンセプトに対面，使用していることをここで思い出してもよいだろう。興味深いことに本章が示していることは，このコンセプトは通常あまり理解されていないが，看護の論文，臨床実践，看護教育において注目を集めているということである。事実，看護教育におけるこのようなパラダイムの移行，もっと適切にいうならば教育的実践上の移行は，過去数十年の看護教育において，最も発達を遂げたものの1つと考えられている。学習過程における受動的な学生から能動的な（そして先取的な）参加者への移行は，患者（と家族）がどのようにみられるかという問題の移行とも並行している。患者を「ケアがなされる」誰かではなくパートナーであるとみなすことは，さまざまなエビデンス（例：Mind, NSF などの医療サービス利用者の団体から出されている出版物）によって支持されているだけでなく，「〜のために行う」存在としてよりも，「ファシリテー

ト（促進）する」存在であろうという看護師のニーズを生む基盤となっている。

　このコンセプト分析の価値を支持するさらなる論点として，現代の看護師の拡大する役割がある。病院，それもしばしば急性期ケアの病院で働き，ベッドサイドにいてナイチンゲール的看護師の特性を体現しているという看護師の伝統的なイメージは，今やありがたいことに，歴史的遺物となっている。現代の看護師はさまざまな環境で活動していて，そうした環境は伝統的イメージとは異なるものである（例：看護師は中学生に対して，感染症と安全なセックスについて教えている）。こうした「新しい」役割のほとんどのなかにこそ，看護師は「手を添える」1人の臨床家である以上に，ファシリテーターの1人であるという考え方があるといえるかもしれない。

はじめに

　「ファシリテーション facilitaion」は政治家，学者，メディア，公務員，そして「現代的な」組織がしばしば使用する言葉であるが，一般的にも広く使用されている。さらに，現代看護の用法では，さまざまな看護関連領域で一般的に出くわす言葉（とコンセプト）である。たとえば，看護管理者，看護教員，クリニカルナーススペシャリスト，実践の進歩を望む看護師はしばしば，ファシリテーションについて語っている。「ファシリテーター」と呼ばれることは流行にもなっている。しかしながら，ファシリテーションのコンセプトが意味するものは何か，いかにこのコンセプトが使われているかは，常に理解されているわけではない。

　1章で検討したように，コンセプト分析は多くの理由で，看護理論と実践の発展のために重要であると認識されている。そこには以下の要素が含まれる。まず，ChinnとKramer（1995）によれば，理論は明確なコンセプトで構成されるため，コンセプトは理論発達のために用いられる。Watson（1991）も同じように，理論を構築するブロックがコンセプトであるとしている。第二に，分析ではコンセプトが操作可能かどうかを検討することが必要である。これによって研究者は，何がコンセプトを指し示すものであるのかを特定でき，おそらく測定方法が開発できる。第三に，コンセプト分析によって看護師は，ある言葉が意味することを明確に理解することができ，これによって実践が向上する。McKenna（1997）は，もしコンセプトが不明確であるならば，それを基盤としている仕事も不明確であると述べている。

　本章では，WalkerとAvantの枠組み（1995）を用いてファシリテーションのコンセプト分析を示す。本章では，このコンセプトの特性と特徴を定義して，学習のファシリテーションを行う看護師が，ファシリテーションに関連する過程と原則を，深く理解できるようにしたいと思う。

コンセプトの選択：なぜファシリテーションなのか？

　組織におけるファシリテーションの重要性は，決して過小評価すべきではない。この重要性は近年の英国保健サービス（NHS）（→ p.120 訳注参照）でも認識されており，特に診療ガバナンス（→ p.120 訳注参照）とソーシャルケア管理へと導入されたのに引き続いて，医療機関でも中心的なテーマとなっている。実際，北アイルランドのNHS機関の多くがこの数年にファシリテーター看護師を雇用しており，その目的は，個人的・専門職的発展，臨床サービス，実践向上の視点を促進することにある。

　歴史的にみて，ほとんどの看護師は組織的システムと教育的システムのなかで学習するか，あるいは教授されてきたが，それらのシステムは多くの場合，指示的なものだった。こうしたシステムはかなりの数の規則（目的，行動目標，学習計画，アセスメントの小論文，試験）を備えていて，看護師に対する期待に影響を与えたり，看護師の行動を統括，コントロールしてきた（Townsend 1990）。看護師は教員の監督下で訓練されてきたのだから，その学習は「ファシリテート（促進）されていた」と考えるのは，単純すぎるだろう。Rogers（1983）によれば，学習のファシリテーションとは対照的に，教育での実践は評価されすぎている機能である。

　指示的な組織システムは，McGregor（1961）の仕事から生まれた「X理論」と呼ばれる伝統的な管理アプローチに影響されている。このシステムは，1990年初期までほとんどのNHSで採用されていた（そして，さまざまな組織的な発展があるにもかかわらず，いまだにいくつかの組織ではこのような命令的アプローチを使っているということは，銘記しておくべきである）。この理論では，スタッフは動機づけられておらず，信頼もできないと考えられている。スタッフは自分で考えるよりも指示されるほうを好み，規則，組織，序列を求め，創造力に欠け，唯一金銭で動機づけられ，どんな責任も負いたくないと考えているのである。NHS内でこのように広まり実践されていたのだから，それは疑いなく看護教育にも影響を及ぼしている。この時代，看護教育のほとんどが大学ではなく病院で行われていたということは，驚くべきことではないだろう。こうした看護教育では，教育・訓練プログラムはスタッフを学習へと動機づけるために，高度に組織化されなければならないと考えられており，教師は学生に「それをどのように行うべきか」を教えなければならず，学習されることを保証することに責任を負うと考えられていた。ケアの質向上の要求，競争の激化，市民の期待，技術の向上が生じ，組織は変化し続けているなかで，このアプローチが革新を妨げ，変化に迅速かつ効果的に対応する能力を抑えてしまうことは明らかであろう（Bee & Bee 1998）。

　過去10年にわたって，ほとんどのNHSがそうしたアプローチから脱却してきたことを示すさまざまなエビデンスがある（Bee & Bee 1998を参照）。つまり，McGregor（1961）がいう「Y理論：ファシリテーションアプローチ」へと移行したのである。この理論は，X理論の視点とは対照的に，スタッフはサービスの発展や計画に参加できる場合に，創造性を示すことができると考えてい

る。また，責任を負うことを欲し，自ら学習を求め，患者と組織の双方に利益となるように自分本来の力を発揮したいと考えている，とみなしている。過去10年以上にわたり，「Y理論」的視点が多くの教育者に受け入れられていることを示すエビデンスがある。多くの看護教育者が，伝統的な教師の役割からファシリテーターへ転換することを主張している。看護師が自分の学びにより大きな責任をもちたいと考えていることは広く認識されている。看護師は学習することに高い動機づけをもっていて，学習の責任は教育者やファシリテーターではなく，自分自身がもつべきだと考えている。そして，訓練プログラムは看護師のニーズに応じるよう柔軟であるべきだと考えている（Bee & Bee 1998）。

20世紀初頭から，ファシリテーションに内在する活動は教育の世界で問題となってきたのだが，「ファシリテーション」という言葉はもともと，人間研究の心理学者 Carl Rogers（1969）の業績から生まれたもので，Rogers（1969）のクライエント中心アプローチの性質が教育に転用，応用されて，学習に対する学生中心アプローチを生み出す結果となった。このアプローチは学生中心の学習環境の必要性を強調し，学生が参加，関与，自己評価できる手段としての，個人の発達に対する自由を強調している。これにより学生は，より適応可能で，かつ自分でコントロールできるようになるのである。

Rogers（1969）は教師を学習のファシリテーター，学習資源の提供者，学生とともに知識と感情を共有する人，とみなしている。Rogers（1983）によれば，教育された人だけがいかに学習するかを学んだ人，いかに適応し変化するかを学んだ人，知識は何かを保証するものではなくそれを求める過程だけが保証の基礎となることを理解した人である。もっとも Rogers（1983）のアプローチは，教師からファシリテーターへの変換を推奨してはいるものの，ファシリテーションの過程をいかに実行するかに関して，明確なガイドラインを提供していない。

なぜファシリテーションが看護にとって重要か？

英国看護・助産・訪問看護中央委員会 UK Central Council for Nursing, Midwifery and Health Visiting の声明によれば，将来的に看護師は，生涯学習を行うことができる適応力と分析力のある実践家になる必要があり，業務中心志向というより問題解決志向になる必要がある。さらに，看護教育に関する文献の多くが，看護の教師はファシリテーターとして行動すべきであると推奨している。**1980年代から90年代にかけてのファシリテーションに関する文献の多くは，Heron（1977），Brookfield（1986），Townsend（1990）の業績を基礎としている。Heron（1977）と Brookfield（1986）はファシリテーションを積極的な教育方法とみなしている一方，Townsend（1990）はファシリテーションを「生きる方法」とみなし，ファシリテーターは学生とともに学習する人，学生とともに責任とコントロールを共有する人であるとしている。**

看護教育と同じように，看護実践における1つの活動としてファシリテーションを考えることも，過小評価すべきではないだろう。患者と家族は現在の

健康と安寧の意味を，彼らがおかれた社会文化的環境の文脈のなかで決定する。したがって，彼ら自身のニードと治療・ケアの方針を決定できるように，エンパワメントされるべきである（Dooher & Byrt 2003）。看護師，患者，家族は複雑性が増している医療環境のなかで相互作用している。看護実践に求められる知識とスキルは，ますます多様となっている（Pearson 1992）。看護の専門性は，専門職コミュニティおよび看護コミュニティの両領域において，熟練した臨床家，ロールモデル，リーダーとして機能する実践者を求めている。専門的実践のために準備された教育プログラムでは，実践環境の要求や標準と，リーダーシップ，クリティカルシンキング，創造性を育成するという教育過程のニードとのバランスをとる必要がある（Cutcliffe 2003）。つまり，教育プログラムは，個人が有する専門職的教育的ニーズと実践環境のニーズとのバランスをとることを目的とすべきである。ある状況では，結果の測定が行動の標準を確認する手段として利用されるかもしれないが，学習過程（例：「いかに」「なぜ」を理解すること，諸原則を幅広く適応すること）こそ強調されるべきである。

　効果的なファシリテーターであることは，1つのスキルであり，1つのアートである。それがスキルであるのは，これによって人々がある種の技術を学ぶことができ，実践に関する能力を伸ばすことができるからである。それがアートであるのは，ある人々は他者よりもそれに関して生来の能力を有しているからである。よいファシリテーターは，会合や計画の成果に関心をもち，会合にいかに人が参加し交流するかに関心をもち，さらに，その過程にも関心をもつ。人々が欲する目標と成果を得ることはもちろん重要であるが，ファシリテーターはさらに，その過程がすぐれていること，みんながかかわれること，参加者にとって最高の経験になることを保証したいと考えている。

コンセプト分析のための枠組みの選択

　コンセプト分析の枠組みの選択は，要素の多様性にかかっている。アプローチの哲学的な基盤，分析の目的，分析の段階，看護実践の諸領域をさらに理解するために必要な技術の実用性が，利用されるアプローチが看護の探究にとって効果的で利益をもたらすかを考えるうえで重要である（Cahill 1996）。WalkerとAvant（1995），Rodgers（1989）によって記述されているコンセプト分析の方法はそれぞれ，看護の文献で最も採用されているアプローチである。WalkerとAvant（1995）は，コンセプト分析への段階的なアプローチを提唱している（ボックス9.1）。

　WalkerとAvant（1995）は，分析の基本的な目的は，あるコンセプトの定義的特性と関連のない特性を区別することであると述べている。さらに，厳密なアプローチが，あいまいなコンセプトを明確化し，操作的な定義を開発し，看護実践に関連して過度に使用されているよくわからないコンセプトを明白にすることに役立つと述べている。以前の章で検討したように，WalkerとAvant（1995）のアプローチは，直線的アプローチ，実証主義的性格，過度に単純化

> **ボックス9.1　WalkerとAvantの8段階のコンセプト分析方法（Walker & Avant 1995）**
>
> 1. コンセプトを選定する。
> 2. 分析の目的を明らかにする。
> 3. コンセプトの使用例を確認する。
> 4. 定義的特性を明らかにする。
> 5. 典型事例を構築する。
> 6. 追加的な事例を構築する。
> 7. 先行要件と帰結を確認する。
> 8. 実証指標を定義する。

された手順といった特徴から批判されている（Morse 1995, Morse et al 1996）。しかし，この方法を用いた看護の文献のコンセプト分析が多いことを考慮して，その限界を認識したうえで，私はファシリテーションのコンセプト分析に，このアプローチを用いることにした。またその理由は，それが構造化された体系的アプローチをもっていて，さらなる体系的考察を加えることで，この特殊なコンセプトと関連しているあいまいさの感覚を，少しは軽減できると考えたからである。

第三段階：コンセプトの使用

　コンセプトが選定されれば，次にコンセプトの意味を探究する過程が開始される。この段階では，コンセプトを同定するために利用可能な基準を作成するために，複数の「エビデンス（または資源）」が使用される。WalkerとAvant（1995）は，この段階の「エビデンス」の資源として，辞書，別の定義，用語集を示している。こうした定義がコンセプトに完全な意味を与えることはないとしても，これに続く過程の焦点を定めるうえで有用である（表9.1）。
　これらの定義はファシリテーションを，ある行動を導き達成する意識的過程とみなしているが，その一方で，ファシリテーションが行われる「問題」の広がりやタイプについては明らかにしていない。さらに，定義は広く，ファシリテーションがとりうるさまざまな形態を特定していない。しかし，この定義から明らかなことは，ファシリテーションの1つの目的は個人とグループの学習を支援して，問題解決と同時に成長と進歩が得られるようにすることだということである。ファシリテーターがめざすべきことは，個人またはグループメンバーをより有能にすること，力がもてるようにすること，彼ら自身の運命をよりコントロールできるようにすることである。看護におけるファシリテーションの例には，さまざまなものがある。たとえば，グループメンバー間の対人的な人間関係を改善するために，各自が他者にどのように知覚されているかを学習するチーム学習がある。個人のリーダーシップスキルと知識を伸ばすための訓練コースもある。臨床の例としては，患者と協働する看護師が，患者自身が自分の薬物療法を深くかつ包括的に理解できるように促すという作業がある。これらの定義以外には，ファシリテーションという言葉を定義する文献はわずかしかない。多くの研究は，ファシリテーションのスタイル，すなわちいかにファシリテートするか，なぜファシリテートするかを定義することに焦点を当

表9.1 現在発行されている文献におけるファシリテーションの定義

ソース	定義
Beckett & Wall 1985	ファシリテーションとは，他者が自分のニーズを満たすように導く過程である。
Oxford English Dictionary 1994	ファシリテーションとは，行動または結果によって，容易にすること，促進すること，前進させることである。
Schwarz 1994	ファシリテーションとは，どんな行為の実行でも容易にすることである。
Cross 1996	ファシリテーションとは，求められる成果に向けた変化や運動が生じる積極的で肯定的な過程である。
Burrows 1997	ファシリテーションとは，目標志向のダイナミックな過程であり，そのなかで参加者が真の相互尊重という雰囲気において協働して，批判的な振り返りによって学習することである。
Durgahee 1998	ファシリテーションは，思考，感覚，深い洞察の枠組みを提供する。
Kitson et al 1998	ファシリテーションとは，他者が物事を簡単に進められるようにする技術である。

ているようにみえる（例：Heron 1977，King 1984，Burnard 1989，Bentley 1993）。

ファシリテーションの看護師の利用

さまざまな定義を検証することはコンセプトを分析することに役立つが，WalkerとAvant（1995）はその他の資源として，そのコンセプトの経験をもつ人にそれを定義するよう依頼することを勧めている。これに従って，私は10人の看護師に対して討論に参加し，各自がファシリテーションをどう理解するかを話してもらうよう依頼した。各看護師は大学卒業のレベルで，専門は急性期，プライマリケア，精神科などさまざまであった。7人はNHSに雇用されている高度な実践の役割を担う看護師で，他の3人は北アイルランドの英国王立看護協会の「プライマリケア・リーダーシップ・プログラム」でファシリテーターをしている看護師であった。これらの看護師を選択したのは，このコンセプトの経験を有していると考えたからだった。このグループ討論で抽出されたテーマの要約を，ボックス9.2に示した。

第四段階：決定的特性の決定

コンセプト分析の次のステップは，WalkerとAvant（1995）によれば，決定的特性を明らかにすることである。Jasper（1994）によれば，定義的特性とは実在するそのコンセプトの純粋な例として現れるものであるが，Walkerと

ボックス 9.2　看護師によるファシリテーションの定義

ファシリテーション：
- ダイナミックな過程である。
- 批判的な振り返りを促す。
- クリティカルシンキングを促す。
- 目標志向の過程である。
- 有能なファシリテーターが必要である。
- メンバーが多様な知識と経験を共有できる空間をつくる。
- 相互の信頼，尊重，受容の空間をつくる。
- 協働的な学習と互いに利益をもたらす関係を促す。
- 現状を維持することではなく，それを変化させることである。
- 対立の短期的解決策ではない。
- 交渉の過程である。
- 個人と集団が相互に理解できるようにする過程である。
- 反応的というよりは，先取り的な行動である。

Avant（1995）によれば，定義的特性とはそのコンセプトに何度も現われる特徴である。あるコンセプトの定義的特性を同定する目的は，類似する現象，あるいは関連する現象とは異なる現象の発生に，根拠を与えることである。しかし重要なことは，2人の人間がいれば同じコンセプトでもやや異なる特性を見分けられるように，すべての結果は一時的なものにすぎないということである。

目標を志向するダイナミックな過程

上記の看護師グループのメンバーはファシリテーションを，「反応的な過程 reactive process」というよりも「前向きの過程 proactive process」と定義した。これは Oxford English Dictionary（Allen 1994）のファシリテーションの定義，すなわち促進する手段，前進する手段という定義と同じであった。このような決定的特性については，文献でもさらなるコンセンサスが得られている。たとえば Harvey ら（2002）は，ファシリテーションの第一の目的が，設定された業務や目標を達成することにある場合には，その役割は主として，実質的な支援を提供することにあると述べている。しかし，ファシリテーションの焦点が個人とチームの発展により広く当てられている場合には，少なくとも同じくらいは，支援過程の展開または人間関係も強調されている。ファシリテーションの過程は他者，および他者のニードと欲求に焦点化されているが，それは，学習が生じることを保証する構造が利用されているかどうかを判断するうえで役立つ。

ファシリテーションの過程の重要な特徴には，学習のニードを同定すること，目標を設定すること，学習の資源を同定すること，ファシリテーションを計画・実行すること，学習をアセスメント・評価することが含まれる（Townsend 1990）。Bee ら（1998）は，これらの特徴を技術的過程とみなしている。つまり，グループの構造化に役立ち，問題を解析し，解決策を生み出すツールであり，技術である。ファシリテーションでは，個人的な過程とともに，対人的な過程が重要である。たとえば有能なファシリテーターは，いかに個人が状況に反応し対応するか，いかに個人がグループ内で他者やファシリテーターと交流するかに注意深く配慮しているだろう。

ファシリテーションには目標の探求，仮定への疑問，ふつうの枠組みを超えた思考が含まれる。これには，挑戦と支援のバランスを保証するための話し合いという要素が含まれる。これにより個人は，自分の学習に責任をもつことを考えることができる。ファシリテーターの役割は，相互の信頼と協力という環境において，質問し，実証し，挑戦し，勇気づけ，導き，調整することである。

相互の尊重

　ファシリテーションとは基本的に，参加者への尊敬である。Oxford English Dictionary（Allen 1994）では，尊敬は「尊重する気持ちを感じること，それを表すこと」と記述されている。尊敬は判断を中断するとともに，Carl Rogers（1969）がいう無条件的肯定的認知を個人に提供することである。それが意味するのは，助言，討論，批判，説得，共有のニードを感じることなしに，耳を傾けることである。つまり本質的には，人が他者を常に受け入れていることを示すことである。グループメンバーは，ファシリテーションを効果的なものにするには，尊重を真摯に提供しなければならないと強く感じていた。同様に，尊重は相互的なものでなければならない。
　したがってファシリテーターは，個人とともに個人間の交流，そして微妙なグループダイナミックスに対しても，敏感で，責任をもたなければならない。個人の先入観に挑戦し，他者からの挑戦を受け入れられるように，ファシリテーターと参加者の間で信頼関係を築くことが重要である。

批判的な振り返り

　ファシリテーションのさらなる決定的特性は，「振り返り reflection」である。批判的な振り返りはしばしば，看護教育で用いられている指導・学習方法の1つとされている（Durgahee 1998）。本質的にいって，批判的な振り返りを行うことは，先入観と行動を絶えず問いかけることを意味する（Brookfield 1987）。たとえば「なぜ自分はこの患者にこのように反応しているのか？」「私が不快だと感じる死別の感情にどのように向き合えばよいか？」などである。Burnard（1989）は定義をさらに拡大し，批判的な振り返りには他の可能性を見出すこと，選択肢同士を知的に識別すること，新しい考えを認めることが含まれると述べている。
　批判的な振り返りには，質問すること，分析することといった要素が含まれているようにみえる。これらはファシリテーターが実際にかかわる行動である。ファシリテーションの過程において，批判的な振り返りによって看護師は，自分自身や他者の先入観，思考，態度を問うことができるようになる。Durgahee（1998）によれば，ファシリテーションにおける批判的な振り返りは，専門的な対処，または理由のある意見を可能にするという。すなわちそれは，価値，事実，共感の適正な判断を可能にし，臨床的な対人的技術の認識を強化する（Durgahee 1998）。自己評価と批判的な振り返りのスキルは成長を促し，

有意義な学習を強化し，自己コントロールを促進する。

協働的学習

　　私が同定したファシリテーションの最後の決定的特性は，協働的学習である。「協働 collaboration」という言葉はラテン語の「一緒に働く collaborare」という言葉に由来している。協働はしばしば，相互の目標とかかわりによって特徴づけられる結びつき，団結，パートナーシップに等しいと考えられている（Henneman et al 1995）。そこには本質的に上下関係がない。それが仮定するのは，知識または専門性を基盤とする力であって，役割または機能を基盤とする力とは対照的なものである。

　　グループメンバーは，特に批判的な振り返りのセッション中またはセッション後において，ファシリテーション過程における「協働」が重要であることを強調している。メンバーは協働が存在する場合，そして経験，視点，さらに思考と行動のさまざまな方法が共有されて学習が最大化された場合に，より支持的であると感じていた。Durgahee（1998）は，学習は共有されるときに最大の効果があり，その過程に他者が入ることで，より豊かになると述べている。それは考え方の比較と検証を可能にし，これにより独自の学習が促され，異なる文脈での課題が基礎づけられ，明確化と分析の過程に役立つ。

第五段階：典型事例の開発

　　決定的特性が明らかになれば，WalkerとAvant（1995）によると，典型事例の形成に進む。Rodgers（1989）は典型事例を示す「現実世界」の例を挙げるように推奨している。典型事例は何が決定的にコンセプトであるかのエビデンスを提供すべきであり，すべての決定的特性を含むべきである。次に挙げる事例はすべて，「現実」の状況とシナリオから成り立っている。守秘義務から個人を特定する情報は変更している。

＜事例9.1：ファシリテーションの典型事例＞
　4人の地域看護の管理者が，患者に効果的な地域看護サービスを展開するために検討した。彼女らは看護師を，患者を照会されるとすべて引き受けてしまう「スポンジ」のように感じていた。看護師は，患者を送ってくる人に「引き受けられません」と言えないのだった。この現実が結果として，高い病欠率，低い就業意欲，専門職としての向上の時間の減少を招いていた。彼女らは英国王立看護協会の看護ファシリテーターと面談した後，実践開発プログラムにファシリテーション・アプローチを用いることで合意した。
　信頼，受容，他者のさまざまな意見の価値を認識することに基づきつつ，人間関係を築くことに，時間は費やされた。ファシリテーションの過程が協議され，患者照会基準グループというグループをつくることで合意が得られた。それに

は，共通のゴールと実践に合意した協働的なパートナーシップが含まれていた。そのグループの主たる目的は，3か月の間月2回集まり，地域看護サービスの照会基準を開発することであった。

　批判的な振り返りというアプローチによって，ファシリテーターは看護管理者らに，自分の先入観，思考，態度を問うように促した。彼女らは現在の業務方法を検討するように，通常の枠組みの外で思考するようにと強いられた。これが照会基準，および地域看護サービスへの照会プロトコールの作成につながった。これらの過程全体を通してファシリテーターは，メンバーが相互に疑問をぶつけ，証明し，挑戦することを促す一方，相互の信頼と協力という環境のなかで，高いレベルの支援を常に提供できることを保証した。

　グループの成功を受けて，照会基準とプロトコールの効果を評価するために，6か月後に再度集まることにした。

　上記のケースでは，それぞれの決定的要素が示されている。彼女らは決められた期間で何を達成するかを定めたことで，目標志向を確立した。人間関係を構築することで，相互に真の尊重を示した。批判的な振り返りは，現在の地域看護実践を振り返ることによって，さらに仕事の新しい方法を思考することで行われた。そこにはまた，共通の目標とかかわりによる「協働」が示されていた。

　境界事例には，そのコンセプトの決定的特性のいくつかが含まれている。決定的特性のほとんど，あるいはすべてを含んでいるかもしれないが，それらの1つにおいて，決定的な相違がある。これらの事例はある意味で首尾一貫しておらず，ゆえに，なぜそれが典型事例ではないのかも理解できる（Walker & Avant 1995）。

＜事例9.2：ファシリテーションの境界事例＞
　アンは病棟でスタッフ看護師として勤務している。彼女はキャリアを積んでいきたいと考え，訪問看護師として働くことに興味をもっていた。しかし，卒後教育と地域勤務の経験に欠けていたので，どのように自分の職場を変えればよいかがわからなかった。彼女はローラに会うことにした。ローラは彼女の働いている組織の専門的な看護ファシリテーターだった。

　アンが約束の時間に到着すると，彼女らは一定時間のなかでできることをしようと決めた。ローラは，アンが自分の職業上の背景のいくつかの面を認識し，彼女に最も適したキャリアについて考えられるようないくつかの質問をした。それからアンはローラに，自分が従事するのに適していると確信できるように，他の職業への道について尋ねた。信頼，受容，そして異なる意見の価値を認識することに基づいた人間関係をつくることに，時間が費やされた。

　アンはそのミーティングで得た情報に基づいて，訪問看護師になるという希望について話した。しかしローラは，アンが訪問看護師に適していると思えず，ナースプラクティショナーのキャリアを選択するように勧めた。ローラはこの領域でこそ，キャリアを積むチャンスがあると感じていたからだった。アンは提示された看護の専門職を最善の道であると理解し，それに向かって行動する

ことにした。

　この例にはファシリテーションの決定的特性のほとんどが含まれている。アンとローラが限られた時間でできることをしようと決めたとき，そして心からの相互の尊敬を表現して人間関係を築いたときに，目標志向が確立した。しかし，ローラはファシリテーターとして，アンが訪問看護師にはふさわしくないようにみえるというローラの考え，あるいは先入観に基づいて，アンがそれに挑戦するようには促さなかった。したがって，「批判的な振り返り」という特性は満たされなかった。結果としてアンはこれが一番いいのだと考え，他のキャリアを選択することにした。
　WalkerとAvant（1995）は，関連事例はそのコンセプトに関連しているが，詳しく検証すると異なることが判明する事例だとしている。

＜事例9.3：ファシリテーションの関連事例＞
　ジョンは上級看護管理者として，攻撃的態度の患者を管理する病院の方針を再考することに決めた。スタッフがその方針に自主的にかかわること，そしてそれが適切な行動であることを保証するために，病棟管理者による運営グループをファシリテーションすることに決めた。このグループの最初の会合でジョンは，現在の方針と彼が実行すべきと考えている変更について，提案事項を示した。彼はまた，グループに対して，他の医療組織で働く同僚から入手した方針のコピーも渡した。現在の方針について，また方針の変更の理由となるであろう推奨事項について簡単な討論を行った後，彼は自分が推奨事項をまとめ，提案事項の内容も自分で作成するとグループに伝えた。

　この例はファシリテーションとは対照的な，指導的な教示または説明の例を示している。ジョンはグループに，現行の方針と他の団体の方針について教え，変更が必要だと感じていることを伝えた。彼はグループの意見を入れることなく，自分の推奨事項をまとめた提案書を作成すると話した。
　ファシリテーションのコンセプトを考察すると，類似するまたは関連する複数のコンセプトがあるようにみえるが，それらはファシリテーションと同じではない。すなわち，それらはそれ自体決定的特性ではないか，ファシリテーションの重要な特徴のすべてを含んでいないかのどちらかである。こうした例には，「教えること」を挙げることができる。一般的に「教えること」には，スキルまたは知識の移行という要素が含まれているが，ファシリテーションには，参加者が自分自身で発見することを支援するという要素が含まれる。
　WalkerとAvant（1995）は対照例を，「そのコンセプトでないもの」を説明すると規定している。

＜事例9.4：ファシリテーションの対比事例＞
　シャウナは地域の精神科看護師として働いている。彼女はイアンの主治医から，イアンの不安管理のプログラムを設定してほしいと照会された。シャウナ

はイアンに，自分が訪問することを手紙で知らせた。彼女は訪問すると，自分がこれから6週間の間，毎週1時間訪問して不安の徴候と症状，原因，引き金になる要因を教育すること，さらにそれでも不安を感じる場合には，彼のためにケア計画を立てることを説明した。

　これがファシリテーションの特性を1つも含んでいないことは明らかである。しかし，「何がファシリテーションでないか」を説明するうえでは，特に有用である。

第六段階：先行要件と帰結を見極める

　事例が同定されれば，次のステップは，そのコンセプトが存在する場合には常に存在する特徴を特定することである。先行要件と帰結の同定は重要であるが，コンセプト分析では時に無視されている（Unsworth 2000）。WalkerとAvant（1995）によると，先行要件はそのコンセプトがみられる前に必ず生じる事柄，または出来事である。帰結はそのコンセプトがみられた後に認められる事柄，または出来事である。ファシリテーションのコンセプトの先行要件と帰結を表9.2に示す。

実証指標

　コンセプト分析の最後の段階は，WalkerとAvant（1995）の枠組みを使用すると，決定的特性の実証指標を決定することである。WalkerとAvant（1995）によれば，実証指標は臨床家に，コンセプトを診断できる明確かつ観察可能な現象を示す。実証指標はそのコンセプトの測定可能，観察可能，証明可能な構成要素である（Goosen 1989）。WalkerとAvant（1995）は，実証指標と決定的

表9.2　先行要件と帰結

先行要件	帰結
ファシリテーターと1人以上の人	自己発見
学習への目標志向	態度の相違の評価
熟練した，知識豊かで，自分をわかっているファシリテーター	自己発展
	学習
開放的で，脅威のない環境	意思決定の強化
参加者全員の参加	参加者が学習に対してより責任をもつようになる。
参加者全員が過程を理解する。	QOLを豊かにする。
協働	
ファシリテーター・参加者の人間関係における相互性	

特性は同一であるかもしれず，したがって以前に同定された決定的な定義的特性が，実践において探究されなければならないと述べている。

　ファシリテーションは多面性と複雑性を有しているので，実証指標は定義することが困難である。Suanmali(1981)とConti(1985)は，効果的なファシリテーションの測定に使用できるツールを提案している。しかしBurrows(1997)は，これらのツールを詳細に検証することで，これらのツールがあいまいではっきりしない用語を含んでいること，どのような行動を観察すべきかを明確にすることが難しいことを報告している。看護教育のなかでファシリテーションが用いられた程度を検証することは，ファシリテーターと参加者の交流の例を組織的に観察することによって，最もよく行われるだろう。たとえばある観察者は，真の相互尊重と批判的振り返りを示す実践がなされたかどうかを見出すかもしれない。しかし，これはこのコンセプトの存在を主観的に測定することであって，観察者の知覚に左右され，したがって最も信頼できる方法とはいえないだろう。つまり，ファシリテーションを測定する信頼性の高い，効果的なツールを開発することが必要であるように思われる。

結論

　「ファシリテーション」という言葉は看護教育において広く使用されているが，そのコンセプト，すなわちファシリテーションの性質と焦点は，なお明確にはされていない。看護教育者がファシリテーションにかかわりたいと思うならば，すでに確定しているいくつかのコンセプトの「基礎」から得られるものがあるだろう。ファシリテーションに関する文献のほとんどは，Heron (1977)，Brookfield (1986)，Townsend (1990)の業績を基盤としている。これ以外では研究のほとんどは，ファシリテーションの形式，方法，理由を定義することに焦点を当てているようにみえる。

　診療ガバナンスの導入により，近い将来において，ファシリテーションはNHSの業務の中心となるだろう（Royal College of Nursing 1998）。したがって，有能なファシリテーターがわれわれの職業に役に立っているところでは，現在の機会に加えて，将来的にその機会は拡大するだろう。注意深い分析により，ファシリテーションのコンセプトの決定的な定義的特性が同定，探究されており，これらによってファシリテーションの徹底的な理解が可能になっている。最後に，ここで用いられたコンセプト分析アプローチに関して，WalkerとAvant (1995)のツールはコンセプトの組織立った分析に有益なガイドとなり，分析の各段階で何をすべきかについて明確なガイドラインを示してくれた。

　WalkerとAvant (1995)によると，コンセプトの形成は，理論構築を始めるにあたって最も興味深い方法の1つである。それは観察，質的または量的エビデンス，文献，あるいはこれらを組み合わせることで証明される。したがって，もしこれをファシリテーションに適用するならば，現在のところの定義は，以下のようになるだろう。

ファシリテーションは，ダイナミックで目標志向の過程であり，そこでは参加者は，真の相互尊重の雰囲気のなかで批判的な振り返りを通して，協働的に学習することができる。

文献

Allen RE 1994 The pocket Oxford dictionary of current English. Clarendon Press, Oxford

Beckett C, Wall M 1985 Role of the clinical facilitator. Nurse Education Today 5: 259–262

Bee F, Bee R 1998 Facilitation skills. Institute of Personnel Development, London

Bentley T 1993 Facilitation: providing opportunities for learning. McGraw-Hill, Maidenhead

Brookfield SD 1986 Understanding and facilitating adult learning. Open University Press, Milton Keynes

Brookfield SD 1987 Developing critical thinkers: challenging adults to explore alternative ways of thinking and acting. Open University Press, Milton Keynes

Brookfield SD 1999 Discussion as a way of teaching: tools and techniques for University teachers. Open University Press, Buckingham

Burnard P 1989 Teaching interpersonal skills: a handbook of experiential learning for health professionals. Chapman & Hall, London

Burrows DE 1997 Facilitation: a concept analysis. Journal of Advanced Nursing 25(2): 396–404

Cahill J 1996 Patient participation: a concept analysis. Journal of Advanced Nursing 24: 561–571

Chinn PL, Kramer MK 1995 Theory and nursing: a systematic approach, 4th edn. Mosby/Yearbook, St Louis, MO

Conti GJ 1985 Assessing teaching style in adult education: how and why. Lifelong learning: the adult years, vol 8, part 8, pp. 7–11, 28

Cross K 1996 An analysis of the concept of facilitation. Nurse Education Today 16: 158–164

Cutcliffe JR 2003 A historical overview of psychiatric/mental health nurse education in the United Kingdom: going round in circles or on the straight and narrow? Nurse Education Today 23: 338–346

Dooher J, Byrt R 2003 Empowerment: and the health service user. Quay Books, Dinton, Salisbury

Durgahee T 1998 Facilitating reflection: from a sage on stage to a guide on the side. Nurse Education Today 18: 158–164

Goosen GM 1989 Concept analysis: an approach to teaching physiologic variables. Journal of Professional Nursing 5: 31–38

Harvey G, Loftus-Hills A, Rycroft-Malone J 2002 Getting the evidence into practice: the role and function of facilitation. Journal of Advanced Nursing 37: 577–588

Henneman EA, Lee JL, Cohen JI 1995 Collaboration: a concept analysis. Journal of Advanced Nursing 21: 103–109

Heron J 1977 Dimensions of facilitator style. University of Surrey, Guildford

Jasper MA 1994 Expert: a discussion of the implications of the concept as used in nursing. Journal of Advanced Nursing 20: 769–776

King EC 1984 Affective education in nursing. A guide to teaching and assessment. Aspen Systems Corporation, Rockville, MD

Kitson A, Harvey G, McCormack B 1998 Enabling the implementation of evidence-based practice: a conceptual framework. Quality in Health Care 7: 152

McGregor H 1961 The human side of enterprise. McGraw-Hill, Maidenhead

McKenna H 1997 Theory and research: a linkage to benefit practice. International Journal of Nursing Studies 34: 431–437

Morse JM 1995 Exploring the theoretical basis of nursing using advanced techniques of concept analysis. Advances in Nursing Science 17: 31–46

Morse JM, Mitcham C, Hupcey JE et al 1996 Criteria for concept evaluation. Journal of Advanced Nursing 24: 385–390

Pearson A 1992 Knowing nursing: emerging paradigms in nursing. In: Robinson K, Vaughan B (ed) Knowledge for nursing practice. Butterworth Heinemann, London, pp. 213–226

Rodgers BL 1989 Concepts, analysis and the development of nursing knowledge: the evolutionary cycle. Journal of Advanced Nursing 14: 330–335

Rogers C 1969 Freedom to learn. Merrill Publishing, Columbus, OH

Rogers C 1983 Freedom to learn for the 80s. Bell and Howell Columbus as cited in Burrows DE 1997 Facilitation: a concept analysis. Journal of Advanced Nursing 25(2): 396–404

Royal College of Nursing 1998 Guidance for nurses on clinical governance. RCN, London

Schwarz R 1994 The skilled facilitator. Jossey-Bass, San Francisco, CA

Suanmali C 1981 The core concepts of andragogy. Unpublished doctoral dissertation, Department of Higher and Adult Education, Teachers College, Columbia University

Townsend J 1990 Teaching/learning strategies. Nursing Times 86(23): 66–68

Walker LO, Avant KC 1995 Strategies for theory construction in nursing, 3rd edn. Appleton & Lange, Norwalk, CT（中木高夫，川崎修一訳：看護における理論構築の方法．医学書院，2008年）

Watson SJ 1991 An analysis of the concept of experience. Journal of Advanced Nursing 16: 1117–1121

United Kingdom Central Council for Nurses, Midwives and Health Visitors 1986 Project 2000: a new preparation for practice. UKCC, London

Unsworth J 2000 Practice development: a concept analysis. Journal of Nursing Management 8: 317–326

10 実質的有用性アプローチを用いた「疲労」のコンセプトの解説

Karin Olson, Janice M. Morse
（石田真知子 訳）

編者による解説　139	重要な分析的質問の同定　144
はじめに　140	結果の統合　144
研究目的の明確化　142	分析的質問　148
妥当性の保証　142	疲労の新しい概念化　150

編者による解説

　忙しい病棟でシフトのなかで働いてきた看護師にとって，「疲労 fatigue」というコンセプトは馴染み深いものに違いない。疲労した患者に出会うという可能性も高いだろう。本章を読むと，疲労は知らないうちに広がっていくコンセプトであり，看護師は患者に起こる疲労のサインに注意しなければならないということに気づく。しかし，医療において疲労に苦しんでいるのは患者だけではない。

　疲労は医療従事者にとっても問題であるということは，広く意見の一致しているところである。研修医の疲労と勤務時間数に関する文献は，「職務遂行」が疲労によっていかに影響を受けるかを示している。思考プロセスが鈍り，問題解決能力が低下し，集中力が低下する。これは医療従事者の疲労から生じる問題である。研修医に比べて看護師の疲労に関する研究は少ないが，看護師の長時間労働とシフト延長を考察した文献がある。

　これは，看護師にとって8時間シフトと12時間シフトのどちらがよいかという議論の結果を示している（9時間シフトなどのモデルは含まれていない）。要約すると，8時間シフト賛成派は8時間シフトにおけるミスの頻度の少なさとケアの質の高さに関するエビデンスを挙げ，12時間シフト賛成派は12時間シフトにおける看護師の満足度の高さと一部患者の満足度の高さに関するエビデンスを挙げている。ここではこの議論の答えを得ようとしているわけではないが，長時間勤務をしている看護師には，さらなる支援体制が必要である。疲労とケアの質（ミスの頻度など）の関係に関するエビデンスがあれば，看護師がどのようにすれば疲労を避ける（あるいは最小限にする）ことができるかに関して，示唆が得られるだろう。

はじめに

　それは1995年の冬，カナダ・アルバータ州北部の，暗く荒れ模様の午後のことだった。消化器がんクリニックの外来担当看護師である私の同僚は，臨床でのきつい仕事のなかでも，いつもは「陽気な」人であった。しかし，その日は違っていた。どうしたのかと尋ねると，彼女は自分の患者のなかに，なぜか治療に伴う強度の「疲労 fatigue」に耐えられなくなり，生存の可能性とQOLを高めるプロトコールをやめてしまう人がいると言った。これはすべての患者のことではなかったが，彼女は疲労に対処できる人とできない人の違いの要因を突き止めることができないと言った。彼女は疲労についてもっと知って，適切な看護介入をしたいと思っていた。他の同僚看護師と話しているうちに，他の看護師の患者のなかにも強い疲労を感じている人がいることがわかった。そこでわれわれは，関連文献のレビューを行うことにした。

　がん関連疲労 cancer-related fatigue（CRF）に関する看護研究はますます増加している。表10.1に，当時（1996）とそれ以後発表された文献にみられる概念を示す。文献レビューは，Morseら（1996）のアプローチを用いて，コンセプトとしての疲労を系統的に評価することから始めた。この分析によって，現在の概念的定義に一貫性がないことが明らかになった。それぞれをみると，われわれが臨床実践でみているものの，ほんの一部を説明していた。病気が進行してヘモグロビン値は低いが疲労を訴えない患者もいれば，同じ病気で同じ治療をしてヘモグロビン値が正常であっても著明な疲労を訴える患者がいた。1回の治療でひどい疲労を訴える患者もいれば，疲労を訴えることなく一連の化学療法を終える患者もいた。

　レビューした文献における定義は，その定義が出てきた臨床の場に当てはめることはできたが，コンセプト評価プロジェクトに参加した同僚は，それらの定義は文脈や背景に依存しすぎていて，われわれのがん看護の現場でみられる疲労に当てはめることはできないのではないかという疑問をもった。さらにわれわれは，疲労の性質の特殊性を明確にしようという努力は，気づかないうちにそのコンセプトの境界を，「倦怠 boredom」「疲れ tiredness」「消耗感 exhaustion」といった同系列のコンセプトを含むところまで広げているのではないかという疑問をもった（Olson et al 2002）。ふつうは，コンセプトの定義を狭めるために特異性を付け加えるものであるが，ここでは関連コンセプトの近さのために，コンセプトの境界がより不明確になっていた。これらの問題に対処するために，われわれのコンセプト評価グループは，病気の文脈にも病気以外の文脈にも一般化できるところまで十分に抽象的で，かつ疲労の本質的特徴を示す定義を探すことにした。

　コンセプトとは抽象的なものである。しかし，コンセプトを文脈に乗せると，その文脈に特有の特徴を切り離して，そのコンセプトの本質的な性質だけにすることは困難になる。Morseは，文脈に沿って発展したコンセプトを「低いレベル」のコンセプトと呼んだ（personal communication 2003）。われわれは，「異なる文脈における同じコンセプトを比較することによって，"ノイズ"あ

表 10.1 がん関連疲労の 7 つの概念枠組み

モデル／筆頭著者	先行要件	特性	症状	帰結	定義
統合的疲労モデル (Piper 1986, Piper et al 1987)	生理的プロセスと心理的プロセスの変化	認知機能、筋の働き、注意力、モチベーションの低下	身体的精神的活動の低下、疲れ、睡眠の必要性、活力不足、脱力感、エネルギーの低下、スタミナおよびモチベーションの低下、過敏性眼性疲労、頭痛	急性疲労は防衛が目的である。慢性疲労は逃避願望を伴う活動回避につながる。	疲れに比べると、主観的疲労は全身的疲労であり、活動量に見合ってはおらず、サーカディアンリズムに影響され、不快感、期間・強さはさまざまである。
組織化の枠組み (Alisters 1987)	がんと治療による身体的心理社会的ストレッサー				
エネルギー分析モデル (Irvine et al 1994)	エネルギーの供給低下と消費増加によるエネルギー不足	筋の動きの低下、感情的不安定性	苦痛症状の増加と気分障害	エネルギー変換障害と機能低下の結果、体重減少が起こる。	さまざまな程度、頻度、長さの疲れやエネルギー欠知の主観的体験
心理生物学的エントロピーモデル (Winningham 1996)	がん、治療とそれに関連した症状による活動と休息の不均衡	筋の働きの低下	単なる脱力感とは違い、がん患者はさまざまなことが「できない」と言う（任意要素）。	エネルギー変換障害と機能低下に続いて起こる活動性の低下	日常生活上の能力の認知に影響を与える感覚。休息によって回復する場合（急性）と持続する場合（慢性）がある。
Ream & Richardson モデル (Ream & Richardson 1996)	認知能力のある人が認知し評価できる病理的状態にいる心理的状態	身体的、認知的、感情的次元における全身的不快感	イライラ感、思考障害、コーピング能力の低下、モチベーションの低下、家族間葛藤	QOL の低下	疲れから消耗の範囲にわたる全身の主観的な不快症状の持続が機能を妨害している状態
Glaus モデル (Glaus 1998)	疾患と治療に関連したストレッサー	身体的、認知的、感情的変化	不快な脱力感、能力の低下、疲れの増加、睡眠と休息の必要性	QOL の低下	疲労はストレス反応であり、それが起こる言語的文化的文脈が機能の影響を受ける。
Magnusson モデル (Magnusson et al 1999)			エネルギー、コントロール感、体調、歩調、自発性、安寧、協調運動、社交性の喪失	社会的な制限、自己評価の低下、QOL の低下	

るいは個々の文脈に特有の特徴を抽出して切り離し，そのコンセプトの純粋な型を取り出したうえで，再度そのコンセプトを文脈化すると，臨床に適用できるのではないか」という仮説を立てた。しかし，高いレベルで抽象化を行うことに伴う危険性は，そのコンセプトが「純粋」すぎて，臨床で使うには表面的かつ基礎的すぎて，十分な情報に欠けたものになることであった（Morse et al 1996）。

　Morseは，脱文脈化－再文脈化プロセスを促進するアプローチ，すなわち「実質的有用性 pragmatic utility」というアプローチを考案した。このアプローチは，最初の文脈からコンセプトを切り離し，文脈間で共通する疲労の特性を抽出できるので，われわれの疲労分析に理想的であった。われわれは最近，これらの特性を再び別の文脈に戻したとき（再文脈化）に，どのようにそれらが現れるかを追跡するために，エスノサイエンスの手法を用いた一連の研究を行っている。脱文脈化は文献の批判的検討から始めた。初めに，さまざまな文脈で生じている疲労の経過，発表論文において使われてきた方法，研究の基礎になっている前提を追跡した。実質的有用性のアセスメントは，指針となる諸原則，すなわち研究目的の明確化，妥当性の保証，分析的質問の同定，結果の統合に沿って行った（Morse 2000）。このアプローチを用いる理論家は，コンセプトの論理的整合性についてコメントし，それを再文脈化しなければならない。本章では，実質的有用性の諸原則を用いて，5つの文脈における疲労を比較した。

研究目的の明確化

　看護における多くのコンセプトと同様，「日常の」言葉において使用される場合と科学的コンセプトとして使用される場合があることが，その意味の混乱を招いている。日常語としての疲労の意味を完全に捉えるために，われわれは進行がん患者の疲労に関するわれわれの先行研究（Olson et al 2002）をレビューし，疲労について用いた語とフレーズを抽出した。図10.1にみられるように，これらの語とフレーズの定義の重複は明らかであるが，まったく一致するものはなかった。このように，これらの語とフレーズが同義語なのか，あるいは区別できるが関連する一連の行動を表すコンセプトなのかは明確ではなかった。この点を明確にするために，われわれはデータベース検索のキーワードとして，図10.1の語とフレーズを用いた。

妥当性の保証

　疲労はがん以外にも多くの文脈で登場する。また，がんの経験には疲労とは異なる多くの側面がある。われわれは，さまざまな集団における疲労の記述がみられる文献を検索することによって，これらの集団に共通する特性を分離できるだけでなく，集団間の疲労のさまざまな表現方法もまとめることができる

図 10.1　電子データベース検索のキーワード

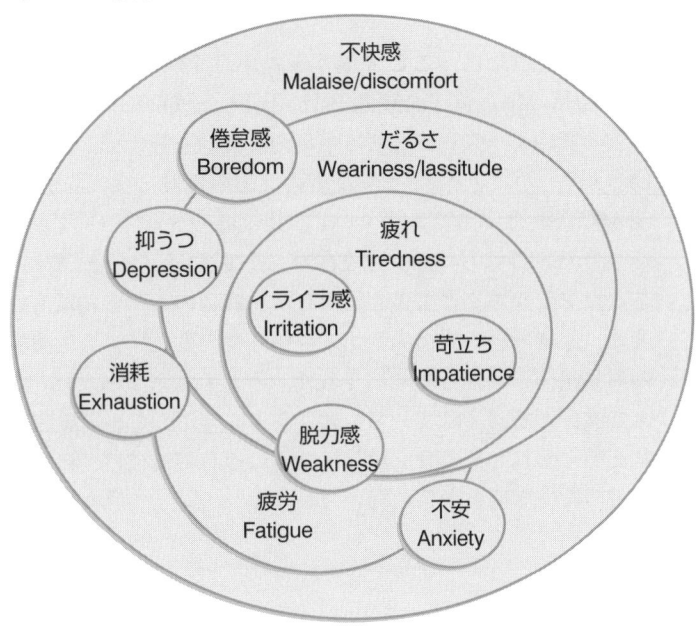

不快感
Malaise/discomfort

倦怠感
Boredom

だるさ
Weariness/lassitude

抑うつ
Depression

疲れ
Tiredness

イライラ感
Irritation

苛立ち
Impatience

消耗
Exhaustion

脱力感
Weakness

疲労
Fatigue

不安
Anxiety

と判断した。そのため，がんケア実践領域の「疲労」関連文献の検討に加えて，疲労が重要な要素になっていると考えられる他の4つの集団についても検討した。すなわち，疾患に関連した慢性疲労症候群 chronic fatigue syndrome（CFS）とうつ病の疲労，シフト勤務者の疲労，運動選手の活動関連の疲労である。

　これらの領域を選んだ理由は，十分な文献が存在し，それぞれの集団が十分に情報を与えてくれる分析的質問を展開できる特徴をもっていたからである。CFSを選んだ理由は，その先行要件については多くの学説があるが，原因はわからないまま診断に何か月もかかることが多いためである。進行がん患者の多くが経験しているのと同じように，CFSの診断が確定するまでに，障害の程度は重くなり，QOLは低下していた。そのため，われわれはCFSにみられる疲労は，がん患者の疲労と類似していると考えた。

　大うつ病性障害と診断された人を選んだ理由は，うつ病と疲労の症状が誤診するほど類似しているためである。われわれは，うつ病の症状をもっと詳細に検討することによって，うつ病と疲労の臨床的相違を明確にできるという仮説を立てた。シフト勤務者の疲労は，がん患者の疲労の一般的な先行要件である睡眠障害によるものであるため，シフト勤務者を選んだ。しかし，シフト勤務者は本質的に健康であるから，睡眠障害に適応できやすい。したがって同じ睡眠障害であっても，シフト勤務者の疲労はがん患者とは異なって現れるだろうという仮説を立てた。運動選手の疲労を選んだ理由は，その疲労ががん患者と同様，主に激しい身体的活動によるものだからである。ただし，がん患者と同様の激しい身体的活動によるものであっても，運動選手の疲労は運動能力を上げるための前提条件として肯定的に「選択された」トレーニングプログラムの

要素であるから，疲労はがん患者とは異なって現れるだろうという仮説を立てた。

図10.1の語は，ここで扱う5対象を1995～2001年の研究データベース（CINAHL, Medline, PubMed, Psych INFO, SPORT discus, and CancerLit）から検索する際のキーワードとして用いた。要約を読んで，シフト勤務者，運動選手，CFS患者，がん患者，うつ病患者の疲労の性質について論じた文献を選択した。選んだ文献をすべてレビューし，Prociteデータベース・ソフトを用いて索引をつけた。これらの論文の文献リストもレビューし，特に1995年以前に発表された主要な論文と著書を抽出した。疲労の6つの領域（筋肉の変化，認知的変化，睡眠障害，感情的変化，身体知覚の変化，社会的障害）が，これら5つの対象集団に共通して見出された。われわれのデータベースには現在1,000以上の文献が蓄積されている。表10.2は，これら6領域5対象集団の疲労の症状を明らかにした著者を示している。そして最後に，研究対象集団に共通する疲労の特性を明らかにした。

重要な分析的質問の同定

分析に用いる以下の質問は，表10.2に示した文献を検討して得られたものであり，これらに沿って分析を行うことにした。

- 疲れtirednessと消耗exhaustionは，疲労fatigueの現れか？ あるいはそれらは他の目的をもった一連の行動を表す別のコンセプトか？
- 疲れ，疲労，消耗における適応の役割は何か？
- 疲れ，疲労，消耗を区別する「初期の」サインはあるか？

結果の統合

シフト勤務者と運動選手の疲労

シフト勤務者と運動選手に関する文献の比較から，どちらの集団でも疲労は個人が適応できなくなったときに起こっていることが明らかになった。シフト勤務者は睡眠不足と睡眠の質の低下に適応しなければならない（Tepas & Carvalhais 1990, Akerstedt 1995, Sluiter et al 1999）。運動選手のトレーニングの基本原則は，正しいトレーニングがその人の最高の可能性への適応を促進するというものである（Hoffman 2002, Bompa 1999）。どちらの集団でも休息後，適応が起こっていた。シフト勤務者の適応への失敗は，勤務中に覚醒していられないという結果を招いていた。適応に失敗した運動選手は，自分が普段できるレベルのことができなくなっていた。表10.2は，これらの集団の不完全な適応の原因を示している。

シフト勤務者にも運動選手にも，少なくとも2つの状態，すなわち完全な適

表 10.2 5つの集団における疲労の特性を同定するための領域

領域	シフト勤務	がん	CFS	運動選手	うつ病	共通特性
筋の変化	年長者（34歳以上）の夜勤後の身体的活動の低下 (de Zwardt et al 1993)	身体能力の低下 (Alisters 1987)、脱力感と筋力低下 (Blesch et al 1991, Nail & Winningham 1993, Baracos et al 1994, Winningham et al 1994, Messias et al 1997, Ream & Richardson 1997, Berger 1998, Woo et al 1998, Stone et al 1999, Schwartz 2000) がセルフケアを困難にする (Rhodes et al 1988)	脱力感(Bates et al 1994, MacDonald et al 1996, Wright & Beverly 1998, Mullis et al 1999), 四肢の重苦感、協調運動低下 (Fry & Martin 1996, Fisher 1997, Lloyd 1998, Nisembaum et al 1998, Lovell 1999)	筋肉疲労 (Costill et al 1988, Sahlin et al 1998), 活動能力低下／代謝疲労 (MacKinnon 1996, Green 1997), サーカディアンリズム変調による活動の変調 (Manfredini et al 1998), 筋肉痛 (Jurrell 1998), 呼吸筋疲労 (Nava et at 1992), 慢性筋緊張、腱炎、組織疲労 (Welsh & Woodhouse 1992)	行動緩慢 (Wool 1990)	エネルギー消費量に見合わない速度、協調運動、体力の低下
認知的変化	精神活動の低下 (de Zwaldt et al 1993)、行動のエラー (Wool 1990, Welsch & Woodhouse 1992)、意識の清明さ低下 (Akerstedt 1995)、集中力低下 (Gillberg et al 1994)	注意力と集中力の低下 (Cimprich 1993, Winningham et al 1994, Mitler et al 1997, Berger 1998, Broeckel et al 1998, Dumont 1999, Hann et al 2000), 論理的思考力低下 (Alisters 1987)	集中力、注意力、記憶力の低下 (Berrios 1990, Ray et al 1992, Fry & Martin 1996, MacDonald et al 1996, Fisher 1997, Buchwald et al 1998, Lloyd 1998, Nisembaum et al 1998, Saltzstein et al 1998, Stone et al 1999)	時差ぼけが運動選手の記憶想起に影響を与え、行動にも影響を与える (Manfredini et al 1998)。	思考力低下 (Davidson et al 1982, Shepherd & Lees 1992, Depression Guideline Panel 1994, Klein et al 1996, Vercoulen et al 1997)	思考力低下

表 10.2 5つの集団における疲労の特性を同定するための領域（つづき）

領域	シフト勤務	がん	CFS	運動選手	うつ病	共通特性
睡眠障害	短い睡眠間隔 (Piper et al 1987) とレム睡眠 (Mitler et al 1997), 睡眠の質の低下 (Sluiter et al 1999), 睡眠時間の減少 (Tepas & Carvalhais 1990)	明らかな睡眠障害 (Engstrom et al 1999, Miaskowski & Lee 1999), 活動睡眠パターンの障害 (Irvine et al 1994, Hoskins 1997, Berger 1998, Broeckel et al 1998, Berger & Farr 1999), 睡眠の質の低下 (Hans et al 2000)	過眠あるいは不眠に移行する前の初期の不眠 (Tiersky et al 1997)	睡眠パターン障害 (Kindermann 1986)	初期の不眠：一部過眠に移行 (Koenig et al 1993)	睡眠の質の低下
感情的変化	感情的消耗 (Sluiter et al 1999), 抑うつ, 不安 (Tepas & Carvalhais 1990, Scott et al 1998, Ferrell et al 1996)	気分の落ち込み, 自己評価の低下 (Schwartz 2000), 無用感 (Ferrell et al 1996)	感情的不安定 (Fisher 1997), 抑うつ気分 (Koenig et al 1993), 無用感, 罪悪感, 希死念慮 (Manu et al 1989)	イライラ感, 易興奮性, 感情的不安定 (Kuipers & Keizer 1988), 気分障害 (Morgan et al 1988, MacKinnon 1996, Naessens et al 2000)	絶望感, 無力感 (Koenig et al 1993)	感情的脆弱性の増強
知覚の変化	風邪 (Akerstedt 1995), 重い瞼, 開眼持続困難 (Gillberg et al 1994), 仕事中の眠気	疲れ (Irvin 1994), 下肢のふらつき, 急速なエネルギー消耗 (Nail & Winningham 1993), 消耗感 (Ream & Richardson 1997), 疲れ果てた状態 (Ferrell et al 1996)	視覚障害, 知覚障害 (Komaroff & Buchwald 1998)	休息時の疲労 (Naessens et al 2000), 頻回の感染症 (Hendrickson & Verde 1994)	エネルギー低下, 食欲低下 (Buckwalter & Babich 1990), スタミナ低下 (Berrios 1990)	身体的作用プロセスのコントロールの低下
社会的障害	家庭生活や社会生活の乱れ (Walker 1985, Scott 2000)	社会的役割, 家族内役割, 仕事上の役割の喪失 (Pearce & Richardson 1997)	他者との交流の減少 (Ray et al 1992, Fisher 1997)	競争意欲の喪失 (Costill et al 1988, Kuipers & Keizer 1988)	性的興味の喪失 (Casper et al 1985), 社会からの撤退 (Davidson et al 1982, Koenig 1993, McEnany et al 1996)	ソーシャルネットワークの縮小

応の結果と不完全な適応の結果がみられた。仕事関連疲労を調べた初期の研究者であるBartleyとChute (1947) は，休養によって回復する症状は疲労に関連するものではなく他の状態に関連するものであり，これは「倦怠 boredom」であると述べている。看護における疲労の研究では，これは急性疲労と名づけられており，患者はこのような状態を「疲れた tired」と表現している。以後，ここではこの状態を「疲れ tiredness」と呼ぶ。「疲れた」という感覚は急性疼痛と同様に防御メカニズムであり，比較的容易に適応できる状態でエネルギー資源が欠乏していることを知らせる警告システムの役割を果たし，またエネルギー消費を減らす働きをしている。

　一方，適応できないという感覚は，別の目的をもっている。それは，多くのエネルギー資源が消費され，もはや適応が簡単には得られないこと，そして完全な崩壊を防ぐためにはこれ以上のエネルギー消費は止めなければならないことを示している。シフト勤務者を対象にした研究は，「覚醒していようとする努力」と「重いまぶた」という表現が非常に多かった。運動選手では「続けようと努力する」という表現が多かった。以後，われわれはこの状態を「疲労 fatigue」と呼ぶ。Bartlett (1953) は，疲労に関連した感覚は過剰なエネルギー消費の結果であるから，「初期の警告サイン」としての価値は低く，遅すぎることを指摘した。

　シフト勤務者と運動選手のいずれも，疲労を超えた第三の状態の存在を示した。仕事中の不本意な睡眠について述べた研究者はいるが (Akerstedt 1995, Sluiter et al 1999)，運動選手に関してはオーバートレーニング症候群の記述が多かった。オーバートレーニング症候群では，指標として運動選手の運動後休息時心拍数の上昇と通常の心拍数への回復遅延など，コントロールできない状態がみられる (Kuipers & Keizer, 1988)。以後，この状態を「消耗 exhaustion」と呼ぶ。疲労と消耗の主な違いは，コントロールに関連する。疲労を感じている人は「そのまま続ける」ことができるが，消耗を感じている人はそれができない。

がん，うつ病，慢性疲労症候群の疲労

　がん，うつ病，CFSと診断された人は，その病気に対処するためにそれぞれ独自の適応プロセスをたどる。がん関連疲労の要因に関するどの仮説を支持していようと，それまで自分が行ってきた適応プロセスとは違う方法が必要になることは明らかである。生命を脅かす病気に対処しようとしているなかで，人はもてるかぎりのコーピングスキルを駆使しようとする。しかし，がんとその治療から生じる症状は，そのプロセスを妨害する。表10.2に示したがん関連疲労の症状は，その妨害の強さを表している。どの症状も，人ががんに適応する能力を弱めてしまう。

　CFSに関する文献には，個人がCFSに適応するプロセスにおけるさまざまな困難が記述されている。ほとんどの場合で最低6か月という診断プロセスにかかる時間の長さを考えると，症状は治療ができるようになる前にかなり悪化

している。がんとCFSにおける疲労の症状は酷似している。うつ病はCFSの患者が同時に罹患することが多いが，Moss-MorrisとPetrie（2001）は，うつ病とCFSのそれぞれに特有な認知スタイルの特徴を明らかにした。これはvan der Lindenら（1999）も支持しており，解決されるかあるいは6か月以内に精神障害に陥るかのどちらかになる「純粋な」疲労の存在を立証した。うつ病と診断された人は，がんやCFSの患者と同様に，認知と睡眠の変化を経験する。しかし，がんやCFSはあるがうつ病ではない人とは違って，うつ病患者には絶望感と無力感が特徴的にみられる。うつ病の人の筋機能の主な変化は，うつ病に特徴的な自律神経系の反応スピードの低下である。これに対して，がんやCFSでは筋力低下や萎縮がみられる。

　運動選手やシフト勤務者とは異なり，がん，うつ病，CFSに関する文献では疲れ，疲労，消耗を明確に区別できなかった。しかし，疲れを訴えた人に特徴的な1つの行動パターン（「グライダー Gliders」）と，疲労を訴えた人に特徴的な3つの行動パターン（「倦怠」「まとまりのなさ disorganized」「過度の努力 over-exerters」）がみられた（Olson et al 2002）。過度の努力は使用可能なエネルギーを実際よりも多く見積もっているという特徴があるので，消耗を表していると考えられる。まとまりのなさのパターンは疲労を表し，倦怠パターンは疲れ（これは結局まとまりのなさのパターンに進行してしまう）への不十分な反応を表している。

　がん患者とCFS患者の疲労の現れ方の類似性を考えると，がん患者にみられる疲れ，疲労，消耗の行動パターンは，CFS患者にも当てはまるだろう。しかし，この検証には今後の研究が必要である。Berrios（1990）は，うつ病にみられる疲労の3つの特徴的な状態（仕事後の通常の疲労からスタミナ不足の感覚，さらに説明できない疲労の感覚に至る）について述べている。うつ病と診断された患者に関して，現在われわれが行っている研究でも，うつ病患者にはこれら3つの状態（疲れ，疲労，消耗）が現れると考えられている。

分析的質問

分析的質問1：疲れと消耗は疲労の現れか？　あるいはそれらは他の目的をもった一連の行動を表す別のコンセプトか？

　この分析から，疲労ときわめて関係が深い疲れと消耗は，適応の点から異なるコンセプトであることが判明した。いずれも別の目的をもっている。疲れ，疲労，消耗はいずれもストレスに対する反応として起こり，感覚の変化という特徴があり，筋肉と認知の低下がみられ，感情の不安定と睡眠障害が起こり，結果として社会からの撤退が起こる。**しかし，始まりと回復の速さ，エネルギー消費の認知という点で，疲れ，疲労，消耗はそれぞれ区別される**（表10.3）。疲れは，予測されるように，仕事や運動の後に徐々に起こり，休養の後に回復している。

表 10-3　疲れ，疲労，消耗の特徴

	疲れ	疲労	消耗
始まりと回復の速度	徐々に	徐々に	急に
エネルギー消費との関係	エネルギー消費と見合っている	エネルギー消費に見合っていない	エネルギー消費は困難

　疲労は徐々に起こるが，かなりのエネルギーを消費して想像以上に早く進み，回復にも思ったより時間がかかる。疲労の予測不能性は不安の引き金となる。不安は疲れからくるイライラや焦燥とは明らかに別の感情的反応である。疲労と消耗はエネルギーを消費して予測より早く現れ，回復には予想以上に長い時間がかかる。ゆっくりと起こる疲労とは異なり，消耗は知覚できる先行要件はなく突然起こる。

分析的質問 2：疲れ，疲労，消耗における適応の役割は何か？

　表 10.2 に示した文献の分析によると，適応という文脈において，疲れ，疲労，消耗には以下のような関係がある。

- 疲れは疲労の前状態である。これは消費したエネルギー量に比例して起こり，繰り返し起こる。疲れの結果は，適応と不適応の 2 種類である。疲れに適応した人は，もはや「疲れていると感じない」「通常の」状態に戻る。疲れを「急性疲労」と名づけている研究者もいる。疲れに適応できない人が疲労へと進む。
- 疲労は，疲れに適応できなかった結果として起こる。これは消費したエネルギー量とは一致しない。これは何回も起こるが，思ったよりも早く起こり，スタミナ不足を示している。疲労を「慢性疲労」と名づけている研究者もいる。疲労の 2 つの結果は，適応と不適応である。疲労への適応は疲れへの適応より時間がかかる。適応プロセスのなかで，人はもはや疲れていると感じない通常の状態に戻る。適応が不十分であると，疲労の状態にとどまる。疲労に適応できなかった人は消耗へと進む。
- 消耗は，疲労の望ましくない結果である。消耗は急に始まり，多くは原因を特定できないエネルギーの消費（「でも私は何もしていない」）があり，疲労とは明確に区別される。消耗からの回復は，疲労からの回復よりも時間がかかる。回復のプロセスのなかで，通常の状態に戻る前に，疲労，時には疲れを経験することもある。

　先行研究では，疲労が適応に関連づけて検討されたことはなく，疲れ，疲労，消耗を結びつけるプロセスとして適応の役割が取り上げられたことはなかった。上記の仮説は，臨床で起こる同じような病気や治療プロセスの患者に生じる疲労の幅広いバリエーション（適応できる人もいるし，できない人もいる）

の説明を可能性にする。以前の研究でわれわれは，疲れを感じているが適応できている人を「グライダー」と名づけた（Olson et al 2002）。その研究で，不適応パターンを示した人は3つのグループに分かれた。それらのなかで「まとまりのない」パターンは，われわれがここで疲労とみなした行動を示した。「過度の努力」パターンは，われわれがここで消耗と名づけた行動を示した。もう1つの不適応行動は「倦怠」で，これは少なくともがんの文脈のなかで疲労につながると考えられるものである。

分析的質問3：疲れ，疲労，消耗を区別する「初期の」サインはあるか？

疲労と消耗の現れは，エネルギーの使いすぎの初期の警告サインとするには遅すぎる。しかし，疲れの症状に気づくように指導することは，疲労や消耗を防ぐ助けになるだろう。われわれは今回，疲れと消耗の特徴を明らかにし，疲労の特性をより明確にし，上記の5対象集団における疲れ，疲労，消耗の症状を明らかにするために，エスノサイエンスの手法を用いた。これら3つのコンセプトの特性と症状を結びつけることは，それらを再文脈化するうえで役立つだろう。われわれは，さらに再文脈化を進めることによって，疲れ，疲労，消耗の症状の心理的マーカーを明確にするための研究を計画している。疲れ，疲労，消耗の現れの精緻化に焦点を当てることによって，疲労や消耗防止に役立つ「初期の警告サイン」が明確化されることを期待している。われわれの目的は，疲労の可能性をできるだけ早く検知し，適応を支援する戦略を実施できるようにすることである。

疲労の新しい概念化

本章でわれわれは，疲労のコンセプトをより明確に描くために，実質的有用性の諸原則を用いた。本章で示した文脈間の分析は，文脈上の「ノイズ」を除去し，それ以前には抽出されなかった疲労の2つの特性（身体的プロセスへのコントロールの低下，および感情的脆弱性）を明確にすることができた。今回の疲労の定義に関する研究は，上記の分析的質問2の検討において示した仮説と一致しており，疲労とはストレッサーに対する不十分な適応のマーカーである。ストレッサーは文脈によってそれぞれ異なる。ストレス理論（Cannon 1920, Selye 1952, 1956, 1971）の視点からみると，疲労は汎適応症候群の抵抗期で起こる。現在，がん専門看護師から，疲労に対処するための最適な看護介入についての答えを得ているところであるが，われわれが前進していることは確実である。

文献

Akerstedt T 1995 Work hours sleepiness and the underlying mechanisms. Journal of Sleep Research 4(Suppl. 2): 15–22

Alistars J 1987 Fatigue in the cancer patient: a conceptual approach to a clinical problem. Oncology Nursing Forum 14: 25–30

Baracos V, Urtasun R, Humen D et al 1994 Physical fitness of patients with small cell lung cancer. Clinical Journal of Sport Medicine 4: 223–227

Bartlett F 1953 Psychological criteria of fatigue. In: Floyd W, Welford A (eds) Symposium on fatigue. HK Lewis, London, pp. 1–5

Bartley S, Chute E 1947 Fatigue and impairment in man. McGraw Hill, New York

Bates D, Buchwald D, Lee J et al 1994 A comparison of case definitions of chronic fatigue syndrome. Clinical Infectious Diseases 18(Suppl 1): S11–S15

Berger A 1998 Patterns of fatigue and activity and rest during adjuvant breast cancer chemotherapy. Oncology Nursing Forum 25(1): 51–61

Berger A Farr L 1999 The influence of daytime inactivity and nighttime restlessness on cancer-related fatigue. Oncology Nursing Forum 26(10): 1663–1671

Berrios G 1990 Feelings of fatigue and psychopathology: a conceptual history. Comprehensive Psychiatry 31: 140–151

Blesch K, Paice J, Wickham R et al 1991 Correlates of fatigue in people with breast or lung cancer. Oncology Nursing Forum 18(1): 81–87

Bompa T 1999 Periodization: theory and method of training. Human Kinetics, Windsor, Ontario

Broeckel J, Jacobsen P, Horton J et al 1998 Characteristics and correlates of fatigue after adjuvant chemotherapy for breast cancer. Journal of Clinical Oncology 16: 1689–1696

Buchwald D, Pearlman T, Kith P et al 1998 Screening for psychiatric disorders in chronic fatigue and chronic fatigue syndrome. Journal of Psychosomatic Research 42: 87–94

Buckwalter K, Babich K 1990 Psychologic and physiologic aspects of depression. Nursing Clinics of North America 25: 945–954

Cannon W 1920 Bodily changes in pain, hunger, fear, and rage, 2nd edn. Harper & Row, New York

Casper R, Redmond E, Katz M et al 1985 Somatic symptoms in primary affective disorder. Archives of General Psychiatry 42: 1098–1104

Cimprich B 1993 Development of an intervention to restore attention in cancer patients. Cancer Nursing 16: 83–92

Costill D, Flynn M, Kirwan J et al 1988 Effects of repeated days of intensified training on muscle glycogen and swimming performance. Medicine and Science in Sports and Exercise 20: 249–254

Davidson J, Miller R, Turnbull C et al 1982 Atypical depression. General Hospital Psychiatry 39: 527–534

Depression Guideline Panel 1994 Depression: serious, prevalent, detectable. Patient Care 15: 30–63

De Zwardt B, Bras V, Dormolen M et al 1993 After-effects of night work on physical performance capacity and sleep quality in relation to age. International Archives of Occupational and Environmental Health 65: 259–262

Dumont M 1999 Report on the effects of night work. Unpublished report prepared for the Canadian Union of Postal Workers

Engstrom C, Strohl R, Rose L et al 1999 Sleep alterations in cancer patients. Cancer Nursing 22: 143–148

Ferrell B, Grant M, Dean G et al 1996 'Bone tired:' the experience of fatigue and its impact on Quality of Life. Oncology Nursing Forum 23: 1539–1547

Fisher G 1997 Chronic fatigue syndrome: a comprehensive guide to symptoms, treatments and solving the practical problems of CFS. Warner, New York

Fry A, Martin M 1996 Fatigue in the chronic fatigue syndrome: a cognitive phenomenon? Journal of Psychosomatic Research 41: 415–426

Gillberg M, Keckllund G, Akerstedt T 1994 Relations between performance and subjective ratings of sleepiness during a night awake. Sleep 17: 236–241

Glaus A 1998 Fatigue in patients with cancer. Springer-Verlag, Berlin

Green H 1997 Mechanisms of muscle fatigue in intense exercise. Journal of Sports Science 15: 247–256

Hann D, Denniston M, Baker F 2000 Measurement of fatigue in cancer patients: further validation of the Fatigue Symptom Inventory. Quality of Life Research 9: 847–854

Hendrickson C, Verde R 1994 Inadequate recovery from vigorous exercise. Physician and Sports Medicine 22: 56–63

Hoffman J 2002 Physiological aspects of sport training and performance. Human Kinetics, Windsor, Ontario

Hoskins C 1997 Breast cancer treatment related patterns in side effects, psychological distress, and perceived health status. Oncology Nursing Forum 24: 1575–1583

Irvine D, Vincent L, Graydon J et al 1994 The prevalence and correlates of fatigue in patients receiving treatment with chemotherapy and radiotherapy. Cancer Nursing 17: 367–378

Jurrell K 1998 Surface EMG and fatigue. Physical Medicine and Rehabilitation Clinics of North America 9: 933–947

Kindermann W 1986 Das Übertraining Ausdruck einer vegetativen Fehlsteuerung. Deutsche Zeitschrift für Sportsmedizin 37: 238–244

Klein D, Kocsis J, McCullough J et al 1996 Mood disorders: symptomatology in dysthymic and major depressive disorder. Psychiatric Clinics of North America 19: 41–53

Koenig H, Cohen H, Blazer D et al 1993 Profile of depressive symptoms in younger and older medical inpatients with major depression. Journal of the American Geriatric Society 41: 1169–1176

Komaroff A, Buchwald D 1998 Chronic fatigue syndrome: an update. Annual Review of Medicine 49: 1–13

Kuipers H, Keizer H 1988 Overtraining in elite athletes. Sports Medicine 6: 79–92

Lloyd R 1998 Chronic fatigue and chronic fatigue syndrome: shifting boundaries and attributions. American Journal of Medicine 105: 7S–10S

Lovell D 1999 Chronic fatigue syndrome among overseas development workers: a qualitative study. Journal of Travel Medicine 6: 16–23

MacDonald K, Osterholm M, LeDell K et al 1996 A case-control study to assess possible triggers and cofactors in chronic fatigue syndrome. American Journal of Medicine 100: 548–554

McEnany G, Hughes A, Lee K 1996 Depression and HIV. Nursing Clinics of North America 31: 57–80

MacKinnon L 1996 Overtraining and recovery in elite athletes: extension of a model to identify indicators of overtraining. Research report, Australian Sports Commission, Belconnen, Australian Capital Territory

Magnusson K, Moller A, Ekman T et al 1999 A qualitative study to explore the experience of fatigue in cancer patients. European Journal of Cancer Care 8: 224–232

Manfredini R, Manfredini F, Fersini C et al 1998 Circadian rhythms, athletic performance, and jet lag. British Journal of Sports Medicine 32: 101–106

Manu P, Matthews D, Lane T et al 1989 Depression among patients with a chief complaint of chronic fatigue syndrome. Journal of Affective Disorders 17: 165–172

Messias D, Yeager K, Dibble S et al 1997 Patients' perspectives of fatigue while undergoing chemotherapy. Oncology Nursing Forum 24: 43–48

Miaskowski C, Lee K 1999 Pain, fatigue, and sleep disturbances in oncology outpatients receiving radiation therapy for bone metastasis: a pilot study. Journal of Pain and Symptom Management 17: 320–332

Mitler M, Miller J, Lipsitz J et al 1997 The sleep of long-haul truck drivers. New England Journal of Medicine 337: 755–761

Morgan W, Costill D, Flynn M et al 1988 Mood disturbance following increased training in swimmers. Medicine and Science in Sports and Exercise 20: 408–414

Morse J 2000 Exploring pragmatic utility: concept analysis by critically appraising the literature. In Rodgers B, Knafl K (ed) Concept development in nursing, 2nd edn. WB Saunders, Philadelphia, PA, pp. 333–352

Morse J, Hupcey J, Mitcham C et al 1996 Criteria for concept evaluation. Journal of Advanced Nursing 24: 385–390

Moss-Morris R, Petrie K 2001 Discriminating between chronic fatigue syndrome and depression: a cognitive analysis. Psychological Medicine 31: 469–479

Mullis R, Campbell T, Wearden A et al 1999 Prediction of peak oxygen uptake in chronic fatigue syndrome. Journal of Sports Medicine 33: 352–356

Naessens G, Chandler J, Kibler W et al 2000 Clinical usefulness of nocturnal urinary noradrenaline excretion patterns in the follow-up of training processes in high-level soccer players. Journal of Strength and Conditioning Research 14: 125–131

Nail L, Winningham M 1993 Fatigue. In: Groenwald S, Frogge M, Goodman M, Yarbro C (eds) Cancer nursing: principles and practice, 3rd edn. Jones & Bartlett, Boston, MA, pp. 608–619

Nava S, Zanotti E, Rampulla C et al 1992 Respiratory muscle fatigue does not limit exercise performance during moderate endurance run. Journal of Sports Medicine and Physical Fitness 32: 39–44

Nisembaum R, Reyes M, Mauwle A et al 1998 Factor analysis of unexplained fatigue and interrelated symptoms. American Journal of Epidemiology 148: 72–77

Olson K, Tom B, Hewitt J et al 2002 Evolving routines: preventing fatigue associated with lung and colorectal cancer. Qualitative Health Research 12: 655–670

Pearce S, Richardson A 1996 Fatigue in cancer: a phenomenological perspective. European Journal of Cancer Care 5: 111–115

Piper B 1986 Fatigue. In: Carrieri-Kohlman V, Lindsay A, West C (eds) Pathophysiological phenomena in nursing: human responses to illness. WB Saunders, Philadelphia, PA, pp. 219–234

Piper B, Lindsey A, Dodd M 1987 Fatigue mechanisms in cancer patients: developing nursing theory. Oncology Nursing Forum 14: 17–23

Ray W, Cullen S, Phillips S 1992 Illness perception and symptom components in chronic fatigue syndrome. Journal of Psychosomatic Research 36: 243–256

Ream E, Richardson A 1996 Fatigue: a concept analysis. International Journal of Nursing Studies 33: 519–529

Ream E, Richardson A 1997 Fatigue in patients with cancer and chronic obstructive airway disease: a phenomenological enquiry. International Journal of Nursing Studies 34: 44–53

Rhodes V, Watson P, Hanson B 1988 Patients' descriptions of the influence of tiredness and weakness on self-care abilities. Cancer Nursing 11: 186–194

Sahlin K, Tonkonogi M, Soderlund K 1998 Energy supply and muscle fatigue in humans. Acta Physiologica Scandinavica 162: 261–266

Saltzstein B, Grace W, Hubbuch M, Perry J 1998 A naturalistic study of chronic fatigue syndrome among women in primary care. General Hospital Psychiatry 20: 307–316

Schwartz A 2000 Daily fatigue patterns and effect of exercise in women with breast cancer. Cancer Practice 8: 16–24

Scott A 2000 Shift work and health. Primary Care 27: 1057–1079

Scott A, Monk T, Brink L 1998 Shiftwork as a risk factor for depression. International Journal of Occupational and Environmental Health 3 (Suppl. 2): S2–S9

Selye H 1952 The story of the adaptation syndrome. Acta, Montreal, Quebec（ハンス・セリエ著，田多井吉之介訳：適応症候群の話．医歯薬出版，1953年）

Selye H 1956 The stress of life. McGraw-Hill, New York（ハンス・セリエ著，杉靖三郎，藤井尚治，他訳：現代社会とストレス＜叢書・ウニベルシタス＞，法政大学出版局，1988年）

Selye H 1971 Hormones and resistance, part 1. Springer, New York

Shepherd C, Lees H 1992 ME: is it a genuine disease? Health Visitor 65: 165–167

Sluiter J, van der Beek A, Frings-Dresen M 1999 The influence of work characteristics on the need for recovery and experienced health: a study of coach drivers. Ergonomics 42: 573–583

Stone P, Richards M, Hardy J 1998 Fatigue in patients with cancer. European Journal of Cancer 34: 1670–1676

Stone P, Hardy J, Broadly K et al 1999 Fatigue in advanced cancer: a prospective controlled cross sectional study. British Journal of Cancer 79: 1479–1486

Tepas D, Carvalhais A 1990 Sleep patterns of shiftworkers. Occupational Medicine 5: 199–208

Tiersky L, Johnson S, Lange G et al 1997 Neuropsychology of chronic fatigue syndrome: a critical review. Journal of Clinical and Experimental Neuropsychology 19: 560–586

van der Linden G, Chalder T, Hickie I et al 1999 Fatigue and psychiatric disorder: different or the same? Psychological Medicine 29: 863–868

Vercoulen J, Bazelman S, Swanink C et al 1997 Physical activity in chronic fatigue syndrome: assessment and its role in fatigue. Journal of Psychiatry and Research 31: 661–673

Walker J 1985 Social problems of shift work. In: Folkard S, Monk T (eds) Hours of work: temporal factors in work-scheduling. John Wiley, Chichester, pp. 211–225

Welsh R, Woodhouse L 1992 Overuse syndromes. In: Shepard R, Astrand P (eds) Endurance in sport, vol 2. Blackwell Scientific, Oxford, pp. 505–515

Winningham M 1996 Fatigue. In: Groenwald S, Hansen F, Goodman M, Yarbro C (eds) Cancer symptom management. Jones & Barlett, Boston, MA, pp. 42–58

Winningham M, Nail L, Burke M et al 1994 Fatigue and the cancer experience: the state of the knowledge. Oncology Nursing Forum 21: 23–36

Woo B, Dibble S, Piper B et al 1998 Differences in fatigue by treatment methods in women with breast cancer. Oncology Nursing Forum 25: 915–920

Wool M 1990 Understanding depression in medical patients. Part I: diagnostic considerations. Social Work and Health Care 14: 25–38

Wright J, Beverly D 1998 Chronic fatigue syndrome. Archives of Disease in Childhood 79: 368–374

11 「悲嘆」：死別との関連におけるコンセプト分析

Kate Sullivan
（川原礼子 訳）

編者による解説　155	複雑な悲嘆　163
はじめに　156	「非伝統的な」関係における悲嘆　164
コンセプト分析　157	悲嘆：何が悲嘆で，何が悲嘆でないのか？　166
コンセプトの使用の同定　158	決定的特性　167
悲嘆のタイプと帰結　159	実証指標　168
悲嘆の測定方法　161	結論　168
悲嘆の経過に影響する要因　162	

編者による解説

　信頼できる看護学者で，「悲嘆 grief」が看護という職業に独占的なコンセプトであると述べる人は，まずいないだろう。しかし，看護業務の多くの性質からいって，看護師にとって，深く悲しむ患者（特にその家族）をいかに支えるかに関して完全な知識が必要であることは，驚くべきことではない。死，喪失，死別は医療の解決できない側面であり，これらの事項に対応する際に看護師が担う重要な役割を示す多くの例がある。看護師は初めて死に対峙した時のことをよく覚えている。それは社会のなかでというより，臨床的状況で経験することが多い。死とそれに付随する悲嘆は，看護師が直面しなければならない現実である。詩人・劇作家であるサミュエル・ベケットによって適切かつ雄弁に表現されているように，死は避けられないものであることは自明の理であるが，技術的に動いている医療の世界はそのことに対抗しようとして，ある種の矛盾を生じている。看護師はしばしば悲嘆に付随して起こる問題（死に関係して起こることが多い）に直面するにもかかわらず，看護において経験するこのコンセプトは，語呂合わせを許してもらえるとするなら，「死人を包む白布」のような不明瞭さで覆い隠されているといえるだろう。われわれはこのことに注目しなければならない。

　多くの看護モデルは死，死と向き合うこと，さらに悲嘆に対応することに言及している。さらに，死にゆくこと，死，悲嘆に対応することは看護教育プログラムのなかで強調されている。しかしながら，理論的にも教育的にも注目されているにもかかわらず，人の死と悲嘆に向き合うことは，いまだ多くの看護

師にとって困難な看護実践領域である．本章が示すことは，死と悲嘆に対する態度は，経過を通じて一貫していないということである．さらに，現代のわれわれの世代の死，および死にゆくことに対面する経験は，昔の人の経験したものとはかなり異なっている．多くの看護師が臨床の場で直面するまで，死（と死から生じる悲嘆）に個人的には直面したことがないか，あってもわずかなのである．

死に対する経験のなさが，不明確さ，そして不安につながっているのではないかと思われる．さらに20世紀には，いかに死が医療とつながっているかに焦点を当てた文献が多く存在する．ますます人は，家ではなく病院で死んでゆく．いつ死ぬかの決断は，時に自分自身や家族ではなく医師によってなされ，医療の現場では死（と悲嘆）はタブーのようになっている．悲嘆のコンセプトを明確にし理解を深めることによって，看護師は死と悲嘆と対応するときに感ずる困難さを克服できるだろう．

はじめに

1969年のノーベル文学賞を受賞したサミュエル・ベケットの深遠な作品の1つ，「ゴドーを待ちながら」は人生のはかなさをうたったものである．

ある日われわれは生まれ，ある日われわれは死ぬ．女たちは墓の上で子を産み，光は一瞬輝き，そして再び夜になるのだ（Beckett 1965）．

ほとんどの人にとって，愛する人の死は深い悲しみという感情的反応を引き起こす．通常，「悲嘆 grief」が引き起こされる事件や出来事があるはずであり，これは先行要件と呼ばれる．コンセプトが現れれば，帰結と呼ばれる他の出来事が生じるはずである（Walker & Avant 1995）．悲嘆に関連する感情はどのような人間にも似通っている一方，悲嘆は社会のなかで，または社会を超えて多様な形で現れる（Cutcliffe 1998, Walter 1999）．それは短期間または長期間継続し，悲しむ人を人生から切り離してしまう可能性も含んでいる．「悲嘆」という言葉は時に，「死別 bereavement」または「哀悼 mourning」と同じ意味で用いられる．本章では，これらを明確に区別しようと思う．すなわち，「死別」とは誰かまたは何かを失ったという客観的状態であり，「悲嘆」とは死別に伴う感情，「哀悼」とは社会が期待する，死別に続いて起こる行動である（Walter 1999, Cutcliffe 2002）．

Walter（1999）によれば，理論家はモデルと理論の間に線を引こうと試みている．モデルとは，悲嘆と関連して観察された現象を記述したものであり，理論とは，悲嘆を説明し原因を探ろうとする試みである．公になっている悲嘆の文献では，しばしば悲嘆の過程について言及されている．Walter（1999）が指摘しているように，この視点で悲嘆を分類することは，しばしば批判されている．というのも，まるでただ1つの嘆き方，悲しみ方しかないようにみえるか

らである。このような批判をいくらか受け入れることは正当であるとしても，悲嘆はその人の人生に混沌（カオス）をもたらす可能性があるということもまた，明らかである。その結果として，そのような混沌を和らげるために，悲嘆の過程は心理的に構成されてきたのである（Walter 1999）。

　悲嘆のコンセプトに関する議論の内部で批判が生じている他の領域として，「グリーフワーク」という考え方がある。このアプローチは米国で人気があるが，悲嘆からの回復を事前対応的かつ積極的に支援する方法であると考えられている。悲嘆が引き起こした混乱を乗り越えるために，座して待つのではなく，死別した人が自分の生活を立て直すために，積極的に活動するのである（Walter 1999）。しかし，この行動療法に対しては，効果がはっきりしていないという批判もある（Wortman & Silver 1989, Stroebe et al 1994）。このコンセプト分析の目的は，死別の結果として経験される悲嘆の定義，性質，特性を明確にすることである。

コンセプト分析

　悲嘆は看護および医療関連の文献でしばしば言及されているが，このコンセプトの唯一普遍的な定義は存在しない。悲嘆のコンセプトは定義や理解が困難であるとみなされている一方，これを明確にして理解する方法が，コンセプト分析であるとも示唆されている（Morse et al 1992）。コンセプト分析は，抽象的コンセプトに内包されている意味の微妙な要素を明らかにするうえで，決定的なアプローチを必要とする技術または精神的活動である（Chinn & Kramer 1995）。McKenna（1997）は，コンセプトは理論を構築するブロックであると述べている。つまり，そのコンセプトが十分に理解されていなければ，理論はぐらつく土台の上に構築されることになる。

　看護では一般的に，コンセプト分析にさまざまなアプローチが用いられている。WalkerとAvant（1995），ChinnとKramer（1995）のような論理実証主義運動の支持者は，コンセプトを「実在するもの」とみる視点をもち，この客観性を科学のみならず，人間の感情と感覚を含むコンセプトへと適応している（Lacey 1976）。このアプローチに批判的な人もいる。コンセプトは本質的にダイナミックで変化するものであり，そこに価値があるのだから，科学的数式を人間の感情と人間関係の理解に適応するのは的外れであるというのである（Rodgers 1994, Morse 1995）。コンセプト分析のどちらのアプローチにも，長所と短所がある。本章では，これらのアプローチを混合的に用いることにする。

　CowlesとRodgers（1991）によると，どのコンセプト分析もその基礎にあるものは，関連する文献のレビューである。本章の目的に沿って，古典的な文献と現代の文献の双方を調べた。古典的文献を入れた理由は，時間の経過によってコンセプトがいかに変化したかを検討でき，さらにそれらが他の文献へと導いてくれるかもしれないからである。理論的・実証的文献に加えて古典的文献を検証することは，ChinnとKramer（1995）によっても支持されている。

本章はこのコンセプトの使用法を同定し，時間の経過のなかでさまざまな形で現れるコンセプトに関連する問題を検証する。さらに，このコンセプトに関連する決定的特性と実証指標の概要を検討したい。

コンセプトの使用の同定

Oxford English Dictionary には，「悲嘆」という言葉の2つの使用が提示されている。第一に，「深いまたは激しい悲しみ，強烈な悔恨，それらの結果として悲嘆，途方に暮れる状態，衰え，落胆が起こること」であり，第二に，「まさか！」「何ということだ！」といった不意打ちや驚愕の感情に関連した使用法である。第一の定義を考察すると，他の辞書や用語集などでもさまざまに定義されている。たとえば，驚き anguish，苦痛 suffering，憂鬱 agony，惨めさ misery，不幸 distress，痛み pain，傷つくこと hurt，悲しみ sadness，不幸 unhappiness，苦悩 torment，寂しさ desolation，心痛 heartache，悲痛 heartbreak，嘆き mourning などである。これらの定義に基づくと，悲嘆は抽象的なコンセプトであると考えられる。なぜなら事柄自体よりも，人の思考に関連しているからである。この文脈からいえば，悲嘆に似た意味をもつコンセプトとしては，「悲しみ sorrow」が挙げられるだろう。

悲嘆：古典的文献にみる歴史的背景

人は自分の生活において，出来事，感情，意味を定義する社会交流の基盤を失うとき，自分と状況を定義する代わりの方法を探すということが示唆されている（Rosenblatt 1993）。悲嘆の場合，喪失について「書く」ことは，死別した人が自分の人生の意味を見出す1つの手段になるだろう（Rosenblatt 1993）。

これは新しい現象ではなく，何千年もの間行われてきたことである。歴史上最も称賛されている2人の作家，ホメロスとシェイクスピアの詩と劇は，死と悲嘆のテーマで満ちている。ホメロスが描くギリシャ時代において，死と悲嘆は禁欲的な決意とともに，人々に高く尊重されていた（Sourvinou-Inwood 1981）。ホメロスの悲嘆の描写は，16世紀英国の劇作家で詩人であるシェイクスピアのそれとはかなり異なっている。シェイクスピアのソネットや劇，たとえば「リチャード3世」「リア王」「ハムレット」などに貫かれている主要なテーマは，死と悲嘆である。多くの評論家が，シェイクスピアは死と悲嘆にとりつかれていたとまではいわなくても，強い関心を抱いていたことを指摘している（Lewis 1942, Grinstein 1973, Ppollock 1975, Oremland 1983, Silver 1983, Shaughnessy 1985）。

時代が下るとこのコンセプトの記述は，悲嘆のカタルシスを達成するための手段として現われてくる。抑圧された感情は書くことで解放されるという考え方は，19世紀米国の詩人エミリー・ディッキンソンの詩作の動機であるともいわれている。彼女の伝記作者の1人は，彼女は死と悲嘆の考えにとりつかれ

ていたのだと記述している（Cody 1959）。一方，McDermott と Porter（1989）は，彼女の死に関する9つの詩に登場する言葉の頻度を分析し，そのような考え方に異論をとなえ，むしろ彼女の詩作は死と向き合うことに個人的に困難を感じていた証拠であり，悲嘆および，悲嘆からの回復への彼女の個人的な戦いの結果であると指摘している。

　過去100年において，西欧における悲嘆のコンセプト全体が変化したと述べている人もいる（Gorer 1965, Aries 1974）。彼らは少なくとも，19世紀には社会のほとんどの構成員は人生に含まれた一部として，死と悲嘆を経験していたと述べている。子どもはしばしば早い時期に，きょうだいの，そしておそらく両親か片親の死を体験していた。これらの死のほとんどは，家庭において起こっていた。死にゆく人は愛する人たちに囲まれ，死と悲嘆は家族の生活のなかに統合され，彼らの悲嘆は親戚や地域に支えられていた。

　19世紀の非常に構造化された，ほとんど牧歌的な人生の最後というイメージは，20世紀後半の死と鋭く対立しているといえる。英国の悲嘆と哀悼の研究において Gorer（1965）は，死別した人への支援が非常に少ないことを指摘している。もはや人は家族の腕のなかで死ぬこともなく，嘆き悲しむ人への支援もない。悲嘆の過程を支える手の込んだ哀悼の儀式を見ることもない。事実，現代社会での死，死別，悲嘆は隔離された，孤立したものとなっている。

　しかし，この視点にもまた，Cannadine（1981）と Richardson（1987）によって異論がとなえられている。彼らは，かつての悲嘆と哀悼の儀式は，その業界の商売上の目的に合うように練られた宣伝にすぎず，死別した人を支援することに特に貢献したわけではないことを指摘している。葬式に喪服を着ることや，葬式に伴うさまざまな煩わしい事柄は，しばしば死別した人にとってストレスとなるだけで，悲嘆を強めることにしかならないのである。

　これらの意見のどちらが正しいのかについては，疑いなくこれからも議論が続くだろう。しかし，研究者によって共通して受け入れられているようにみえることは，悲嘆の反応は通常，愛する人の死に続いて生じるものであるということである。

悲嘆のタイプと帰結

　あるコンセプトが存在する場合に常に反復的に出現する性質を同定することは，Walker と Avant（1995）のコンセプト分析アプローチの中心的な構成要素である。さらに，彼らは Rodgers（1994）とともに，分析者がまずはコンセプトの決定的特性を特定し，それから帰結を考察することを推奨している。一方 Chinn と Kramer（1995）は，コンセプトの基準は徐々に現われてくるものだと述べている。つまり，それが定義され，他の資源やそれを取り巻く事柄を検証したときにのみ，出現してくるのだという。本章では，まずは悲嘆の帰結を検証する。

　1915年にフロイトが悲しみとうつ病に関する有名なエッセイを発表して以

来，数多くの研究者が，悲嘆のコンセプト，およびそれに関連するパラダイムについて検討してきた（Lindemann 1944, Engel 1961, Hinton 1967, Parkes 1976, Bowlby 1980, Kalish 1985, Worden 1991）。フロイトによる悲嘆の精神分析的視点では，悲嘆とは，死んだ人が死別した人と結びついている愛とエネルギーを徐々に手放してゆく過程である。死別した人はその後，愛する人を誰かまたは何かに置き換えてゆく。喪失が長引くときに起こる出来事を調べた研究者は，発達的な過程のモデルを提示している（Kavanaugh 1972, Parkes 1976, Backer et al 1982）。未亡人を対象とした公的な調査では（Parkes 1976），死別に続いて起こった出来事が数多く集められている。初めの反応は一種の茫然自失であった。これは通常，恐怖と関連する身体的徴候によって出現する。茫然自失はしばしば，失った人を探す行為と連動している。ほとんどの人は，これが「馬鹿げた行動」だとわかっているが，おそらくある本能的な反応が，彼らをそのような行動へと駆り立てている。探す行為は，失った対象がみつかるかもしれないという疲れを知らない行動であるとも記述されている。Bowlby（1980）によれば，この探す行為とは，愛する人が死亡したときに経験する，「愛着 attachment」の喪失に対する反応である。

　動物における愛着と喪失に関する研究を行ったBowlby（1980）は，愛着理論を人間にも適応している。愛着理論では，原始的生理学的過程が，愛する人の喪失に対する人間の反応と関連すると示唆されている。英国と米国の研究では死別した人，特に悲しむ親や配偶者は，しばしば死亡した人がまるで生きているかのような夢をみていた。また，死亡した彼らの姿を見て，会話もしていた。しばしば死別した人は，亡くなった人と過ごした場所を訪れ，過ぎ去った関係を保存しようとしていた。

　この理論への批判は，悲嘆と関連する生理学的反応を強調し，それが起こっている社会的文脈にほとんど注意を払っていないという点にある。死の社会的文脈を調べた研究においてParkes（1976）は，研究に参加した人の多くが，実際に見たり聞いたりすることはないけれども，愛する人がまだ存在している感覚や印象をもっていることを見出している。これは「緩和 mitigation」と呼ばれる状態であり，肯定的な経験になる人もいる。なぜなら亡くした人を探す行動は終結し，想像のなかでしかないとしても，愛する人を見つけ出せたからである。

　「怒り anger」「罪悪感 guilt」「切望 yearning」が喪失への典型的な反応として記述されているが，怒りは死亡した人へと向けられることがある（Parkes 1976を参照）。怒りが医療従事者に向けられることも，しばしばである。それが現実的ではないとしても，医療従事者は愛する人の苦痛に責任があるとみなされる可能性もある。時には，生と死を左右する力があるとみなされる「神」や医師へも，その怒りは向けられる。Parkes（1976）によれば，罪悪感はしばしば自己の内に存在する。些細なことのようにみえるかもしれないが，省略 omission 的な行動が増大することもある。死別した多くの人では，怒り，無関心と絶望の感情，「心ここにあらず」の状態が，罪悪感にとって代わる。最後に，新たなアイデンティティを獲得するコンセプトが記述されている。このコンセ

プトはその源を，亡くなった人と自分を同一視する現象，さらに死別した人が自分の一部をなくしたという感覚に有している。

　悲嘆の過程を説明する試みのなかでは，段階的なモデルが構築されている（Kavanaugh 1972）。死別した人の7つの段階では，初期のショック，感情の不安定さ，罪悪感，怒り，孤独，解放，自分の生活の再構築，が経験される。同様にBowlby（1980）は，悲嘆の過程に関連して4つの段階的期間があると指摘している。初めの期間は，通常数時間から1週間ほど続く無感覚の状態で，時にこの状態は，苦しみや怒りが極度に強くなり爆発することで，中断される。次の期間は，失った人を慕い，探す時期であり，数か月から数年続く。第三の段階は，自己統制の不能と絶望で特徴づけられる。最後の段階は，愛する人なしで自分の人生を再構築する期間である。

　悲嘆の段階モデルを使用するときの問題は，段階がしばしば重複していることである。もしそのモデルが真に段階的なものであるならば，各段階は分離され，別個に存在しているはずである。より現代に即した理解では，悲嘆は機械的な過程ではなく，人によって異なる経験であり，さらなる混沌を招く可能性がある経験であることが前提となっている。人は性格および，かつて体験した自分なりのやり方で一貫した反応を示すのであり，人の感情はモザイク状で，複雑である（Buckman 1993, Solari-Twadell et al 1995, Cutcliffe 1998, 2002）。さらに死別の結果は，希望と絶望に明確に結びついていることが前提となっている。希望が復活するとき，そこに完成した死別の過程がみられる（Cutcliffe 2004）。しかし，悲嘆に暮れる人が絶望の感覚を継続的に感じている場合には，この過程は込み入ったものになるだろう（Cutcliffe 1998, 2004）。

悲嘆の測定方法

　悲嘆の現象の実証的なエビデンスを示すために，悲嘆の過程と結果を測定するツールが作成されている（Zisook et al 1982, Remondet & Hansson 1987, Stroebe & Stroebe 1991）。臨床経験，および悲嘆の反応の標準的な事例と特殊な事例に関する文献に基づいて，Zisookら（1982）は悲嘆を測定するツール開発のために，死別した211名を調査した。それによると，通常の病理学的悲嘆の過程をはっきり示していた人がいる一方，いくつかの質問については答えが得られなかった。彼らはそれらを次のように分類している。すなわち，通常の悲嘆のタイムスケジュール，解決できない悲嘆に関する重要性の知識，解決できない悲嘆の回数と出現，死別と関連する罹患と死亡，である。彼らは，死後長期にわたって多くの遺族は，悲嘆に関連する不安定なままの感情を抱きながら，混乱し，空虚さを感じ，涙を流し続けていると結論づけている。

　この研究には，いくつかの限界がある。たとえば，研究者らは都合のよい対象者を選んでいる。検討されたデータは，研究者の友人や隣人から集められていて，したがって調査された集団は似たような社会的・教育的背景をもっている。つまり，成人，白人，専門職または中産階級である。有効性と信頼性に関

しては，明確なエビデンスは提示されていない。研究者らは，「喪失を乗り越えられたか」という質問に関連して，「解決しない悲嘆」という言葉を用いている。この研究は多くの弱点をもっているが，経時的な悲嘆への適応を測定しようという最初の段階であったといえるだろう。

　Stroebeら（1991）は，死別後2年間の遺族を追った縦断的研究を行っている。彼らは参加者の健康状態を調べ，誰が死別によって健康障害を起こすリスクが高いか，また彼らが悲嘆からどれくらい回復しているかを評価した。この研究の参加者は夫を亡くした人30人と妻を亡くした人30人で，期間中に3回のアセスメントを行った。さらに，彼らの健康と安寧の状態を60人の既婚者と比較した。この研究は，死別と悲嘆に関連するさまざまなリスク要因と結果を測定するために，さまざまな尺度を用いている。結果は，ほとんどの人が悲嘆から適切に回復した一方，1/3は2年経過した時点でもほとんど回復の徴候をみせていなかった。後者のグループの結果は，性格と状況的な要因が複合したせいであるといえるだろう。それらの要因は，「ハイリスク」死別グループと分類された人々の間で共通してみられたものであった。

悲嘆の経過に影響する要因

　研究者のなかには，悲嘆は複雑な現象であり，多くの事柄に左右されることを示唆する人もいる。たとえば死別した人が，その喪失に備える時間があったかどうかというようなことである（Parkes 1976）。病気の末期のように死が予測される場合，残された人は死のずっと前から悲しみを始めることによって，喪失に備えることができるだろう。しかし，突然の病気であれば，状況はより複雑になり，近親者は2つの不測の事態に対応しなければならないだろう。すなわち，差し迫った死の可能性であり，また，残る人は生き続けなければならないということである。このような状況では，喪失を予期することで，悲嘆が起こったり起こらなかったりするかもしれない。上記の研究によると，喪失に適した「時」とそうでない「時」があるという。すなわち，静かに死に向かう高齢者と，人生の盛りにある若い人の突然の人生の終焉は異なる。たとえば，65歳以上の未亡人グループは，それ以下の年齢の未亡人グループがもつような悲嘆に関連する問題を経験していないようであった。後者のグループでは前者に比べて鎮静剤を7倍多く使用していて，死別後18か月の時点でも，その使用量はわずかしか減少していなかった。

　悲嘆への対応に影響しうる他の要因として，ジェンダー（性差）がある。ShuchterとZisook（1993）の死別した配偶者の研究によると，死別後13か月でジェンダーによる差異が明らかになった。女性は男性よりも衰弱性の健康問題を訴え，絶望感を感じていた。男性は女性より死をあまり受け入れておらず，感情を表出することが少なく，飲酒が多く，新しい愛着関係を早く形成しようとした。実証的なエビデンスに基づけば，ほとんどの人にとって愛する人を失うことは，「正常な」悲嘆の反応を起こすといってもよいように思われる。

複雑な悲嘆

　死別は各人に独特なあり方で経験され，彼らの個人的な成育歴と社会の文化的規範に影響を受けるといわれている。その一方で，悲嘆の反応には2つの異なるタイプがあることも認識されている（**Cutcliffe 1998, 2002**）。すなわち，公的な医療サービスからの介入がなくても悲嘆の経験を平静な状態へ統合できる人と，死別によって引き起こされた感情，行動，希望のレベルを元に戻すことができない人である（Glick et al 1974, Scruby & Sloan 1989, Kim & Jacobs 1991, Marwitt 1991, Worden 1991, Lendrum & Syme 1992, Lloyd 1992, Dimond et al 1994, Prigersonn et al 1995, Cowles 1996）。後者のグループでは，「複雑な悲嘆 complicated grief」が経験されているといえるだろう。

　複雑な悲嘆，または解決できない悲嘆は，さまざまに分類，または記述されている。たとえば「遅れてくる悲嘆 delayed grief」（Littlewood 1992），「歪んだまたは空虚な悲嘆 distorted or absent grief」（Raphael 1984），「慢性的な悲嘆 chronic grief」（Gorer 1965, Marris 1986）などである。遅れてくる悲嘆は，喪失の認識と関連する悲嘆の表現が後になって生じるときに起こる。典型的には，悲嘆は後日，とりわけ激しく経験される。歪んだ悲嘆では，他のすべての感情が排除され，悲嘆のある1つの側面（通常は怒り，または罪悪感）が特化して起こる。慢性的な悲嘆では，人物として2人の例が挙げられるだろう。すなわち，夫アルバートの死後，常に喪服を着用して，公の場に出ることがほとんどなくなった19世紀英国王室のヴィクトリア女王であり（Gorer 1965），19世紀英国の作家ディケンズの『大いなる遺産』の登場人物で，婚約が破棄されたショックから花嫁衣装を着たまま暗い部屋に住んでいるミス・ハヴィシャムである（Marris 1986）。どちらも異なる理由ではあるが，複雑な悲嘆を体現しており，現在の文脈でいえば典型事例であるといえるだろう。

　数多くの理論的枠組みが，複雑な悲嘆と「正常な」悲嘆の違いを説明するために構築されてきた。しかし，研究者間でコンセンサスは得られておらず，普遍的に受け入れられている複雑な悲嘆に関する定義は存在しない（**Prigerson et al 1995**）。Parkes（1976）は35名の対象者の主要な症状を分析した。対象者のなかには複数の症状をもっている人がいて，そのような状態は非定形型悲嘆と記述されている。26名がうつ状態で苦しみ，6名がアルコール中毒，5名が心気症症状，4名が恐怖症，2名が明らかな精神病に罹患していた。喘息，パニック発作，脱毛症，失神，頭痛といった症状もみられた。これらの症状はそれ自体では病理学的症状ではないが，このグループと精神科的治療を受けていない未亡人のグループと比較してみると，症状の重症度と期間には大きな違いがあった。

　このグループに特徴的な徴候の1つに，悲嘆が長引くということがあった。また，死別への反応が遅れてやってくるということもあった。死別から何年経っても，多くの人は強い苦痛を覚えていて，愛する人のことを考えて想起すると，自分をコントロールできずに泣き出していた。強烈な執着，怒り，攻撃，友人や家族の拒絶もみられた。このグループの4名は自殺を考えたと告白している。

8名は遅れてきた悲嘆の反応に苦しんでいた。3名は死の2週間後まで悲しみを感じなかったと述べ、5名は死別後、麻痺した感覚さえ感じなかったと述べている。また、このグループのなかには臨床的にうつ状態を呈し、激しく悲嘆している人もいて、研究者らは遅れてくる悲嘆と慢性的な悲嘆を判別することができなかった。

パニック発作として経験され、呼吸困難感や喉が締め付けられる感じで特徴づけられる「恐怖 fear」は、死を思い出したり、孤独感や支えがなくなったことによって認識される。Parkes（1976）は恐怖を「引き離される不安」と表現し、複雑な悲嘆、あるいは病理的な悲嘆を定義するのは簡単ではないと認める一方で、非定型な悲嘆は精神上の問題を引き起こすと結論づけている。臆病で何かにしがみついている人は、「かつて喪失に適切に向き合ったことがない」「過去にうつ病のような疾患の既往歴がある」「文化的または家族的背景のために感情を表出することができない」「亡くなった人に過度に依存していたか愛憎相反する関係であった」といった問題を抱えている。あるいは、別のさまざまな喪失というリスクが、複雑な悲嘆をさらに複雑化したという経験をしているかもしれない。

Raphael（1984）、Clayton（1975）、StylianosとVachon（1993）といった研究者らは、死別した人が孤立した場合、悲嘆は激しくなることを指摘している。しばしばこのような悲嘆の激化は、喪失を受け入れられるように援助したり、将来を考えられるように支持する人がいない場合に生じる。実際、彼らは絶望感という感覚を経験している（Cutcliffe 1998, 2004）。絶望感は、愛する人を失ったという重大さが、他者と共有できないという現実から生じているのかもしれない。

「非伝統的な」関係における悲嘆

悲嘆と遺族の研究のほとんどは、死と死別が家族および近親者に与える影響に焦点を当てている。そこでは、亡くなった人に対する法律に基づく人間関係および愛着が、悲嘆の激しさを決定するという仮定に基づいている。非伝統的な関係と呼ばれるような人間関係が存在する場合、残された人の悲嘆の大きさには、ほとんど注意が払われていない。非伝統的な関係とは、異性間の同棲や同性間の関係といった婚姻以外の関係とされている。これらの関係はさまざまであるが、社会的に受容されず認知されていないという点では類似的である（Doka 1987）。

非伝統的な関係において死別した人が経験する悲嘆を調査した研究では（Doka 1987）、悲嘆の反応は伝統的な関係にある人と「同じ」であると結論づけられていて、他の研究者も同様の反応を報告している（例：Parkes 1976, Worden 1991 など）。しかし、このグループの人々の悲嘆はより強かった。悲嘆に関連した感情に加えて、多くの場合、「困惑 embarrassment」と「恥 shame」といった感情があった。これらの感情はふつう、彼らの関係が公にな

ることを防ごうという否定的な内外の拘束力に起因している。しばしば死にゆくパートナーと自由に接触できないことが，悲しみを強くする。死別した人への社会的な支援は，効果的な悲嘆からの回復を促す重要な要因とみなされている。しかし，非伝統的な関係において死別した人への社会的な支援がないことは，データからも明らかである。

> 人間関係が秘密にされている場合，そのような人間関係において悲嘆が認識されていないこと，あるいはそう認知さえされていないことは当然である。ある場合には，排除されて，それでおしまいである。その人間関係は隠されていたり孤立しているため，死別した人はパートナーの死後何週間が経っても，死自体を知らないこともある（Doka 1987, p.461）。

すでに述べたように，死別と悲嘆には境界がない（Beckett 1969）。さまざまな研究者が，人口の約5～10％が同性愛者であると推定している（Kinsey et al 1948, Ramsey et al 1974, Whitam 1983, Fay 1989）。多くの研究が配偶者の死別の悲嘆について行われてきたが（例：Parkes 1976, Hampe 1979, Bowlby 1980, Raphael 1984），同性間関係で死別したパートナーの苦しみと悲嘆には，ほとんど注意が向けられていない（Doka 1987）。彼らは同性愛者に対する社会の見方を知っているがゆえに，その関係を公にしてこなかった。彼らは社会から距離をとって生きている。したがって一方が死亡すると，残された人を支えられる人は，非常に限られているといえるだろう。

同性愛者の男性グループのAIDSの影響を調べた研究で（Klein & Fletcher 1986），研究者らは悲嘆の反応は異性愛者と同じであることを見出したが，このグループに独特である悲嘆の新しいパラダイムも見出している。このグループの男性の多くは45歳以下であった。彼らは低い自己肯定感と罪悪感をもっていて，それらはしばしば，他者が同性愛者を毛嫌いする態度で増悪していた。彼らは「見捨てられている」「遮断されている」「支援のネットワークがない」と感じていた。これらの男性にとって，悲嘆は社会的に認められておらず，亡くなった人の重要他者であるという肩書きもない。ある人はパートナーが死亡して，住んでいた家を失うなどの経済的不利益を被っていた。医療の現場から排除されたり，歓迎されていないと感じる人もいた。また彼らは，病院に愛する人を訪問すると，スタッフや他の患者が不快に感じるだろうと思って，愛する人への愛情を表現できないと感じていた。亡くなった人の本当の性癖を知りたくない親族によって，愛する人の葬式に出席できないというケースもあった。

この分野の他の研究者ら（Murphy & Perry 1988）は，亡くなった人の家族や専門家から生涯にわたって排除されている「隠れた悲嘆者」と呼ばれる男性たちが，社会では死と悲嘆に直面して不快なものとして隠されている事柄以外の何かであることを，いかに期待されているかを示している。

同性のパートナーを失った人は，その関係性が秘密であるという性質ゆえに，悲嘆が強くなるかもしれない。死別した人にとって支援的な働きかけを受ける機会を彼らがもつことは，ほとんどないだろう。パートナーが突然亡くなった

ら，その関係が知られていなかったために，死んだことさえ知らされないままだろう。2人にとって意味がある品物も遺族に渡されてしまい，「それを返してほしい」と頼むこともできないだろう。パートナーが亡くなったときに法的な手続きを進めようとしても，親族とみなされないために，役所や葬儀社ともめごとを起こすことにつながるかもしれない（Sullivan 1997）。パートナーの葬式では，公的な遺族と同じ立場を与えられないだろう。葬儀を取り仕切る人は，彼らの関係に触れないかもしれない。パートナーの遺族が彼らの関係を知っていたとしたら，葬式に出席しないようにと言うか，出席しても一般の弔問客と同じ場所に座って，関係をわからないようにしてほしいと言うかもしれない（Sullivan 1997）。

異性間での結婚の配偶者に与えられている嘆き悲しむ権利（Averill & Nunley 1993）は，同性間の関係には与えられないだろう。これらの権利には，個人的な感情を公にすること，職場からの忌引き，他者からのケアや支援が含まれる。パートナーを失った人の悲しみが他者によって認識されない場合，彼らはパートナーとの思い出にひたる機会も少なくなる。しかし，これは，悲嘆の過程で支援的なものと認識されているものである。彼らが得られる社会的支援は，彼らの悲嘆の大きさを認識するわずかな人たちからだけである。彼らが経験する困難は，同性愛に対する社会的烙印と関連しているかもしれず，それが死別者により経験されるストレスに加わっている（Siegal & Hoefer 1981）。烙印を知覚することにより，多くの人は彼らのパートナーシップを公にすることができず，したがってパートナーが亡くなると，孤独と孤立を経験することになる（Sullivan 1997）。

悲嘆：何が悲嘆で，何が悲嘆でないのか？

コンセプトをより深く理解するために，分析には事例が含まれる（Walker & Avant 1995）。この分析では，そのような事例を2つ挙げる。まず「現実世界」からの事例で，悲嘆のコンセプトのすべての決定的特性が含まれている。次に示す事例は構成されたもので，このコンセプトの決定的特性は1つも含まれていない。初めの事例は英国の同性間で起きた死別の研究から取り上げたものである（Sullivan 1997）。

＜事例11.1＞
チャールズとクライブは1946年の街角コンサートで知り合い，その翌年から1990年のクライブの死まで一緒に暮らしていた。チャールズは初めの出会いを「ひとめぼれ」と表現していた。彼はいかに2人が文学，劇，クラシック音楽，旅行が好きで，いっしょにいる「素晴らしい人生」を共有できていたか，そして，クライブの死でいかにすべてが変わってしまったかを話した。クライブの死後3年以上経って，チャールズは自分の感情を次のように述べた。
「どんなに時間が経っても，自分はそのことに慣れることができない。夜にこの

部屋で1人で座っていることができない。7時になって夕食をとると食器を洗い，ベッドに入る。でも眠らない。ベッドに入っても，太陽はまだ明るいままなのだ。私たちは夕食後にはいつもここに座っていた。楽器をひくこともできなくなった。ワーグナーのレコードは全部もっているし，私たちはよくそれらを聴いたものだった。彼の死を受け入れようと試みたが，どうしてもできなかった。

　私たちは何でも一緒だった。同じことを考えていた。話すことも尋ねることも，その必要さえなかった。きっと彼にあまりに近かったんだろう。でも，あのこと以来，私の人生はすっかり変わってしまった。私は二度と元には戻れないし，それをよくわかっている。眠りにつくまで，私はよく泣いている。私の一部も死んで，もう何も考えることもできない。ああ，これでおしまいなのだろう。つまり，44年近い年月は本当に長かったのだ。彼の死を，そう簡単には受け入れることができないのだ。私の人生は5月22日の朝に終わった。終わってしまったんだ」

　このインタビューでチャールズは，クライブに対する愛の深さを明確に描き出している。彼は，そして疑いもなくクライブも，彼らの関係がいかに真剣であったかをわれわれに教えてくれるし，クライブの死後3年にわたって嘆き悲しんでいることも，よく伝えてくれている。このコンセプトの決定的特性として挙げられる事柄はすべて，チャールズが表現した感情のなかに存在している。

　次の例は，親戚または親しい家族の誰かが亡くなったときに，常に悲嘆が生じるわけではないことを示している。このようなケースとして，継父によって性的虐待を受けていた16歳のリンダの例を挙げよう。リンダも継父も大きな自動車事故に巻き込まれ，結果として継父が死亡した。死亡を伝えられたとき，リンダは悲嘆と関係すると定義づけられた要素を1つも経験していなかった。それどころか彼女は，喜びと安どを感じた。リンダは継父を価値があるとか大切だとか考えたことはなく，実際のところ，彼の死は彼女の苦痛を終わらせてくれる肯定的なものと捉えられた。このような状況で構成された事例の使用は，2つの理由から批判されている。第一に，なぜその事例が典型的だといえるのか（Messer & Meldrum 1995）。第二に，その事例はつくられたものであるから現実と乖離しているかもしれない，ということである。もっとも他の研究者らは（Robinson & McKenna 1998），読者はそのような事例が人生の価値ある側面をみせてくれる可能性に，オープンであるべきだと提言している。

決定的特性

　悲嘆の決定的特性，あるいは根底にある仮定とは，何度も出現するコンセプトの性質のことであり（Walker & Avant 1995），それらはこれまでの記述から収集できるだろう。各特性は，悲嘆の有効な例に必ず存在するものである。この分析の結果，死別の結果として経験される悲嘆には，3つの決定的特性があることがわかる。

- 悲嘆は，自分にとってかけがえのない愛する人の死において経験される正常な感情的反応である。
- 悲嘆は複雑な現象であり，その意味はそれを経験する人によって，個人的，主観的，文脈的に定義づけられる。ある人にとっては悲嘆の軌跡は複雑で，決して解決されないかもしれない。
- 悲嘆は死別した人の人生の全側面に影響を与え，心理的，感情的，社会的な問題をもたらす。

　第一の特性は，愛する人の死を，悲嘆と名づけられる感情的反応と結びつける。第二の特性は，悲嘆の経験の個人的性質，およびその経験に内在する難しさを強調する。第三の特性によって，悲嘆が生み出すさまざまな症状が示すように，その多面的な性質が規定されている。
　これらの特性を同定することが，次に示す定義の基礎となる。悲嘆とは，通常の，しかし高度に複雑で，深い苦しみの感情であり，愛する人の死に対する非常に個人的な反応である。悲嘆は死別した人の人生のすべての側面に浸透する可能性がある。

実証指標

　実証指標とは，それが存在することでそのコンセプトが生じていることを示す実際的な現象の分類，またはカテゴリーのことである（Walker & Avant 1995)。第二の定義的特性は，悲嘆が複雑かつ主観的な経験であり，その意味はそれを経験する人によって決定されることを示唆している。このように悲嘆とは，独特かつ負の影響をもつ出来事であり，その痛みは他者が量的に測ることはできず，経験されるかどうかはケース・バイ・ケースである。ほとんどの人にとって，愛する人の死は通常の悲嘆の反応を引き起こす。しかし，ある人にとってその過程は長引き，複雑化し，解決しないかもしれない。したがって，悲嘆のさまざまな要素を測定するよりも，悲嘆が存在するかどうか，また悲嘆がそれを経験する人にどのような影響を及ぼしているかを特定するほうがよいだろう。
　すでに述べたように，悲嘆の過程と結果を測定するために，多くの方法が開発されてきた。これらを用いることは，悲嘆の分類やカテゴリーを示すことはできなくても，悲嘆に暮れる人の健康状態や安寧に関する情報を提供することには役立つだろう。

結論

　本章は，死別の結果として経験される悲嘆のコンセプトを検討した。悲嘆の多面的かつ複雑な性質に焦点を当て，愛する人の死は，重大な苦しみと苦痛を

引き起こす可能性があることを示した。これらの検討が、保健医療および社会福祉の専門家、そして悲嘆に暮れる人に支援とケアを提供する人々に役立つことを期待している。チャールズの経験は特筆に値する。この例によってケアの提供者らは、この男性の喪失の重要性に気づき、同様の状況にある他者の経験を認識、確認することができるだろう。この分析は、ケアの専門家が悲嘆を経験している人のニーズをどのようにアセスメントし、そのニーズを満たすために何を決定すべきかに役立つだろう。この分析の結果は、何かを結論づけるためのものではなく、さらなる熟考と研究を促すことを意図したものである。

文献

Aries P 1974 Western attitudes towards death from the Middle Ages to the present. Johns Hopkins University Press, Baltimore, MD

Averill JR, Nunley EP 1993 Grief as an emotion and as a disease. In: Stroebe MS, Stroebe W, Hansson RO (eds) Handbook of bereavement. Cambridge University Press, Cambridge

Backer BA, Hannon N, Russell NA 1982 Death and dying: individuals and institutions. John Wiley, New York

Beckett S 1965 Waiting for Godot, 3rd edn. Faber & Faber, London（サミュエル・ベケット著、安堂信也、高橋康也訳：ゴドーを待ちながら＜ベスト・オブ・ベケット＞，白水社，1990年）

Bevan W 1991 Contemporary psychology: a tour inside the onion. The American Psychologist 46: 475–483

Bowlby J 1980 Attachment and loss: loss, sadness and depression. Hogarth Press, London（J. ボウルビィ著、黒田実郎、他訳：母子関係の理論（1，2，3），新版，岩崎学術出版社，1991年）

Buckman R 1993 Communication in palliative care: a practical guide. In: Doyle D, Hanks GWC, MacDonald N (eds) Oxford textbook of palliative medicine. Oxford Medical Publications, Oxford, pp 51–70

Cannadine D 1981 War and death, grief and mourning in modern Britain. In: Whaley J (ed) Mirrors of mortality: studies in the social history of death. Europa Publications, London

Chinn PL, Kramer MK 1995 Theory and nursing: a systematic approach, 4th edn. Mosby, London

Clayton PJ 1975 The effect of living alone on bereavement symptoms. American Journal of Psychiatry 132: 133–137

Cody J 1959 After great pain: the inner life of Emily Dickinson. Harvard University Press, Boston, MA

Cowles KV 1996 Cultural perspectives of grief: an expanded concept analysis. Journal of Advanced Nursing 23: 287–294

Cowles KV, Rodgers BL 1991 The concept of grief: a foundation for nursing research and practice. Research in Nursing and Health 14: 119–127

Cutcliffe JR 1998 Hope, counselling and complicated bereavement reactions. Journal of Advanced Nursing 28: 754–761

Cutcliffe JR 2002 Understanding and working with bereavement. Mental Health Practice 6: 29–37

Cutcliffe JR 2004 The inspiration of hope in bereavement counselling. Jessica Kingsley, London

Dimond M, Caserta M, Lund D 1994 Understanding depression in bereaved older adults. Clinical Nursing Research 3: 253–268

Doka KJ 1987 Silent sorrow: grief and the loss of significant others. Death Studies 11: 455–469

Engel G 1961 Is grief a disease? Psychosomatic Medicine 23: 18–22

Fay RE, Turner CF, Klassen AD et al 1989 Prevalence and patterns of same-gender sexual contact among men. Science 243: 38–348

Glick IO, Weiss RS, Parkes CM 1974 The first year of bereavement. John Wiley, New York

Gorer G 1965 Death, grief and mourning in contemporary Britain. Cresset Press, London

Grinstein A 1973 King Lear's impending death. The American Imago 30: 121–141

Hampe SO 1979 Needs of the grieving spouse in a hospital setting. Nursing Research 24: 113

Hinton J 1967 Dying. Penguin, Harmondsworth

Jacob SR 1993 An analysis of the concept of grief. Journal of Advanced Nursing 18: 1787–1794

Kalish RA 1985 Death, grief and caring relationships, 2nd edn. Brooks-Cole, Monterey, CA

Kavanaugh R 1972 Facing death. Penguin, Baltimore, MD

Kim K, Jacobs S 1991 Pathological grief and its relationship to other psychiatric disorders. Journal of Affective Disorders 21: 257–263

Kinsey AC, Pomeroy WB, Martin CE 1948 Sexual behaviour in the human male. WB Saunders, London

Klein SJ, Fletcher W 1986 Gay grief: an examination of its uniqueness brought to light by the AIDS crisis. Journal of Psychosocial Oncology 4: 15–25

Lacey AR 1976 A dictionary of philosophy. Routledge & Kegan Paul, London

Lendrum S, Syme G 1992 Gift of tears: a practical approach to loss and bereavement counselling. Routledge, London

Lewis CS 1942 Hamlet: the prince or the poem. In: Hoy C (ed) William Shakespeare, Hamlet. Norton, New York

Lindemann E 1944 Symptomatology and management of acute grief. American Journal of Psychiatry 101: 141–148

Littlewood J 1992 Aspects of grief bereavement in adult life. Routledge, London

Lloyd M 1992 Tools for many trades: reaffirming the use of grief counselling by health, welfare and pastoral workers. British Journal of Guidance Counselling 20: 150–163

McDermott JF, Porter D 1989 The efficacy of poetry therapy: a computerized content analysis of the death poetry of Emily Dickinson. Psychiatry 4: 462–468

McKenna HP 1997 Nursing models and theories. Routledge, London

Marris P 1986 Loss and change. Routledge & Kegan Paul, London

Marwitt SJ 1991 DSM 3, grief reactions, and a call for revision. Professional Psychology: Research and Practice 22: 75–79

Messer D, Meldrum C 1995 Psychology for nurses and health care professionals. Prentice-Hall, London

Morse JM 1995 Exploring the theoretical basis of nursing using advanced techniques of concept analysis. Advances in Nursing Science 17: 31–46

Morse JM, Anderson G, Bottorff JL et al 1992 Exploring empathy: a conceptual fit for nursing practice. Image 24: 273–280

Murphy P, Perry K 1988 Hidden grievers. Death Studies 12: 451–462

Oremland JD 1983 Death and transformation in Hamlet. Psychoanalytical Inquiry 3: 485–511

Parkes CM 1976 Bereavement studies of grief in adult life. Penguin, Harmondsworth

Pollock GH 1975 Mourning and memorialization through music. Annals of Psychoanalysis 3: 423–436

Prigerson HG, Frank E, Kasl SV et al 1995 Complicated grief and bereavement-related depression as distinct disorders: preliminary empirical validation in elderly bereaved spouses. American Journal of Psychiatry 152: 22–30

Ramsey RW, Heringa PM, Boorsma I 1974 A case study: homosexuality in the Netherlands. In: Loraine JA (ed) Understanding homosexuality: its biological and psychological bases. American Elsevier, New York

Raphael B 1984 The anatomy of bereavement: a handbook for the caring professions. Hutchinson, London

Remondet JH, Hansson RO 1987 Assessing a widow's grief: a short index. Journal of Gerontological Nursing 13: 31–34

Richardson R 1987 Death dissection and the destitute. Routledge & Kegan Paul, London

Robinson DS, McKenna HP 1998 Loss: an analysis of a concept of particular interest to nursing. Journal of Advanced Nursing 27: 779–784

Rodgers BL 1994 Concepts, analysis and the development of nursing knowledge: the evolutionary cycle. In: Smith PJ (ed) Models, theories and concepts. Blackwell Scientific, Oxford

Rosenblatt PC 1993 Grief: the social context of private feelings. In: Stroebe MS, Stroebe W, Hansson RO (eds) Handbook of bereavement. Cambridge University Press, Cambridge

Scruby LS, Sloan JA 1989 Evaluation of bereavement interventions. Canadian Journal of Public Health 80: 394–398

Shaughnessy MF 1985 The best kept secret in creativity. Creative Child and Adult Quarterly 10: 223–232

Shuchter SR, Zisook S 1993 The course of normal grief. In: Stroebe MS, Stroebe W, Hansson RO (eds) Handbook of bereavement. Cambridge University Press, Cambridge

Siegal RA, Hoefer DD 1981 Bereavement counselling for gay individuals. American Journal of Psychotherapy 35: 517–525

Silver D 1983 The dark lady: sibling loss and mourning in the Shakespearean sonnets. Psychoanalytical Inquiry 3: 513–527

Solari-Twadell PA, Bunkers S, Wang C et al 1995 The pinwheel model of bereavement. IMAGE: Journal of Nursing Scholarship 27: 323–326

Sourvinou-Inwood C 1981 to die and enter the house of Hades: Homer, before and after. In: Whaley J (ed) Mirrors of mortality: studies in the social history of death. Europa Publications, London

Stroebe M, van den Bout J, Schut H 1994 Myths and misconceptions about bereavement: the opening of a debate. Omega 29: 187–203

Stroebe MS, Stroebe W 1991 Does 'grief work' work? Journal of Consulting and Clinical Psychology 59: 479–482

Stylianos SK, Vachon MLS 1993 The role of social support in bereavement. In: Stroebe MS, Stroebe W, Hansson RO (eds) Handbook of bereavement. Cambridge University Press, Cambridge

Sullivan KA 1997 The grief that dare not speak its name: issues of openness and support in homosexual bereavement. Unpublished PhD Thesis, University of Ulster

Walker LO, Avant KC 1995 Strategies for theory construction in nursing, 3rd edn. Appleton & Lange, Norwalk, CT（中木高夫，川崎修一訳：看護における理論構築の方法．医学書院，2008 年）

Walter T 1999 On bereavement: the culture of grief. Open University Press, Buckingham

Whitam F 1983 Culturally invariable properties of male homosexuality. Archives of Sexual Behavior 12: 207–226

Worden JW 1991 Grief counselling and grief therapy, 2nd edn. Tavistock, London

Wortman C, Silver R 1989 The myths of coping with loss. Journal of Consulting and Clinical Psychology 57: 349–357

Zisook S, Devaul RA, Click MA 1982 Measuring symptoms of grief and bereavement. American Journal of Psychiatry 139: 1590–1593

12 「希望」の批判的分析：多様性を認めるか，あるいは区別するか？

Cheryl L. M. Nekolaichuk
（山田智恵里 訳）

編者による解説　173
はじめに　174
文献レビューで用いたパラメータと方法　175
希望の研究における「究極の解答」を
探す試み　176

コンセプトの明確化か，あるいは混乱か？：
希望の枠組みの統合　179
「狭間」に生きる：希望の二元性　181
研究における希望のコンセプト化の試み　186
結論　188

編者による解説

　看護の中心的なコンセプトに関する考察は新しいものではない。本書は，看護師と看護に最も不可欠な，または中心的な20のコンセプトに焦点を当てているといいたいわけではない。しかし，もしコンセプトを「われわれの心に近い」ことを理由に選択する，または看護師の存在価値に関連していることを理由に選択するとしたら，「希望 hope」は少しの躊躇もなく選ばれるであろう。より深く理解するために，こうした中心的なコンセプトの語源を追うためには，歴史的，神話的，理論的文献を検証する必要があるだろう。これらのコンセプトがさまざまな文献にみられれば，一貫した重要性を有していることになり，したがって人間にとって中心的なものであるといえるだろう。論理的な推論に従えば，看護には複雑な人間的本質があるとすれば，これらのコンセプトは看護へと移されるだろう。本章が示すのは，希望のコンセプト化は一貫していないし，明白でもないということである。しかし重要なことは，本章はこのコンセプトの混乱が看護師にとって（そして看護の理論家にとっても）困難な課題であると同時に，おそらく逆説的に，希望をより深く理解することにもつながるということである。

　2つの批判的な警告がある。まず，文献では一貫して，希望は臨床のシナリオや人生の経験のなかで治療的価値をもつと主張されている。それらは希望が患者において呼び起こされ，維持されるさまざまなケースを説明している。したがって，われわれはここで尋ねる必要がある。「希望が呼び起こされるとすれば，それを行うのは看護師の仕事か？　また，この仕事を見過ごすことは看護師の職務怠慢とみなされるのか？」と。第二に，この警告が妥当であるとすれば，また希望は看護師のなかでも1つの資源であるという文献があることを

踏まえれば，実践者個人に対する義務と同様に，そしてもっと重要なものとして，雇用機関に対する義務もある。すなわち雇用機関は，看護師が自分自身の希望のレベルを維持できるだけのシステム，過程，時間を看護師に提供することを，保証しなければならない。不幸なことに，この分野の理論はまったく展開されておらず，これらの過程はよく理解されていない（もっともクリニカルスーパービジョンにかかわることと，実践者が希望を持ち続けることとの一時的な関係は主張されている）。このことは明らかに，研究に関するいくつかの重要な疑問を示唆するだろう。

はじめに

希望とは目標を達成する可能性がゼロではないことの期待である（Stotland 1969, p.2）。

私にとって希望とは生きる技法(アート)であり，ある点に到達することである。そして，ゲームを決めるゴールを蹴りこむことである。希望とは，前に進み続けることである（Dave——あるがん患者）。

あなたにとって「希望 hope」とは何を意味するだろうか？　多くの人がこの質問に決定的な答えを見出したいと思い，しかしそれがなかなか果たせないと思うだろう。上に引用した Ezra Stotland（1969）とがん患者である Dave は，希望に関する独特の視点を提供している。両者とも希望と目標との関連性を述べ，しかもまったく異なる表現をしている。Stotland は希望と目標達成との関連を抽象的な言葉で表しているが，Dave は自分の個人的経験を表現するために，比喩としてサッカーを用いている。これらの異なる見解に対しては，以下の2つの対比的な質問が生じるだろう。
- 究極的にはどちらが正しいのか？
- これらの異なる見解によってわれわれはどのように，希望というコンセプトをよりよく理解できるのか？

第一の質問は，実証主義哲学とポスト実証主義哲学[*1]の哲学的方向性，すなわち，1つの客観的現実の詳細な記述または概要，およびそれに続くコンセプトの統一的枠組みの展開を強調する立場から生じる。第二の質問は，現実は社会的に構成されているという解釈学的・構成主義的視点[*2]から生じたものである。つまり，あるコンセプトは複数の人間による構成に基づいていて，さまざまな人にさまざまな意味をもたらすだろう。構成主義者にとって，主要な目標とは，客観的現実を探究することというよりも，こうした多様な構成を理解することである（Mertens 1998）。

こうした哲学の差異は，コンセプト分析を行う際のさまざまなアプローチを

基礎づける。WalkerとAvant（1988, 1995）などのコンセプトの統合的枠組みを提案する人は，本質的に実証主義哲学・ポスト実証主義哲学を基盤としている。これに対し，Wuest（1994）とMorse（1995）は，明らかに解釈学的・構成主義的な立場で，希望などの複雑なコンセプトの統合的枠組みを提示することの妥当性に疑問を呈している。むしろ彼らは，人間の経験の多様性を反映する文脈のなかで，コンセプトを検証する必要性を論じている。

　本章の目的は，希望のコンセプト分析を提供することにある。この分析は，希望に関する文献をレビューすることを基礎とし，いかに希望が研究において概念化されたかに第一の焦点を当てる。従来のコンセプト分析アプローチを用いるのではなく，Wuest（1994）やMorse（1995）によって提案された方法を統合して，研究において見出される希望に関する現在の理解を示している。本章は，この分野のすべての研究を網羅した要約を提示するものではない。むしろ，文献のサンプリングによって，以下の3点を強調することを目的としている。

- 希望に関する概念的な差異は複雑性ゆえに避けがたい。これらの差異は希望に関する理解を豊かにしうるが，しかし，複雑にもしている。
- 希望のような複雑なコンセプトは，普遍的定義や概念枠組みへと単純化することができない。つまり，多様な見解をとらざるを得ない。
- 現在の希望の定義と枠組みは多様な起源をもっていて，その厳密性もさまざまである。希望に関する文献を評価する体系的アプローチを構築するとともに，意図した研究構造に適した枠組みを選択することが必要である。

　これらの問題に焦点を当てるために，この分析は3つのセクションに分けられる。すなわち，1983～2004年における希望に関する研究の動向，希望に関する枠組みの統合，希望の二重性である。この検討に先立ち，まずはこれを行うための方法論を提示する。本章の最後に，現在理解されていることの概要，研究における希望のコンセプト化の概要，より深く考えるための疑問を提示する。

文献レビューで用いたパラメータと方法

　このレビューの対象となった文献のタイプは，以下のとおりである。

- 量的方法，質的方法，それらを混合した方法を用いた調査研究。雑誌論文，書籍，論文が含まれる。
- コンセプトの発達や分析に焦点を当てた文献。演繹的アプローチと帰納的アプローチがある。

　文献は第一に図書館が保有しているものから特定し，さらに3つの主要なデータベース（MEDLINE, PSYCINFO, CINAHL）からも収集した。これらの文献を選定する基準は以下のとおりである。

- 検索語が「希望」であるか，文献のタイトルまたは要約に「希望」という語が含まれている（「希望に満ちた hopefulness」などの類語は検索語としなかったが，明らかに適切な場合には取り入れた）。
- 希望に焦点を当てた秀逸な文献
- 1983 年から 2004 年の間に発表されたもの

　1983 年以前に発表された文献は，理論的または哲学的な文献と同様にこのサンプルには含まなかったが，関連があれば考察の対象とした。未発表の研究および，「絶望 hopelessness」に焦点を当てた研究は含まなかった。他の希望に関連する言語（例：「希望に満ちた hopeful」「望み hoping」「願わくば hopefully」）は，本レビューの範囲を超えているので採用しなかった（希望のさらなる意味については Elliot & Oliver（2002）を参照）。臨床実践，芸術，さまざまな文化などの研究以外の領域で，「希望」がどのように使われているかは，さらなる探究にとって重要であるが，本章の記述できる範囲を超えると考えた。

希望の研究における「究極の解答」を探す試み

　1人の科学者をつくるのは答えではない。それは問いである。科学は，さらに意味のある問いを続ける1つの方法である。答えは次の新しい問いにわれわれを導くうえで，重要である（Wald 1961）。

　希望のコンセプトは新しいものではない。その重要性は昔から追究されている（Averill et al 1990 による希望に関する歴史的概観を参照）。このように長きにわたって関心の対象であったにもかかわらず，希望が専門的な探究において重要になったのは，わずか 20 年ほど前のことである。この研究分野における希望への新たな関心は，さまざまな人々を対象にした研究の激増をもたらしている。病気の人々に焦点を当てた初期の研究では，がん患者を対象とした研究（Stoner & Keampfer 1985, Hinds & Martin 1988, Herth 1989, Owen 1989），重症疾患の人を対象とした研究（Miller 1989, 1991, Perakyla 1991, Cutcliffe 1996），終末期疾患の人を対象とした研究（Dufault & Martocchio 1985, Hall 1990, Herth 1990a, Cutcliffe 1995），慢性疾患の人を対象にした研究（Foote et al 1990, Raleigh 1992, Cutcliffe & Grant 2001）などがある。こうした疾患をもつ人々の希望に焦点を当てた研究は，今なお拡大しつつある（Kylma et al 2001, Ebright & Lyon 2002, Elliot & Oliver 2002, Lin et al 2003）。病気ではない人々の研究も増えている。健康な成人を対象とした研究（Benzein et al 1998, Nekolaichuk et al 1999），大学生を対象とした研究（Averill et al 1990, Brackney & Westman 1992, Range & Penton 1994, Irving et al 1998, Onwuegbuzie & Snyder 2000），異なる文化の人を対象とした研究（Parse 1999, Benzein et al 2000），子どもを対象とした研究（Hicks & Holden 1994）などがある。さらに最近では，

人生の経験における一局面における希望について検討したものもある（例：死別を経験した人へのカウンセリング（Cutcliffe 2004））。

　収集した文献と同様に，研究の焦点と方法論的アプローチも多様である。1983〜2004年に発表された研究は，表12.1（p.189〜），表12.2（p.191〜）に示したとおりである。表12.1は希望に関する研究の概要とそれに対応する研究であり，それらを量的，質的，それらの混合という3つの方法論的枠組みで分類している。表12.2は希望と他のコンセプトとの関係に焦点を当てたさまざまな量的研究を示したものである。

　表12.1で示したように，量的領域では5つの主要な研究テーマがある。すなわち「コンセプト開発・分析」「記述的研究」「相関研究」「介入」「希望の生理学」というテーマである。初期のテーマではその測定方法が大きな焦点となっていて，まず測定方法を開発してからコンセプト開発に進んでいる。これは，さまざまな理論的基盤と，さまざまな程度の心理的な測定の妥当性を有する測定ツールの激増をもたらした（希望の測定の詳細についてはFarren et al 1995を参照）。この主要なテーマ以外では，ほとんどの研究は記述的研究，または相関研究である。前者には高齢者（Farren & McCann 1989, Beckerman & Northrop 1996），若年がん患者（Hinds et al 1999），患者家族を対象にした研究（Borneman et al 2002）があり，後者には，希望と他のコンセプトとの関係性を探究したものがある（表12.1）。過去10年では，希望を志向する介入の開発と評価に焦点が当てられているが，その手段はなお未発達の状況にある。第五のテーマである希望の生理学は，なお未発達の研究分野である。

　質的領域には4つの主要なテーマがある。「コンセプト開発・分析」「記述的研究」「介入」「他のコンセプトとの関係性」である（表12.1）。研究者はまず，コンセプトの開発と分析を通して希望を理解し明確化することに焦点を当てている（表12.5参照）。希望の意味，人生の経験，希望の過程志向の性質に注目することによって，明確化をめざす人もいる。意味に関するほとんどの研究は，個人（ケア提供者ではない人），またはケア提供者の視点に焦点を当てている。個人を超えて，人間関係における希望の経験に焦点を当てている研究者も，わずかながら存在する（Wong-Wylie & jevne 1997, Cutcliffe 1995, 2004, Cutcliffe & Grant 2001）。社会的背景に着目した研究（Perakyla 1991）もあるが，これら2つの領域はさらなる研究のために必要だろう。量的領域では，アセスメント枠組みの詳細な記述と，希望を強化する戦略を通して希望志向的な介入に焦点を当てている研究者も，最近になって現れている。質的方法で希望と他のコンセプトの関係を探究する研究者も少数いる。希望の理解を深めるために，量的方法と質的方法を組み合わせて，相補的な三方向的アプローチを試みる人もいる（表12.1）。これらの研究には限界があるものの，4つの主要なテーマに集中している。すなわち，「コンセプト開発・分析」「記述的研究」「介入」「他のコンセプトとの関係性」である。希望の複雑性を考慮すると，今後の研究は混合的な方法論のアプローチが妥当だろう。

　これら3つの方法論的分類に共通して，研究者らは希望のコンセプトを詳細に記述するために，さまざまな概念枠組みを用いている。これらにはStotland

(1969) や Snyder（1995）による一元的な枠組み，演繹的な枠組み（Farren et al 1995），帰納的枠組み（Dufault & Martocchio 1985）などがある。いくつかの理論的枠組みは文献レビューから展開しているが（Miller 1985），他の枠組みは個人的，哲学的，臨床的な見解に基づいているか（Stotland 1969），もしくはすでにある理論的枠組みが適応されている。ある研究では，著者らは採用した概念枠組みについて記述していないため，結果を評価するのが困難になっている。

　このようなコンセプトの多様性によって，研究者らは希望を測定しアセスメントするために，多くのアプローチを利用している。これらのアプローチはしばしば異なる概念枠組みに基礎をおいていて，測定方法とアセスメントガイドの増加という結果をもたらしている（p.194，表12.3）。このような測定法の多様性は，量的相関的研究というテーマにおいて顕著である。表12.3からわかるように，研究者は希望と他のコンセプトの関係性を検証するために，膨大な数の測定方法を使用している。場合によっては，希望のさまざまな測定方法の数はほぼ，研究の数と同じくらい多くなっている（例：QOL，社会的サポート，安寧）。

　さまざまな概念枠組みと測定方法を使用することは，不可能ではないとしても，研究の比較を困難にしている。この大きな欠点にもかかわらず，それぞれの研究で使用されている測定方法と概念枠組みを特定することなしに，研究間の比較を行った多くの文献がある。さらに，希望と他のコンセプトとの関連性は，実証的な支持のない理論的または個人的な枠組みに基づいて検討されている。**コンセプトの多様性は新たな見解を生み出しうるが，不注意な解釈や過度の法則化が行われれば，研究を妨げる可能性もある。**

要約

　過去20年以上にわたって，希望に関する研究分野は，量的領域においても質的領域においても大きく広がってきた。あまり普及はしていないが，混合的なアプローチに注目している研究者も少なくない。方法論的アプローチにかかわりなく，ほとんどの研究では最初に希望の性質に関する記述がある。コンセプトと測定方法の開発は，なお中心的な課題として残されている。心理測定に関して妥当な測定方法がないことが，介入とその成果に関する研究への動きを妨げているが，とはいえこのような研究は，最近になって増加している。多くの研究があることは，このような複雑な現象に関する理解を豊かにしてくれるが，同時に複雑にもする。研究の発展に伴い，希望を概念化し，操作可能なものにするアプローチは急激に成長し，非常に多くの定義の多様性，概念枠組み，測定方法を生じている。次節では，コンセプトへのこうした多様なアプローチに焦点を当て，研究における希望というコンセプトの豊かさと複雑性を解説しよう。

コンセプトの明確化か，あるいは混乱か？：
希望の枠組みの統合

最も創造的な思考は，学問が出会うところで起こる。いかなる伝統の中心でも，主流以外のものには目が届かなくなりがちである。輪郭がぼんやりしている境界域では，世界が異なることを想像しやすいのだ。見通す力はしばしば混乱から生まれる。(**Bateson 1989, p.73; Sandelowski 1994 から引用**)

多くの人が，希望の定義，決定的特性，概念枠組みを発展させようとしている（希望のさまざまな定義については Fowler 1995 を参照。その特性に関する文献レビューは Cutcliffe & Herth 2002 と Elliot & Oliver 2002 を参照）。希望の枠組みを記述する言葉にはさまざまなものがあり，たとえばモデル（Ersek 1992, Haase et al 1992, Bunston et al 1995），コンセプト（Stephenson 1991, Hendricks-Ferguson 1997, Benzein & Saveman 1998b），理論（Stotland 1969, Snyder 1995）がある。本章ではこうしたさまざまな見解を把握するために利用できる言葉として，「概念枠組み」という語を使用する。

枠組みのみならず，希望の概念化のアプローチもまたさまざまであり，演繹的方法（p.195，表12.4）と帰納的方法（p.196，表12.5）がある。表12.4と表12.5に含まれる文献は，初期のコンセプト開発から分析までの連続性を示唆しているが（Morse 1995 のコンセプトの成熟性に基づくさまざまなコンセプト分析アプローチに関する考察を参照），それらは文献レビュー，コンセプト分析，調査研究に限られている。希望に関する理論的，哲学的，神話的，個人的な記述は，このレビューの範囲を超えている（これらの見解に関する詳細な考察は Pilkington 1999 を参照。また，Jacoby 1993 の希望の心理学理論に関するすぐれた記述を参照）。これらのアプローチの要約は，以下のとおりである。

演繹的アプローチ

多くの人がコンセプト開発と分析に演繹的アプローチを用いている（表12.4）。まず，理論的枠組みに基づいて領域を限定せず文献レビューを行うという非公式的なアプローチが，最も一般的である（Miller 1983, McGee 1984）。このような演繹的アプローチは，希望の研究の拡大とともに増加している。特に重症患者を対象としたもの（Brown 1989），看護・看護研究を対象としたもの（Kindleman 1993, Kylma et al 1997），がん患者を対象としたもの（Yates 1993），神経疾患の看護に関するもの（Fowler 1995），精神科看護に関するもの（Nunn 1996）などがある。メタ分析を行った1つの研究を除いて，これらのレビューのほとんどは文献を統合するうえでのアプローチを特定しておらず，結果の信頼性の判断を困難にしている。

1990年以来，このコンセプトを明確にするために公式的なコンセプト分析も行われている。表12.4に示したように，これらの分析はすべて Walker と

Avant（1983，1988，1995）の方法に基づいているか，またはそれを応用している。もともとは Wilson（1963）によって開発されたこの方法とともに，段階的なアプローチが希望の統一的定義および決定的特性を抽出するために用いられている（Stephenson 1991，Forbes 1994，O'Connor 1996，Cutcliffe 1998，Hendricks-Ferguson 1997）。Haase ら（1992）は Walker と Avant（1983）のアプローチを発展させて，霊的（スピリチュアル）な視点，受容，自己超越という3つのコンセプトで希望を分析する方法を生み出している。これをさらに修正して，Benzein と Saveman（1998b）は操作的定義を開発せずに，7つの決定的特性を同定している。

帰納的アプローチ

演繹的アプローチとは対照的に，多くの研究者は希望のコンセプト化に帰納的アプローチを利用している（表12.5）。これらの方法は，基本的に質的アプローチを使っている。たとえば，グラウンデッドセオリー，エスノグラフィ，民族看護学，インタビューまたは質問紙の分析などである。Morse と Deberneck（1995）は自分たちが開発した方法を使っているが，Wang（2000）は Parse（1998，1999）の人間生成論を利用して人間科学的な見解を適応している。何人かの著者は量的アプローチを採用している。それらは実地調査（Bunston et al 1995），質問票による調査（Farren & Popovich 1990）であるが，その一方で混合的な方法，質的アプローチを実地調査デザインに統合している人もいる（Averill et al 1990, nekolaichuk et al 1999）。方法論に関係なく，これらコンセプト化の枠組みのすべてが，異なる集団の実際のデータから成り立っていて，若年者から高齢者まで，病気の人から健康な人まで，患者からその家族まで，あるいは異なる文化的グループにまで及んでいる。こうした集団の特殊性は，限られたサンプル数（特に質的研究において）であること，またさらなる検証研究がないことを考えると，枠組みを一般化する可能性を狭めている。

要約

コンセプト化の枠組みの種類にかかわらず，ほとんどの研究者はこの複雑なコンセプトのわれわれの理解を深めることを共通のゴールとしている。この共通の視点にもかかわらず，希望の普遍的定義は存在しない。むしろ，コンセプト化された希望の多様なアプローチが生み出されている。演繹的アプローチはさまざまな厳格さをもっていて，多くの非公式的な分析はその方法を明確にしていないため，結果の信頼性を評価することを困難にしている。Walker と Avant（1983，1988，1995）のコンセプト分析方法をそのまま利用した公式的な演繹的アプローチは数が限られている。帰納的アプローチは多様ではあるが，基本的に質的方法を採用し，少数かつ特定の集団を対象としているため，一般化の可能性が制限されている。

コンセプト化のアプローチの種類にかかわりなく，これらの枠組みの信頼性

と利用を強化するためにさらなる検証が必要とされている。このコンセプトの多様性は，研究デザインの方向性においてかなりの柔軟性を要求している。しかし同時にそれは，この領域に関心をもつ人にとって，素晴らしい挑戦となるだろう。挑戦者はその方向性や勇気を失うことなく，こうした多様な枠組みのなかに自分をおかなければならない。次節では，希望に関して競合する見解を概観する。

「狭間」に生きる：希望の二元性

われわれは人生の二元性の間を動きながら人生の拍動を感じ，家路へと引き寄せられる。われわれは諦めと前進の間で緊張を感じる。希望はその狭間で起こる。確固たるものと取り留めのないものの狭間。確証と直観の狭間。宗教とスピリチュアリティの狭間。疑いと信頼の狭間（Javne 1994, p.134-135）。

これらの多様な枠組みの結果，希望に関する意見は文献によって相違している。これらの相違は次の質問で特徴づけられる。
- 希望は普遍的な経験か，それとも個人にとって独特の経験か？
- 希望は一元的コンセプトか，それとも多元的コンセプトか？
- 希望は明白なコンセプトか，それとも不明瞭なコンセプトか？
- 希望は時間と結合しているか，それとも時間と無関係か？
- 希望は予測可能か，それとも予測不可能か？
- 希望には価値があるか，それとも価値がないか？
- 希望は現実的か，それとも非現実的か？

希望は普遍的な経験か，それとも個人にとって独特の経験か？

多くの人が，この複雑なコンセプトを正確に描き出す統一された定義と枠組みを作成しようと努力してきた（Stephenson 1991, Haase et al 1992, Cutcliffe 1997, Hendricks-Ferguson 1997）。最近では，ある人々はこの動きに疑問を呈して，希望は個人の経験に基づくものであり，1つの定義または枠組みは適しないと述べている（Jevne 1991, Yates 1993, Fowler 1995, Morse 1995, Benzein & Saveman 1998b, Nekolaichuk et al 1999, Parse 1999, Wang 2000, Elliott & Oliver 2002）。この見解を擁護する人は，希望を「人間の理解の過程である」と理解しようと提案したり（Wang 2000, p.251），「現象学的記述かエスノグラフィ的記述を適用すべきである」（Yates 1993, p.702），あるいは「できるだけ多くの解釈をすべきである」と述べている（Benzein & Saveman 1998b, p.327）。同様に，ElliottとOliver（2002, p.189）は，「二元性の構造」のなかに希望を位置づけるという枠組みにおいて，希望の予測的分類を行っている。

社会科学の分野における普遍的な（抽象的）枠組みと独特の（個人的）枠組みに関する議論は，1950年代半ばに始まった（Herth & Cutcliffe 2002）。Charles Osgoodら（1957）は，刺激の内包的な意味を捉えるために革新的な方法（意味論的に多様な技術）[*3]を提案することによって，当時の行動学主流の考え方に対抗した。Osgoodらは，刺激に対する個人の反応である個人的意味，つまり「内包的意味 connotative meaning」を，その刺激に対する抽象的で普遍的な「外延的意味 denotative meaning」と対比させた。たとえば，「リンゴ」の外延的意味とは一般的に認識されている記述，つまり，「白い果肉をもつ赤か黄色い皮のフルーツ」ということになる。一方，内包的意味は個人の経験に基づく。したがって，熟していないリンゴをかじったことのある人にとって，リンゴとは「好ましくないもの」「まずいもの」「嫌なもの」になるかもしれない。このように，あるコンセプトは普遍的な（外延的）意味と，個人的な（内包的）意味をもっている。

　演繹的につくられた概念枠組みの多くは，希望の外延的意味を表現している。一方，帰納的につくられたものは，その多くが個人的経験の要約であるといえるが，希望の内包的意味をより表している。基礎となる展開の方法にかかわりなく，どの枠組みも，希望の複雑な現象を理解することを目的としている。研究の場では，あるコンセプトを構成する何らかの方法をもつことが重要であり，そのことは，構成の方向性が非構成的なものであっても（例：「個人的なものにとどまる」見解，または社会的に構成された見解）妥当する。

希望は一元的コンセプトか，それとも多元的コンセプトか？

　初期の希望のコンセプト化では，希望は一元的コンセプトとして描かれている。たとえば，Stotland（1969）は希望を認知領域で捉え，目標を達成することを強調する希望の理論を提案した。Snyder（1995）はStotlandの理論を発展させ，希望は2つの異なる認知的構成要素からなるとした。すなわち，主体（意志）と方法（道のり）である。Snyderは経験における感情の役割を軽視してはいないが，それを効果的な目標を定める「副次的なもの」と捉えていた。McGee（1984）がStotlandの影響を受けていることは明らかで，確率に基づく直線的なモデルを提唱している。彼女は希望の概念化を「不合理に希望をもつこと」から「非現実的に絶望すること」までの連続性に沿って行っている。

　これらの一元的な枠組みと対照的に，ほとんどの人が希望を多元的枠組みでコンセプト化している（Cutcliffe & herth 2002を参照）。たとえばDufaultとMartocchio（1985）は，最も多く引用されることになる帰納的枠組みを発展させている。彼らは希望について，2つの領域（一般的な希望，特定の希望）と6つの要素（感情，認知，行動，所属性，一時性，文脈）から成り立っていると述べている。Farrenら（1995）は演繹的に引き出された4つの重要な過程（経験的，スピリチュアルまたは超越的，理性的（認知的），関係性の）から構成される多元的モデルを示している。ほとんどの人が希望を多元的なコンセプトとして捉えているが，希望は本質的に一元的経験であること，また，さまざ

な要素の強調は経時的に変化する可能性があると主張する人もいるということを，銘記しておくことも重要である。

近年の電話による調査（Nekolaichuk et al 2002; 調査数は 1,203）によると，希望に関して7つの選択肢を提示し，希望を最もよく表しているものを選んでもらったところ，頻度が多かった順に「肯定的な展望をもつこと」(39.3%)「深い内的な信仰をもつこと」(16.1%)，「目標または計画をもつこと」(13.5%) であった。年齢グループでさらに分析すると，若年者 (18～24歳) は他のグループよりも「目標または計画をもつこと」を選択していた割合が高かった (23.4%)。対照的に高齢者 (65歳以上) グループでは若年者グループ (7.2%) よりも，「深い内的な信仰をもつこと」を選択した者が多かった (24.8%)。これらの差異の1つの理由は，若年者グループが高齢者グループよりも，さらなる教育やキャリアアップといった特定の目標を考えているからであると思われる。年齢を経るに従って，目標志向のような希望の一元的視点から，信仰志向のような多元的視点へと推移していくのかもしれない。人々の希望に対する知覚に関しては，異なる年齢層と時代を横断的に考察したさらなる研究が必要であるといえるだろう。

希望は確実なコンセプトか，それとも不確実なコンセプトか？

このコンセプトを把握するために，多くの人がさまざまな概念枠組みに基づいて測定方法を開発してきた。測定法の発達が未成熟であることは，この分野で広く認識されている（例：Jacoby 1993, Farren et al 1995, Pilkington 1999, Herth & Cutcliffe）。たとえば Wang (2000, p.249) は，希望が測定できるかどうかと疑問を呈している。むしろ Wang は，希望は各人によって独特に形成されているものであり，したがって「判断する，測定する，介入するというよりも，理解し支持するものである」と述べている。

希望を測定しようという現代的なアプローチには，少なくとも3つの内在する問題がある。第一に，ある測定法は他の測定法に比べて，このコンセプトの測定に適切であり，代表的であるかもしれない。たとえば，（希望を間接的に測定するために）絶望を測定するツールの使用は，希望自体に焦点を当てたものよりもその意味は小さいかもしれない。第二に，これらの測定法の多くは，心理的測定の妥当性に関して幅があり，限られたサンプル数で評価されていることもしばしばである。これに加えて，ある測定法は本来意図されたものと違う状況で使用されており，結果の信頼性に問題がある。第三に，これらの測定法のすべてがこのコンセプトの概要でしかないという点である。このコンセプトの全体像を完璧に把握する測定方法は，決して得られないだろう。不幸なことに，これら測定法に基づく結果はあたかも，コンセプトを完璧に測定したかのように考察されている。

測定法に関するこうした本質的な問題は，希望というコンセプトの不確実性に関係している。希望の経験は，確実な（視認できる）要素と，不確実瞭な（視認できない）要素とで構成されている。希望の確実な要素を把握するうえでは，

測定ツールはある程度の成功を収めている（例：人々が述べる希望，希望に満ちた行動，希望にあふれた考え，希望をもった感情）。しかし，内的な，不確実な希望の経験を把握することには成功していないし，おそらくこれからもその可能性はないだろう。Nekolaichuk ら（1999）は，個人的（内包的）希望の意味を測定するツールを開発しようと試みている。希望の不確実な要素は，芸術的な表現，物語，比喩，シンボルといった象徴的領域で，より理解され判断されるかもしれない（Javne 1993, Edey & Jevne 2003）。経験を包括的に理解するためには，希望の測定は質的アプローチと混合的に行うことが最良である。そこでは，いかなる測定のツールも，また判断のための枠組みも，限定的なものであることを銘記すべきだろう。希望の不確実な側面は，どんなアプローチを利用しても，決して明らかにできない可能性があることを認識することも重要だろう。

希望は時間と結合しているか，それとも時間と無関係か？

希望の構成要素として最も多く示されていることが，未来志向という側面である（Nowotny 1989, Owen 1989, Herth 1991, Haase et al 1992, Rustoen 1995, Cutcliffe 1997, Hendricks-Ferguson 1997, Benzein & Saveman 1998b）。さらに，多くの人が，希望のコンセプト化は過去，現在，未来に影響されていることを示唆している（Dufault & Martocchio 1985, Stephenson 1991, Nekolaichuk & Bruera 1998, Jevne et al 1999）。希望は時制と関係しないと述べる人（Dufault & Martocchio 1985, Yates 1993）もいれば，一般的な希望とは特定のゴールや時間にかかわりなく，防衛的な見えない傘を提供してくれるのだと述べる人もいる（Dufalut & Martocchio 1985）。一方，Post-White ら（1996）はがん患者（32人）の5つの中心的なテーマの1つとして，現在に生きるものとしての，希望に対する時間的な関係について述べている。45人のHIV/HIDSの人々の調査において Ezzy（2000）は，希望と時間の関係は，各人の病気とのかかわりによって異なるという見解を示している。明らかにこの分野には，さらなる研究が必要である。

希望は予測可能か，それとも予測不可能か？

希望と予測性（不確実性）の関係については，2つの対照的な意見がある。1つは，不確実性は希望の経験が本来保有している部分だと考える。ある人々は，理論的に概念化された不確実性は希望の先行要件であり，希望は不幸な出来事からのみ起こると示唆している（Marcel 1962, Fromm 1968, Moltmann 1975）。別の見方では，「期待」「可能性」「コントロール」といった不確実性などに関連する言葉は希望の1つの要素である（Stotland 1969, Miller & Powers 1988），または構成要素であるとみなされている（Miller 1989, Nowotny 1991, Stephenson 1991, Haase et al 1992, Farren et al 1995）。この見解から，不確実性の反対語である「確実性」が，希望の経験に統合されている要素であると理論

化した人もいる。たとえば Korner（1970）は，信仰というコンセプトと同様に，希望は「それが起こらないように」と恐れる気持ちの「仮定的な確実性」と関係していると述べている。Snyder（1995）はさらに，希望は明確な目標と，その達成に至る迷うことのない道のりと関係していると述べている。

　これら正反対にみえる意見を統合できないかと考える人もいる。Nekolaichuk ら（1991）の三次元的希望のモデルに基づけば，人生のある側面を予測することは，人生の他の部分の不確実性に影響を与えるかもしれない。たとえば，ある人が病気による不確実性を経験した場合，他の予測的な側面が生じて，それがリスクを負う意志を強化したり，コーピング過程を促進してくれるかもしれない。理論発達を通して（Mishel 1988, 1990），コンセプト分析を通して（Morse & Penrod 1999, Penrod 2001），実際の調査を通して（Wonghongkul et al 2000），予備的な研究を行っている人もいるが，この複雑な関係性を理解するためには，さらなる研究が必要である。

希望には価値があるか，それとも価値がないか？

　何世紀もの間，人々は希望の価値について検討してきた。古代ギリシャ神話の「パンドラの箱」[*4] から，希望とは「最悪の悪魔」であるというニーチェの言葉まで（Nietzsche 1878/1985; Averill et al 1990 から引用），さまざまな疑問が呈されている。カント（1781/1986; Averill et al 1990, p.5 から引用）は，希望について，「それが人を不死であるかのように，あるいは軽率に行動させてしまうとすれば病気であるが，道徳的で理性的な人生に導くとすれば善なるものである」と述べている。哲学的に希望の価値を肯定し，治療において不可欠の要因であり（Menninger 1959），治癒させる要因であると述べている人もいる（Yalom 1985）。明確に言及されてはいないが，過去20年のほとんどの希望の研究では共通して，希望をはっきりと「よい要因」であると考えられている。

　このように広く認められているにもかかわらず，誰もが同じように希望の重要性を経験しているわけではないことも，心に留めておくべきであろう。Osgood ら（1957）の内包的意味を理解するための枠組みは，個人の経験がコンセプトに対する個人の意味を形成することを示唆している。希望を否定的に捉える人もいて，ある末期患者の男性は，希望を「愚か者の母」と述べている（Nekolaichuk 2003）。この例はまれだと思うが，個人の見方から希望を探究する必要性も強調する必要がある。

希望は現実的なものか，それとも非現実的なものか？

　現実を基盤とした希望の特性を特定することを目的として，多くのコンセプト分析が行われてきた（Miller & Powers 1988, Morse & Doberneck 1995, Hendricks-Ferguson 1997, Benzein & Savaman 1998b）。多くの例があるにもかかわらず，さらなる考察を必要とする以下の疑問が生じている（Jevne 1993, Yates 1993）。

- 希望が現実的なものか非現実的なものかは，いかにして判断できるか？
- 誰の現実を判断の基準とすべきか？
- 希望は非現実的でもよいのか？

　哲学的な志向性によって，これらの疑問には異なる回答があるだろう。たとえば実証主義哲学またはポスト実証主義哲学の視点からは，客観的現実（または客観的現実と考えられるもの）が，希望が現実的か非現実的かの判断を導くだろう。一方，社会構成主義的な視点からは，希望は個人独特の経験，または現実が土台になっていると考えるだろう。

要約

　以上に基づいて，希望の性質に関する議論のテーマは次の7つに分類されるだろう。すなわち，「普遍性」「次元性」「確実性」「一時性」「予測性」「価値に基づくもの」「現実に基づくもの」である。どのテーマにおいても，希望は定義可能であることが仮定されている（p.197，表12.6）。**これらの仮定は，希望をコンセプト化するためのガイドでもあり，この領域で研究を進めようとする人にとって挑戦すべき事柄となっている**。本章の最終節では，希望をコンセプト化する3つの試みを示し，さらなる考察の必要性を示唆しよう。

研究における希望のコンセプト化の試み

　あなたにとって証明となるものは，私が見出したもののなかにある。すなわち，いかにそれらがあなたの眼に映るか，あなたのスタイルと熟練の感覚を満たすものか，あなたがそれらを信じるか，そしてそれらがあなたの心に訴えるか，である（Sandelowski 1994, p.61）。

　本章の冒頭で，3つの主要な問題に焦点を当てた。これらの主要な問題は，研究における希望のコンセプト化に関して，3つの主要な挑戦であるといえるかもしれない。

1. 希望の研究の膨大な量を自覚すること。概念枠組みと方法論の多様性を見極め，それぞれの長所と限界を理解すること。
2. 普遍的枠組みを同定するよりも，希望のコンセプト化のさまざまな見解のなかに自分をおくこと。
3. どの枠組みによっても完全にこのコンセプトを把握することはできないと認識し，自分の研究の目的に適した信頼できる厳格な枠組みを選定するために，組織立ったアプローチを開発すること。

　これらの試みについて，以下で検討しよう。

試み1：可能性を探ること

　第一の試みは，概念枠組みと方法論の多様性を見極め，それぞれの長所と限界を理解することである。過去20年の多くの希望の研究にもかかわらず，多くの限界があることは，本章ですでに述べたとおりである。

- 概念枠組みの厳密さの程度はさまざまである。
- 心理的測定に関する妥当性がある，十分に展開された測定法がない。
- さまざまな概念枠組みと測定方法があるため，実際に行われてはいるものの，研究間の比較は容易ではない。
- いくつかの研究では，使用された概念枠組みが明確にされていないことにより，結果は一般化されすぎていて，明晰性にも欠けている。

　Pilkington（1991）は，希望の研究のために借用した理論の数と多様性に疑問をもち，それを「理論の取捨選択」と呼んでいる。一方，Paley（1996）は，理論の文脈のなかでコンセプトを検証すべきであると述べている。彼は，理論の取捨選択は複雑な現象の研究には欠かすことができないと述べている。また，研究の方向性は特定の理論から派生していて，しばしば1つの理論の寿命は，その理論の信頼性および，それが生じる関心によって決定するとも述べている。**理論の取捨選択はわれわれの視界を広げてくれるが，希望の文献に関してわれわれが最も心配していることは，さまざまな厳密性をもったさまざまな概念枠組みが使用され，それが激増しているという事実である。**

試み2：自分の立つ位置を見出すこと

　この領域で効果的な仕事を行うためには，希望に関するさまざまな意見のなかに，自分自身をおく必要がある。こうしたさまざまな見解を説明するうえでは，本章ですでに解説したそれぞれのテーマは，希望の二元性または両極性という表現で特徴づけられるかもしれない（p.198,表12.7）。表12.7を読んで，以下の質問を考えてほしい。

- あなたが引きつけられるのはどちらの極か？
- 連続性をもった2つの極で，その1つを選択した理由は何か？

　選択とその理由がはっきりしている場合もあれば，選択がより困難になる場合もあるだろう。自分の立つ位置がはっきりしていればいるほど，自分のニーズと文脈に適した概念枠組みを選択することは簡単になるだろう。自分の希望に対する考え方が明確になれば，1つの概念枠組みを選択することは，素晴らしい挑戦となるだろう。

試み3：選択を評価すること

　多数の枠組みがあった場合，研究に情報を与える枠組みのタイプとそのメ

リットを見極めるために，文献を批評的にレビューすることが，第三の試みである。表 12.8（p.199）で示すように，概念枠組みを選択する場合に考慮すべき要因は，多数存在する。すでに考察したように，これらのいくつかは枠組みにかかわる仮定から生じている。文献に関する誘導性，変換可能性，信頼性，貢献度などがかかわっている可能性もある。最終的に枠組みの選択は，あなたの個人的志向とともに，それを適切に文脈と人々に適用できるかにかかっている。

結論

　多様性を認めるか，それとも区別すべきか？　概念枠組みが激増していることは，さまざまな独特の見解を示すことで研究に貢献しているのか？　あるいは，単に区別を，不協和音を，根源的混沌をつくりだしているだけなのだろうか？　希望は複雑であり，単純化することはできず，したがって多様な枠組みと見解に導かれることを避けることはできない。さまざまな見解に立ち向かうことは，新しい思考を刺激し，さらなる研究への触媒となるだろう。同時に，枠組みがさまざまな厳密さをもっているときは，混乱と困惑が生じるだろう。普遍的な枠組みを探究するよりも，これらの異なる見解を評価し，視点を変える体系的アプローチを開発する必要があるだろう。それは，研究者に適切に情報を伝達し，希望の研究分野における継続的な学問的探究を保証するものでなければならない。この領域は近年，大きな進歩がみられるが，なお答えなければならない多くの問題がある。さらなる思考と振り返りのために，以下の問題を考えよう。

- 希望は定義されるべきか？　それを定義できることは可能か？　経験には定義できない部分があるか？
- 希望を定義しようと試みるあまり，われわれはその本質を見失っていないか？　本質を定義・操作することと，それを保全することのバランスをとることができるか？
- 人生に重要な役割を果たしつつ，歴史的にも長い時間をかけて問われてきたにもかかわらず，なお理解できないコンセプトのあいまいさと，われわれはどのようにすれば共存することができるか？

表 12.1 「希望」のコンセプトを含む研究テーマ

研究テーマ	研究のサンプル
量的研究	
コンセプト開発・分析	Stoner and Keampfer 1985, Staats 1987, 1989, Miller and Powers 1988, Plummer 1988, Nowotny 1989, Snyder 1989, 1995, Herth 1991, 1992, Holdcraft and Williamson 1991, Snyder et al 1991, Jakobsson et al 1993, Raleigh and Boehm 1994, Rustoen and Moum 1997
測定方法なし	表 12.5 参照
記述的研究	Farran and McCann 1989, Raleigh 1992, Beckerman and Northrop 1996, Ballard et al 1997, Hinds et al 1999, Borneman et al 2002
相関研究	表 12.2 参照
介入研究	Staats 1991, Tollett and Thomas 1995, Rustoen et al 1998, Herth 2000, Wall 2000
生理学的研究	Udelman and Udelman 1985a, b, 1991, Cousins 1989, Gottschalk et al 1993
質的研究	
コンセプト開発・分析	表 12.5 参照
記述的研究（意味の記述） 　個人（ケア提供者以外：クライエント，患者，健康な成人）に関する研究	Dufault and Martocchio 1985, Hall 1990, 1994, Cutcliffe 1996, Flemming 1997, Daly et al 1999, Hatcher et al 1999, Benzein et al 1998, 2000, Volume and Farris 2000, Weil 2000, Bays 2001, Elliott and Olver 2002
ケア提供者（医療専門職，家族，配偶者）に関する研究	Owen 1989, Delvecchio Good et al 1990, Benzein and Saveman 1998a, Gelling 1999, Bland and Darlington 2002, Stephen-Haynes 2002
人間関係における研究	Wong-Wylie and Jevne 1997
社会的文脈における研究	Perakyla 1991
生活上の経験における研究	Parse 1990, 1999, Jensen et al 2000, Benzein et al 2001
希望の過程	Hinds and Martin 1988, Salander et al 1996, Kylma et al 2001
介入研究 　個人（ケア提供者以外：クライエント，患者，健康な成人）に関する研究	Miller 1989, Kirkpatrick et al 1995, 2001, Cutcliffe 1995, Koopmeiners et al 1997, Penrod and Morse 1997, Kennett 2000, Cutcliffe and Grant 2001
ケア提供者（医療専門職，家族，配偶者）に関する研究	Patel 1996
「コーピング」のコンセプトとの関係における研究	Forsyth et al 1984, Dufault and Martocchio 1985, Hinds and Martin 1988, Coping Perakyla 1991, Ersek 1992, Davies 1993, Leydon et al 2000

表 12.1 「希望」のコンセプトを含む研究テーマ（つづき）

研究テーマ	研究のサンプル
混合型：量的・質的研究	
コンセプト開発・分析	表 12.5 参照
記述的研究　　個人（ケア提供者以外：クライエント，患者，健康な成人）に関する研究	Herth 1990a, 1993b, Post-White et al 1996
ケア提供者（医療専門職，家族，配偶者）に関する研究	Herth 1993a
希望の過程	Herth 1990a
介入研究　　希望の戦略	Herth 1990a, 1993b, Kirkpatrick et al 1995, 2001, Post-White et al 1996
人間関係の影響	Sardell and Trierweiler 1993
他のコンセプトとの関係における研究	Post-White et al 1996, Ezzy 2000

＊希望に関する研究の文献レビューの詳細は，Farran et al 1995，Pilkington 1999 を参照

表 12.2 希望と他のコンセプトを比較した量的研究のサンプル

関連するコンセプト	著者	希望の枠組み・方法
達成（学術的）	Curry et al 1997	希望スケール（Snyder et al 1991）
	Irving et al 1998	希望スケール（Snyder et al 1991）
達成（一般的）	Franken and Brown 1996	希望スケール（Snyder et al 1991）
適応	Stanton et al 2002	希望スケール（Snyder et al 1991）
評価	Ebright and Lyon 2002	Herth 希望指標（Herth 1992）
不安	Heszen-Niejodek et al 1999	Gottschalk-Gleser 内容分析スケール 希望および不安（Gottschalk & Gleser 1969）
	Tracy et al 1999	Herth 希望指標（Herth 1992）
医療に対する態度	Gibson 1999	Herth 希望指標（Herth 1992）
コントロール（ローカス・オブ・コントロール）	Brockopp et al 1989	ニードアセスメント評価（Brockopp 1982）
	Foote et al 1990	Miller 希望スケール（Miller & Powers 1988）
	Rabkin et al 1990	Beck 絶望スケール（Beck et al 1974）
	Brackney and Westman 1992	10 点評価スケール Miller 希望スケール（Miller & Powers 1988） Beck 絶望スケール（Beck et al 1974）
	Carifio and Rhodes 2002	希望スケール（Snyder et al 1991）
コントロール（知覚の）	Snyder et al 1991	希望スケール（Snyder et al 1991）
	Bunston et al 1995	Herth 希望指標（Herth 1992）
	Chang and Li 2002	Nowotny 希望スケール（Nowotny 1989）
コーピング（中心的役割）	Rideout and Montemuro 1986	Beck 絶望スケール（Beck et al 1974）
	Christman 1990	Beck 絶望スケール（Beck et al 1974）
	Popovich et al 2003	改訂版 Stoner 希望スケール（Farran 1985） 希望スケール I（Mercier et al 1984） 希望とコーピングに関する質問票（Popovich 1991）
	Irving et al 1998	希望スケール（Snyder et al 1991）
	Wonghongkul et al 2000	Herth 希望指標（Herth 1992）
	Herth 1990b	Herth 希望指標（Herth 1992）
	Onwuegbuzie and Snyder 2000	希望スケール（Snyder et al 1991）
コーピング（希望の予測としての）	Bunston et al 1995	Herth 希望指標（Herth 1992）

表 12.2　希望と他のコンセプトを比較した量的研究のサンプル（つづき）

関連するコンセプト	著者	希望の枠組み・方法
コーピング（の必要条件）	Herth 1989	Herth 希望指標（Herth 1992）
	Chapman and Pepler 1998	Herth 希望指標（Herth 1992）
抑うつ	Rabkin et al 1990	Beck 絶望スケール（Beck et al 1974）
	Elliott et al 1991	希望スケール（Snyder et al 1991）
	Snyder et al 1991	希望スケール（Snyder et al 1991）
	Fehring et al 1997	Miller 希望スケール（Miller & Powers 1988）
病名告知	Lin et al 2003	Herth 希望指標（Herth 1992）
機能的状態	Popovich 1991	Stoner 希望スケール（Stoner 1982） 希望スケールⅠ（Mercier et al 1984）
悲嘆（予測される）	Chapman and Pepler 1998	Herth 希望指標（Herth 1992）
悲嘆（解決策としての）	Herth 1990b	Herth 希望指標（Herth 1992）
絶望	Snyder et al 1991	希望スケール（Snyder et al 1991）
	Range and Penton 1994	希望スケール（Snyder et al 1991） Beck 絶望スケール（Beck et al 1974）
気分	Fehring et al 1997	Miller 希望スケール（Miller & Powers 1988）
楽観主義	Snyder et al 1991	希望スケール（Snyder et al 1991）
	Magaletta and Oliver 1999	希望スケール（Snyder et al 1991）
	Carifio and Rhodes 2002	希望スケール（Snyder et al 1991）
疼痛	Chen 2003	希望スケール（Snyder et al 1991）
病気の段階	Stoner and Keampfer 1985	Stoner 希望スケール（Stoner 1982）
力（権力）	Salerno 2002	Miller 希望スケール（Miller & Powers 1988）
問題解決	Snyder 1995	希望スケール（Snyder et al 1991）
社会心理的発達	Brackney and Westman 1992	10 点評価スケール Miller 希望スケール（Miller & Powers 1988） Beck 絶望スケール（Beck et al 1974）
社会心理的障害	Elliott et al 1991	希望スケール（Snyder et al 1991）
QOL	Stoner and Keampfer 1985	Stoner 希望スケール（Stoner 1982）
	Staats 1991	希望指標（Staats 1989）
	Post-White et al 1996	Herth 希望スケール（Herth 1991） 希望に関するインタビュー（Hinds 1984）
	Adams and Jackson 2000	アフリカ系米国人に関する質問票 （希望および生活の満足度に関して）

表 12.2　希望と他のコンセプトを比較した量的研究のサンプル（つづき）

関連するコンセプト	著者	希望の枠組み・方法
信仰	Mickley et al 1992	Nowotny 希望スケール（Nowotny 1989）
	Mickley and Soeken 1993	Nowotny 希望スケール（Nowotny 1989）
	Fehring et al 1997	Miller 希望スケール（Miller & Powers 1988）
	Ebright and Lyon 2002	Herth 希望指標（Herth 1992）
自己効力感	Magaletta and Oliver 1999	希望スケール（Snyder et al 1991）
	Carifio and Rhodes 2002	希望スケール（Snyder et al 1991）
自尊感情	Foote et al 1990	Miller 希望スケール（Miller & Powers 1988）
	Piazza et al 1991	Miller 希望スケール（Miller & Powers 1988）
	Snyder et al 1991	希望スケール（Snyder et al 1991）
	Franken and Brown 1996	希望スケール（Snyder et al 1991）
	Ebright and Lyon 2002	Herth 希望指標（Herth 1992）
自己認識	Salerno 2002	Miller 希望スケール（Miller & Powers 1988）
首尾一貫性の感覚	Post-White et al 1996	Herth 希望スケール（Herth 1991） 希望に関するインタビュー（Hinds 1984）
社会的な望ましさ	Snyder et al 1991	希望スケール（Snyder et al 1991）
社会的支援	Farran and Popovich 1990	Stoner 希望スケール（Stoner 1982） 希望スケール I（Mercier et al 1984）
	Foote et al 1990	Miller 希望スケール（Miller & Powers 1988）
	Rabkin et al 1990	Beck 絶望スケール（Beck et al 1974）
	Piazza et al 1991	Miller 希望スケール（Miller & Powers 1988）
	Raleigh 1992	支援的インタビューガイド（著者による）
	Gibson 1999	Herth 希望指標（Herth 1992）
	Ebright and Lyon 2002	Herth 希望指標（Herth 1992）
スピリチュアリティ	Post-White et al 1996	Herth 希望スケール（Herth 1991） 希望に関するインタビュー（Hinds 1984）
	Moadel et al 1999	ニードアセスメント調査（著者らのオリジナル）
スポーツに関連して	Curry et al 1997	希望スケール（Snyder et al 1991）
ストレスのある人生の出来事	O'Malley and Menke 1988	Beck 絶望スケール（Beck et al 1974）
自殺	Range and Penton 1994	希望スケール（Snyder et al 1991） Beck 絶望スケール（Beck et al 1974）

表12.2 希望と他のコンセプトを比較した量的研究のサンプル（つづき）

関連するコンセプト	著者	希望の枠組み・方法
症状の重症度	Landeen et al 2000	Miller 希望スケール（Miller & Powers 1988） Cantrill ラダー（Cantrill 1965）
不確実性	Wonghongkul et al 2000	Herth 希望指標（Herth 1992）
安寧（全般的）	Magaletta and Oliver 1999	希望スケール（Snyder et al 1991）
安寧（霊的（スピリチュアル））	Carson et al 1988	状態・特性希望スケール（Grimm 1984）
安寧（存在的）	Miller and Powers 1988	Miller 希望スケール（Miller & Powers 1988）
	Carson et al 1990	Beck 絶望スケール（Beck et al 1974）
	Mickley et al 1992	Nowotny 希望スケール（Nowotny 1989）
	Mickey and Soeken 1993	Nowotny 希望スケール（Nowotny 1989）
	Fehring et al 1997	Miller 希望スケール（Miller & Powers 1988）

表12.3 概念枠組みの例と対応するツールまたはアセスメントガイド

概念枠組み	ツールまたはアセスメントガイド
Stotland 1969	Beck 絶望スケール（Beck et al 1974） Stoner 希望スケール（Stoner 1982） 希望指標（Staats 1989） 多元的希望スケール（Raleigh & Boehm 1994）
Miller 1983	Miller 希望スケール（Miller & Powers 1988）
Hinds 1984, Hinds and Martin 1988	青年のための希望スケール（Hinds & Gattuso 1991）
Dufault and Martocchio 1985	Herth 希望スケール（Herth 1991） Herth 希望指標（Herth 1992）
Nowotny 1989	Nowotny 希望スケール（Nowotny 1989）
Farran et al 1995	希望の臨床的アセスメントのガイドライン（Farran et al 1992）
Morse and Doberneck 1995	希望のアセスメントガイド（Penrod & Morse 1997）
Snyder 1995	希望スケール（Snyder et al 1991）
Nekolaichuk et al 1999	緩和ケアにおける希望の枠組み（Nekolaichuk & Bruera 1998） 希望に関する要点（Nekolaichuk & Bruera 2005）

表12.4 希望のコンセプト化のための演繹的アプローチのサンプル

著者	アプローチ	分析の対象
非公式的アプローチ		
Miller 1983	非特定的,理論的	非特定的
McGee 1984	非特定的,理論的	非特定的
Brown 1989	看護学,神学,哲学,心理学	重症者
Nowotny 1989	心理学,精神科学,神学,看護学	非特定的
Kindleman 1993	非特定的	看護
Yates 1993	非特定的	がん患者
Farran et al 1995	非特定的	多職種の臨床的研究
Fowler 1995	非特定的	神経科学
Rustoen 1995	非特定的	QOLとの関連
Nunn 1996	非特定的	精神科
Kylma et al 1997	メタ分析（1975〜1993年の46文献）	看護研究
公式的アプローチ		
Stephenson 1991	Walker and Avant 1988, 1995	看護
Haase et al 1992	同時的コンセプト分析（Wilson 1963, Walker and Avant 1983からの応用）	スピリチュアルな視点,受容,自己超越からの分析
Forbes 1994	Walker and Avant 1995	高齢者
O'Connor 1996	Walker and Avant（非特定的）	在宅看護
Cutcliffe 1997	Walker and Avant 1988	非特定的
Hendricks-Ferguson 1997	Walker and Avant 1995	青年期のがん患者
Benzein and Saveman 1998b	Wilson 1963, Walker and Avant 1995	1970〜1996年の文献と1965〜1991年発行の本,約100点

表 12.5　希望のコンセプト化のための帰納的アプローチのサンプル

著者	アプローチ	分析の対象
質的方法		
Hinds 1984	グラウンデッドセオリー	健康な，または病気の 25 名の青年
Dufault and Martocchio 1985	参与観察	35 名の高齢がん患者と 47 名の末期患者
Hinds 1988	グラウンデッドセオリー	健康な，または病気の 117 名の青年
Hinds and Martin 1988	グラウンデッドセオリー	58 名の青年がん患者
Owen 1989	グラウンデッドセオリー	6 名のがん専門看護師
Ersek 1992	グラウンデッドセオリー	20 名の骨髄移植中の成人
Jacoby 1993	インタビュー，文献分析（報告書，物語，詩，歌など）	手術や末期症状などにコーピングしている外科病棟の患者，および非常な危険や脅威を生き抜いた人（ホロコースト，戦争，刑務所など）
Laskiwski and Morse1993	エスノグラフィ	31 名のリハビリテーション病棟の脊椎損傷患者
Cutcliffe 1995	グラウンデッドセオリー	末期の HIV 患者に希望を与える看護師の視点
Cutcliffe 1996	現象学	クリティカルケアにおける希望の視点
Cutcliffe 2004	グラウンデッドセオリー	死別のカウンセリングにおける希望の鼓舞
Cutcliffe and Grant 2001	グラウンデッドセオリー	継続的なケアを受けている認知障害のある高齢者に対して希望を鼓舞する原則と過程
Morse and Doberneck 1995	著者自身のコンセプト発展方法を用いた質的分析	移植手術を受けた患者，脊椎損傷の患者，乳がん生存者，授乳中の母親の 4 グループ
Morse and Penrod 1999	著者らによって展開された，コンセプトを同時的かつ質的に検討する方法	過去の 3 つの質的研究に基づく希望，忍耐，苦痛の関係性
Holt 2000	民族看護学の方法：観察，参加型研究，インタビュー	ドミニカ共和国の人々（看護師と市民）
Wang 2000	人間科学的視点：Parse の理論（1998）	希望の比喩として「破れた魚の網の修理」を利用する。
量的方法		
Farran and Popovich 1990	質問紙法：一般的な線形モデルを用いた希望の介入モデルの開発	126 名の高齢者施設入居者
Bunston et al 1995	横断的調査とパス解析で確認された理論モデル	194 名の頭部，頸部，眼のがん患者

表 12.5 希望のコンセプト化のための帰納的アプローチのサンプル（つづき）

著者	アプローチ	分析の対象
混合型：量的質的方法		
Averill et al 1990	4つの調査： 1. 質問紙＋自由記載 2. 質問紙＋自由記載 3. 希望の比喩 4. 質問紙＋自由記載	4つの調査： 1. 150名の大学生 2. 150名の大学生 3. 59名の大学生 4. 100名の米国の大学生と100名の韓国の大学生
Nekolaichuk et al 1999	量的・質的：概観調査，質的回答，要因分析	健康な成人，慢性または重度の疾患患者，看護師の計550名

＊これらのリストはすべてを網羅しているわけではなく，文献のサンプルを示したものである。この領域の全文献を検討することは，希望のコンセプト化に重要である。ここでは，希望のコンセプト化に焦点を当てている，または特定の定義，特性，概念枠組みを提供している文献を挙げている。

表 12.6 希望に関するテーマと仮定

テーマ	仮定
普遍性	1. 希望は普遍的であり，かつ非常に個人的な経験である。
次元性	2. 希望は個人の経験に関する一元的見解から多元的見解を網羅する幅広いコンセプトである。
確実性	3. 希望は確実に把握できるが，必ずしもそうとは限らない。つまり，決して解明できない部分もある。
一時性	4. 希望は一時的な意味をもっているが，未来永劫そうであるとは限らない。希望のいくつかの構成要素は，時間とはかかわらないかもしれない。
予測性	5. 希望はその経験の予測可能な，または予測不可能な要素をもつ。
価値に基づく	6. 希望の価値は個人の経験に深く結びついている。
現実に基づく	7. 希望はある種の現実的な感覚と結びついているようにみえる。しかし，現実の視点は明確ではない。

表 12.7 希望の二元性

以下は希望の二元性を示すために，意図的に分類したものである。それぞれの組み合わせを読み，あなたが最も同意できるものを選択してほしい。その選択をした理由を書き出してみよう。

テーマ	極性	二元性
普遍性	普遍的	希望は人間が本来保有するものとして，普遍的に経験される。
	独自的	希望は各自に独特なあり方で構成，経験される。
次元性	一元的	希望は目標達成と問題解決に最も結びついている。
	多元的	希望は複雑な経験であり，行動的，認知的，感情的，スピリチュアル，関係的な次元を含む個人の経験の多くの要素を包括している。
確実性	定義可能	希望は明白かつ特定的に定義づけられる。
	定義不可能	希望は決して定義づけられない（触れることのできない）善である。
	測定可能	希望は測定できる。
	測定不可能	希望は直接観察できない。したがって測定できない。
一時性	時間と関係する	希望は未来に存在する。
	時間と無関係	希望は時間とはかかわらない。
予測性	確実性	希望をもつためには，明確な目標と，それらを達成するための確実な道筋を見極めなければならない
	不確実性	希望をもつためには，不明確で漠然とした目標とともに生きてゆくことを学ばねばならない。
価値に基づく	価値がある	希望は常に肯定的でよいものである。
	価値がない	希望は必要悪である。
現実に基づく	現実と関係する	希望は現実的であるときのみ適切である。
	現実と無関係	希望は常に望ましい。

Jevne and Nekolaichuk 2002 より引用

表 12.8　希望のモデルを評価する質問例

「よいモデル」とは何か？　希望の「よいモデル」はどのようなものか？　以下はモデルを比較する際に問うべき重要なテーマと，それに関連する質問例である。

テーマ	質問例
前提とされている事柄 　普遍性	このモデルは，希望の経験の普遍性また独自性を表しているか？
次元性	モデルは一元的か，または多元的か？　希望のどの次元が強調されているか？
確実性	モデルは希望の定義を含んでいるか？　測定方法はあるか？　それは希望の把握できない要素について述べているか？
一時性	このモデルではいかに一時性が描かれているか？　モデルは静的か，または動的か？
予測性	このモデルは予測性（不確実性）の問題にいかに対処しているか？
価値に基づく	このモデルには「よいことである」ということが前提となっているか？
現実に基づく	このモデルには現実に即しているか？　そうであれば，いかに記述されているか？
モデルの由来	このモデルは何に由来しているか？　何らかの理論的基盤があるか？　経験から引き出されたモデルか？　もしそうであれば，どのようなタイプのサンプルがデータとして使用されているか？　どのような方法が利用されたか？　希望の理論的な見方と臨床的な見方のバランスはとれているか？　そのデザインでは，希望に関してこれまで発見されてきた事柄が統合されているか？
職業（または学問）と文脈に横断的に転用する可能性	誰がこのモデルを提案したか？　どのような哲学の学派に基づいているか？　ある職業（または学問）に特定されるか，それとも複数の職業（または学問）にまたがるものか？　異なる文脈にもで適応できるか？
枠組みの妥当性	それが可能であるとすれば，このモデルはどのように妥当性を証明されているか？　長所と短所は何か？　限界は何か？
希望の理解に対する貢献	このモデルはいかに希望の理解に貢献するか？　また，それがあるとすれば，実践に関して示唆するものは何か？
個人的志向性	このモデルは希望に関するあなた自身のコンセプトといかに適合しているか？　あなたの哲学的志向といかに適合しているか？　あなたの（仕事における）「実践」といかに適合しているか？

Jevne and Nekolaichuk 2002 より引用

訳注

* *1 実証主義哲学，ポスト実証主義哲学：実証主義は，哲学上の学派の1つで神学的・形而上学的なものに依拠せず，経験的事実にのみ認識の根拠を認める学問上の立場である。ポスト実証主義は，変化の人間にとっての「意味」は実証主義では問題にされないという欠損を補完するために，特に人間的な現象（自由，愛，意志など）を取り扱おうとする立場である。
* *2 解釈学，構成主義：解釈学は，さまざまなテクストを解釈する文献学的な技法の理論である。また，「解釈する」ということに対する体系的な理論に基づく学問を意味することもあり，本書では後者の意味である。構成主義は，人は現在の知識形態から意味を構築するとみなす考え方である。
* *3 意味論的に多様な技術：Semantic Differential 法。事象の一般的な意味次元を量ることを目的に開発された技法。「好き－嫌い」などの反対語の対からなる評価尺度（5～7段階など）を複数用いて，対象の評価を行う。
* *4 パンドラの箱：神は，泥からつくった女性であるパンドラに，「開けてはならない」と箱を与えて，プロメテウスの元へ送り込む。パンドラは好奇心に負けて，箱を開いてしまう。するとそこから，さまざまな災い（疫病，悲嘆，犯罪など）が飛び出す。彼女はあわてて箱を閉めるが，そこに残ったのは希望であった。それによって人間は，希望だけは失わずに済んだといわれている（諸説があり，最後に残ったのは偽りの希望であるとも）。

文献

Adams VH, Jackson JS 2000 The contribution of hope to the quality of life among aging African Americans: 1980–1992. International Journal of Aging and Human Development 50: 279–295

Averill JR, Caitlin G, Chon KK 1990 Rules of hope. Springer–Verlag, New York

Ballard A, Green T, McCaa A, Logsdon MC 1997 A comparison of the level of hope in patients with newly diagnosed and recurrent cancer. Oncology Nursing Forum 24: 899–904

Bateson MC 1989 Composing a life. Plume, New York（メアリー・C. ベイトソン著，桜内篤子訳：女性として，人間として：五つの創造的人生から学ぶ，ティビーエス・ブリタニカ，1991年）

Bays CL 2001 Older adults' descriptions of hope after a stroke. Rehabilitation Nursing 26: 18–27

Beck A, Weissman A, Lester D, Trexler L 1974 The measurement of pessimism: the hopelessness scale. Journal of Consulting and Clinical Psychology 42:
861–865

Beckerman A, Northrop C 1996 Hope, chronic illness and the elderly. Journal of Gerontological Nursing 22 19–25

Benzein E, Saveman BI 1998a Nurses' perception of hope in patients with cancer: a palliative care perspective. Cancer Nursing 21: 10–16

Benzein E, Saveman BI 1998b One step towards the understanding of hope: a concept analysis. International Journal of Nursing Studies 35: 323–329

Benzein E, Norberg A, Saveman B 1998 Hope: future imagined reality. The meaning of hope as described by a group of healthy Pentecostalists. Journal of Advanced Nursing 28: 1063–1070

Benzein E, Saveman B, Norberg A 2000 The meaning of hope in healthy, non-religious Swedes. Western Journal of Nursing Research 22: 303–319

Benzein E, Norberg A, Saveman BI 2001 The meaning of the lived experience of hope in patients with cancer in palliative home care. Palliative Medicine 15: 117–126

Bland R, Darlington Y 2002 The nature and sources of hope: perspectives of family caregivers of people with serious mental illness. Perspectives in Psychiatric Care 38: 61–68

Borneman T, Stahl C, Ferrell BR, Smith D 2002 The concept of hope in family caregivers of cancer patients at home. Journal of Hospice and Palliative Nursing 4: 21–33

Brackney BE, Westman AS 1992 Relationships among hope, psychosocial development, and locus of control. Psychological Reports 70: 864–866

Brockopp D 1982 Cancer patients' perceptions of five psychosocial needs. Oncology Nursing Forum 9: 31–35

Brockopp DY, Hayko D, Davenport W, Winscott C 1989 Personal control and the needs for hope and information among adults diagnosed with cancer. Cancer Nursing 12: 112–16

Brown P 1989 The concept of hope: implications for care of the critically ill. Critical Care Nursing 9: 97–105

Bunston T, Mings D, Mackie A, Jones D 1995 Facilitating hopefulness: The determinants of hope. Journal of Psychosocial Oncology 13: 79–103

Cantrill H 1965 The pattern of human concerns. Rutgers University Press, New Brunswick, NJ

Carifio J, Rhodes L 2002 Construct validities and the empirical relationships between optimism, hope, self-efficacy, and locus of control. Work 19: 125-136

Carson V, Soeken KL, Grimm PM 1988 Hope and its relationship to spiritual well-being. Journal of Psychology and Theology 16: 159–167

Carson V, Soeken KL, Shanty J, Terry L 1990 Hope and spiritual well-being: essentials for living with AIDS. Perspectives in Psychiatric Care 26: 28–34

Chang LC, Li IC 2002 The correlation between perceptions of control and hope status in home-based cancer patients. Journal of Nursing Research 10: 73–81

Chapman KJ, Pepler C 1998 Coping, hope, and anticipatory grief in family members in palliative home care. Cancer Nursing 21: 226–234

Chen ML 2003 Pain and hope in patients with cancer. Cancer Nursing 26: 61–67

Christman NJ 1990 Uncertainty and adjustment during radiotherapy. Nursing Research 39: 17–20

Cousins N 1989 Head first: the biology of hope. EP Dutton, New York

Curry LA, Snyder CR, Cook DL et al 1997 The role of hope in academic and sport achievement. Journal of Personality and Social Psychology 73: 1257–1267

Cutcliffe JR 1995 How do nurses inspire and instill hope in terminally ill HIV patients? Journal of Advanced Nursing 22: 888–895

Cutcliffe J 1996 Critically ill patients' perspectives of hope. British Journal of Nursing 5: 674, 687–690

Cutcliffe JR 1997 Towards a definition of hope. International Journal of Psychiatric Nursing Research 3: 319–332

Cutcliffe JR 2004 The inspiration of hope in bereavement counselling. Jessica Kingsley Publishing, London

Cutcliffe JR, Grant G 2001 What are the principles and processes of inspiring hope in cognitively impaired older adults within a continuing care environment? Journal of Psychiatric and Mental Health Nursing 8: 427–436

Cutcliffe JR, Herth K 2002 The concept of hope in nursing. 1: Its origins, background and nature. British Journal of Nursing 11: 832–840

Daly J, Davidson PM, Jackson D 1999 The experience of hope for survivors of acute myocardial infarction (AMI): a qualitative study. Australian Journal of Advanced Nursing 16: 38–44

Davies H 1993 Hope as a coping strategy for the spinal cord injured individual. Axon 15: 40–46

Delvecchio Good MJ, Good BJ, Schaffer C, Lind SE 1990 American oncology and the discourse on hope. Culture, Medicine and Psychiatry 14: 59–79

Dufault K, Martocchio BC 1985 Hope: its spheres and dimensions. Nursing Clinics of North America 20: 379–391

Ebright PR, Lyon B 2002 Understanding hope and factors that enhance hope in women with breast cancer. Oncology Nursing Forum 29: 561–568

Edey W, Jevne RF 2003 Hope, illness and counselling practice: making hope visible. Canadian Journal of Counselling 37: 44–51

Elliott J, Olver I 2002 The discursive properties of 'Hope' : a qualitative analysis of cancer patients' speech. Qualitative Health Research 12: 173–193

Elliott TR, Witty TE, Herrick S, Hoffman JT 1991 Negotiating reality after physical loss: hope, depression, and disability. Journal of Personality and Social Psychology 61: 608–613

Ersek M 1992 The process of maintaining hope in adults undergoing bone marrow transplantation for leukemia. Oncology Nursing Forum 19: 883–889

Ezzy D 2000 Illness narratives: time, hope and HIV. Social Science and Medicine 50: 605–617

Farran CJ 1985 A survey of community-based older adults: stressful life events, mediating variables, hope and health. Doctoral dissertation, Rush University, Chicago. Dissertation Abstracts International 46: 113B

Farran CJ, McCann J 1989 Longitudinal analysis of hope in community-based older adults. Archives in Psychiatric Nursing 3: 272–276

Farran CJ, Popovich JM 1990 Hope: a relevant concept for geriatric psychiatry. Archives of Psychiatric Nursing 4: 124–130

Farran CJ, Wilken C, Popovich JM 1992 Clinical assessment of hope. Issues in Mental Health Nursing 13: 129–138

Farran CJ, Herth KA, Popovich JM 1995 Hope and hopelessness: critical clinical constructs. Sage, Thousand Oaks, CA

Fehring RJ, Miller JF, Shaw C 1997 Spiritual well-being, religiosity, hope, depression, and other mood states in elderly people coping with cancer. Oncology Nursing Forum 24: 663–671

Flemming K 1997 The meaning of hope to palliative care cancer patients. International Journal of Palliative Nursing 3: 14–18

Foote AW, Piazza D, Holcombe J, Paul P, Daffin P 1990 Hope, self-esteem and social support in persons with multiple sclerosis. Journal of Neuroscience Nursing 22: 155–159

Forbes SB 1994 Hope: an essential human need. Journal of Gerontological Nursing 20: 5–10

Forsyth GL, Delaney KD, Gresham ML 1984 Vying for a winning position: management style of the chronically ill. Research in Nursing and Health 7: 181–188

Fowler SB 1995 Hope: implications for neuroscience nursing. Journal of Neuroscience Nursing 27: 298–304

Franken RE, Brown DJ 1996 The need to win is not adaptive: the need to win, coping strategies, hope and self-esteem. Personality and Individual Differences 20: 805–808

Fromm E 1968 The revolution of hope: toward a humanized technology. Harper & Row, New York

Gelling L 1999 The experience of hope for the relatives of head injured patients admitted to a neurosciences critical care unit: a phenomenological study. Nursing in Critical Care 4: 214–221

Gibson PR 1999 Hope in multiple chemical sensitivity: social support and attitude towards healthcare delivery as predictors of hope. Journal of Clinical Nursing 8: 275–283

Gottschalk LA, Gleser GC 1969 The measurement of psychological states through the content analysis of verbal behavior. University of California Press, Berkley, CA

Gottschalk LA, Fronczek J, Buchsbaum MS 1993 The cerebral neurobiology of hope and hopelessness. Psychiatry 56: 270–281

Grimm P 1984 The State–Trait Hope Inventory: a measurement project. Unpublished manuscript, University of Maryland School of Nursing

Haase JE, Britt T, Coward DD, Leidy NK, Penn PE 1992 Simultaneous concept analysis of spiritual perspective, hope, acceptance and transcendence. Image – the Journal of Nursing Scholarship 24: 141–147

Hall BA 1990 The struggle of the diagnosed terminally ill person to maintain hope. Nursing Science Quarterly 3: 177–184

Hall BA 1994 Ways of maintaining hope in HIV disease. Research in Nursing and Health 17: 283–293

Hatcher D, Macdonald J, Bauer C, Wilson C 1999 Hope, who needs it? A study of hope in older people in a residential care facility. Geriaction 17: 6–12

Hendricks-Ferguson VL 1997 An analysis of the concept of hope in the adolescent with cancer. Journal of Pediatric Oncology Nursing 14: 73–80

Herth K 1989 The relationship between level of hope and level of coping response and other variables in patients with cancer. Oncology Nursing Forum 16: 67–72

Herth K 1990a Fostering hope in terminally-ill people. Journal of Advanced Nursing 15: 1250–1259

Herth K 1990b Relationship of hope, coping styles, concurrent losses, and setting to grief resolution in the elderly widow(er). Research in Nursing and Health 13: 109–117

Herth K 1991 Development and refinement of an instrument to measure hope. Scholarly Inquiry for Nursing Practice: an International Journal 5: 39–51

Herth K 1992 Abbreviated instrument to measure hope: development and psychometric evaluation. Journal of Advanced Nursing 17: 1251–1259

Herth K 1993a Hope in the family caregiver of terminally ill people. Journal of Advanced Nursing 18: 538–548

Herth K 1993b Hope in older adults in community and institutional settings. Issues in Mental Health Nursing 14: 139–156

Herth K 2000 Enhancing hope in people with a first recurrence of cancer. Journal of Advanced Nursing 32: 1431–1441

Herth KA, Cutcliffe JR 2002 The concept of hope in nursing 6: research/education/policy/practice. British Journal of Nursing 11: 1404–1411

Heszen-Niejodek I, Gottschalk LA, Januszek M 1999 Anxiety and hope during the course of three different medical illnesses: a longitudinal study. Psychotherapy and Psychosomatics 68: 304–312

Hicks D, Holden C 1994 Tomorrow's world: children's hopes and fears for the future. Educational and Child Psychology 11: 63–70

Hinds PS 1984 Inducing a definition of 'hope' through the use of grounded theory methodology. Journal of Advanced Nursing 9: 357–362

Hinds PS 1988 Adolescent hopefulness in illness and health. Advances in Nursing Science 10: 79–88

Hinds PS, Gattuso J 1991 Measuring hopefulness in adolescents. Journal of Pediatric Oncology Nursing 8: 92–94

Hinds PS, Martin J 1988 Hopefulness and the self-sustaining process in adolescents with cancer. Nursing Research 37: 336–340

Hinds P, Quargnenti A, Fairclough D et al 1999 Hopefulness and its characteristics in adolescents with cancer. Western Journal of Nursing Research 21: 600–620

Holdcraft C, Williamson C 1991 Assessment of hope in psychiatric and chemically dependent patients. Applied Nursing Research 4: 129–134

Holt J 2000 Exploration of the concept of hope in the Dominican Republic. Journal of Advanced Nursing 32: 1116–1125

Irving LM, Snyder CR, Crowson JJ 1998 Hope and coping with cancer by college women. Journal of Personality 66: 195–214

Jacoby R 1993 'The miserable hath no other medicine, but only hope': some conceptual considerations on hope and stress. Stress Medicine 9: 61–69

Jakobsson A, Segesten K, Nordholm L, Oresland S 1993 Establishing a Swedish instrument measuring hope. Scandinavian Journal of Caring Science 7: 135–139

Jensen KP, Back-Pettersson S, Segesten K 2000 The meaning of 'not giving in' – lived experiences among women with breast cancer. Cancer Nursing 23: 6–11

Jevne RF 1991 It all begins with hope: patients, caregivers and the bereaved speak out. LuraMedia, San Diego, CA

Jevne R 1993 Enhancing hope in the chronically ill. Humane Medicine 9: 121–130

Jevne RF 1994 The voice of hope: heard across the heart of life. LuraMedia, San Diego, CA

Jevne RF, Nekolaichuk CL 2002 Dichotomies of hope. Hope and the helping relationship manual (revised), Hope Foundation of Alberta, Edmonton, Alberta

Jevne RF, Nekolaichuk C, Boman J 1999 Experiments in hope: blending art and science with service. Hope Foundation of Alberta, Edmonton, Alberta

Kant I 1781/1966 Critique of pure reason (trans FM Muller). Doubleday, Garden City, NY (Original work published 1781).

Kennett CE 2000 Participation in a creative arts project can foster hope in a hospice day centre. Palliative Medicine 14: 419–425

Kindleman B 1993 The concept of hope: implications for nursing. CAET Journal 12: 7–10, 29

Kirkpatrick H, Landeen J, Byrne C et al 1995 Hope and schizophrenia: clinicians identify hope-instilling strategies. Journal of Psychosocial Nursing 33: 15–19

Kirkpatrick H, Landeen J, Woodside H, Byrne C 2001 How people with schizophrenia build their hope. Journal of Psychosocial Nursing and Mental Health Services 39: 46–53

Koopmeiners L, Post-White J, Gutknecht S et al 1997 How healthcare professionals contribute to hope in patients with cancer. Oncology Nursing Forum 24: 1507–1513

Korner IN 1970. Hope as a method of coping. Journal of Consulting and Clinical Psychology 34: 134–139

Kylma J, Vehvilainen-Julkunen K 1997 Hope in nursing research: a meta-analysis of the ontological and epistemological foundations of research on hope. Journal of Advanced Nursing 25: 364–371

Kylma J, Vehvilainen–Julkunen K, Lahdevirta J 2001 Hope, despair and hopelessness in living with HIV/AIDS: a grounded theory study. Journal of Advanced Nursing 33: 764–775

Landeen J, Pawlick J, Woodside H et al 2000 Hope, quality of life, and symptom severity in individuals with schizophrenia. Psychiatric Rehabilitation Journal 23: 364–369

Laskiwski S, Morse JM 1993 The patient with spinal cord injury: the modification of hope and expressions of despair. Canadian Journal of Rehabilitation 6: 143–153

Leydon GM, Boulton M, Moynihan C et al 2000 Faith, hope, and charity: an in-depth interview study of cancer patients' information needs and information-seeking behavior. Western Journal of Medicine 173: 26–31

Lin C, Tsai H, Chiou J et al 2003 Changes in level of hope after diagnostic disclosure among Taiwanese patients with cancer. Cancer Nursing 26: 155–160

McGee R 1984 Hope: a factor influencing crises resolution. Advances in Nursing Science 6: 34–44

Magaletta PR, Oliver JM 1999 The hope construct, will and ways: their relations with self-efficacy, optimism, and general well-being. Journal of Clinical Psychology 55: 539–551

Marcel G 1962 Homo viator: introduction to a metaphysics of hope (trans E Crauford). Harper & Row, New York (Original publication 1951)

Menninger K 1959 The academic lecture: Hope. American Journal of Psychiatry 116: 481–491

Mercier M, Fawcett J, Clark D 1984 Hopefulness: a preliminary examination. Unpublished manuscript, Rush-Presbyterian-St. Lukes Medical Center, Chicago, IL

Mertens DM 1998 Research methods in education and psychology: integrating diversity with quantitative and qualitative approaches. Sage, Thousand Oaks, CA

Mickley J, Soeken K 1993 Religiousness and hope in Hispanic- and Anglo-American women with breast cancer. Oncology Nursing Forum 20: 1171–1177

Mickley JR, Soeken K, Belcher A 1992 Spiritual well-being, religiousness and hope among women with breast cancer. Image – the Journal of Nursing Scholarship 24: 267–272

Miller JF 1983 Inspiring hope. In: Miller J (ed) Coping with chronic illness: overcoming powerlessness. FA Davis, Philadelphia, PA, pp 287–289

Miller JF 1989 Hope-inspiring strategies of the critically ill. Applied Nursing Research 2: 23–29

Miller JF 1991 Developing and maintaining hope in families of the critically ill. AACN: Critical Issues 2: 307–315

Miller JF, Powers MJ 1988 Development of an instrument to measure hope. Nursing Research 37: 6–10

Mishel MH 1988. Uncertainty in illness. Image – the Journal of Nursing Scholarship 20: 225–232

Mishel MH 1990. Reconceptualization of the uncertainty in illness theory. Image – the Journal of Nursing Scholarship 22: 256–262

Moadel A, Morgan C, Fatone A et al 1999 Seeking meaning and hope: self-reported spiritual and existential needs among an ethnically-diverse cancer patient population. Psycho-Oncology 8: 378–385

Moltmann J 1975. The experiment hope. Fortress Press, London

Morse J 1995 Exploring the theoretical basis of nursing using advanced techniques of concept analysis. Advances in Nursing Science 17: 31–46

Morse JM, Doberneck B 1995 Delineating the concept of hope. Image – the Journal of Nursing Scholarship 27: 277–285

Morse JM, Penrod J 1999 Linking concepts of enduring, uncertainty, suffering and hope. Image – the Journal of Nursing Scholarship 31: 145–150

Nekolaichuk CL 2003 The experience of hope in people who are terminally ill. Unpublished research data

Nekolaichuk CL, Bruera E 1998 On the nature of hope in palliative care. Journal of Palliative Care 14: 36–42

Nekolaichuk CL, Bruera E 2005 Assessing hope at end-of-life: validation of an experience of hope scale in advanced cancer patients. Palliative and Supportive Care, in press

Nekolaichuk CL, Jevne RF, Maguire TO 1999 Structuring the meaning of hope in health and illness. Social Science and Medicine 48: 591–605

Nekolaichuk CL, Boman J, Cumming C et al 2002 Fact sheet 1: The Alberta experience of hope. Hope Foundation of Alberta, Edmonton, Alberta

Nietzsche F 1878/1986 Human, all too human, vol 1 (trans RJ Hollingdale). Cambridge University Press, Cambridge (Original work published in 1878)

Nowotny ML 1989 Assessment of hope in patients with cancer: development of an instrument. Oncology Nursing Forum 16: 57–61

Nowotny ML 1991 Every tomorrow, a vision of hope. Journal of Psychosocial Oncology 9: 117–126

Nunn KP 1996 Personal hopefulness: a conceptual review of the relevance of the perceived future to psychiatry. British Journal of Medical Psychology 69: 227–245

O'Connor P 1996 Hope: a concept for home care nursing. Home Care Provider 1: 175–179

O'Malley P, Menke E 1988 Relationship of hope and stress after MI. Heart and Lung 17: 184–190

Onwuegbuzie AJ, Snyder CR 2000 Relations between hope and graduate students' coping strategies for studying and examination taking. Psychological Reports 86: 803–806

Osgood CE, Suci GJ, Tannenbaum PH 1957 The measurement of meaning. University of Illinois Press, Urbana, IL

Owen DC 1989 Nurses' perspectives on the meaning of hope in patients with cancer: a qualitative study. Oncology Nursing Forum 16: 75–79

Paley J 1996 How not to clarify concepts in nursing. Journal of Advanced Nursing 24: 572–578

Parse RR 1990 Parse's research methodology with an illustration of the lived experience of hope. Nursing Science Quarterly 3: 9–17

Parse RR 1998 The human becoming school of thought: a perspective for nurses and other health professionals. Sage, Thousand Oaks, CA

Parse RR 1999 Hope: an international human becoming perspective. Jones & Bartlett, London

Patel CTC 1996 Hope-inspiring strategies of spouses of critically ill adults. Journal of Holistic Nursing 14: 44–65

Penrod J 2001 Refinement of the concept of uncertainty. Journal of Advanced Nursing 34: 238–245

Penrod J, Morse JA 1997 Strategies for assessing and fostering hope: the hope assessment guide.

Oncology Nursing Forum 24: 1055–1063

Perakyla A 1991 Hope work in the care of seriously ill patients. Qualitative Health Research 1: 407–433

Piazza D, Holcombe J, Foote A et al 1991 Hope, social support and self-esteem of patients with spinal cord injuries. Journal of Neuroscience Nursing 23: 224–230

Pilkington FB 1999 The many facets of hope. In: Parse RR (ed) Hope: an international human becoming perspective. Jones & Bartlett, Sudbury, MA, pp. 9–44

Plummer EM 1988 Measurement of hope in the elderly institutionalized person. Journal of the New York State Nurses Association 19: 8–11

Popovich JM 1991 Hope, coping and rehabilitation outcomes in stroke patients. Doctoral dissertation, Rush University, Chicago. Dissertation Abstracts International 52: 750B

Popovich JM, Fox PG, Burns KR 2003 'Hope' in recovery from stroke in the US. International Journal of Psychiatric Nursing Research 8: 905–920

Post-White J, Ceronsky C, Kreitzer MJ et al 1996 Hope, spirituality, sense of coherence, and quality of life in patients with cancer. Oncology Nursing Forum 23: 1571–1579

Rabkin J, Neugebaur R, Remien R 1990 Maintenance of hope in HIV-spectrum homosexual men. American Journal of Psychiatry 147: 1322–1326

Raleigh EDH 1992 Sources of hope in chronic illness. Oncology Nursing Forum 19: 443–448

Raleigh EH, Boehm S 1994 Development of the multidimensional hope scale. Journal of Nursing Measurement 2: 155–167

Range LM, Penton SR 1994 Hope, hopelessness, and suicidality in college students. Psychological Reports 75: 456–458

Rideout E, Montemuro M 1986 Hope, morale and adaptation in patients with chronic heart failure. Journal of Advanced Nursing 11: 429–433

Rustoen T 1995 Hope and quality of life, two central issues for cancer patients: a theoretical analysis. Cancer Nursing 18: 355–361

Rustoen T, Moem T 1997 Reliability and validity of the Norwegian version of the Nowotny Hope Scale. Scandinavian Journal of Caring Science 11: 33–41

Rustoen T, Wiklund I, Hanestad BR, Moum T 1998 Nursing intervention to increase hope and quality of life in newly diagnosed cancer patients. Cancer Nursing 21: 235–245

Salander P, Bergenheim T, Henriksson R 1996 The creation of protection and hope in patients with malignant brain tumors. Social Science and Medicine 42: 985–996

Salerno EM 2002 Hope, power and perception of self in individuals recovering from schizophrenia: a Rogerian perspective. Visions 10: 23–36

Sandelowski M 1994 The proof is in the pottery: toward a poetic for qualitative inquiry. In: Morse J (ed) Critical issues in qualitative research methods. Sage, Thousand Oaks, CA, pp. 46–63

Sardell AN, Trierweiler SJ 1993 Disclosing the cancer diagnosis: procedures that influence patient hopefulness. Cancer 72: 3355–3365

Snyder CR 1989 Reality negotiation: from excuses to hope and beyond. Journal of Social and Clinical Psychology 8: 130–157

Snyder CR 1995 Conceptualizing, measuring, and nurturing hope. Journal of Counseling and Development 73: 355–360

Snyder CR, Harris C, Anderson JR et al 1991 The will and the ways: development and validation of an individual-differences measure of hope. Journal of Personality and Social Psychology 60: 570–585

Staats S 1987 Hope: expected positive affect in an adult sample. Journal of Genetic Psychology 148: 357–364

Staats S 1989 Hope: a comparison of two self-report measures for adults. Journal of Personality Assessment 53: 366–375

Staats S 1991 Quality of life and affect in older persons: hope, times frames, and training effects.

Current Psychology: Research and Reviews 10: 21–30

Stanton AL, Danoff-Burg S, Huggins ME 2002 The first year after breast cancer diagnosis: hope and coping strategies as predictors of adjustment. Psycho-Oncology 11: 93–102

Stephen-Haynes J 2002 The concept of hope – a phenomenological study. Journal of Community Nursing 16: 28–32

Stephenson C 1991 The concept of hope revisited for nursing. Journal of Advanced Nursing 16: 1456–1461

Stoner M 1982 Hope and cancer patients. Dissertation Abstracts International 43 1983B–2592B (University Microfilms No. 83-12:243)

Stoner MH, Keampfer SH 1985 Recalled life expectancy information, phase of illness and hope in cancer patients. Research in Nursing and Health 8: 269–274

Stotland E 1969 The psychology of hope. Jossey-Bass, San Francisco, CA

Tollett JH, Thomas SP 1995 A theory-based nursing intervention to instill hope in homeless veterans. Advances in Nursing Science 18: 76–90

Tracy J, Fowler S, Margarelli K 1999 Hope and anxiety of individual family members of critically ill adults. Applied Nursing Research 12: 121–127

Udelman DL, Udelman HD 1985a A preliminary report on anti-depressant therapy and its effects on hope and immunity. Social Science and Medicine 20: 1069–1072

Udelman HD, Udelman DL 1985b Hope as a factor in remission of illness. Stress Medicine 1: 291–294

Udelman DL, Udelman HD 1991 Affects, neurotransmitters, and immunocompetence. Stress Medicine 7: 159–162

Volume CI, Farris KB 2000 Hoping to maintain a balance: the concept of hope and the discontinuation of anorexiant medications. Qualitative Health Research 10: 174–187

Wald G 1961 Forward. In: Ames G, Wyler R (eds) Biology: an introduction to the science of life. Golden Press, New York

Walker L, Avant K 1983 Strategies for theory construction in nursing. Appleton-Century-Crofts, Norwalk, CT

Walker LO, Avant KC 1988 Strategies for theory construction in nursing, 2nd edn. Appleton-Century-Crofts, Norwalk, CT

Walker LO, Avant KC 1995 Strategies for theory construction in nursing 3rd edn. Appleton & Lange, Norwalk, CT（中木高夫，川崎修一訳：看護における理論構築の方法，医学書院，2008年）

Wall LM 2000 Changes in hope and power in lung cancer patients who exercise. Nursing Science Quarterly 13: 234–242

Wang C 2000 Developing a concept of hope from a human science perspective. Nursing Science Quarterly 13: 248–251

Weil CM 2000 Exploring hope in patients with end stage renal disease on chronic hemodialysis. Nephrology Nursing Journal 27: 219–224

Wilson J 1963 Thinking with concepts. Cambridge University Press, New York

Wong-Wylie G, Jevne RF 1997 Patient hope: exploring the interactions between physicians and HIV seropositive individuals. Qualitative Health Research 7: 32–56

Wonghongkul T, Moore SM, Musil C et al 2000 The influence of uncertainty in illness, stress appraisal, and hope in coping in survivors of breast cancer. Cancer Nursing 23: 422–429

Wuest J 1994 A feminist approach to concept analysis. Western Journal of Nursing Research 16: 577–586

Yalom ID 1985. The theory and practice of group psychotherapy. Basic Books, New York

Yates P 1993 Towards a reconceptualization of hope for patients with a diagnosis of cancer. Journal of Advanced Nursing 18: 701–706

13 「ユーモア」のコンセプト分析：「ユーモア」を真摯に捉える

Kristiina Hyrkäs
（川原礼子 訳）

編者による解説　209
はじめに　210
ユーモアの文献的定義：コンセプトの代替語，およびそれに関連する使用法　211
ユーモアの特性：コンセプトの核　211
ユーモアの先行要件，実証指標，帰結　213
精神的・身体的な健康上の利点　216

協働とユーモア　216
患者の視点からのコーピングとユーモア　217
看護師間のコーピングとユーモア　218
感情を見せ，それと向き合う　219
関連するコンセプト　219
結論　221

編者による解説

　「ユーモア humour」の治療的価値は，（エビデンスは収集されつつあるものの）明白な実証的エビデンスが十分ではなく，しかし，実際的な信頼性を有する現象の1つである。すなわち，ユーモアと笑いを経験するわれわれの誰もが，いかにユーモアがわれわれを気持ちよくしてくれるかについて，経験的によく知っている。われわれは，ユーモアの直観的な感覚を把握できるが，「エビデンスに基づく実践」が尊重される今日では，実践を基礎づける基盤を実証するために，看護分野の学会や学者はさらなる研究を行っている。本書で扱ったコンセプトの多くは，人間としての生活経験から切り離すことが困難であるが，ユーモアが人間の経験にとって本質的なものであることに異論をとなえる看護の学者は，ほとんどいないだろうと思われる。人生を幸福と笑いと喜びで表現する「ハリウッド的」な操られた神話を持ち出す必要はない。興味深いことにこの神話は，「人生をこのように経験しなければ何かが間違っている」という感覚を生み出し，「自分を治す」ために何らかの薬が必要だとの思いに至らせる。ホロコーストを生き延びたヴィクトール・フランクルが指摘するように，人生とはしばしば戦いであり，苦痛なのである。

　本章は，患者が苦痛を耐え，戦いを経験している臨床的状況では，ユーモアの治療的価値を過小評価したり無視すべきでないことを指摘している。患者がユーモアを発することを，目的のある行為または反応として，看護師が実際に推奨したかどうかはわからないが，治療的ユーモアは非常に力強い手段である。しかし，もしそれが不適切かつ鈍感に扱われれば，害を及ぼすことも銘記すべ

きである。また，ユーモアには文化的な境界があり，異なる文化のなかで看護を行う者は，この点に留意しなければならないだろう。

　ユーモアの使用に個人的かつ文化的な感受性が必要だということに関して，編者は多くのことを質問したいと思っている。看護教育プログラムにおいて，治療的ユーモアのコンセプトには，どれくらいの注意と焦点が当てられているだろうか？　もしまったく触れられていないとしたら，看護師は治療的ユーモアの使用について，どのように教育・訓練されるのか？　ある人々は自然に，または生来的にユーモアをもっているようにみえるが，そのような生来の性質をそれほどでもない人が発達させるには，どうしたらいいのだろうか？　最後に，生来のユーモアの才能を有する看護師らは，看護のある特定の専門分野を選んでいるのだろうか？　ユーモアをより深く理解することで，これらの疑問の多くに回答が与えられるだろう。

はじめに

　「ユーモア humour」は何世紀にもわたって，人間を楽しませてきた。ユーモアを最初に定義する試みは，紀元前340年，プラトンとアリストテレスによって行われている（Cassell 1985, Kruger 1996, Struthers 1999）。歴史的にみて，さまざまな哲学の学派が発展し，ユーモアの理論を生み出してきたが，その理論には，その学派の知識の集積，および哲学的な基礎が反映されている。文献で非常にしばしば引用されているユーモアの理論には，フロイトの「ジョークと無意識との関係」に関する精神分析の文献，Lorenzのユーモアと行動に関する見解，Zijderveldのユーモアの社会的理論がある（例：Sumners 1990, Struthers 1994, Sheldon 1996, Ziegler 1998, Goldin & Bordan 1999）。看護の文献では，ユーモア，およびそれと健康・安寧との関係は，1世紀にもわたって検討されてきた。看護のユーモアの研究の多くは，ユーモアの特定の側面に焦点が当てられていて，たとえば看護師のユーモアへの態度と認識（Sumners 1990, Åstedt-Kurki & Liukkonen 1994），看護師・患者間のユーモア，看護スタッフ間のユーモア（Åstedt-Kurki & Isola 2001），患者のためのユーモア（Åstedt-Kurki et al 2001），看護師・患者の人間関係におけるユーモアに関する看護師の見解（Beck 1997）などがある。

　このような文献があり，またユーモアが健康と安寧を増進すると理解されているにもかかわらず，ユーモアに関するわれわれの理解は不完全で，このコンセプトにさらなる検討が必要なことは明らかである。本章の目的は，ユーモアのコンセプト，および現代の医療におけるその利用法を検討し，分析することである。本章で分析および明晰性の度合いを上げるために用いた方法は，Rodgers（1989）によって提唱された技術である。この技術を選択した理由は，看護の文献においてコンセプト分析へのアプローチとして，一般的に使用されているからである。

ユーモアの文献的定義：コンセプトの代替語，およびそれに関連する使用法

コンセプト，およびそれと関連する使用法を同定し，代替語を調査するために，辞書による定義を調べた。New International Webster's Dictionary と Thesaurus of English Language (2002, p.471) は，以下の定義を示している。

1. 気質または感情，気まぐれ，たわむれ，むら気
2. 考え，遊び心の空想，おどけ，ひょうきんさの滑稽な表現
3. おかしさ，楽しみ，矛盾，ばかげたことなどを知覚，認識，表現する能力。または，おもしろいこと，楽しいこと，馬鹿げたことをする能力。特にスピーチや行動においてこれらの表現を示すこと
4. 体液：特に動物の体液，漿液状の水分。中世ではユーモアは血液，粘液，黄色い胆汁，黒い胆汁から構成され，多血質，粘液質，短気，うつ気質を引き起こすと考えられていた。
5. 病理学：慢性の血液障害による皮膚発疹の総称
6. ユーモアがないこと：いらいらする，悩まされる（他動詞）（気まぐれな気分に従う，〜に自身を適応させる，または受け入れる）

「ユーモア」という語の語源には，非常に興味深いものがある。まず，この言葉は「体液」という意味のラテン語から発生している。中世には身体は，4つのユーモアまたは体液のタイプから構成されていると考えられていた。すなわち，短気，うつ，情熱，粘液質である。これらの体液が健康，性質，気分を決定すると考えられていた。これらの体液のバランスがよければ，人は「よいユーモアまたはユーモアの感覚」をもつといわれた（Struthers 1994, Sheldon 1996, Ziegler 1998）。

ユーモアの特性：コンセプトの核

ユーモアは個人的なもので，人それぞれで独特なものである（Åstedt-Kurki & Liukkonen 1994, Åstedt-Kurki & Isola 2001）。言い換えれば，ユーモアは捉えにくいコンセプトであり，人によって異なることを意味する。ある人が愉快だと思ったことが，他の人にはショックを与えることもある（Sumners 1990, Åstedt-Kurki & Liukkonen 1994, Struthers 1994, Sheldon 1996, Åstedt-Kurki & Isola 2001）。ユーモアは時間とともに進化する。つまり，ユーモアの文脈（何がおもしろいとみなされるか）は確定的なものではない。たとえば Johnson (2002) によれば，乳がんの女性は診断を聞いた後や危機的状況では何も「おもしろい」と感じられなかったが，時間が経つと，人生で起こる出来事にユーモアと笑いを見出すことできるようになったと報告している（Dowling 2002 も参照）。いくつかの研究では，ユーモアの使用とその認識は文化，民族，年齢によって多様であることが報告されている（Mallett & A'Hern 1996, Åstedt-

Kurki & Isola 2001, Maples et al 2001, Minden 2002)。Dockingら（1999, 2000）によれば，ユーモアのエッセンスの多くは，認知的・伝達的スキルに左右される。たとえばユーモアには，言葉，比喩，熟語を理解することが含まれるほか，あいまいさの認識，不一致の認識，および視点の突然または予期しない転換を察することなどが含まれる（例：言語の形態学的要素，意味論的要素，統語論的要素）。

ユーモアは気分，または心の状態，あるいは笑いと楽しみをつくろうという人の質にも関連する（Åstedt-Kurki & Liukkonen 1994, Crapanzano 1999）。特別な状況では，誰かの言葉や行為，映画や本も，ユーモアに満ちたものとなる（Isola & Åstedt-Kurki 1997）。このような気分，心の状態，人の性質は，ユーモアのセンスとも表現されている（Newton & Dowd 1990, Åstedt-Kurki & Liukkonen 1994, Åstedt-Kurki et al 2001）。ユーモアのセンスの構成要素は，ユーモアの創作，ユーモアの理解，ユーモアの認識，ユーモアの態度である。別の言葉でいえば，ユーモアのセンスには，自分はユーモアがあると認識すること，他者のユーモアを認識すること，笑いやすい傾向，人生の不条理を受け入れる視点が含まれる。それは陽気さの一般的な態度や，発想と遊ぶ能力と結びついている。ユーモアのセンスを人格的な気質とみなしている人もいる（例：Moran & Massam 1999）。発想を操ったり構築し直す能力は，不快な出来事を恐れたり，悩んだり，ストレスに感じるのではなく，それをユーモアのセンスでみることを可能にする。ユーモアに対する傾向，すなわちユーモアを刺激するものを探したりジョークを言うことは，ユーモアのセンスに影響すると考えられている（Åstedt-Kurki & Liukkonen 1994, Moran & Massam 1999, Åstedt-Kurki et al 2001, Franzini 2001, Kelly 2002）。しかしながら，ユーモアのセンスは病気の状態などによって変化する。研究では，病気の最も困難な状況を乗り越えると，ユーモアは患者・看護師の人間関係において生じるようになると報告されている。

ユーモアの重要な特性の1つは，コミュニケーションとの関連である。このようなコミュニケーションは書くこと，話すこと，描くことなど，さまざまな方法で行われる。内容はジョーク，ウィットに富んだ会話，漫画，だじゃれ，身体的ユーモアの形で表現される（Sheldon 1996, Ziegler 1998, Crapanzano 1999, Åstedt-Kurki & Isola 2001, Åstedt-Kurki et al 2001, Bennett 2003）。ユーモアを通して，患者と看護師はコミュニケーションをとり，オープンに交流し，感情的・身体的に支持的な人間関係をつくりあげることができる。患者は支えられていると感じるとき，同時にエンパワメントされていると感じるという（Greenberg 2003）。ユーモアは個人同士の溝を埋めると同様に，ケアリングと人間らしさの感覚を伝達しているようにみえる（Bennett 2003）。ユーモアは自発的で，親切さを示す遊びのある行動によって特徴づけられ（例：良質かつ健康的なユーモア），愛情，ケアリング，人間らしさといったメッセージを伝達する（Sumners 1990, Crapanzano 1999）。

Berk（2001）によれば，ユーモアには認知の転移が含まれ，それによって問題の状況の差し迫った脅威から距離をおくことが可能になるという。言い換

えれば，ユーモアは物事の別の見方を提示して，通常起こりうる否定的感情を減少してくれる。ユーモアは否定的な感情的反応（例：恥，恐怖，困惑，孤独，怒り，敵意など）の「緩衝材」のようなものである。Berk（2001）によるとユーモアは，これらの否定的反応の影響を減らし，その影響を最小限抑えてくれる。

　ユーモアは文脈（前後関係）に結びついた現象であり，多くの場合，誰が（看護師か，または患者か？）ユーモアを始めたのかを見極めることは難しい（Mallett & A'Hern 1996, Åstedt-Kurki & Isola 2001）。これが意味するのは，ユーモアは看護実践に関連するさまざまな出来事，またはちょっとした不運な出来事が進むなかで生じるか，あるいは看護師・患者の言語的コミュニケーションのなかで生じるということである（Mallett & A'Hern 1996, Åstedt-Kurki & Isola 2001）。ユーモアの利用には感受性，品のよさ，直観，患者の様子を理解する力，ユーモアに対応する能力が必要である（Dewane 1978, Åstedt-Kurki & Liukkonen 1994, Åstedt-Kurki et al 2001, Olsson et al 2002）。**ユーモアには患者の価値観を尊重する必要があり，患者を不快にしない配慮が必要である。その目的は誰かと一緒に笑うことであり，相手を笑うことではない**（Dowling 2002）。

　ある研究では，患者はさまざまな理由でユーモアを使うことが示されている。たとえば，患者は直面している不安や困難を解消するために，あるいは対立を避けるためにユーモアを用いている（Åstedt-Kurki & Isola 2001）。ユーモアは疼痛などの不快なことを忘れる手段として，起こったことを受け入れる手段として，新しく肯定的な側面をみる手段として，楽しみ，幸福，リラックスなどの機会を得るための手段として，機能している。Crapanzano（1999）によれば，ユーモアは社会的機能も有している。ユーモアは，社会的グループの内外の垣根を取り除いたり差異を不明確にすることで，それぞれの人間関係やグループの団結力を構築，維持，発展する手段とすることもできる。ユーモアは社会的再構築のツールとして，また社会的緊張や攻撃性を表現したり，それらに対処するツールとして，あるいは恐怖や絶望を受け入れるためのツールとして，役立つ可能性がある。

ユーモアの先行要件，実証指標，帰結

先行要件

　ユーモアは共感的理解と結びついており，共感はユーモアの使用の先行要件とみられている（Sumners 1990, Olsson et al 2002）。ユーモアの先行要件には，さまざまな出来事がある。たとえば日常の出来事，人々，娯楽（映画，ジョーク，コメディ，おかしい話など），ペットなどがある。看護研究との関連では，看護ケアに関連するさまざまな出来事が記述されているが，特に看護師と患者の言語的交流におけるものが記述されている（Mallett & A'Hern 1996, Åstedt-Kurki & Isola 2001, Westburg 2003）。このことは，看護師と同様に患者もユー

モアを発する人であり，「ユーモア」は看護師同士で，あるいは看護師と患者の間で，あるいは患者同士で使用されていることを意味している（Åstedt-Kurki & Isola 2001）。看護に関連する複数の研究では，ユーモアは適切な状況で常に使用されており，それは患者から始まっていることが明らかにされている（Åstedt-Kurki & Liukkonen 1994, Åstedt-Kurki & Isola 2001, Dowling 2002）。

　言語的コミュニケーションによるユーモアでは，患者と看護師が互いに冗談を言い合い，比喩的に自分を表現し，方言や格言を使っている。ユーモアは看護師・患者間で誤解がある場合，言葉による指示に誤解がある場合，あるいは言語をあまり理解していないといった複雑なコミュニケーションの要素がある場合にも現れるかもしれない（Åstedt-Kurki & Isola 2001）。患者の観察は，自己への皮肉，生意気さ，しゃれ，皮肉などの形で，「ユーモア」を促すかもしれない（Åstedt-Kurki & Isola 2001）。この場合，言葉は反対の事柄を意味していることもある。したがって患者は，風刺やぼかした表現をしているのだとみなされるかもしれない。看護師の失敗や物忘れは，おかしみのある状況やユーモアへと変換されるだろう。たとえば，患者に便器を持っていくはずが，膿盆を持っていくといった間違いである。

実証指標：ユーモアの表出

　ユーモアに含まれる状況は，陽気さ，さまざまな種類の言葉，顔の表情によって特徴づけられる（van Wormer & Boes 1997, Åstedt-Kurki & Isola 2001, Berk 2001）。Van WormerとBoes（1997），Berk（2001）は，陽気さはユーモアへの感情的反応であり，笑いはユーモアへの身体的反応であると述べている。ユーモアと滑稽さは笑いをもたらし，したがって最もよくみられるユーモアの実証指標は，笑い，および笑うことである（Åstedt-Kurki & Liukkonen 1994, Ziegler 1998, Åstedt-Kurki et al 2001, Franzini 2001, Olsson et al 2002）。ユーモアは微笑むこと，にんまり笑うこと，くすくす笑うことといった反応を生じて，楽しみ，喜び，浮き浮きした気分を呼び起こす（Franzini 2001, Minden 2002）。Berk（2001）は興味深いやり方で，笑うことの度合いがいかに異なるかを述べている。それによると，笑いには15の段階があるという。すなわち，「にやにや笑う smirk」「微笑む smile」「にんまりする grin」「くすくす笑う snicker」「忍び笑いする giggle」「ほくそ笑む chuckle」「満足げに笑う chortle」「声を立てて笑う laugh」「キャッキャッと笑う cackle」「げらげら笑う guffaw」「笑い声を響かせる howl」「かん高い声で笑う shriek」「大笑いする roar」「身もだえして笑う convulse」「死ぬほど笑う die laughing」である。しばしばユーモアに満ちたコミュニケーションは，細くなった眼，調子の変わった声，オーバーな手の動きと連動している。ちょっとした動きが，ジョークやふざけた気分を強調するために使われるが，身体全体やその動きが使われることもあるだろう（Åstedt-Kurki & Liukkonen 1994, Greenberg 2003）。

　しかし，人は混乱しているとき，困惑しているとき，またはくすぐられたときにも笑うものである（Ziegler 1998, Åstedt-Kurki et al 2001）。また，ユー

モアは笑いがなくても存在する（van Wormer & Boes 1997）。**これは，笑いはユーモアが存在していることを証明するわけではないことを意味する。**Olsson ら（2002）は，ユーモアの効果は感情的経験であり，笑いから涙を流すまで，幅広い範囲でさまざまな反応がありうると述べている（喜びの涙に関しては，Sheldon 1996 も参照）。言葉によるユーモアは，文献において多様に分類されている（van Wormer & Boes 1997, Ziegler 1998, Lowis & Nieuwould 1995, Maples et al 2001, De Koning & Weiss 2002, Olsson et al 2002）。共通している分類は，以下のとおりである。

- 政治的ユーモア
- 職場のユーモア
- 性的なユーモア
- 男性特有のユーモア
- 女性特有のユーモア
- 病気や不運に関連するユーモア（van Wormer & Boes 1997, Ziegler 1998, Lowis & Nieuwould 1995）

他の研究では，職業固有または特有なもので分類されている。たとえば看護のユーモアに関するウェブページでは（www.nursinghumour.com），「一般的看護のユーモア」「ベッドサイドのユーモア」「高齢者施設のユーモア」「精神衛生と精神科のユーモア」「救急治療室のユーモア」「バイアグラに関するジョーク」に分類されている。Nelson（1992）は，小児救急治療室における言葉によるユーモアを「主な訴え」「電話による照会」「治療の場面」という3つの基本的状況で分類している。Van Wormer と Boes の研究（1997）では，救急治療室での言葉によるユーモアが5つに分類されている。

- 緊張をほぐすナンセンス
- 言葉遊び
- 不合理な，または矛盾するセンス
- 気味悪いユーモア
- ばかげた冗談

要約すると，看護研究における言葉によるユーモアのタイプは，健康と病気に関連するユーモアを培うことに焦点が当てられていて，感情的支援とユーモアに満ちた状況を提供しようとしているようにみえる。

帰結

コンセプト分析において帰結とは，そのコンセプトが起こる結果として生じる出来事や現象のことである（Rodgers 1989）。このコンセプト分析で検討した研究では，ユーモアの帰結は7つの異なる方法で記述されていて，分析の過程において，以下のように分類される。

- 精神的・身体的な健康上の利点

- 協働
- コーピング
- 感情を示すチャンス

精神的・身体的な健康上の利点

　ユーモアの身体的健康への効果は，1950年代初めより複数の実証的研究の焦点であり，これらのメリットは看護の研究でも言及されている（Åstedt-Kurki & Liukkonen 1994, Åstedt-Kurki & Isola 2001, Kelly 2002）。Berk（2001）は，ユーモアの精神と身体への好影響に関する研究を統合し，集中的な分析に基づいた興味深い論文を発表している。このメタ分析では，ユーモアに関してさまざまな精神的利点が確認されている。すなわち，不安・緊張・ストレス・うつ・自殺企図・孤独感が減少すること，自己肯定感が向上すること，希望とエネルギーが回復すること，エンパワメントと自己統制の感覚がもてること，である。報告されているユーモアの身体的利点としては，精神的機能・筋肉運動・リラクゼーションの改善，呼吸機能の改善，循環動態の亢進，ストレス・ホルモンレベルの改善，免疫防御機能の向上，エンドルフィンの生産などがある。

　他の研究では，ユーモアの効果にはジェンダー（性差）があると指摘されている。Abel（1998）の研究によると，ユーモアはストレスと不安に対して穏やかな緩衝効果があるが，統計的には男性には有意であったが，女性には認められなかったという。Åstedt-Kurkiら（2001）は，患者間でのユーモアの重要性を検討する研究において，同様の結果を見出している。

　医学雑誌では，ユーモアとそれが身体にもたらす利点は，より臨床的な視点から述べられている（Larkin 1998, Ziegler 1998, Bennett 2003, see also Mallett & A'Hern 1996）。Bennett（2003）は，ユーモアは医学の主流では広く受け入れられているとはいえ，治療方法の1つであるとコメントしている。さらに，この分野における研究のほとんどを批判し，人間に関する研究のほとんどはその効果・利点を否定しているか，またはその主張を支持する根拠に欠けていると述べている。この領域での主な問題点は，研究のデザインが不完全で，不十分なコントロール群しかもっていないか，結論を支持するにはサンプル数があまりにも小さいことである。

協働とユーモア

　実証的研究のレビューから，看護師がユーモアを十分なスキルをもって意識的に使用することは，患者の安寧の促進を目的とした看護師・患者の協働に貢献し，それを向上させる可能性があることがわかっている（Beck 1997, Åstedt-Kurki et al 2001, Johnson 2002）。複数の研究では，ユーモアの利用は看護師・患者間のコミュニケーションを促進することが示唆されている（Mallett

& A'Hern 1996, Beck 1997, Åstedt-Kurki et al 2001, Dowling 2002)。また別の調査では，ユーモアが人々を相互に近づけ，一体感を与え，温かさや親しみや結束の感覚を与えることが見出されている（Sheldon 1996, Beck 1997, Åstedt-Kurki & Liukkonen 1994, Olsson et al 2002)。**ユーモアはまた，愛着の感覚をつくりだし，看護師・患者間のより深い関係を築くことに役立つ（Åstedt-Kurki & Liukkonen 1994, Johnson 2002）**。Johnson（2002）の研究はこうした結果を補強し，ユーモアを使用する看護師はより人間的で，感受性が高く，患者への信頼感を与えることを明らかにしている。看護師がユーモアを使用することは，（例：リハビリテーションの場面において）患者を動機づけ，彼らの人生の自信と生存力を強化する。ユーモアの使用は受容，献身の向上につながり，協働の肯定的な感覚を高めると述べられている（Dowling 2002）。

Olsson ら（2002），および Åstedt-Kurki と Liukkonen（1994）は，協働に対する「肯定的なユーモア」と「否定的なユーモア」の影響を述べている。否定的ユーモアとは「何かを笑う」ことであり，肯定的ユーモアとは「一緒に笑う」ことである。「肯定的なユーモア」は親近感を向上させるが,「否定的ユーモア」の使用は人を遠ざけ，看護師と患者の協働のみならず，看護師間の協働にもダメージを与える。

患者の視点からのコーピングとユーモア

多くの研究が示していることは，いかにユーモアが，患者が困難な状況と折り合うことに役立つか，いかにそれが，患者がある状況の後も人生を続けてゆくことに役立つか，さらに，いかにストレスフルな出来事によって圧倒されることなくコントロール感を保持することに役立つか，ということである（Sheldon 1996, Witkin 1999, Cowley et al 2000, Mäkinen et al 2000, Åstedt-Kurki et al 2001, Dowling 2002, Fortune et al 2002, Johnson 2002）。Åstedt-Kurki ら（2001）は，ユーモアは患者に休息のひとときと，不快なことをしばらく忘れさせる効果をもたらすことを指摘している。それは患者の精神を高揚させ，希望と生き抜く信念を強化する。ユーモアはまた，些細なことや痛みからしばらく注意を逸らせてくれる。さらに，楽しみ，幸福，リラックスの機会を提供する。Bennett（2003）は，ユーモアはコーピング機能であると述べている。ユーモアは，入院に関連する患者の不安と欲求不満を減らしてくれる。また，病気であることの不安定感，病院の日課に従うこと，権威者に従うこと，身体機能を失うことによる不安と不満を減らしてくれる。ユーモアの使用はまた，困惑を和らげ尊厳を保持することを通して，患者のコーピングを促すことを可能にする（Walsh & Kowanko 2002）。

Dowling（2002）は，小児科患者へのユーモアの有効性を報告している。事実，小児科看護師はユーモアを使って，子どもたちが病気と入院に適応できるように支援している。ユーモアによって子どもは，ストレスフルな出来事を別な視点からみることができるようになり，その出来事をより脅威のないも

の，挑戦したいと思うものと受け止めるようになるかもしれない。また，不安，恐れ，欲求不満といった感情や疼痛も和らげられるだろう（Dowling 2002, Nelson 1992）。ユーモアはリハビリテーションを行っている患者の支援においても，変化した状況を切り抜けて人生を続けるために，重要な役割を果たしているようにみえる。ユーモアは患者の気分をよくし，リハビリテーションの意欲を向上して，生き抜く自信を強化する。看護師のユーモアのセンスによって患者は，もっと努力して自分の面倒をみられるようにと，勇気づけられている（Åstedt-Kurki et al 2001）。

看護師間のコーピングとユーモア

　ユーモアは，看護師が仕事に関連するストレスを緩和し，それに対処していくことに役立つ（Åstedt-Kurki & Liukkonen 1994, Åstedt-Kurki et al 2001）。ユーモアは緊張をほぐし，職場の雰囲気を改善し，仕事を促進し，同僚とのよい職業的人間関係を育成し，勤務意欲を向上し，看護師が困難な状況に対処することを促す（Åstedt-Kurki & Liukkonen 1994, Bennett 2003）。しかし，逆の結果も報告されている。たとえばDorzら（2003）は，HIV/AIDSとがんの臨床に勤務する看護師の燃え尽き（バーンアウト）症候群の予想要因を調べているが，燃え尽き症候群の否定的側面（例：感情の疲労と没個性化）はまず，職業（例：医師であること），勤務のタイプ（例：がん病棟），高いうつ得点によって予測できたが，コーピング戦略としてのユーモアの使用によっても予測可能だったという。ユーモアの使用は不十分なコーピング戦略であったと考えられるが，この調査では，高い燃え尽きを経験した個人が，「ブラックユーモア」を使用していたかどうかは言及されていない。他の研究では，コーピング戦略としてのユーモアの否定的側面が指摘されている（Healy & McKay 2000）。ユーモアの使用がストレスと気分の改善に適度の効果があるというエビデンスは示されていないが，仕事の満足感がこのような人間関係に影響を与えることは支持されている（Healy & McKay 2000）。

　ユーモアは病棟の雰囲気に影響し，コーピングを促進し，リラックスした雰囲気にしてくれるという（Sumners 1990, Åstedt-Kurki & Liukkonen 1994, Sheldon 1996, Åstedt-Kurki & Isola 2001）。適切なユーモアの使用は，要求が強く気難しくいらいらしている患者や，重度の疼痛があり苦しんでいる患者に看護師がケアする際に，効果的かつ十分なアプローチであるといえるだろう（Beck 1997, Åstedt-Kurki & Isola 2001, Bennett 2003）。

　要約すると，看護師・患者間のユーモアによって両者は，さまざまな不快な処置に対処することができる（Åstedt-Kurki & Isola 2001）。ユーモアは困難な状況を乗り切ることに役立ち，職場の雰囲気の改善につながるだろう（Åstedt-Kurki & Isola 2001）。

感情を見せ，それと向き合う

　患者にとってユーモアは，自分の感情，態度，意見を伝達・表現するうえで，有用かつ受け入れ可能な手段である。一方，看護師のユーモアは患者が「面目を保ち」，困難な状況でも患者自身の尊厳を保つことに役立つ（Åstedt-Kurki & Liukkonen 1994, Åstedt-Kurki et al 2001, Walsh & Kowanko 2002）。困難な看護の場面では，看護師と患者の双方が，強い感情あるいは抑制された感情（例：恐怖，不安，怒り，痛み）を表現し，それらに対応するためにユーモアを使用している。ユーモアは緊張状態をほぐし，出口のない状況，または本質的に対立する状況を解決する機能をもつ。ユーモアは恐怖，不安，怒り，激しい痛みを隠すためにも使用されるだろう（Sumners 1990, Åstedt-Kurki & Liukkonen 1994, Mallett & A'Hern 1996, Sheldon 1996, Åstedt-Kurki et al 2001, Sayre 2001, Freeman 2002）。**Struthers（1994）は，「ユーモアの仮面」の背後に隠されたまま続いている怒りを認識することが，しばしば非常に難しいことを示唆している。同様にÅstedt-KurkiとLiukkonen（1994），Åstedt-Kurkiら（2001）は，ユーモアの背後に隠れている恐怖や不安を理解するためには，ある種の感受性が必要であると報告している。**とはいえ，敵意と攻撃的感情の表現を許すユーモアの対立緩衝機能は有用である。というのもユーモアは，たとえば明らかな報復的攻撃の恐怖を感じることなく，感情を表出することに役立つからである（Cassell 1985）。

　複数の研究は，看護師にはユーモアのセンスがあると患者が知っている場合，患者は難しい問題を話し合ったり感情を表出しやすいことを指摘している。患者にとって，ユーモアのセンスをもっている看護師は近づきやすい（Åstedt-Kurki & Liukkonen 1994）。こうした状況では，ジョークが口実となって困難な問題を話し合うことができるだろう（Åstedt-Kurki & Liukkonen 1994, Åstedt-Kurki & Isola 2001）。要約すると，ユーモアは感情の表出，および不安・緊張・恐怖・危機感を和らげる手段となる。さらにそれは，重苦しい問題に対処する際の防衛機制としても役立つだろう（Sheldon 1996, Åstedt-Kurki & Liukkonen 1994, Åstedt-Kurki & Isola 2001）。

関連するコンセプト

　ユーモアと分かちがたく関連しているコンセプトは，「治療的ユーモア」「内輪のユーモア inside humour」「ブラックユーモア」「変種のユーモア aberrant humour」である。Franzini（2001）は治療的ユーモアの定義を，文献から研究している（McGuire et al 1992, Minden 2002も参照）。Franzini（2001）によれば治療的ユーモアには，意図的なユーモアと自然なユーモアが含まれ，それらはセラピストや医療専門職などによって使用されている。治療的ユーモアの特別な性質は，患者自身の気づきと行動の改善に役立つことである。その他の興味深い性質として，ユーモアのポイントや内容が，患者の葛藤状況や個人的

性格を示しているようにみえることがあり，このようなことから，治療的ユーモアは有用であると期待されている。治療的ユーモアでは，セラピストとクライエントが共有する肯定的な感情的経験を生み出すことが期待されている。これには静かで共感的なものから，あけっぴろげで大きな笑いまで幅がある。Minden（2002）は，ユーモアは治療的でありうるが，常に治療の目標を達成するわけではないことを指摘している。治療的ユーモアの定義としては，たとえば「治療的ユーモアのための米国協会 American Association for Therapeutic Humour」（www.AATH.org）のものなどが知られている。それによると治療的ユーモアとは，ある人の人生の状況の不合理や不調和に関して，遊び心のある発見，表現，認識を刺激することによって，健康や安寧を促進する介入のことである（Dewane 1978, Mooney 2000 も参照）。

「内輪のユーモア」とは，さまざまな専門職種（医師，看護師など）や，より範囲が拡大的なサブグループ（救急治療室や手術室のスタッフなど）のメンバーのなかで発生するユーモアである。Åstedt-Kurki と Isola（2001）によれば，内輪のユーモアの実例は看護ではありふれていて，しばしば共通の言語，専門用語，病院内の隠語などで表現される。「外部者」はそのようなユーモアは理解することができず，イライラ感を募らせることもあるが，専門職やそのサブグループのメンバーにとっては，慢性疾患や患者の死亡といった困難な状況に対処していくうえで，重要な役割を果たしている（Åstedt-Kurki & Liukkonen 1994, Åstedt-Kurki & Isola 2001）。

「ブラックユーモア」には，誰かの無能さに関するジョークや，ケアなどに関連した恐怖をかき立てるようなストーリーが含まれる。ブラックユーモアは，ぞっとするような内輪的なスタイルのユーモアであって，「ポストモダニズム指向のユーモア」といわれることもある（Åstedt-Kurki & Isola 2001）。ブラックユーモアの出現と内容には興味深いものがある。なぜならそれは，一見不適切なものにみえるが，しかし「内輪のユーモア」のように，それに関与する人が圧倒的なストレスの状況下で経験する恐れ，痛み，恐怖から逃れるうえで，重要な意味をもっているからである。それはまた，特に手術室や救急治療室といったストレスの高い場所で働くスタッフが，多くの不安を統制するコーピングの形であると定義されている（Sayre 2001, see also Åstedt-Kurki & Liukkonen 1994, Åstedt-Kurki & Isola 2001）。

ブラックユーモアの代わりに Sayre（2001）は，「変種のユーモア」という幅の広いコンセプトを紹介している。これは，重症患者に完治不能の治療を続けるなかで生じる困難な職業意識におけるコーピング方法であるとされている。結果として起こる職業意識の低下や憤りは，スタッフのジョークに示される皮肉や意趣返しによって表現される。このようなジョークには，ごく温和なものから激しいものまでさまざまである。実証的な発見に基づいて Sayre（2001）は，変種のユーモアとは，「気まぐれなユーモア whimsical humour」と「皮肉のユーモア sarcastic humour」から構成されていると述べている。気まぐれなユーモアは，笑いの対象に最小限の攻撃を加える「遊び心に満ちたジョークまたはからかい」によって特徴づけられる。皮肉のユーモアは気まぐれなユー

モアとは違い，愚弄すること，からかうこと，嘲笑することによって人を傷つける意図をもつことが特徴的である。皮肉のユーモアは，「風刺」の形で表現されることもある。たとえばコミュニケーションのなかで，他人の悪行や愚かさを皮肉な語り口で攻撃するのであり，そこで意図されている事柄は，表現されている事柄とは反対の意味である。皮肉のユーモアは，気まぐれなユーモアとは表現された敵意の度合いで異なり，人や組織などの対象に，悪意をもって嘲笑するという意図をもっている。気まぐれなユーモアとは異なり皮肉のユーモアは，嘲笑する対象にダメージを与えることが目的である。

　この分析の興味深い発見の1つに，複数の文献においては，受け入れられない不適切なユーモアが特定されていることがある。たとえば，人種差別に関するもの，少数民族に対するもの，性差別に関するもの，宗教的なもの，人を馬鹿にするようなもの，である。ユーモアが適切かそうでないかを考える際の重要な要素としては，タイミング，頻度，内容と焦点，受容力，尊敬，誰が口火を切るか，などが特定されている（Dewane 1978, Åstedt-Kurki & Liukkonen 1994, Sheldon 1996, Goldin & Bordan 1999, Åstedt-Kurki & Isola 2001, Åstedt-Kurki et al 2001, Sayre 2001, Dowling 2002, Bennett 2003）。Sayre（2001）の研究は，ユーモアの否定的形式と要素をより深く検討しているという点では，唯一のものであるといえるだろう。

結論

　ユーモアは文献において，多様な要素にわたって用いられている。その要素としては，たとえばユーモアのセンス，ユーモアの発生，ユーモアの認識，笑いなどがある。このことは，ユーモアのコンセプトの複雑性，多面性，偏在性を反映している。このコンセプト分析において，ユーモアは親切心によって特徴づけられるコミュニケーションの特別な形式であることが明らかにされた。ユーモアは人によってさまざまな形で定義，解釈され，その価値が認められている。つまり，ユーモアを捉えることは難しく，それは文脈に関係するコンセプトでもある。加えて，ユーモアの使用と認識には，職業，文化，民族，年齢，ジェンダーによって差異がある。

　ユーモアは自然なものであれ意図的なものであれ，ほとんどの事柄がそれを引き起こす可能性があり，その触媒となるもの，あるいは刺激するものは，「内的」なものである場合も，「外的」なものである場合もある。ユーモアは言語的表現，表情，涙，身体の動きなど，さまざまな方法で表現される。そして，言語的表現と非言語的表現の調和や適合，さらに遊び心のある態度や気分が，不可欠である。もし態度や気分が幸せな感覚とつながっていなければ，ユーモアは効果的でないということもできるだろう。このコンセプト分析では，ユーモアの帰結を記述・要約している。エビデンスが示すことは，ユーモアは健康と安寧，協働，コーピングを強化できるということである。

　ユーモアの性質は逆説的でもある。適切に使用されれば，信頼，愛情，親し

みの構築につながるが，ユーモアが間違って解釈されれば，あるいは不適切に使用されれば，ダメージを与えるもの，人を遠ざけるものとなってしまう。したがって難しい点は，いつ「ユーモア」または「ユーモアに満ちた交流」が，クライエントに対して，また同僚に対して，有益なものとなっているかを，判断することにある。文献によると，ユーモアの適切な使用，または不適切な使用に関して，3つの点を考慮する必要がある。正しいタイミング，受容力，文脈である。言い換えれば，ユーモアの使用は，たとえば危機にある状況では適切ではない。ユーモアでは，患者や同僚の価値観を尊重する必要があり，その目的は相手を笑うことではなく，お互いに笑うことである。これらの性質はまた，本コンセプトの重要な特性であり，特にその逆説的性質を記述する際には，とりわけ重要であるといえる。

文献

Abel M 1998 Interaction of humor and gender in moderating relationship between stress and outcomes. Journal of Psychology 132: 267–276

Åstedt-Kurki, P, Isola A 2001 Humour between nurse and patient, and among staff: analysis of nurses' diaries. Journal of Advanced Nursing 35: 452–458

Åstedt-Kurki P, Liukkonen A 1994 Humour in nursing care. Journal of Advanced Nursing 20: 183–188

Åstedt-Kurki P, Isola A, Tammentie T, Kervinen U 2001 Importance of humour to client-nurse relationships and clients' well-being. International Journal of Nursing Practice 7: 119–125

Beck CT 1997 Humour in nursing practice: a phenomenological study. International Journal of Nursing Studies 34: 346–352

Bennett H 2003 Humour in medicine. Southern Medical Journal 96: 1257–1261

Berk R 2001 The active ingredients in humour: psycho physiological benefits and risks for older adults. Educational Gerontology 27: 323–339

Cassell J 1985 Disabled humour: origin and impact. Journal of Rehabilitation Oct/Nov/Dec: 59–62

Cowley L, Heyman B, Stanton M, Milner S 2000 How women receiving adjuvant chemotherapy for breast cancer cope with their treatment: a risk management perspective. Journal of Advanced Nursing 31: 314–321

Crapanzano S 1999 The advancement of nursing competencies. The value of humour: a nursing perspective. Pelican News 55: 10–14

De Koning E, Weiss R 2002 The relational humour inventory: functions of humour in close relationships. American Journal of Family Therapy 30: 1–18

Dewane C 1978 Humour in therapy. Social Work Nov: 508–510

Docking K, Jordan F, Murdoch B 1999 Interpretation and comprehension of linguistic humour by adolescents with head injuries: a case-by-case analysis. Brain Injury 13: 953–972

Docking K, Murdoch B, Jordan M 2000 Interpretation and comprehension of linguistic humour by adolescents with head injuries: a group analysis. Brain Injury 14: 89–108

Dorz S, Novara C, Sica C, Sanavio E 2003 Predicting burnout among HIV/AIDS and oncology health care workers. Psychology and Health 18: 677–684

Dowling J 2002 Humour: a coping strategy for pediatric patients. Pediatric Nursing 28: 123–131

Fortune D, Richards H, Main C, Griffiths C 2002 Patients' strategies for coping with psoriasis. Clinical and Experimental Dermatology 27: 177–184

Franzini L 2001 Humour in therapy: a case for training therapists in its use and risks. Journal of General Psychology 128: 170–193

Freeman L 2002 Transcending circumstances: seeking holism at Auschwitz. Holistic Nursing 17: 32–39

Goldin E, Bordan T 1999 The use of humour in counseling: the laughing cure. Journal of Counseling and Development 77: 405–410

Greenberg M 2003 Therapeutic play: developing humour in the nurse-patient relationship. Journal of the New York State Nurses Association 34: 25–31

Healy C, McKay M 2000 Nursing stress: the effects of coping strategies and job satisfaction in a sample of Australian nurses. Journal of Advanced Nursing 31: 681–688

Isola A, Åstedt-Kurki P 1997 Humor as experienced by patients and nurses in aged nursing in Finland. International Journal of Nursing Practice 3: 29–33

Johnson P 2002 The use of humour and its influence on spirituality and coping in breast cancer survivors. Oncology Nursing Forum 29: 691–695

Kelly W 2002 An investigation of worry and sense of humour. Journal of Psychology 6: 657–666

Kruger A 1996 The nature of humour in human nature: cross-cultural commonalities. Counseling Psychology Quarterly 9: 235–241

Larkin M 1998 How humor heals ills. Lancet 352: 1562

Lowis M, Nieuwould J 1995 The use of a cartoon rating scale as a measure for the humour construct. Journal of Psychology 129: 133–144

McGuire F, Boyd R, James A 1992 Therapeutic humour with elderly. Haworth Press, New York

Mäkinen S, Suominen T, Lauri S 2000 Self-care in adults with asthma: how they cope. Journal of Clinical Nursing 9: 557–565

Mallett J A'Hern R 1996 Comparative distribution and use of humour within nurse–patient communication. International Journal of Nursing Studies 33: 530–550

Maples M, Dupey P, Torres-Rivera E et al 2001 Ethnic diversity and the use of humour in counseling: appropriate or inappropriate? Journal of Counseling and Development 79: 53–60

Minden P 2002 Humour as the focal point of treatment for forensic psychiatric patients. Holistic Nursing Practice 16: 75–86

Mooney N 2000 The therapeutic use of humour. Orthopedic Nurse 19: 88–92

Moran C, Massam M 1999 Differential influence of coping humour and humour bias on mood. Behavioral Medicine 25: 36–47

Nelson D 1992 Humor in the pediatric emergency department: a 20-year retrospective. Pediatrics 89: 1089–1090

New International Webster's Dictionary and Thesaurus of the English Language 2002. Trident Press International, Canada

Newton G, Dowd T 1990 Effects of client sense of humour and paradoxical interventions on test anxiety. Journal of Counseling and Development 68: 668–672

Olsson H, Backe H, Sörensen S, Kock M 2002 The essence of humour and its effects and functions: a qualitative study. Journal of Nursing Management 10: 21–26

Rodgers B 1989 Concepts, analysis and the development of nursing knowledge: the evolutionary cycle. Journal of Advanced Nursing 14: 330–335

Sayre J 2001 The use of aberrant medical humour by psychiatric unit staff. Issues in Mental Health Nursing 22: 669–689

Sheldon L 1996 An analysis of the concept of humour and its application to one aspect of children's nursing. Journal of Advanced Nursing 24: 1175–1183

Struthers J 1994 An exploration into the role of humour in the nursing student–nurse teacher relationship. Journal of Advanced Nursing 19: 486–491

Struthers J 1999 An investigation into community psychiatric nurses' use of humour during client interactions. Journal of Advanced Nursing 29: 1197–1204

Sumners A 1990 Professional nurses' attitudes towards humour. Journal of Advanced Nursing 15: 196–200

Van Wormer K, Boes M 1997 Humour in the emergency room: a social work perspective. Health and Social Work 22: 87–94

Walsh K, Kowanko I 2002 Nurses' and patients' perceptions of dignity. International Journal of Nursing Practice 8: 143–151

Westburg N 2003 Hope, laughter, and humour in residents and staff at an assisted living facility. Journal of Mental Health Counseling 25: 16–32

Ziegler J 1998 Use of humour in medical teaching. Medical Teacher 20: 341–348

14 「寂しさ」のコンセプト分析：死にゆく人との関連性で

Robert Brown
（新田静江 訳）

編者による解説　225
はじめに　226
コンセプト分析へのアプローチ　227
寂しさの定義的特性　230
典型事例の構築　230

関連するコンセプト　231
先行要件　233
帰結　234
実証指標　234
今後の研究課題と結論　235

編者による解説

　本書で扱った他のコンセプト（例：「恥」）と同様に，編者であるわれわれもまた，「寂しさ loneliness」というコンセプトに日々直面している。寂しさとは現実のなかに埋め込まれた経験であり，看護師は自分が思っている以上に，その経験に直面している。われわれは，どれほど多く，ケアの対象としての「患者の寂しさの感覚」に出会うかを考える必要があるだろう。本章によってわれわれは，寂しさの特性がかえってそのわかりにくさを増しているようにみえることに気づくだろう。寂しさの禁止，困惑，恐怖によって，研究者も，そして寂しさにさいなまれている人も，その問題について話し合うことができなくなっている。さらに，医療と医療提供という常に変化する文脈において，寂しさは「医療的ケア」のニーズとみるべきか，あるいは「社会的ケア（福祉）」のニーズとみるべきかどうかについて，われわれは考えなければならないだろう。こうした恣意的な区別は，多くの人々にとって無意味であるようにみえるかもしれない。しかし，医療において現在行われている「議論」とそれに続く「展開」のいくつかについて，そしてさらに重要なこととして，医療のさまざまな決定において経済の影響が増していることについて簡単に説明することにより，こうした問題にはさらなる意味があることが示されるだろう。

　近年，英国政府は，「社会的ケア」活動から「医療的ケア」活動を区分するための多くの研究を委託している。たとえば，褥瘡のある人のドレッシング交換は医療（または看護）活動であり，入浴介助は社会的活動である。われわれはこの状況に皮肉を言いたいわけではない。たとえ皮膚のケアに入浴がもたらす治療的な価値に関して，そしてこのような状況下で生じる患者・看護師間のかかわりに関して，多くの（潜在的に治療的な）要素があるとしても，である。

政治的・経済的な意思がこのような研究の委託の基盤にあるにもかかわらず，人間の全人的な性質，およびそのニーズが，こうした研究の（すべてではなくても）多くを無意味なものにしている。英国政府が好むのは，入浴介助や寂しさの感覚への対応は，「医療的ケア」よりも「社会的ケア」に関連する支援であるという研究結果から得られる経済的なメリットなのである。しかし，経験豊かな臨床家は，満たされないニーズ（例：寂しさの感覚の持続）が，その人の健康と安寧に対して全人的な影響を及ぼすことに気づいている。したがって，看護師が全人的ケアを提供すべきであるという，すでに確立されている明白な立場を受け入れるとすれば，英国政府の経済重視の施策にもかかわらず，看護師は寂しさの感覚といったニーズを無視することはできないだろう。

はじめに

　この30年で緩和ケア領域では，早期の正確な診断，よりよい治療と進歩が生じ，それらによって慢性疾患の患者と家族のニーズへの対処は改善されてきた。死にゆく患者の心理社会的ニーズに関する文献と研究が不足していることは明らかになっているが（Kellehear 1990），この10年の間に，この領域の仕事と文献は著しく増加している（Cocker et al 1994, Faulkner & Maguire 1994, Seale & Addington-Hall 1995, Lawton 1998, Thomas & Retsas 1999, Bolmsjo 2000, O'Leary & Nieuwstraten 2001, Dobratz 2002, Wright & Flemons 2002）。文献ではまた，多くの「治療的発明」が報告されている（Davis & Sheldon 1997, Wilkinson et al 1999, Ernst 2001）。これらにはたとえば，認知行動療法，イメージワーク，構成的ライフレビュー，その他の補完的療法があり，それらは患者にとって価値と肯定的な効果をもたらすものとして認められるようになっている。

　Oxford English Dictionary（1993）は，「寂しさ lonliness」を，「寂しい状態または性質，仲間や友達を欲すること，1人であると感じること，孤独感，仲間や友達を欲することから生ずる憂鬱」と定義している。Kurtz（1982）は次のように述べている。

　　寂しさはわれわれの内にあり，そして外にある。われわれは誰もが自分の寂しさを抱えていて，それは他者の寂しさも増している。われわれの社会の特徴は，寂しさを増大させている。われわれは寂しさをつかまえたり見ることはできないが，感じることはできる。これらの理由から，寂しさはわれわれの悲惨さを運ぶ「馬車馬」になっている。

　寂しさはあらゆる年齢の人に生じうるが，進行性疾患をもつ人，特に急性期病院または治癒指向の病院で死にゆく人にとっては，とりわけ大きな問題である。本章は，相当数の人々が死への数週間，数か月，数年の間に，寂しさと社会的孤立を感じる期間を経験しているという仮定に基づいている。この仮定は，著者が関係している地域のホスピスと緩和ケア施設における，患者と専門家と

のコミュニケーションに基づいたものである。

　寂しさのコンセプト分析によって，死にゆく経験について理解を深めることができ，それが関連研究，コンセプトの構築，意味のある理論の帰納的構築につながるだろう。コンセプトの明確化を行う長期的な目的は，専門家同士のコミュニケーションの促進を図るとともに（Kemp 1985），患者ケアを継続的に向上させるために，看護の知識基盤の発達に貢献することである（Mason et al 1991）。

コンセプト分析へのアプローチ

　1つの職業としての看護は，発達のさまざまな時点における，また多様な状況におけるクライエントに対して，医療を提供することが社会的使命となっている（Hinshaw 1989）。この役割を果たすために，その職業は実践を支援する適切かつ正確な知識を形成しなければならないといわれている（Cody 1997）。知識の発展は，看護の科学と研究との接点を反映するものであり，実践の手引きとなる枠組みや理論をつくることに役立つだろう。WalkerとAvant(1995)は，理論の開始時点にはコンセプト分析があり，それは実践に役立つ現象を説明し描写する機会を提供すると述べている。McKenna（1997）によるとコンセプトとは，理論を築くブロックであり，看護の科学の基盤における本質的要素である。感情，疼痛管理，悲嘆，挑戦的な行動，喪失，症状体験など，看護に馴染みのある多くのコンセプトが，近年になって分析の対象になっている（Beyea 1990, Davis 1992, Jacob 1993, Slevin 1995, Robinson & McKenna 1998, Armstrong 2003）。このような分析では，Norris（1970），SmithとMedin（1981），Moody（1990），Rodgers（1994），Morse（1995），WalkerとAvant（1995）などの方法が用いられている。

　コンセプト分析とは，抽象的なコンセプトのなかに隠れている意味の複雑な要素を明らかにするうえで決定的なアプローチを必要とする，技術的または知的活動である（Chinn & Kramer 1995）。本章は，WalkerとAvant（1995）による技術を用いる。しかし，このアプローチに対するRodgers（1989）の批判を踏まえて，対比事例，開発事例，誤用事例は除外している。その代わりとして，これらの機能は関連するコンセプトとして提示している。コンセプトの分類と信頼性の程度を高めるために，Rodgersの質的なアプローチも利用する。

　コンセプト分析は，文献の総合的検討から開始すべきである。寂しさおよびこのコンセプトに重要であると考えられる事柄との関連において，理論的文献と研究文献を明らかにするために，徹底的な文献レビューを行った。Medline，CINAHL，CancerLit，Cochrane Research Databasesのほか，がんおよび緩和ケアに関する雑誌では手作業で検索を行った。検索語は「寂しさ」「死にゆくこと dying」「緩和ケア」「終末期ケア」「慢性疾患」とした。多くの文献（173文献）がヒットしたが，慢性疾患，緩和ケア，終末期ケアの心理社会的側面に関連した文献だけに焦点を当てた。文献検索で利用した選択の基準は以下のとおりで

ある。
- がん，HIV/AIDS，慢性閉塞性肺疾患（COPD）などの慢性かつ進行性疾患の患者
- 緩和治療を受けている患者
- 成人患者
- ピアレビュー（査読システム）が採用されている雑誌の掲載論文

除外の基準は以下のとおりである。
- 特別な慢性疾患をもたない高齢者にみられる寂しさ
- 事例報告，実証的データに基づかない論文

　寂しさに関する文献は，2つの関連する要素をもっている（Wenger 1983）。まず，そのコンセプトはしばしば引用される一方（例：Rodgers 1989b, Zack 1995, Donaldson & Watson 1996），それ自体を焦点化した研究はわずかである（Fromm-Richmann 1959, Weiss 1973, Donaldson & Watson 1996, Andersson 1998）。**次に，寂しさについて記述している人の多くが，寂しさの恐怖についてコメントするとともに，寂しさに苦しむ人と研究者はともにこの問題を検討することを嫌がっているが，その理由の1つには，われわれの理解不足があることを指摘している。**Seabrook（1973）によれば，寂しさの主体は，禁止と困惑に囲まれている。彼は，寂しさはあいまいな言葉であって，いかなる定義も示すことができないと述べている。一方，Fromm-Reichmann（1959）は，真の寂しさは表現を拒むと述べている。基礎的なレベルでMoustakes（1961）は，寂しさとは，他者とともにいたい，愛されたいという切望であると述べている。Weiss（1973）によれば寂しさとは，孤独であることによって生じるだけでなく，何らかの重要かつ必要な人間関係がないことによっても生じる。

　Wenger（1983）は，心理学の文献はほぼ，実存的な寂しさにかかわるものであるようにみえると述べている。この主張の約20年前，Berlinger（1968）は寂しさについて，複数の要素，つまり，よりどころをなくすこと，個人・集団の断絶という運命に苦しむこと，疎外感からアイデンティティの危機に陥りつつ生きるまたは死ぬこと，といった要素が，不幸にも組み合わされてしまったものと定義している。寂しさについての明白な定義はないが，Witzleben（1968）は寂しさに2つのタイプを同定し，対象の喪失によって生じる寂しさを二次的寂しさ，自分は一人ぼっちだという感覚や無力感などによって特徴づけられる「誰もがもっている」寂しさを一次的寂しさと名づけている。

　Lopata（1969）によれば寂しさとは，人が相互関係の経験レベルや形態を不適切だと定義する場合に感じられる心情である。Lopataは，寂しさの特徴の1つとして，それが過去，現在，未来という3つの次元のなかで生じるということに注目している。人は，過去に経験した人，物，事柄に対して，寂しさを感じるかもしれない。人は，今ここに誰もいないとき，特定の誰かがいないとき，パートナーから期待とは違う扱いを受けたとき，築きあげた人間関係から疎外感を感じるときに，寂しさを感じるかもしれない。未来との関連で経験される

寂しさとは，相手を失うことの恐怖や，満足のいく新たな人間関係を築くことができなくなることへの恐怖によって特徴づけられる「寂しさに対する不安」である。

Younger（1995）は，悩んでいる人の疎外感は，人間という存在における大きな矛盾の1つであると述べている。事実，人は自分は1人きりだということにしばしば突然気づき，そのことに苦しみを感じる。Youngerは，つながっている状態から孤独，内向きになること，実存的な孤独感，寂しさ，最終的な疎外感までを，1つの連続性のなかで捉えている。この連続性の各段階は，自分と他者から離れていく状態であるが，一方でつながりに向かう各段階は，コミュニティの感覚のなかでの調和が増していく状態を反映している。Youngerによれば，疎外の1つ上の段階が寂しさであり，寂しさは主観的状態であって，社会的孤立や孤独といった客観的状態とは区別されている。寂しさは他者を求めているにもかかわらず，1人でいるという感覚である。寂しい人は完全なる孤独の感覚を経験しているが，これにはしばしば無目的感や倦怠が伴っている。寂しさは疎外に近いものであるが，そこに含まれている嫌悪の感覚はないともいわれている。Youngerの視点は興味深いが，連続性というアイデアを使って人間生活の複雑な心理社会的側面を概念化することは，あまりに単純すぎるという意見もある。

Elias（1985）は著書「死にゆく者の孤独 The Loneliness of the Dying」において，高齢者と慢性疾患患者の寂しさのイメージを強化する力強い議論を展開している。Eliasにとって，意味のある死という概念を築くことは，それぞれの人に特徴的な「個別化」のパターンに依存していて，それには，人が自分自身についてもつイメージや，社会のなかで認められている人間のイメージと結びついている死のイメージがかかわっている。人が死にゆく道のりは，少なくとも，ゴールが設定可能かまたはそれに到達可能か，そしてそれらはどのようにして可能となるかといったことによるわけではない。それが依存するのは，死にゆく人が人生にどのくらい満足して意味を感じているか，あるいは逆に，どのくらい満足できずに意味を感じていないかということである。

死にゆく人に対して，医師と看護師による身体的ケアは適切に計画され，実施されるだろう。しかし同時に，その人を普段の生活から切り離すこと，見知らぬ人とともに病院，ホスピス，高齢者施設に集めてしまうことが，その人が寂しさを感じる原因となっている。この結果として，多くの高齢者家庭は「寂しさのない場所」であると，Eliasは述べている。Eliasはまた，現代の集中治療室において，死にゆく人は最新の専門的な知識でケアされうるが，感情に関していえば，彼らは完全な孤立のなかで死んでゆくかもしれないと述べている。したがって，最も配慮すべきことは，身体的「客観的」な症状だけではなく，死にゆく人自身が主観的に何を経験しているか，ということである。

結論を述べると，Kurtz（1982）によれば寂しさとは1つの感情であり，他の感情と同じように主観的で，したがって測定，重みづけ，比較することが難しいものである。恥，孤独，非現実的な妄想が，われわれの寂しさの構成要素である。重要な要素は喪失，すなわち生命の喪失，神の喪失，相互の喪失であっ

て，寂しさの最たるものは，自己の喪失である。

寂しさの定義的特性

WalkerとAvant（1995）は，あるコンセプトの特徴的な要素で，その意味を特徴づけているものを「定義的特性」と呼んでいる。文献レビューの結果の分析により，緩和ケアに関連するものとして，寂しさに関する以下の特性が明らかになった。

- 死の社会的意味が含まれる。
- その人と，その人を取り巻く人との人間関係に基づいている。
- 個別的な過程である。
- 喪失によって特徴づけられる。
- 主観的な経験である。

このような定義的特性と文献レビューに基づいて，寂しさの現時点での理論的定義を行うことが可能になる。「寂しさとは，個別的かつ主観的な経験であり，喪失によって，また生死のプロセスやそれを形成する人間関係の意味を構築しようという試みによって特徴づけられる」。

典型事例の構築

Rodgers（1994）によれば，すべての定義的特性を含む現実の典型事例を提示することで，そのコンセプトの明晰性や確実性の程度を高めることができる。次の典型事例は，守秘義務から氏名や詳細は変えているが，現実の生活体験から構築されたものである。

＜事例14.1：寂しさの典型事例＞

テイラー氏は62歳男性，2002年1月に肺の小細胞がんと診断された。彼は放射線療法を受けている期間に，狭心症のあった40歳の妻と死別した。夫婦には子どもも，行き来をしている親族もいなかった。彼は当初，地域の看護サービスを受けながら，自宅で生活していた。治療終了後は，近くの緩和ケア病棟で数日間の短期ケアを受けた。2002年にテイラー氏は，排尿困難と虚弱状態に伴う急性の下肢痛と，ひりひりした不快感を訴えた。緊急のCTスキャンで，脊髄転移と圧迫がみられた。完全麻痺を防ぐための治療は不可能であり，テイラー氏は車椅子を使用することになった。

緩和ケア病棟の入院患者としてテイラー氏は，進行する状態に対する症状コントロール，心理社会的，霊的，感情的支援を受けた。チームのメンバーと経験を共有するなかで，彼は寂しさと社会的孤立を感じている主な要因として，妻との死別，がんという診断，障害の発症，予後不良を挙げた。彼は物静かで

プライバシーを大切にする人であり，周りの患者たちと交流することは困難であると感じていた。また，彼は死を受容していて，死は長期にわたる不幸からの解放であると感じていた。

この典型事例は，このコンセプト分析に特に適している。というのも，それが寂しさの「定義的特性」のそれぞれを示しているからである。この患者にとって寂しさとは，個人的で主観的な経験として特徴づけられている。そのような経験を記述し解釈するためには，まずは現象学的な研究方法を利用すべきであると私は考えている。そこには，その人が死の社会的意味をどう捉えるかが含まれていて，彼の周囲にいる人との人間関係が影響している。さらに，そこには明らかに喪失の経験，すなわち妻の喪失，健康の喪失，自立の喪失，可動性の喪失，社会的関係の喪失が含まれている。

関連するコンセプト

関連するコンセプトは，分析中のコンセプトに類似的な，または関連する意味を示すコンセプトである。文献レビューから抽出された関連するコンセプトは以下のとおりである。

- 孤立 isolation
- 疎外 alienation
- 烙印 stigmatization
- 排斥 marginalization
- 別離 separateness

関連するコンセプトは寂しさの分析に密接に関連するが，この段階で重要なことは，分析全体に明晰性を加えることである。

Mellor（1993）は，現代の生活において死が禁止されているというよりも隠されているあり方に注目している。現代社会で個人は，社会的関係の私的な範囲のなかで，自分のアイデンティティおよび，意味の体系を構築している。この文脈においては，差し迫った死は疎外感や実存的な孤立感といった特殊な問題を引き起こす。**Clark（1993）によれば，死は隅に追いやられるべきものではなく，社会的な調査の中心課題になるべきものである。**個人が他者の死に対処する場合に経験する孤独は，おそらく彼ら自身が死の準備をする場合よりも，強いものになるだろう。死がもっている現実を脅かす力ゆえに，現代人はますます死にゆく人と密接な関係をもつことに躊躇するようになっているのだと，Elias は述べている。さらに，自分のアイデンティティの維持は，他者において死が生じることによって難しくなる可能性があることから，今やすべての人が他に比較できないほどの孤独のなかで死につつあるのだ，と述べている。

Mellor（1993）は，「死 death」と「死者 the dead」は，現代という時代にふさわしくないと述べている。つまり，それらは現代社会的な思考から除去され

ているか，あるいは隔離されているというのである。しかしながらSmall（1997）は，「死にゆくdying」ことは事情が異なるという反対意見を提示している。批判は今もこれまでも，さまざまな形でなされてきた。たとえば，ある人は死の医学化，私物化に注目している（Field et al 1997）。Smallはまた，現代においては，「死」「死にゆくこと」「死者」といった複雑な問題に対して，限られたアプローチしか行えていないとも述べている。**健康な身体を促進する社会においては，消費者文化，ジェンダー，セクシュアリティ，健康，疾病を分析するなかで，痛み，苦痛，死が幸福な生活における歓迎されない侵入物であることを見出すのは，何ら不思議なことではない。**われわれは死を回避し，生き残りの習性に支配されているという特徴をもった社会に生きている。生き残りの習性とは，死にゆくことは他者が行うことであると，われわれがあらかじめ決定していることである（Field et al 1997）。

これに関してLowton（1998）は，境界のない身体と「汚れた死」の隔離に関して，非常に感情的で考えさせられる分析を行っている。彼女は緩和ケア施設の物理的空間のなかで患者が隅に追いやられてしまうことを探究するなかで，なぜ外見的に崩壊していく身体が，現代の西洋（文化）において際立った特徴となりうるのかを検討している。死にゆく患者は，コントロールできない嘔吐や下痢，増殖する腫瘍，全身浮腫の増加といった合併症の結果として，身体が重篤かつ不可逆的にその境界性を失い，その結果，「自分自身」と社会的アイデンティティの完全な喪失を体験するかもしれない。彼らは，社会から身を引くか，つながりを断ち切るか，あるいは「自分自身のスイッチを切る」かもしれない。

AIDSに関する烙印と排斥に焦点を当てた文献も増加している（Alonzo & Reynolds 1995, Cutcliffe 1995, Green 1995, Green & Platt 1997）。Goffman（1969）は，烙印を押された人がいかにして世間の基準と合致していくかを述べている。それは本人が自分自身を傷つけるプロセスであり，自己嫌悪と羞恥心が，内的な否定的価値観から生じている。ノーマルな人に期待されていることと，烙印を押された人において現実となっていることとの矛盾が，社会的なアイデンティティを損なうことにつながり，烙印を押された人は，社会的な許容と同様，自分自身を許容することからも孤立化するようになる（Alonzo & Reynolds 1995）。

てんかん，がん，AIDSといったいくつかの病名の診断を受けた人は，烙印が押されたと感じるようになる。また，個人的な失敗（特に性的な問題），社会的な排斥，道徳的な不適切さなどのさまざまなつながりは，コレラ，腸チフス，結核，がんに関連している（Goffman 1969）。AIDSは特に強い烙印をもたらす疾患であるが，それはAIDS患者が単に死に直面するだけでなく，「アイデンティティが傷つけられること」とともに死に直面しているからである。死にゆくことの対人的なプロセスはもはや，人と人とのつながりが広範で強固なものであるようなものではなくなっている（Siminoff et al 1991）。むしろAIDSに伴う烙印は，患者，家族，友人の間に乗り越えられない障壁をつくってしまう。この状況において，これらの人々はしばしば「別離」の感覚をもつようになる。

寂しさ，孤立，疎外，烙印，排斥の感覚によってAIDS患者は，AIDSのことばかり考えるようになってしまうが，これは同じ疾患をもつ人とだけコミュニケーションをとるようになった結果である。

先行要件

　先行要件とは，コンセプトが発生する前に起こる出来事である。先行要件は，因果関係と同じ意味ではない。1つの先行要件は，そのコンセプトの発生に役立つかもしれないし，その発生に関連するかもしれない。あるいは，コンセプトが現れるために存在する必要があるのかもしれない。先行要件の同定は，対象となっているコンセプトの定義的特性をいっそう明らかにするうえで役立つ。McKenna（1997）によればこの段階は，分析の目的および，そのコンセプトが一般的に使われる臨床領域を示すうえで有益である。

　複数の研究によって，寂しさが独居，やもめ暮らし，独身，死別後間もない状態，健康でない状態といった要素に強く関連していることが明らかになっている（Lopata 1969, Seabrook 1973, Townsend & Turnstall 1973, Weiss 1973, Habinghurst 1978, Hunt 1978, Power 1979）。寂しさは加齢とともに増強すると述べている人もいるが，Tornstam（1981）は，前述の要素がコントロールされれば，年齢は有意な要素にはならないと述べている。**加齢が寂しさの原因なのではなく，むしろ高齢者は，あらゆる年齢で寂しさを生ずるであろう状況・要素（例：死別，独居，友人がいないこと，疾病など）を多く経験している。**たとえば愛する人を喪失する，または慢性の進行性疾患に罹患するといった，ある人の状況において生じる変化は，寂しさの最も明白な先行要件であるかもしれない。別の先行要件としては，疾患に対するその人の態度が挙げられるが，それは子どもの頃の経験に依存しているものの，大人になってからさらに強固になるのだといわれている。Fromm-Reichmann（1959, p.128）は次のように指摘している。「寂しさについての恐ろしいまでの隠蔽とコミュニケーション不足は，孤独な人にとってその恐れをますます増大させているようにみえる。逆にいえば，それが生み出すものは，彼らが今経験していること，あるいはこれまで経験してきたことは，他の誰も経験しえないし，感じとってさえもらえないだろうという悲しい確信である」。つまり，コミュニケーションと関心の不足は，寂しさの先行要件であるかもしれない。

　死に関する人間不在の現象が，寂しさの最後の先行要件である。現代社会では，意味のある人生経験という文脈において，死にゆくことの込み入ったパターンを解明することに対する関心は薄い（Jones 1992）。死にゆくことはしばしば，科学的には無関心の対象として扱われている。死はもはや人生の主観的経験ではなく，人間が介在しない医学的な問題となっている。しかし，ホスピス哲学と緩和ケアにおける展開は，英国における「制度化された死」に対して影響力のある代替案を提示することで，この状況を変えつつある（Corner & Dunlop 1997）。さらに，Goodら（1981）が提唱している，実践を理解するための「意

味中心アプローチ meaning-centred approach」を適用することで，緩和ケアの従事者は，患者が自らの病気をどのように解釈しているかを知ることができ，これにより，患者が病気に対してさらに理解できるよう支援することができる。Kleinman（1988）はこのアプローチを，慢性疼痛のある患者に対する新しい実践モデルを開発するために用いている。そこでは，患者の疾病経験のナラティブ（語り）が治療的に用いられて，症状の意味とともに，疾病が患者の私的世界・社会的世界に対して及ぼす影響が明らかにされている。CornerとDunlop（1997）は，これらの問題を考慮でき，かつケアの進展の基礎となりうる緩和ケアのためのモデルを構築しなければならないと述べている。

帰結

帰結とは，コンセプトが起こった後に生じる出来事または結果である。寂しさの帰結はしばしば，本質的に否定的なものであることは理解できるだろう。QOLの低下，引きこもり，社会的孤立が寂しさの帰結である。死について隠し立てがない場合でさえ，死にゆく人は一般的に，命の終末に近づくにつれて孤立を経験するようになる。その結果，多くの死にゆく患者は，大きな寂しさのなかで最後の時間や日々を過ごすだろう。患者は，自分が「死んだも同然」と考えているかもしれないし，他者の心のなかでは社会的に死んでいると考えているかもしれない（Charmaz 1980）。寂しさの帰結に関しては否定的な解釈が多いものの，肯定的な結果もあるかもしれない。会話が可能であれば，患者は時に言葉で，あるいは時にジェスチャーや非言語的な方法で，自分の寂しさの経験を伝達し，共有したいと思うだろう。

実証指標

実証指標は，定義的特性を測定する手段を提供する。また，それはコンセプトの存在を示す出来事である（Walker & Avant 1995）。寂しさのコンセプトがあいまい（Seabrook 1973）かつ主観的（Younger 1959）であると定義され，さらにそれは記述を拒む（Fromm-Reichmann 1959）ものだとすると，それを操作するのは非常に困難だろう。このコンセプトについてさらなる知識を獲得するための最良の方法は，現象学的研究に着手することであると考える。これは，研究に基づくコンセプト開発のプログラムを開始する基盤になり，理論の生成と患者中心ケアの提供につながるだろう。今後の研究領域の同定は，結論に関する次節で検討することにしよう。

今後の研究課題と結論

　死にゆくことは，看護診断と看護過程において，看護実践における公的な問題として扱われている。死にゆくことは，生きることの経験の一部として，あるいは個人がその出来事に割り当てた意味によって特徴づけられるといったことは，ほとんどない（Jones 1992）。死にゆくことへの研究においてもまた，死にゆくことが「生きること」の現実として探究されることはほとんどない。それが「生きること」の現実であるならば，他の事柄と同様に，社会的存在としての死にゆく人々によって集積されなければならないだろう。研究では，死にゆくことはしばしば記述されず，死にゆくことの結果として経験される寂しさ，さらに，死にゆく人によって少なくとも部分的には方向づけられている一連の経験といった事柄も，記述されていない。Charmaz（1980）によれば，死にゆく人はそのプロセスの社会的な管理において，決定的かつ能動的な役割を担うべきであると強く示唆されているという。急性疾患から慢性疾患へとよりよい治療が行われるようになってきたことから，死にゆく人のこのような役割は，さらに重要になるだろうと期待されている（Kellehear 1990）。

　看護という職業にとっての挑戦は，死にゆく患者が抱いている主観的かつ個人的な寂しさの経験を説明することに役立つような意味の構築である。それは，研究が寂しさを感じている人の生きている現実に基づいている場合にのみ，看護の知識の基盤を拡大するという長期的な目標を達成するだろう。

　死にゆく患者によって経験される寂しさに関して，エビデンスを基盤とする看護研究はほとんど行われていない。しかし，看護師はしばしば，患者とともに寂しさ，孤独，社会的孤立について話し合っているという事実がある。したがって，多職種による研究によるコンセプト開発プログラムが計画されるべきであり，これは寂しさの経験とともに，臨床的なアセスメントツール作成に焦点を当てたものになるだろう。おそらく看護師は，患者の心理社会的ニーズをケアするためのアプローチを再考するとともに，それぞれの個別的な経験を評価することに焦点を当てて，寂しさの否定的な影響を軽減するケアを計画する必要があるだろう。これを支援する方法には，オープンかつ敏感なコミュニケーションによる患者アセスメント，デイケア施設の利用，個人的または治療的グループのカウンセリング，社会的支援，ペットセラピーなどの補完療法などが含まれる。全人的なケアを行うためには，医療専門職は「いかに自分がその人をみているか」ということに，より注意を払う必要がある。これは，QOLに関する重要な問題に取り組むための，最初のステップになるだろう。

文献

Alonzo AA, Reynolds NR 1995 Stigma, HIV and AIDS: an exploration and elaboration of a stigma trajectory. Social Science and Medicine 41: 301–315

Andersson L 1998 Loneliness research and interventions: a review of the literature. Aging and Mental Health 2: 264–274

Armstrong T 2003 Symptoms experience: a concept analysis. Oncology Nursing Forum 30:

601–606
Berblinger KW 1968 A psychiatrist looks at loneliness. Psychosomatics 9: 96–102
Beyea SC 1990 Concept analysis of feeling: a human response pattern. Nursing Diagnosis 1: 97–101
Bolmsjo I 2000 Existential issues in palliative care – interviews with cancer patients. Journal of Palliative Care 16: 20–22
Charmaz K 1980 The social reality of death. Addison Wesley, Reading
Chinn P, Kramer MK 1995 Theory and nursing: a systematic approach, 4th edn. CV Mosby, St Louis, MO
Clark D 1993 The sociology of death: theory, culture, practice. Blackwell, Oxford
Cocker KL, Bell DR, Kidman A 1994 Cognitive behavioural therapy with advanced cancer patients. Psycho-oncology 3(2): 233–237
Cody WK 1997 What is nursing science? Nursing Science Quarterly 10: 12–13
Corner J, Dunlop R 1997 New approaches to care. In: Clark D, Hockley J, Ahmedzai S (eds) New themes in palliative care. Open University Press, Buckingham, pp. 288–294
Cutcliffe JR (1995) How do nurses inspire and instil hope in terminally ill HIV clients? Journal of Advanced Nursing 22: 888–895
Davis G 1992 The meaning of pain management: a concept analysis. Advances in Nursing Science 15: 77–86
Davis C, Sheldon F 1997 Therapeutic innovations. In: Clark D, Hockley J, Ahmedzai S (eds) New themes in palliative care. Open University Press, Buckingham, pp. 223–238
Dobratz M 2002 The pattern of the becoming-self in death and dying. Nursing Science Quarterly 15: 137–142
Donaldson J, Watson R 1996 Loneliness in elderly people: an important area for nursing research. Journal of Advanced Nursing 24: 952–959
Elias N 1985 The loneliness of the dying. Basil Blackwell, Oxford（ノルベルト・エリアス著，中居実訳：死にゆく者の孤独＜叢書・ウニベルシタス＞，法政大学出版局，1990年）
Ernst E 2001 Complementary therapies in palliative cancer care. Cancer 91: 2181–2185
Faulkner A, Maguire P 1994 Talking to cancer patients and their families. Oxford University Press, Oxford
Field D, Hockey J, Small N 1997 Death, gender and ethnicity. Routledge, London
Fromm-Reichmann F 1959 On loneliness. In: Bullard DM (ed) Psychoanalysis and psychotherapy. University of Chicago, Chicago, IL, pp. 326–336
Goffman E 1969 Stigma: notes on the management of spoiled identity. Penguin, Harmondsworth
Good BJ, Delvicchio S, Good MJ 1981 The meaning of symptoms as a cultural hermeneutic model for clinical practice. In: Eisenberg I, Kleinman A (eds) The relevance of social science for medicine. Reidal, Boston, MA
Green G 1995 Attitudes towards people with HIV. Social Science and Medicine 41: 557–568
Green G, Platt S 1997 Fear and loathing in health care settings reported by people with HIV. Sociology of Health and Illness 19: 70–92
Havinghurst R 1978 Aging in Western society. In: Hobman D (ed) The social challenge of ageing. Croom-Helm, London, pp. 15–44
Hinshaw AS 1989 Nursing science: the challenge to develop knowledge. Nursing Science Quarterly 2: 162–171
Hunt A 1978 The elderly at home: a study of people aged 65 and over living in the community in England in 1976. Social Survey Division, Office of Population and Census Surveys, London
Jacob SR 1993 An analysis of the concept of grief. Journal of Advanced Nursing 18: 1787–1794
Jones SA 1992 Personal unity in dying: alternative conceptions of the meaning of health. Journal of Advanced Nursing 18: 89–94
Kellehear A 1990 Dying of cancer: the final year of life. Harwood Academic, Reading

Kemp V 1985 Concept analysis as a strategy for promoting critical thinking. Journal of Nursing Education 24: 282–284

Kleinman A 1988 The illness narratives: suffering, healing and the human condition. Basic Books, New York（アーサー・クラインマン著，江口重幸，他訳：病いの語り；慢性の病いをめぐる臨床人類学，誠信書房，1996年）

Kurtz I 1982 Loneliness. Basil Blackwell, Oxford

Lawton J 1998 Contemporary hospice care: the sequestration of the unbounded body and dirty dying. Sociology of Health and Illness 20: 121–43

Lopata H 1969 Loneliness: forms and components. Social Problems 17: 248–262

McKenna H 1997 Nursing theories and models. Routledge, London

Mason DJ, Backer BA, Georges CA 1991 Towards a feminist model for the political empowerment of nurses. Image – Journal of Nursing Scholarship 23: 72–77

Mellor P 1993 Death in high modernity: the contemporary presence and absence of death. In: Field D, Hockley J, Small N (eds) Death, gender and ethnicity. Routledge, London

Moody LE 1990 Advancing nursing science through research, vol 1. Sage, Newbury Park, CA

Morse JM 1995 Exploring the theoretical basis of nursing using advanced techniques of concept analysis. Advances in Nursing Science 19: 31–46

Mort F 1993 Dangerous sexualities. In: Clark D (ed) The sociology of death. Blackwell Science, Oxford

Moustakas CE 1961 Loneliness. Prentice-Hall, Englewood Cliffs, NJ

Norris CM 1970 Proceedings from the second annual nursing theory conference. University of Kansas, Lawrence, KS

O'Leary E, Nieuwstraten I 2001 Emerging psychological issues in talking about death and dying: a discourse analytic study. International Journal for the Advancement of Counselling 23: 179–199

Oxford English Dictionary 1993 Oxford English Dictionary, 2nd edn. Clarendon Press, Oxford

Power B 1979 Old and alone in Ireland. St Vincent de Paul, Dublin

Robinson DS, McKenna HP 1998 Loss: an analysis of a concept of particular interest to nursing. Journal of Advanced Nursing 27: 779–784

Rodgers BL 1989a Concepts, analysis and the development of nursing knowledge: the evolutionary cycle. Journal of Advanced Nursing 23: 305–313

Rodgers BL 1989b Loneliness. Easing the pain of the hospitalized elderly. Journal of Gerontological Nursing 15: 16–21

Rodgers BL 1994 Concepts, analysis and the development of nursing knowledge. In: Smith JP (ed) Models, theories and concepts. Blackwell, Oxford

Seale C, Addington-Hall J 1995 Dying at the best time. Social Science and Medicine 40: 589–95

Seabrook J 1973 Loneliness. Maurice Temple Smith, London

Siminoff LI, Erien JA, Lidz CW 1991 Stigma, AIDS and quality of nursing care: state of the science. Journal of Advanced Nursing 16: 262–269

Slevin E 1995 A concept analysis of and proposed new term for, challenging behaviour. Journal of Advanced Nursing 21: 928–34

Small N 1997 Death and difference. In: Field D, Hockley J, Small N (eds) Death, gender and ethnicity. Routledge, London

Smith EE, Medin DL 1981 Categories and concepts. Harvard University Press, Cambridge, MA

Thomas J, Retsas A 1999 Transacting self-preservation: a grounded theory of the spiritual dimensions of people with terminal cancer. International Journal of Nursing Studies 36: 191–201

Tornstam L 1981 Daily problems in various ages. Paper presented to XIIth International Congress of Gerontology, Hamburg

Townsend P, Turnstall S 1973 Sociological explanations of the lonely. In: Townsend P (ed) The social minority. Allen Lane, London, pp. 257–263

Walker LO, Avant KC 1995 Strategies for theory construction in nursing, 3rd edn. Appleton &

Lange, Norwalk, CT(中木高夫,川崎修一訳:看護における理論構築の方法,医学書院,2008年)

Weiss RS 1973 Loneliness: the experience of emotional and social isolation. MIT Press, Cambridge, MA

Wenger C 1983 Loneliness: a problem of measurement. In: Jerrome D (ed) Aging in modern society. Croom Helm, London, pp. 145–165

Witzleben HD 1968 On loneliness. Psychiatry 21: 31–43

Wilkinson S, Aldridge J, Salmon I et al 1999 An evaluation of aromatherapy massage in palliative care. Palliative Medicine 13: 409–417

Wright K, Flemons D 2002 Dying to know: qualitative research with terminally ill persons and their families. Death Studies 26: 255–271

Younger JB 1995 The alienation of the sufferer. Advances in Nursing Science 17: 53–72

Zack MV 1995 Loneliness: a concept relevant to the care of dying persons. Nursing Clinics of North America 20: 403–14

15 「恥」のコンセプト分析

Mary Haase, Lanny Magnussen
（石田真知子 訳）

編者による解説　239
はじめに　240
コンセプトの選択　240
コンセプトの使用法の同定　241
定義的特性の決定　246

典型事例の構築　246
追加的な事例の構築　247
先行要件と帰結　249
結論　250

編者による解説

　本書の執筆を通して，また10年以上にわたって看護のコンセプトを検討するなかで，「語ることが難しい」コンセプトがあるということに突き当たった。それらは言葉に表現できないコンセプトである，という意味ではない。むしろそれらは，われわれの言語表現の能力を超えたコンセプトであり，さまざまな理由から，看護師が心地よくないと感じるコンセプトである。「恥 shame」もまた，本質的にそのようなコンセプトの1つであると考えられる。医療従事者としてわれわれは，患者や看護師がどのように恥を経験しているか，そして，いかにしてわれわれは恥の感覚を呼び覚ましてしまうのか，さらに，この感覚を和らげるために介入を通して何ができるかを探究することに，大きな不快感を感じてしまう。そのためか，文献，特に看護の文献には，恥に関するものや恥の軽減に関するものが非常に少ない。本章は，恥はいつの間にか広がっていて，医療の現場でよく遭遇するものであり，特に精神科領域でよくみられることを示している。また，それは知らぬ間に広がり，しばしば認めることが難しいという性質をもっているにもかかわらず，患者の恥の感覚を和らげるために，医療従事者として行えることは，非常にたくさんあることも示している。

　医療現場において，恥は決して患者だけのものではない。つまり，看護師の恥についても検討する必要があるだろう。Menziesの古典的な業績は，40年以上も前に，看護師が自分の恥の感覚に対処する方法について述べている。今日までに医療は大きく変化してきたが，看護師の恥を感じる能力は，必ずしも低下していない。実際，医療訴訟の増加に伴い，看護師の恥を感じる能力は上昇してきているといえる。

　さらに，まだ解明されていない恥の性質，特にその複合的な影響に関して解

明されていない点がいくつかある。たとえば，以前の解決されなかった恥は，その人が現在の恥に対処することを難しくしているだろうか？　解決されなかった恥を感じている看護師は，「恥を感じていない」看護師よりも職務遂行能力が低いだろうか？　人は，他者の恥に対して支援する前に，自分自身の恥に対処すべきだろうか？　本章の著者は，「傷ついた治療者」という考えと恥の類似点についても検討している。この領域を詳しく検討することから，恥に対処するためにわれわれが学ぶべきことは多い。明らかなことは，医療組織はスタッフに対して，専門職的な義務と道徳的な義務の両方を負っていて，その1つには，看護師が解決されなかった恥に対処できるように支援する方法を発見することが含まれている。

　さらに医療組織は，そこで働く看護師に植えつけられているいかなる不要な恥の感覚も，最小限にする義務があるといえる。

はじめに

　私が他者の視線にさらされていること，そしてその視線の先に私自身がいることを明らかにするものは，恥またはプライドである。自分が見られているという状況を意識せずに生きられるのは，恥またはプライドのおかげである（Sartre 1956）。

　コンセプト分析とは，あるコンセプトの特性または特徴の検討であると定義される（Walker & Avant, 1995）。コンセプト分析は，そのコンセプトを詳細に検討することによって特性を明らかにし，その深い意味を明らかにできるが，そのコンセプトの永久的な定義を行うことはできない。むしろコンセプト分析は，一時的な示唆を提供するものである（Walker & Avant 1995）。コンセプトの意味は，時間の経過や他者の経験に伴って変化する。コンセプトの意味が変化する可能性を認めたうえで，本章では現時点で理解されている「恥 shame」のコンセプト分析を行う。本章のコンセプト分析を検討した後では，恥の意味はより明確になっているだろう。本章では大きな枠組みとして，WalkerとAvant（1995）が提唱したコンセプト分析のアプローチと手順を用いる。

コンセプトの選択

　コンセプト分析の最も難しい段階はおそらく，検討するコンセプトの選択だろう。WalkerとAvant（1995）は，選択を注意深く行い，関心の深いコンセプトを厳選すべきであると述べている。われわれは「恥」というコンセプトを選んだ。その理由は，恥は看護師の日々の活動に影響を与えているにもかかわらず，看護領域で十分に定義されていないコンセプトだからである（Grainger

1991, Zupancic & Kreidler 1998)。恥は1日のなかで何回も経験されているように思われる。恥に対処する能力があれば，恥を感じている人にとってもそれを目にする人にとっても，その恥の強さを軽減することができる。看護師（や他の医療従事者）は恥を経験しているが，そのことについて十分な議論をしたことはほとんどないだろう。しかし，恥は無秩序な傾向をもっているから，われわれが自分の恥に対処しているとき，恥は患者をリスクにさらしているかもしれない。

　恥の分析は，恥というコンセプトをより深く理解するうえで役立つ。ここではこのコンセプトを明確にすることによって，恥の特性と特徴を明らかにする。これによって看護師（や他の医療従事者）は，恥について学ぶことができ，恥は自分が感じること，行うこと，語ること，さらには自分という存在自体にまで，影響を与えていることを学習できるだろう。最も重要なことは，この解明によって，まとまらなくなった感情に対処するわれわれの能力が改善され，患者ケアに否定的影響を与えなくなるということである。恥はすべての交流の背景に潜んでおり，急速に支配的な感情になってしまう。癒しの人間関係において恥がどのように影響するかを無視すれば，看護師と患者の治療的人間関係が壊れてしまう可能性がある。さらに，恥に対処する個人やチームの能力が，チームメンバー間のつながりや，その結果として起こるケアの質に影響を与えるだろう。

コンセプトの使用法の同定

　コンセプト分析のこの段階は，このコンセプトに関するできるかぎり多くの使用例を抽出することである。われわれは辞書，用語集，文献などを調べ，恥を感じた人へのインタビューを行った。恥にはちょっとした赤面といったものから，人との接触にふさわしくないほどの破壊的な経験まで，幅があった。恥の感情は，社会的文化的要因だけでなく，生物学的な次元にもかかわっている。恥の研究は，それが多様な要因をもっていることで混乱している。恥という語は古英語の「sceamu」，古高地ドイツ語の「scama」から派生していて，不名誉の感覚や状態，不名誉を引き起こす状況，謙遜の感覚を意味する（Hoad 1986）。Macdonald（1988, p.142）は，「恥という語は，インド・ヨーロッパ語族で"隠れる hide"を意味する語から派生していると考えられる」と述べている。

　Webster Encyclopedic Dictionary によると，恥は「隠すこと to cover」を意味する語源から派生している（Thatcher & McQueen 1984）。Concise Oxford Dictionary（Fowler & Fowler 1958）では，恥は以下のように定義されている。

1. 罪悪感や欠点によって，あるいは自分が馬鹿げて見えると思うことによって，あるいは礼儀正しさ，慎み深さ，謙虚さなどが脅かされることを意識することによって生じる屈辱の感覚
2. 屈辱を避けようとして自らに課す自制
3. 不名誉，醜態，汚名の状態

Oxford Dictionary（Thompson 1995）では，恥は名詞として次のように定義されている。
1. 自分あるいは仲間の罪悪感や愚かさを意識することによって起こる苦悩あるいは屈辱の感覚
2. たとえば「私は恥と思っていない」と振舞わなければならないときに，この感覚の経験を許容できる能力
3. 不名誉，汚名，強い後悔の状態
4a. 不名誉をもたらす人や物
4b. 正しくないあるいは後悔される事柄や行動

動詞としては次のように定義されている。
1. 恥をかかせること。
2. 恥によって行動を強いられること（恥を告白すること）

さらに，次のような用法もある。
- For shame!（恥を知れ！）：恥を示さないことに関して人を叱責する。
- Put to shame（惨敗する）：優越性が示されることにより不名誉や屈辱を感じる。
- Shame on you!（恥を知れ！）：恥じ入るべきことを指示する。
- What a shame!（何てひどい話なの！）：不運を示す。

New Encyclopedic Dictionary（Thatcher & McQueen 1984）において恥という語は，「本性や謙虚さゆえに隠したいと思っているものが明らかになることによって，あるいは罪悪感によって，あるいは評判を傷つける何かが行われたことによって引き起こされる，苦痛に満ちた感覚」と定義されている。関連する語には，「恥じる shamed」「恥ずかしい ashamed」「恥ずかしそうな shamefaced」「恥ずかしいことに shamefully」「恥ずかしいこと shamfulness」「恥知らずな shameless」「恥を知らずに shamelessly」「恥知らず shamelessness」などがある。これらの語は，恥がいつどのように経験されたかを説明する言葉である。恥の定義はすでに多くなされているが，その議論はいまだに続いている（Tomkins 1963, Lewis 1971, Tangney & Dearing 2002, Nathanson 1992）。罪悪感 guilt，屈辱 humiliation，困惑 embarrassment といった語は，恥の同義語だろうか？ あるいは別のことを意味する言葉だろうか？

文献を概観すると，恥は医療の文献のなかでは最近になって関心をもたれるようになった分野であることがわかる。このコンセプトは，東洋と西洋の宗教，精神分析理論，情動理論，情動・認知理論，認知・行動理論，発達理論，トランスパーソナル理論，発達心理学，社会心理学の視点から研究されている。Nathanson（1992）の考えによると，恥の感情は興味や喜びの感情を妨害する。彼の理論は，Tomkims（1963）の研究をもとに成り立っている。Tomkins は，恥の役割は，興味や刺激，喜びや楽しみの影響を十分に断ち切るほどの力強い刺激を与えることによって，困難を切り抜けられるようにすることにあると主

張した。このような楽しみの妨害は，その行動を継続することにより，重要な関係や自分自身が傷つけられる可能性があるときに生じる。Stosny（1995）は，恥の感情に抵抗している人において，恥がいかに反社会的行動を強めるかについて述べている。

　Nathanson（1992）は，予期される恥，または現在の恥に対する普遍的な防衛的反応（彼はそれを「恥のコンパス」と呼んでいる）を検討するための構造とともに，恥の認知的位相を説明するモデルを提示している。恥の認知的位相は，子どもの発達の軌跡と似ている。すべての位相をうまく乗り切ると，恥に強く，社会性を身につけた大人になる。Nathansonは，恥に対する最も強力な解毒剤は健康なプライドであると述べている。

　TangneyとDearing（2002）は，Lewis（1971）の研究を発展させ，恥のさまざまな次元を探究している。彼らは，恥を感じると，欠陥のある特徴を修正・変更する能力や機会を得ないまま萎縮してしまうと述べている。**それは攻撃を受けているという自己の感覚であり，単にその行動だけを指すのではない。文献では恥と罪悪感は一般的に互換可能であるとされているが，TangneyとDearingはそれらを区別するうえで役立つ定義を示している。つまり，「私はひどいことをした」というのが罪悪感であり，「私はひどい人間だ」というのが恥である。**恥はつながりをもつこと，あるいはもたないことの作用であり，関係者全員に強力かつ直接的な感情的な情報を提供する。

　フロイトは恥を研究したが，それは不安と罪悪感との関連に限られている（Zupancic & Kreider 1998）。彼は恥を，楽しみの原則とは逆の社会的調整機能であるとみなしている。Erikson（1950）によれば，心理社会的発達の第二段階では，恥や疑いに対する自律性を学習することが重要である。この時期に自律の発達課題がうまく習得できなかった場合，その子どもは恥と疑いの経験に悩まされることになる。KohutとFairbairnは，親が賞賛，承認，共感的理解を示さず，子どもの自己顕示欲の要求が満たされないと，その子は自己愛が傷つけられる経験を負ってしまうと主張した（Kohut & Fairbairn 1971）。この初期の受け入れられない経験が子どもにとって恥として経験され，その結果，本能的な恥，見られることの恥が生じる。人は見られていることを意識すると，恥ずかしいという記憶の集積を，繰り返し思い出すことになる。人は自己をさらけ出すことへの適応能力を十分に発達させていない場合，無防備なまま，突然強烈な恥の感覚を経験することになる。うまく機能していない反応には，怒り，恐れ，抑うつ，強迫的行動，自傷行動，自殺，他害などがある（Jacobson & Gottman 1998）。

　Nathanson（1997）とTomkins（1963）は，恥は人間が生まれながらにしてもっている9つの資質の1つであると述べている。Nathansonによれば，ある感情が存在した場合，あまりに興奮しすぎて有害な状況をきたさないように個人を守るという進化的な機能に役立っているもの，それが恥である。Beckら（1985, p.156）は，恥を「自分が見られているときの，あるいは見られていると思ったときの，公の自分というイメージの認知にかかわる感情」と説明している。

　Tangney（2002）は恥について，自己意識の感情の1つであると述べている。

他の感情には罪悪感，困惑，プライドがある。恥の感情は歓迎されざるもので，対処しにくいものである。恥は一般的に，他者によって重大な誤りや個人的欠点を暴かれてしまった場合などに起こる。恥を感じているとき，われわれは極度に興奮した状態になり，他者から見られていることを意識する（Lewis 1986）。Beck ら（1985）は，人に見られずに恥ずかしい行動をとるとき，恥を感じないと述べている。この考えを Hahn（2001）も支持している。恥を強くする因子は，他者からの視線，あるいはそれを認知することである。

恥の感情は，人は礼儀正しく善良で能力があるという考えに対立するものである（Street & Arias 2001）。恥によってわれわれは，自分を１人の人間以下のもののように感じてしまう。それはあたかも，理性的な思考能力がなくなってしまったかのようである。われわれの視線は他者の視線を避け，頭は下を向き，身体は前屈みになる。われわれは自己嫌悪，怒りなどを味わうかもしれない。そして，自分が消えてしまいたい，隠れてしまいたい，他者から見えない存在になりたいと思うようになるだろう。見つからないように，走り去るか隠れてしまいたいと思うのである。

他者の視線に関するわれわれの知覚は，完全に歪められているかもしれないが，しかし，われわれは自分の知覚を信じるならば，われわれは恥を経験するようになるだろう。他者が誰かは関係ない。まったく知らない人かもしれない。Gilbert（1998）は，不安が恥を感じるときの中心的な要素であると述べている。しかし，Beck ら（1985）の意見は異なる。彼らによると，一般的に人はストレスが多い状況に入り込んだときに不安が起こり，その状況が終わったときに不安は終わるが，恥は他人の視線への反応として始まり，他人の視線がなくなってもまだずっと続く。その状況から離れることが，恥の感覚の終了にはならないのである。不安と同じように，予期的な恥もあるかもしれず，その経験から適切に抜け出すことができなければ，しばしばそれは抑うつに発展することがある（Nathanson 1992）。

恥の研究者たちは，怒りが恥に対する反応となっていることがあるが，怒りは急速に活性化されるので，人は恥に気づかない可能性があることを見出している（Gilbert 1998）。人は恥ずかしいと思ったとき，体面を保つために怒りで反応することがある。すべての怒りが恥に関係しているわけではなく，ちょっといらいらとするだけのこともある。Tomkins（1963）の感情モデルによると，最適なレベルを超えた刺激があったとき，怒りは活性化される。

多くの人が，「罪悪感 guilt」という語と恥という語を互換的に使っているが，Tangney（2001, 2002）はこれらを明確に区別している。罪悪感も恥も，自己の否定的評価による反応である。罪悪感は自分の行動が認められないという評価であるが，恥は自分自身全体の否定的評価である（Lewis 1971, Tangney 2001, 2003, Street & Arias 2001）。罪悪感は「私は間違いを犯した」という考えを表しているのに対して，恥は「私自身が間違いである！」という叫びである（Albers 2000）。罪悪感を感じている人は，他者に対して自分の行動を告白し，その償いをしなければならないと感じることが多い。恥を感じた人は，自分を価値のないもの，力のないものと感じ，逃げたい，隠れたいと思う。

「屈辱 humiliation」も恥と互換的に使われることが多いが，Miller（1993, p.145）はその違いを次のように述べている。

> 屈辱は，自分とは関係のない領域の境界を越えてしまい，不適切に捕らえられたという感情的経験である。恥が自分のあるべき姿にふさわしくないことの結果であるならば，屈辱はその資格がない状態に適応しようとしたことの結果である。

Miller（1993）は，屈辱を感じるとは，ある意味で貶められることであると述べている。屈辱は他者から与えられるものである。恥は自分が自分を見たときに感じるものであり，他者の行動に対するその人の解釈である。恥と屈辱を同時に感じることもある。

恥の感覚に対処する1つの方法は，それを秘密にすることである。もしあなたが身体的反応を隠すことによって自分の恥ずかしい思いを隠し，その秘密を人に話さなければ，誰にも気づかれずに済むだろう。それはあなただけの秘密である。

宗教界では何百年もの間，恥と罪が結びつけられている。恥の感情は，告白と祈りによって和らげられるという。恥を告白することによって，他者からの厳しい注目が和らげられるとも考えられる。われわれは恥の経験によって他者から逃れたいと思うのだから，恥の感情を開示することには議論の余地がある。われわれは自分の恥を隠そうとする。われわれは恥ずかしいと感じている。ではどうすれば，恥は癒されるだろうか？ Gilbert（1998, p.25）は，「恥の克服には，自己に対する許しとともに，他者の許しを信じることが必要である」と述べている。しかし，許しに関する研究はまだ，始まったばかりである（Konstam et al 2001）。

Kaufman（1992, p.5）は，恥が個人に及ぼす影響をわかりやすくまとめて，恥を経験した個人を癒すための方向性を示している。

> 恥は自己機能における良心，屈辱，アイデンティティ，不安の中核をなすものであるから，この感情は自尊感情の低下，自己概念やボディイメージの低下，自信の低下，自己疑念や不安感の源である。恥は劣等感の源である。恥の内的経験は，自己の内なる病気，魂の病気のようなものである。もしわれわれが，自己を苦しめているものを理解したい，そして最終的には癒したいと思うならば，われわれはまず，恥から取り組まなければならない。

Kaufmanは恥に対処する効果的な方法として，グループセラピーを提唱している。彼はまた，症状マネジメント，歪んだ認知の再パターン化，セルフケア方法の指導も提案しているが，それらをどのように進めるかは示していない。

明らかになっていることは，恥に関する文献にはある程度の一貫性がみられること，恥の経験は混乱を招き，自信を喪失させ，しばしば警告なしに訪れること，そして，一瞬であるかもしれないが，あなたが行っていることすべてを

完全に停止させてしまうこと，である。

定義的特性の決定

あるコンセプトの多くの例がみつかったら，次の仕事はそれらを読み，繰り返し出てくる特徴を抽出することである。それがそのコンセプトの定義的特性である。WalkerとAvant（1995）によると，定義的特性が，そのコンセプトを他のコンセプトと区別してくれる。それらはレビュー中のコンセプトを説明してくれるのである。

すべてのコンセプトが行動にかかわる要素をもっているわけではないが，恥のコンセプトにはその要素がある。人は恥ずかしいという経験をすると，下を向き，視線を逸らし，小さくなって自分の内に閉じ込もろうとする。動物にも同じような行動がみられる。恥ずかしいと感じた犬は頭と尻尾を下げ，視線を逸らし，小さくなる。また，敗北すると恥を感じる。敗北したほうはそっと立ち去り，上を向こうとせず，その経験が消え去るまで見えなくなってしまいたいと思う。

恥をその他の自己意識の感情と区別する重要な点は，修復または救済が困難であるという点である。ある特定の経験は，その経験をした人によって，恥として定義される。Tangneyの研究では，誰もが恥を感じるような明確な経験は，抽出されていない。そこでわれわれは，以下のように結論づけよう。恥の最初の段階を過ぎたら，その後の出来事は個人がコントロールすることができる。それが恥あるいは他の自己意識の感情であるかを決めるのは，個人がどのようにその出来事を解釈し，反応するかによる。さらに，適切な修正や学習があれば，われわれの多くは恥の初期的な有害な影響を打ち消すことができる。

典型事例の構築

典型事例とは，そのコンセプトの定義的特性をすべて含み，他のコンセプトの特性をまったく含んでいないケースである。つまり，そのコンセプトの純粋な実例である。以下に恥のモデルケースを示す。

<事例15.1：典型事例>
ジェーンは自分の患者にすぐれたアセスメントとケアを行ったことで，意気揚々としていた。彼女は自分のアセスメントを同僚に話した。同僚は「もっといい方法があったんじゃないの？ ジョーンズさんは不安発作じゃなくて，低血糖発作だったのよ。どうして混同したの？」と言った。ジェーンは顎を胸につけるほど下を向き，仲間から視線を逸らし，同僚から何を言われたのかを理解しようとした。混乱して，頭の中がグルグル回転していた。胃がむかつき，床に沈みこんでしまいたいと思った。彼女は「私はなんてばかなの！」と思った。

追加的な事例の構築

典型事例が完成したら，次の段階は追加的な事例を構築することである。これらの事例は，このコンセプトをより深く理解するために，何がこのコンセプトではないかを示すためのものである。WalkerとAvant（1995）は，境界事例，関連事例，開発事例，対比事例，誤用事例の5つの事例を挙げている。事例の追加によって，重複した特性がないこと，対立する定義的特性がないことを確認することができる。

境界事例

境界事例は，いくつかの定義的特性を含んでいるが，すべてを含んでいない事例である。大部分の，あるいはすべての特性を含んでいる可能性があるが，そのうちの1つが違うという事例もある。それは小さな違いであるが，問題のコンセプトを定義するうえで役立つ。

境界事例では，ジェーンは同僚からのフィードバックを聞き，彼女の発見とは異なる新たな情報をアセスメントする。また，彼女は恥を感じるけれども，そこからすぐに，患者が求めるケアの検討に移る。彼女は自分の看護スキルに自信をもっており，非常にスキルの高い看護師でも，アセスメントで適切な関連情報を見逃すことがあることを認めている。ジェーンはまた，同僚のフィードバックに自分に対して失礼な点があったことにも戸惑っている。彼女は少し時間をおくことにし，それからもう一度人間関係を構築できるかどうかを確かめるために，同僚にアプローチしようと思っている。

ジェーンは自分のアセスメントが的確ではなかったとわかったならば，ケア計画を修正し，医師や患者と話し合い，新しいケアを始めるだろう。これは，恥に対する反応とは異なるものである。というのもジェーンは，人間関係を修復しようとし，1人の人間としてあるいは看護師として損なわれたという感覚をもたず，子どもの頃に学習した古い反応で対処していないからである。

関連事例

関連事例はこのコンセプトと関連しているが，定義的特性は含んでいない事例である。それはレビュー中のコンセプトに関連したすべてのコンセプトを明確にするうえで役立つ。恥の場合，関連コンセプトには罪，困惑，屈辱，さらに，おそらくは怒りも含まれる。

ジェーンは同僚に自分のアセスメントを示す。そして同僚は，その日に行われる検討会にアセスメントを発表していいかどうかを尋ねる。検討会のとき，不適切な看護の例として，ジェーンの事例が取り上げられる。ジェーンは，彼女がなぜ低血糖の重要な徴候を見逃したのかを説明するように求められる。そして，彼女の不十分なアセスメントスキルで，看護実践を継続することが許されると思うかと聞かれる。みんなの前で受けたこのような屈辱は，肯定的な感

情を妨害するだけにとどまらず，ジェーンの看護師としての信頼性を破壊するだろう。

　罪悪感の例は，病棟が非常に忙しかったために，ジェーンがアセスメントの手続きをきちんと踏まなかった場合かもしれない。彼女は自分の第一印象に頼り，検査結果が届くのを待たずに看護ケアを始めた。さらに，患者の最新の情報を無視し，自分はすぐれた仕事をしていると思い込んだ。アセスメントを見直したとき，彼女は自分のアセスメントが未熟であることに気づいた。彼女はまだ自分のスキルに自信をもっており，同僚の視線のなかで萎縮してしまうことはなかった。彼女は，ケア計画を実行する前にアセスメントを完全に行うことを誓った。

開発事例

　開発事例は，われわれ自身の経験ではありえないアイデアを使って構築された事例である。開発事例では，この患者に関するジェーンの思考や感情のすべてが，自分自身に関する恐怖や疑いと同様に，誰もが見ることのできる病院ロビーの巨大スクリーンに映し出される。ジェーンは，みんながこれを何度も見て，自分の欠点や秘密がさらけ出されているということを知り，恥ずかしさでいっぱいになる。

対比事例

　対比事例は，明らかにこのコンセプトではないという事例である。ジェーンの同僚が彼女の行ったことを見て，「素晴らしいわ。それじゃ，また明日ね」と言ったというような事例である。同僚の言葉はジェーンを持ち上げて嫉妬を招いたりするほど大げさではないが，実際によい仕事が行われたと考えていて，チームからも賞賛されている場合である。

誤用事例

　誤用事例とは，そのコンセプトが不適切に使われた事例である。これは常にコンセプト分析に含まれるわけではない。ジェーンのエラーが礼儀正しく指摘され，彼女が新しい情報を踏まえてケア計画を修正したような場合，誤用事例は起こるだろう。しかし，そのやりとりを目撃していた誰かは，エラーが指摘されてジェーンは恥ずかしさを感じていたと思っていた。その人たちは，ジェーンが顔を赤らめ，アセスメントのプロセスについて話しはじめたときに少し口ごもったことから，このように思ったのだった。彼女にエラーを指摘した同僚は男性だったので，目撃者は，彼が身体的な大きさや優越的な強さによってジェーンを脅かしていて，これは男性優位の表れなのだと感じた。この目撃者の結論は，男性が女性に意見を言うと，全体的な力の不均衡のために男性が女性に恥ずかしさを与えることになる，というものであった。

先行要件と帰結

　先行要件は，そのコンセプトが生じる前に起こる出来事である。先行要件は，同時にそのコンセプトの特性とはなりえない。帰結は，そのコンセプトが生じた結果として起こるものである。言い換えれば，先行要件はそのコンセプトをもたらし，帰結はそのコンセプトの後で生じる。

先行要件

　子どもをよく観察している親は，見つめ合っている最中に急に引き離したときの赤ん坊の反応について，説明することができる。お互いに見つめ合うことは，絆形成プロセスにとって重要なものである。突然，赤ん坊は調和が崩れたことに反応して，頭を垂れ，泣きはじめ，顔が赤くなる。これは，大切な活動が中断したときの生まれながらの反応である。これは，社会における学習や生活の影響に先行する恥であるといえる。子どもの特定の生態が環境と相互的に作用して，大人の恥の感情になる一連の独特かつ複雑なルールを形成する。

　Tangney (2001, 2002) の研究は，反応を形成するうえで経験が大きな役割を担っていることを明らかにしている。しかし，その研究対象において，経験が恥，屈辱，罪悪感を生み出すということを実証することはできなかった。評価は，刺激に対するわれわれの反応に影響を及ぼす。たとえば，ある人にとって破壊的な経験は，他者にとっては大した問題ではないように経験される。前もって知覚するという条件が，恥の経験を弱めたり強めたりするうえで独特の役割を果たすのである。

　恥が生じるためには，人はまず，自分にとって興味がもてる，あるいは興奮を感じるくらいの活動にかかわらなければならない。人はその活動に参加しているとき，集中や努力に伴う張り詰めた神経を解放してくれるような，一連の小さな勝利や結果を経験する。この解放が，喜びの経験である。成果と喜びの波は，その人が他の何かに注意を移すまで，あるいはゴルフの18ホールが終わるようにその活動が自然に終わるまで継続する。興奮や喜びが突然終わると，恥を感じる。恥によって，その人の行動は急に変化する。下を向き，視線を逸らし，自分の内に閉じこもってしまう。

帰結

　恥の経験の後，われわれは次にやって来るものとかかわらなければならない。われわれが恥のコンパスのどの極を用いるかが，われわれの反応に影響する。われわれの反応の選択肢の幅は，自分自身の履歴を繰り返すようなもので，たいていは狭いものである。恥への新しい反応は，注目すべき出来事である。それは，アンチヒーローが1人だけ登場する映画，いつもの自分とは正反対のことをする映画の1シーンのようなものである。しかし悲しいことに，たいていの場合それは，恥のコンパスのもう一方の極である。真に新しい反応とは，過

去において自分自身の反応によって自分を押しつぶしたものに向き合い，そこから学ぶことである。

結論

　恥は看護において比較的新しい概念であり，恥への反応が個々の看護師の実践に及ぼす影響を検討することは重要である。看護師は複雑な情報にアクセスし，問題解決に創造性を発揮し，調和のとれた目的のある方法で迅速に行動する能力が求められるが，混乱を招くという恥の特徴が，看護師のこの能力を低下させるということに関しては，明白なエビデンスがある。このことが意味するのは，患者は最良のケアを受けることができない，ということである。恥のコンセプトの定義的特性は，最近注目され研究されている職場のいじめや同僚間暴力を考えるうえでも有用である。恥のコンセプトの理解は，恥が看護師の職業生活にどのような影響を与えているかを理解するうえで役立つ。恥を理解することによってわれわれは，相互的に態度を変えるスキルを発達させること，他者との普段の相互的な対応を理解すること，看護ケアの改善を行うことができるだろう。

文献

Albers RH 2000 Shame and the conspiracy of silence. Journal of Ministry in Addiction and Recovery 7: 51–68

Beck AT, Emery G, Greenberg RL 1985 Anxiety disorders and phobias. Basic Books, New York

Erickson E 1950 Childhood and society. Norton, New York（エリク・ホーンブルガー・エリクソン著，仁科弥生訳：幼児期と社会（1, 2），みすず書房，1977年）

Fowler HW, Fowler FG (eds) 1958 The concise Oxford dictionary, 4th edn. Clarendon Press, Oxford

Gilbert P 1998 What is shame? Some core issues and controversies. In: Gilbert P, Andrews B (eds) Shame: interpersonal behaviour, psychopathology, and culture. Oxford University Press, Oxford

Grainger RD 1991 Guilt and shame. American Journal of Nursing 12: 348–356

Hahn WK 2001 The experience of shame in psychotherapy supervision. Psychotherapy 38: 272–282

Hoad TF 1986 The concise Oxford dictionary of English etymology. Oxford University Press, Oxford

Jacobson N, Gottman J 1998 When men batter women. Simon & Schuster, New York

Kaufman G 1992 The psychology of shame, 2nd edn. Springer, New York

Kohut H, Fairbairn J 1971 The analysis of the self. International University Press, New York

Konstam V, Chernoff M, Deveney S 2001 Toward forgiveness: the role of shame, guilt, anger, and empathy. Counseling and Values 46: 26–39

Lewis HB 1971 Shame and guilt in neurosis. International Universities Press, New York

Lewis HB 1986 The role of shame in depression. In: Rutter M, Izard CE, Read PB (eds) Depression in young people: developmental and clinical perspectives. Guilford Press, New York

Macdonald J 1988 Disclosing shame. In: Gilbert P, Andrews B (eds) Shame: interpersonal behavior, psychopathology, and culture. Oxford University Press, Oxford, pp. 141–157

Miller WE 1993 Humiliation. Cornell University, New York

Nathanson DL 1992 Shame and pride: affect, sex, and the birth of the self. WW Norton, New York

Nathanson DL 1997 Shame and the affect theory of Silvan Tomkins. In: Lansky MR, Morrison AP (eds) The widening scope of shame. Analytic, New York, pp. 107–138

Sartre JP 1956 Being and nothingness: a phenomenological essay on ontology. Washington Square, New York（ジャン・ポール・サルトル著，松浪信三郎訳：存在と無；現象学的存在論の試み（1・2・3）＜ちくま学芸文庫＞，筑摩書房，2007年）

Stosny S 1995 The powerful self. Compassion Alliance, Gaithersburg, MD

Street AE, Arias I 2001 Psychological abuse and posttraumatic stress disorder in battered women: examining the roles of shame and guilt. Violence and Victims 16: 65–77

Tangney JP 2001 Constructive and destructive aspects of shame and guilt. In: Bohart AC, Stipkek DJ (eds) Constructive and destructive behavior: implications for family, school, and society. American Psychological Association, Washington, DC, pp. 127–145

Tangney JP 2002 Perfectionism and the self-conscious emotions: shame, guilt, embarrassment, and pride. In: Flett GL, Hewitt PL (eds) Perfectionism: theory, research, and treatment. American Psychological Association, Washington, DC, pp. 199–215

Tangney JP, Dearing RL 2002 Shame and guilt. Guilford Press, New York

Thatcher VS, McQueen A (eds) 1984 The new Webster encyclopedic dictionary of the English language. Avenel, New York

Thompson D (ed) 1995 The concise Oxford dictionary, 9th edn. Clarendon Press, Oxford

Tomkins S 1963 Affect, imagery, consciousness: the negative affects. Springer, New York

Walker LO, Avant KC 1995 Strategies for theory construction in nursing. Appleton & Lange, Norwalk, CT（中木高夫，川崎修一訳：看護における理論構築の方法，医学書院，2008年）

Zupancic M, Kreidler MC 1998 Shame and the fear of feeling. Perspectives in Psychiatric Care 34: 29–34

16 「苦痛」の実践的理論をめざして

Janice M. Morse
(山田智恵里 訳)

編者による解説 253
はじめに 254
文献レビュー 254
苦痛に関する理論 257

苦痛の役割 262
実践への示唆 264
考察 265

編者による解説

　　　　看護実践の核となる要素とみなされる他のコンセプトと同様に，患者の「苦痛 suffering」を除く，または緩和しようという試みは，われわれの心に響くものである。信頼できる看護の学者は反論しないだろうが，もしも患者が苦しんでいるとすれば，それを緩和しようと試みることは，看護師の責任と仕事である。本章で指摘されているように，過去において苦痛を和らげるという意味での「苦痛」とは，ほとんどの場合，身体的苦痛に限られていた。看護実践における重要な側面である疼痛緩和の重要性を過小評価するわけではないが，苦痛とは人の一元的な側面を超越するものであって，看護師はこのことを認識する責任がある。

　本章が示すもう1つの重要な点は，それが実践の重大な要素ではない場合には，「そっとしておく」ことも必要だということである。すでに以前の章の「解説」でも述べたように，はっきりと意識にのぼらせるべき場合と，そっとしておくべき場合があるのだ。本章の結論はこのスタンスを支持するものであるが，しかしこのスタンスは，看護においてなかなか自然には起こらないことを理解することが，非常に重要だろう。この議論に関連する，あるいは影響を与えることの1つに，看護師はしばしば，「何かをする必要を感じている」ということがある。看護師は自分が多忙でなければ，あるいは目で見ることのできる介入に携わっていなければ，何か間違っていることをしているか，適切に仕事をしていないという感覚をもつことがある。同様に，もし看護師がある状態を改善しようと（たとえば，苦痛を除こうと，または緩和しようと）「積極的」にかかわっていないならば，怠慢または無責任であるという感覚ももつかもしれない。これらの感覚は，おそらく健全なモラルに基づくものであるが，それらがいっしょになると，患者の安寧と回復の視点からは逆効果かもしれないので

ある。多くの看護師にとって学ぶことが難しい問題ではあるが，時に最も行わなければならないことは，「何もしない」ことなのである！

はじめに

「苦痛 suffering」の経験を理解すること，苦しんでいる人をいかに支援するかを理解することが，重要な目標である。しかし，苦痛に関しては膨大な文献があるにもかかわらず，行動的・実証的側面から行われた研究はわずかである。端的にいえば，苦しむ人の苦境（Starck & McGovern 1992）や，苦痛の倫理的・道徳的適応（Rawlinson 1986）をインタビューしたものなどは多いが，苦しむ人を観察した研究はほとんど見あたらない。同様に，苦痛の全期間にわたって苦しむ人の感情的反応，彼らの行動，他者の反応を結びつけたものも，ほとんどない。そのような研究が行われないかぎり，われわれは苦しむ人の行動上のサインと，どのように彼らを最良に支援できるかを完全に理解することはできない。

看護師は苦しむ人の世話をする者である（Morse et al 1996）。苦痛を理解すること，苦しむ人の反応とニーズは看護師の肩にのしかかっていて，苦痛を癒し緩和することは，看護の中心にあると考えられている（Eriksson 1997, Rodgers & Cowles 1997）。看護師は病気の全期間を通してベッドサイドにいて，苦しむ患者とその家族にとって，唯一の支援者である（Travelbee 1971, Kahn & Steeves 1994）。看護は患者の苦痛のストーリーに対して声をあげているが（Gregory & Russell 1999），文献には苦痛の正確な行動の記述が含まれていない。つまり，患者のストーリーと行動的な反応の関連が欠如している。さらに深刻なことに，苦痛のストーリー，行動的なサイン，ケア提供者の反応との関連は，まったく示されていない。看護の教科書では，苦しむ人と交流することが勧められているが，それは研究に裏づけられたものではない。また，教科書はケア提供者のさまざまな反応（例：共感など）を奨励しているが，それは適切ではないこともあるし，場合によっては有害になることもある（Morse et al 1992a）。さまざまな研究の視点から苦痛を探究すること，苦痛を臨床的に調査すること，こうした患者と看護師の交流を評価することに関しては，差し迫った必要性があるといえるだろう。

文献レビュー

苦痛は「痛み pain」と強く結びつけられていることから，それを調査するうえで主たる役割を占めていたのは，医学である（Scarry 1985, Chapman & Gavrin 1999）。そこには，その他の不快な症状，たとえば嘔気や嘔吐なども含まれる（Roy 1998）。この見方によれば，苦痛は行動的・感情的な痛みの反応である。**したがって，苦痛に関する医学研究における主たる目標は，痛みを緩**

和することである。Cassell（1991）は，痛みを除去できれば苦痛もなくなるというような見方は単純すぎると述べている。何十年もの間，社会科学者らは，苦痛は人が身体的痛みの意味は何かと悩むことによっても起こると述べている（Zborowski 1969 の古典的文献を参照）。それにもかかわらず，苦痛が身体的なものを超えて存在することを認めることに，医学では時間がかかりすぎている（Cassell 1991）。Cassell は苦痛を身体的用語で定義したが，苦痛はその人全体に感情的反応を引き起こすと述べている。「人は破滅が差し迫っていると知覚したときに，苦痛が起こる。それは破滅の脅威が過ぎ去るか，何らかの別のあり方でその人の尊厳が復活されるまで継続する」（Cassell 1991, p.33）。

　苦痛の最後の主要な側面は，倫理的側面，そして神学的道徳的側面である。それは苦痛の目的と，贖罪の質を考察することである。倫理的側面は，治療，および人生における苦痛の価値との関係を考察する（Cassell 1992）。それはまた，苦痛を予防し解放する道徳的責任（Gadow 1991），さらに治療の提供プロセスにおいて苦痛を引き起こす問題を考察する。このような著者らは，苦痛の過程と，苦痛の意味が理解され苦痛が止むときに起こる変化の過程を探究している（Watson 1986, Steeves & Kahn 1987）。

　Kleinman（1988）は初期の著作で，規範的な行動反応における生態学的枠組みと文化的多様性のなかで，苦痛の文化的表現を調べている。彼は Veena Das，Margaret Lock らとともに，社会的苦痛に関する見解を展開している。すなわちそれは，「政治的，経済的，組織的力」によってもたらされた苦痛であり，逆説的にいえば，「いかにして力のこうした形態が，社会問題の反応に影響を及ぼすか」ということである（Kleinman 1988, p.ix）。こうした人間の苦痛は戦争によって（Frankl 1992, Asad 1997），飢餓によって（Frankl 1992, Asad 1997, Kleinman 1997），暴力によって（Young 1997），さらに社会的（国家または国民の）レベルで（Daniel 1997），あるいは少数民族や異文化グループ内で（Schwarcz 1997）生じている。

　苦痛は，看護師のケアへの責任と結びついている（Eriksson 1992）。苦しむ人を観察し支えることから生じるケア提供者の苦痛は，何十年もの間，専門職の関心であって，それはしばしば燃え尽き（バーンアウト）症候群に結びついている。しかし，ケアを提供する過程に本来備わっていることは，苦痛の経験を共有することであり（Kreidler 1984），この苦痛について語る道徳的責任があるということである（Kahn & Steeves 1994）。最近のケアリングの理論は共感を超えて，「本来性 authencity」や「誠実さ genuineness」の議論にまで拡大されている（Daniel 1998）。それらについて Ray（1997 p.115）は，「自己と他者に影響を及ぼすものを明らかにすること」と定義している。

　われわれの以前の研究（Morse et al 1997）では，こうした誠実さは常に存在するわけではないことが明らかになっている。つまり，看護師が患者の感情に「適合する」か「敵対する」かは，患者のニーズをどう知覚するかによっている。看護師と患者の交流は明らかに患者主導で，看護師は患者からのサインを受け取る。最も効果的なケアを提供するために，この現象をさらに探究する必要がある。

苦痛に関する膨大な研究があるにもかかわらず，その感情的反応を考察したり，行動的・実験的アプローチを利用した，苦痛の性質に関するアプローチはまれである。苦痛は喪失への反応として捉えられてきた。すなわち，痛みのない状態の喪失 (Chapman & Gavrin 1999)，健康の喪失 (Jones 1999)，尊厳の喪失，可動性の喪失，期待できる未来の喪失，他者の喪失，自分の喪失である (Charmaz 1983, DeBellis et al 1986, Morse & Johnson 1991)。

　苦痛とは何か？　多くの同義語が苦痛の性質を描き出している。すなわち，不快 discomfort，悲しみ anguish，嘆き distress，苦悩 torment，痛み pain，悩み heartache，みじめさ misery，不安 anxiety，苦しみ affliction などである。興味深いことに「耐える endure」はこれには入っていない。逆に「耐える」には，支援，生き抜くこと，勇敢さ，もちこたえること，苦痛が含まれていた。われわれの行ったインタビューでは，人々は苦痛に関連して「耐えかつ苦しむこと enduaringandsuffering」について語っていた。それはまるで，「忍耐 euduaring」と「苦痛 suffering」という2つの言葉が1つの言葉であるかのように（したがって1つのコンセプトであるかのように），あるいは1つのコンセプトの異なる表現であるかのように（1つのコンセプト内の2つの部分または状態であるかのように），あるいは別々のものが固く結合しているコンセプトであるかのようであった。忍耐と苦痛の関係を見出したことは，苦痛を探究するうえで重要な発見であった。なぜならそれは，いかに研究を方法論に基づいて進めるか，いかに結論的な理論を導いて図式化するか，さらに最終的には，苦しんでいる人に対して，いかに治療的介入と結果を確定するかを示すからであった。

　重要な研究課題もまた，示されるだろう。たとえば，もし苦痛と忍耐が別の状態であるなら，人は感情を解放することなしに，忍耐から抜け出せるだろうか？　ある点では耐えることがなくても，感情を解放することや，苦痛を解決することが可能だろうか？　ある研究者らは，忍耐を苦痛の重要な部分と考えているが，それに「忍耐」という言葉を使っていないということも重要だろう。たとえばヴィクトール・フランクル (Frankl 1992) は，苦痛を自分の内部にしまっておくことについて記述し，Reich (1987, 1989) は「無言の苦しみ」という状態を記述している。「無言の苦しみ」とは，忍耐の別の呼び名ではないだろうか？　文献にコンセプトの混乱が存在することは，確かである。

　この研究プログラムでわれわれは，実際に苦しんでいる人から収集したナラティブストーリーと，それに関連する行動の観察から考察を行った。この研究はいくつかの研究班に分かれ，それぞれが苦痛の異なる側面を探った。米国国立衛生研究所 National Institutes of Health（NIH）から，看護ケア向上のために安楽を調査する8年間の助成金を得て，この研究は始まった。まずわれわれは，安楽である状態を理解することなしには，安楽にすることを理解できないと考えた。われわれは外傷と火傷を負った患者と慢性疾患患者にインタビューし，救急外来でビデオ収録を含む観察を行った。さらに，カナダ医学研究協会 Medical Research Council of Canada（MRC）から3年間の助成金を得て，がん治療と緩和ケアが必要な患者の苦痛について研究を行った。（多くのプロジェクトがこれらの助成金制度から資金を得ている。方法の詳細に関してはオリジ

ナルの出典を参照してほしい。)
　われわれは2つの状態，すなわち忍耐と苦痛という2つの状態で構成される苦痛のモデルを作成した。このモデルは，研究の第二フェーズで理解が深まるとともに修正され，苦痛は感情的苦痛と修正され，忍耐に失敗する結果，および忍耐と感情的苦痛からの脱出について解明するとともに，最終的には，忍耐の状態，感情的苦痛の状態，ケア提供者の反応の状態の関係を記述した。本章はこの修正・拡大された理論を用いている。

苦痛に関する理論

　われわれは苦痛に関して，2つの広く多様な段階を同定した。すなわち，感情的抑制または「忍耐」，そして「感情的苦痛」である（Morse & Carter 1996）。これらの状態は区別できるだけでなく，両極端に位置していて，それぞれまったく異なる対応を必要としている。

忍耐

　忍耐は，自己の完全さに対する脅威への反応として起こる。それによって人は，状況をコントロールできるまでの間，感情的反応を断絶する。忍耐は感情的な反応を止めることである。感情は抑えられ，押しつぶされ，封印される。忍耐は，人がしなければならないことをすることによって「（苦痛を）やりすごす」1つの戦略である。したがってそれは，人が日常の機能を継続することができる，自然かつ必要な行動である。しかし，感情の内在化は解放をもたらさない（Morse & Carter 1996）。癒し（物理的身体の治癒ではない）が起こるならば，人は感情的な解放を経験しなければならない（Moulyn 1982）。
　忍耐は脅威の深刻さに応じて，さまざまな強度のレベルで生じる（Morse & Carter 1996）。最も極端な形では，人は感情をなくし，仮面様の表情となる。肩を後ろに引き，頭を上げて直立の姿勢となり，機械のようなぎこちない動きをする。歩行はまるでロボットのようであり，部屋の壁から壁へ往復する。表情はなくなり，話すときに口と唇がほとんど動かない。短い文章を使い，頻繁にため息をつく。目はどんよりとして焦点があわず，生活にほとんど関心を示さず（Morse & Carter 1996），うつろである。この最も重篤な例では，感情の抑制は人を生活から切り離してしまい，たとえば葬式やストレスの強い出来事の後で，その記憶がないということもありうる。
　耐えている人は現在に集中する。この集中によってこそ，人は1分ごとに何かを続けられるのである。現在に集中することによって，人は過去と未来を遮断する。耐えるべきことが身体的な脅威であるとしたら，人は現在と身体的に結びつく方法を考え出す。たとえば，何かを数える，呼吸をする，時計を見る，といったことである（Morse & Carter 1996）。

忍耐からの脱出

　抑圧されたエネルギーは，どこかに逃がさなければならない。耐えている人はしばしば感情的に爆発し，些細なちょっとしたことで，怒りを表したりする（これを「転位」という）。たとえば，われわれは救急外来で，親族がちょっとしたことでスタッフを怒鳴りつけているのを見たことがある。こうした感情の爆発は，押し込められたエネルギーの発露であり，耐えていることからの脱出である。それらは通常，短い時間で終わるエピソードであり，人はすぐに忍耐へと戻る（Dewar & Morse 1995）。ここで用いられる脱出とは，「心ここにあらず」という行動であり，それには意図的な集中が必要となる。それは，苦しんでいる状態から気を逸らすことである（例：パズルを解くことなど）。あるいは，頭を使う仕事に集中すること，激しい運動をすること，ヒステリックに笑うこと，などである。最も極端な例では，研究参加者は，天井のタイルや木の葉の数を数えたと述べている（Morse & Carter 1996）。

　耐える行動は，本能的かつ支援的なものである。というのもそれらは，自己を保つ正常な反応だからである。前後関係と周囲の状況によって，忍耐には3つのタイプが同定されている（Morse & Carter 1996）。

- 重篤な身体的脅威がある場合の，生存のための忍耐。これによって人は，呼吸などの重要な身体的機能に焦点を当て，激しい痛みをコントロールしたり，自己に集中することができる。これによって外傷患者は，自分をコントロールでき，ケア提供者と争わず，またケアが迅速かつ効果的に提供されて，叫ぶようなこともなくなる。それは患者のエネルギーを保全し，安全なケアの提供を可能にする。
- 耐えがたい人生の状況で起こる，生きるための忍耐。これによって人は，一瞬一瞬に集中し，このようにして日々をやり過ごし，最終的に耐えがたい状況を切り抜ける。
- 人生の終焉で起こる，死への忍耐。これによって人は，優先順位をつけ，エネルギーを温存し，コントロールを保ち，現在に集中し，耐えがたいことに耐えることができる。忍耐にはエネルギーが必要であるが，感情的解放よりも少なくて済む。状態が悪化するにつれて，疲労がまさり，忍耐から離脱し，死へと向かう。

感情的苦痛

　一方，感情的苦痛とは，感情が解放されていて非常に苦しんでいる状態である。すでに述べたように，われわれはこの状態を以前は単に「苦痛 suffering」と呼んでいたが，「苦痛」のモデル内に同じ言葉があると混乱するので，「感情的苦痛 emotional suffering」と呼ぶことにした（Morse & Carter 1995, 1996）。

　感情的に苦しんでいる人は，悲しみで満たされている。人は泣くことをやめず，むせび，嘆き，しゃくりあげているだろう。聞く人があれば誰に対しても，まるで「悪夢」が現実であると自分を納得させるかのように，喪失のストーリー

を繰り返し話すだろう（「話すとそれが事実になる」）。姿勢は頭を垂れて前かがみになり，崩れ落ちてしまうように見える。顔にはしわが寄り，表情はうなだれている。

　感情的苦痛を感じているとき，その人は失われたものが，自分の人生に意味や意義をもっていたことを理解する。そこでは未来は変わってしまい，取り返しのつかないほど別のものになってしまったという認識がある。次第に人は，「十分に苦しんだ」と思うようになり，徐々に希望が生じてくる（Morse & Doberneck 1995, Morse & Penrod 1999）。そして別のありうる未来がみえてきて，現実的な目標が設定され，これらを達成するための戦略が練られる。**希望という働きこそ，人が絶望から抜け出て新たな自己を形成することを可能にするものである。ひとたび苦痛が過ぎ去れば，人は人生を再評価し，より深く人生を生きることができると，研究参加者は述べている。**

感情的苦痛からの脱出

　感情的苦痛からの脱出は，「心を麻痺させる」戦略である。人は過度に眠り，飲酒し，摂食するかもしれない。あるいは何も考えずにテレビを見続けて，今の状況から自分を切り離すかもしれない。忍耐が過度のエネルギーを消費する行為である場合に，身体的な脱出が用いられることに注意しよう。もっとも，感情的苦痛自体もエネルギーを必要としている。感情的苦痛を経験した人は，感情が流れ出てしまったと述べている。したがって感情的苦痛からの脱出には，身体的エネルギーを保存する傾向があるといえる（Morse & Carter 1996）。

苦痛の軌跡

　不幸な出来事が起こったとき，はじめの反応は「ショック」である。人間の感覚は正確で，何が起こったかに気をとられて，それを理解しようとする。それが事故である場合，人は体が傷ついていないか，どのくらい重症かを自分で調べるだろう。直後の反応は，「まさか！　そんなはずがない」といったように，否定的かもしれない。耐えられない場合，コントロールを失ったり叫びだすかもしれない。何が起こったかを理解し，生き抜くため，あるいは状況を切り抜けるために機能しければならないと認識すると，人はすぐさま自分を取り戻し，耐えようとするのである。

耐えられない場合

　外傷の処置を受けている患者を観察するなかで，われわれは6つの行動の段階を同定している。初めの4つ（無意識的，リラックスしている／通常の状態，恐れている，不安に思う）は，ある程度はケアのために放棄しなければならず，忍耐が必要なことは明らかである。後の2つ（怖れおののく，コントロールを失う）は，耐えることに失敗することに分類されるかもしれない。

16章　「苦痛」の実践的理論をめざして　　259

怖れおののく患者を安心させる看護師の行為，たとえば安心感を与える話し方(Proctor et al 1996)，アイコンタクトおよびタッチ(Morse & Proctor 1998)は，患者が自分を保ち耐えるうえで役立つ。ただし，すでにコントロールを失っている患者には効果がない。コントロールの欠如は，受傷患者にとって危険な状況である。彼らは叫び，誰の言葉にも耳を傾けず，ケア提供者と争うかもしれない。通常は治療のために，できるだけ早く薬物で鎮静する必要があるだろう。

感情的苦痛へと入る

　耐えている人は，一時的にでも喪失を受け入れる準備ができるまでは，忍耐から感情的苦痛には移行しない。人は忍耐から少しずつ這い出して，感情的苦痛を「味わい」，それから心の崩壊の可能性を感じて，すぐに忍耐へと戻ってしまうかもしれない。彼らはまた，エネルギーのレベル，状況，支援の可能性に応じて，忍耐と感情的苦痛の間を行きつ戻りつするかもしれない。したがって，モデル内の動きは，忍耐から苦痛への直線的な動きではない。さらに，感情的苦痛は突然に，そしていかなるときでも，耐えている人を飲み込んでしまうかもしれない。さらに，どちらの状態にあっても，感情的なレベルの強度は変化している。耐えているとき，しばしば感情を抑えるために多くのエネルギーが必要になるかもしれない。あるいは感情的な抑制は，苦しんでいる人がそれを意識しないまま生じることもある。感情的苦痛を感じている場合，悲しみは強くなることもあるだろう。また，抑うつに似たすべてを包んでしまうような悲しみが出現するかもしれない。

　人は忍耐へと，2つのありようで戻る。まず，圧倒的な感情とともに解放を味わうことにより，人はコントロールを失う恐れ，自分がばらばらになってしまう恐れ，再びコントロールを取り戻せないのではないかという恐れを感じる。次に，感情的苦痛にはエネルギーが必要であって，悲しみの期間が過ぎると，エネルギーが枯渇してしまう。人が忍耐へと戻ってしまうのは，この枯渇が原因である。

　何が人を忍耐から感情的苦痛へ，またはその逆へと動かすのだろうか？　われわれは2つの要因を同定している。
- 喪失に立ち向かう個人の能力に影響を与える文化的・行動的な規範と状況
- 反応を引き起こす出来事への理解または受容のレベル

　第一に，人が耐えているかまたは感情的に苦しんでいるかは，適切な行動規範の過程である。たとえば，人は家の外では耐えているが，家の中では感情的に苦しんでいるかもしれない。家族の前では感情的苦痛を表現し，他者の前では耐えているかもしれない。待合室で苦しんでいる家族は，患者の病室に入ってゆくときに，しっかり気を引き締めて，感情を抑えて苦痛を表さないようにするだろう。病室に入るときに彼らが耐えているのは，感情的苦痛を見せてしまって苦痛の程度が明らかになることが，患者に対して予測される喪失の深刻さを表してしまうと考えているからである。矛盾ではあるが，同時に患者も，

同じ理由から耐えることによって，家族から感情を隠そうとしている。つまり，時には努力して感情を抑圧し，忍耐へと戻っているのである。このような耐える行動はしばしば，ケア提供者に多くの苦しみを与える。ケア提供者は，泣くことはふつうのことであると教わっていて，それゆえ，特に死が近い患者の家族には，感情を解放すべきだと推奨するだろう。人が耐えるかあるいは感情を解放するかは，まずは適切な状況と文脈によって決定されるだろう。

　第二に，すでに述べたように，人を忍耐へと動かす出来事が生じたことの認識があり，感情的解放への動きが実際に生じたという認知がある。そして，苦痛を乗り越えて，失われた過去と変化しうる未来を受容することがある。ひとたび喪失が受け入れられれば，希望が生じる。人を未来の再構築へと向かわせるのは，希望の働きである。われわれは，苦痛は回復に必要な手段であると考えている。言い換えると，**感情的苦痛とは癒しの本体である**（Moulyn 1982）。

苦痛の結果

　苦しんだ人は人生を再構築し，苦しみの経験で豊かになったと自ら述べている。彼らは同様に苦しんでいる人がそれを乗り越えられるように手助けすることで，「お返し」をしたいという気持ちになっている。彼らは支援グループに入ることを望み，苦しむ人々の人生に触れている。そして，自分の経験，喪失，苦しみを公に明らかにする準備を行う（Morse & Carter 1996）。

　繰り返すが，その過程は直線的なものではない。図 16.1 の波打ったチュー

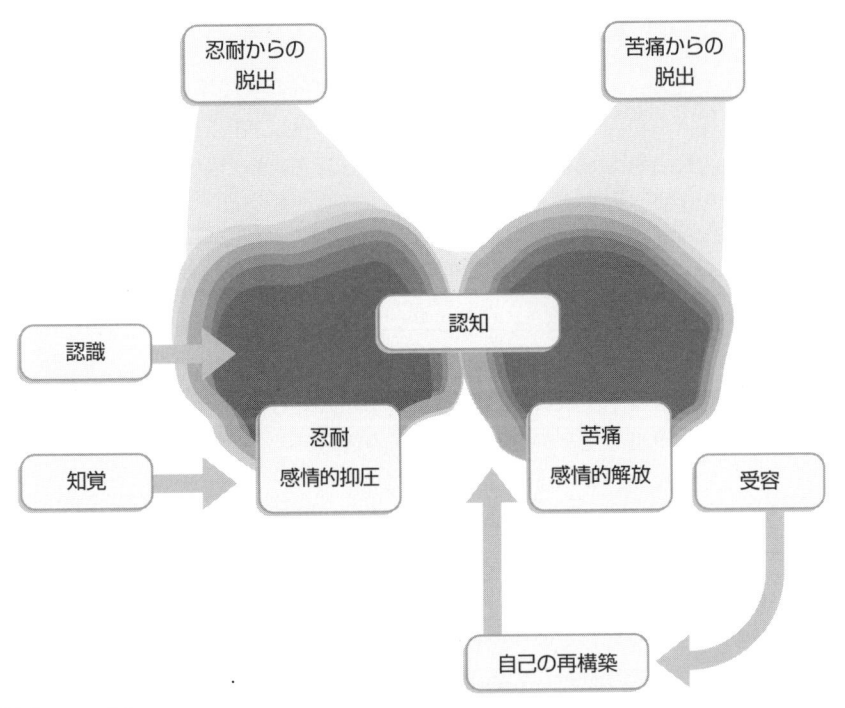

図 16.1　苦痛のモデル

ブのように描かれた忍耐と解放の様子を，見ていただきたい。経験の性質と強度は時間とともに変わり，時には時々刻々と変化するし，ゆっくりと変化することもある。人は忍耐と感情的解放を行きつ戻りつし，もはや耐えられない，あるいは感情的に表出できないときに脱出を試みる。

苦痛の役割

われわれは相互的な社会性のなかにいる。つまり，交流，依存，コミュニティのある社会である。このようななかで，苦痛の行動上のサインは，苦しみを伝達している。この視点から，われわれは苦痛の行動を考察した。たとえば，「泣きじゃくる」「ため息をつく」「硬直した姿勢をとる」「苦しみを言語的に表現する」といった，感情の解放による明白な苦しみのサインである。それらは，苦しむ人を楽にしてあげようという動機づけのサインでもある（Morse et al 1992b）。忍耐は，それによって人が正常に機能するための自然な反応である。忍耐は他者に，尊厳，能力，強さ，コーピングを示すシグナルである。それは「放っておいて。私は大丈夫よ。ありがとう」というメッセージである。人は耐えているとき，前かがみの姿勢で，腕は脇に無造作に垂らし，または自分自身を抱え込むように腕を組んでいる。

耐えている家族は，各自がそれぞれ立っている。誰かが他の人よりも苦しんでいるとき，家族のメンバーは最も耐えている人の傍らに立つ。各自の間には空間があり，溝がある。彼らは触れることはなく，目で合図することも，耐えている人に話しかけることもない。他人が近づけば，その人の代わりに答えるかもしれない。

苦しむ人が苦痛を解放するとき，彼らの姿勢は前かがみで，極端な場合は床に崩れ落ちる。苦しむ人をみている人らは感情的反応を共有して，思いやりで満たされ，慰め，同情，共感，憐れみといった感情に突き動かされる。自分から手をさしのべて，支え，抱擁し，「大丈夫よ」と言ったりする。苦しむ人と一緒になろうとするかのように，しっかりとその人を抱きかかえるかもしれない。他者を慰めたいという反応はおそらく生来のものであるが，われわれはまた，苦しむ人と一定の関係をもつ人，一定の役割を果たす専門的な準備をしている人が，その人を慰める優先的な役割をもっていることを認めている。つまり，家族や友人に比べれば知らない人を慰めることは少ないけれども，突然苦しみが生じたり異常な状況である場合には，知らない人を慰めることはタブーではない。

苦痛の行動のパラドックス

苦痛に対する他者の反応ゆえに，われわれは感情的苦痛を，外的なまたは公的な状態と記述している。苦しみの性質と行動的サインのタイプが，苦しみの深刻さを伝達し，他者に対して介入の責務を生み出す。すなわち，慰めること

によって，あるいは「寄り添う」ことによって苦しみを緩和するという責務である。感情的苦痛は伝達可能で，本質的に評価可能で，苦しみを緩和するよう他者を動機づける状態である。このことゆえに，1つのパラドックスが生じる。それはまた，他者の苦しみを生じる可能性があるからである。これは共感的反応の基礎である。さらに，もしも苦痛の理由が他者によってもたらされたものであれば，あるいは，苦痛をみることが他者を苦しめるのであれば，あるいは，苦痛をみるという行為自体もまた他者を苦しめるのであれば，あるいは，苦痛は人間的な弱さのサインであり，文脈的に不適切であると考えられるのならば，苦痛の感情的解放は隠されてしまうだろう。パラドックスとは，その公的な性質によって他者は苦痛を緩和できるとしても，その公的な性質には，感情的苦痛は私的な行為であるということが必要であるということである。われわれのデータでは，苦痛を隠す人，人知れぬ場所で（例：仕事帰りの車の中で）泣く人がいた（Wilson & Morse 1991）。また，洗面所にこもって，あるいは他者に背を向けて泣き，苦痛を隠す人もいた。家族や親友よりもカウンセラーや聖職者と会話をして，責務や重荷を取り除こうとする人もいた。感情的な解放から忍耐へと変化することによって，苦痛を隠そうとする人もいるかもしれない。

忍耐の行動

　耐えている人の感情の抑制には，他者からの遠くからの尊重が必要となる。これによって忍耐は，個人の感情が隠されている私的な状態となる。しっかりした姿勢とコントロールされた感情は，他者の慰めを求めていないどころか，拒否さえしている。耐えている人は他者に，「触れてほしくない」「慰めてほしくない」というメッセージを伝達する。むしろ，そのメッセージは「そっとしておいてくれ」から「近づくな，私は大丈夫だ」という幅をもっているだろう。感情の抑圧と現在への集中によって耐えている人は，理解を超えた耐えがたい状況を乗り越えることができる。これにはたとえば，葬式や治療などがあるだろう。それによって彼らは子どものケアを続けることができ，ばらばらになったり，感情的に分離したり，日々の出来事を送れなかったりということを避けられるのである。しかしながら興味深いことに，耐えている人は自分自身を上手にやりくりしているとみなしているが，後になってみると，彼らは自分のレベルは低かったと評価している。感情は抑圧され，他者と交流していないので，われわれは忍耐を私的な状態と分類したのだが，再び興味深いパラドックスに突き当たる。すなわち，耐えること（それは私的な状態である）によって，すなわち感情をカプセルに入れること，あるいは止めることによって，人は公的な行動，公的な機能を果たすことができるということである。

　図16.1で示したように，人は忍耐と感情的解放の間を行ったり来たりしている。また重要なことは，耐えているものは何か，精神的混乱があるか，全体の文脈は何かによって，これらのコンセプトの強度はさまざまであるということである。状態が変化するにつれて，苦しんでいる人との他者の交流のスタイルも変化する。黙って支えること，耐えているときに寄り添うことから，それ

らが解放されるようにすること，そのとき慰めを与えることへと変化するのである。

苦痛の同時性

　日々の生活には，満たすべき責務がある。世話される子どもがいて，パートナーはもう1人のためにそこにいる必要がある。パートナーが苦しんでいる間も，もう1人は物事を進めるために耐えなければならないのだ。いつか彼らは，その役割を交代しなければならないかもしれない。このような形で，忍耐と苦痛には同時性や一定の歩調があり，それは他者の反応や文脈によっている。すでに述べたように，人々は待合室で苦しみ，親族を訪問するために廊下を歩き，しっかり気を引き締めて忍耐に入り，病人に苦しみを隠して病室に入る。病室を出てから，彼らは打ちのめされて，待合室に戻って苦痛を味わう。したがって，人が耐えるか苦しむかは，文脈，および支援の有無にかかっている。

実践への示唆

　私はかつて，「看護師は苦痛の世話を引き受ける人である」と述べたことがある（Morse et al 1996）。これが意味するのは，苦しむ人をケアし，安楽にすることは看護の専門職的責任であり，看護師の肩にのしかかっているということである。では，この目標を看護師が達成するためには，何が必要だろうか？
　まず重要なことは，ケアは患者（または苦しむ人）主導でなければならない。看護師は，患者の非言語的な行動的サインを読み取るエキスパートである。おそらくこの「読み取り」を可能にするものは，経験，直観，または単に人間的交流の一部分によるのかもしれない。**にもかかわらず，苦しんでいる患者が示す行動パターンを認識できること，それらを用いて治療的介入につなげることは，高度な看護技術である。** 看護師は，苦痛と関連する行動を認識し，区別しなければならない。また，耐えている人と感情的に解放されている人とを区別しなければならない。さらに，彼らにはそれぞれ異なるアプローチが必要なことを，認識しなければならない。
　耐えている人は，その忍耐的な行動に支えられている。彼らには触れるべきではない。彼らの忍耐を支援するような言語的表現を用いるべきである。たとえば，「あなたはよく頑張っているわ」は適切だろう。黙ってその人のそばにいることも，たとえその人があなたの存在に気づかないとしても，役に立つだろう。支援は現在に焦点を当てなければならず，その出来事の将来的な結果にはかかわらなくてもよい。
　人が耐えている場合，共感は使用すべきではない。これらの人々は，自分の状況を把握しようとして，感情的に過敏な状態になっている。同情や憐みを伝えるような共感的発言，慰め，同情などは，抑圧を「突破」して，人は嫌々ながら感情的解放へと動いてしまう。われわれは，人を「崩壊」させる原因となる，

相手が予期せぬ共感的態度をとることを,「横っ面をひっぱたく side-swiping」（相手を突然動揺させること）と呼んでいる。看護師は, 患者が泣けるように, あるいは現実と向き合えるように支援することが, 必ずしも治療的でないことを理解すべきである（Morse et al 1992b）。われわれは治癒的サインとしての涙に価値を見出している。これはおそらく, カウンセリングの領域から適用されたものである。しかしこれは, 危機のさなかでは解放することが適切ではないかもしれないので, 再検討しなければならない。人が直観的に感じることは, 危機に際しては「強く」なければならないということであり, さもなければ他者を支援できないし, なすべきことを行えないということである。耐えている人に共感的な言葉をかけることや, タッチを利用することは, その人がコントロールを維持したいと思っているのであれば, それに反抗したくなって（あるいはさらに耐えたいと思って）しまうかもしれない。つまり, 耐えている人に共感を用いることは役に立たず, 有害になることさえあるということである（Morse et al 1992a）。

一方, 人が感情的に苦しんでいる場合, 他者はあたかも彼らに新しい身体の境界や寄りかかる支えを提供するかのように, 抱擁して彼らを包み込もうとするだろう。タッチは当然である。こうした人々は抱き合い, 触れ合い, ケア提供者の声は慰めとなるだろう。感情的苦痛がある場合, その人は話をする必要がある。傾聴が重要であり, 共感が適切である。その人が安心感を得たいのならば, こういったことが現実的である（例：「事態は収まるわ」よりも, 「私はあなたのためにここにいる」のほうがふさわしい）。こういう人々は, ずっと泣き続けるわけではない。それは止まったり, また戻ったり, 強くなったり弱くなったりするだろう。しかし, 彼らはすぐに泣いてしまう状態ではあり続けるだろう。この時期には, 毎日の仕事, おいしい食事, 感情的な温かさが重要である。

考察

看護では, ケア提供における苦痛の重要性が認識されつつある。また, 苦痛のコンセプト化も進んでいる。しかし, 苦痛の研究の多くはいまだに痛みに焦点を当てているか（Paulson et al 1999）, 不快な症状に焦点を当てている（van Post & Eriksson 1998）。すべての痛みではないが, 特に慢性疼痛, 外傷性の突然の痛み, 一時的な（しかし時に重篤な）処置に伴う痛みなどは軽減できること, さらにこういった患者では常に麻酔適応となるとは限らないことに関しては, なお十分に理解されているとはいいがたい。**麻酔を避けてさまざまなコーピングでそれを積極的に補おうという自然出産への動きは別とすれば, われわれはまだ, 忍耐を強めたり禁欲的行動を育成する方法を, ほとんど探究してこなかった。その代わりにわれわれは, お決まりのタイプの制御方法, たとえば, 単に患者を抱きしめることで痛みを緩和するといったことを好んできたのである。患者の耐える能力を強化するための非薬理学的な方法を探究することが急**

務であり，このようなものにはたとえば，「Comfort Talk Registry」[*1]（Proctor et al 1996），タッチのパターン，鼻腔チューブ挿入などの不快な処置を効果的かつやさしく行う方法などがあるだろう（Penrod et al 1999, Morse et al 2000）。

臨床的な痛みに焦点が当てられている一方，忍耐をコーピングの1つのスタイルとして（Nannis et al 1997），あるいはたくましさの1つの側面として（Craft 1999）認識している研究者もいる。また，心理社会的な苦しみと関連させた研究も多く，たとえば家がないことに関する研究（Montgomery 1994），刑務所への収監に関する研究（Keavney & Zausszniewski 1999），竜巻などの災害に関連する研究（Goldeski 1997），戦争に関連する研究（Summerfield 1999）などもある。看護の研究者のなかにも，苦痛を患者ニーズ（Fagerstrom et al 1998, Eifred 1998），ケアリング（Eriksson 1992），慰めを与えること（Morse 1992）などの基盤として注目している人がいる。これによって，患者中心のケアを提供するために，患者の合図を解釈し，フォローできるからである（Morse & Proctor 1998）。にもかかわらず，われわれはなお，忍耐と感情的解放の行動的サインを理解するために，膨大な量の研究を行わなければならない。研究者は，それらの合図を実際に把握できる技術と観察方法を用いるよりも，専門家の視点，患者ニーズの自己報告，看護師・患者関係の報告を頼るほうを好んでいる。われわれはなお，苦しんでいる人を慰める適切な方法について学習すべきことがたくさんあるといえる。

本章は，下記の文献から出版社の許可を得て再編集したものである。
Morse JM 2001 Towards a praxis theory of suffering. Advances in Nursing Science 24（1）: 47-59.

訳注

* 1 Comfort Talk Registry：看護師が患者を安心させる話しかけの要点。Proctor らはその要素として①患者が「自分を失わずに保つこと」を支えること，②患者の状態をアセスメントできる情報を入手すること，③処置について情報を受け患者に伝えること，④患者を気づかっていることを伝える言葉のコミュニケーション，を挙げている。

文献

Asad T 1997 On torture, or cruel, inhuman and degrading treatment. In: Kleinman A, Das V, Lock M (eds) Social suffering. University of California Press, Berkley, CA, pp. 285–308

Cassell E 1991 The nature of suffering and the goals of medicine. Oxford University Press, New York

Cassell E 1992 The nature of suffering: physical, psychological, social and spiritual aspects. In: Starck PL, McGovern JP (eds) The hidden dimension of illness: human suffering volume. National League for Nursing Press, New York, pp. 291–303

Chapman RC, Gavrin J 1999 Suffering: the contributions of persistent pain. Lancet 353: 2233–2237

Charmaz K 1983 Loss of self: a fundamental form of suffering in the chronically ill. Sociology of Health and Illness 5: 168–195

Craft CA 1999 A conceptual model of feminine hardiness. Holistic Nursing Practice 13: 25–34

Daniel EV 1997 Suffering nation and alienation. In: Kleinman A, Das V, Lock M (eds) Social suffer-

ing. University of California Press, Berkley, CA, pp. 309–358
Daniel LE 1998 Vulnerability as a key to authenticity. Image – the Journal of Nursing Scholarship 30: 191–192
DeBellis R, Marcus E, Kutscher AH et al 1986 Suffering: psychological and social aspects in loss grief, grief and care. Haworth Press, New York
Dewar AL, Morse JM 1995 Unbearable incidents: failure to endure the experience of illness. Journal of Advanced Nursing 22: 957–964
Eifred S 1998 Helping patients find meaning: a caring response to suffering. International Journal of Human Caring 2: 33–39
Eriksson K 1992 The alleviation of suffering: the idea of caring. Scandinavian Journal of Caring Sciences 6: 119–123
Eriksson K 1997 Understanding the world of the patient, the suffering human being: the new clinical paradigm from nursing to caring. Advanced Practice Nursing Quarterly 3: 8–13
Fagerstrom L, Eriksson K, Engberg IB 1998 The patients' perceived caring needs as a messenger of suffering. Journal of Advanced Nursing 28: 978–987
Frankl V 1992 Man's search for meaning, 4th edn. Beacon Press, Boston, MA（ヴィクトール・E・フランクル著，山田邦男監訳：意味による癒し；ロゴセラピー入門，春秋社，2004年（抄訳））
Gadow G 1991 Suffering and interpersonal meaning. Journal of Clinical Ethics 2: 103–112
Goldeski LS 1997 Tornado disasters and stress responses. Journal of the Kentucky Medical Association 95: 73–89
Gregory DM, Russell C 1999 Stories on life and suffering. Careleton University Press, Montreal
Jones A 1999 'Listen, listen, trust your own strange voice.' Psychoanalytically informed conversations with a women suffering serious illness. Journal of Advanced Nursing 24: 826–831
Kahn DL, Steeves RH 1994 Witnesses to suffering: nursing knowledge, voice and vision. Nursing Outlook 42: 260–264
Keavney ME, Zausszniewski JA 1999 Life events and psychological well-being in women sentenced to prison. Issues in Mental Health Nursing 20: 73–89
Kleinman A 1988 The illness narratives: suffering, healing and the human condition. Basic Books, New York（アーサー・クラインマン著，江口重幸，他訳：病いの語り；慢性の病いをめぐる臨床人類学，誠信書房，1996年）
Kleinman A, Das V, Lock M (eds) 1997 Social suffering. University of California Press, Berkley, CA
Kreidler M 1984 Meaning in suffering. International Nursing Review 31: 174–176
Montgomery C 1994 Swimming upstream: the strengths of women who survive homelessness. Advances in Nursing Science 16: 34–45
Morse JM 1992 Comfort: the refocusing of nursing care. Clinical Nursing Research 1: 91–113
Morse JM, Carter B 1995 Strategies of enduring and the suffering of loss: modes of comfort used by a resilient survivor. Holistic Nursing Practice 9: 33–58
Morse JM, Carter B 1996 The essence of enduring and the suffering of loss: the reformulation of self. Scholarly Inquiry for Nursing Practice 10: 43–60
Morse JM, Doberneck BM 1995 Delineating the concept of hope. Image – the Journal of Nursing Scholarship 27: 277–285
Morse JM, Johnson JL (eds) 1991 The illness experience: dimensions of suffering. Sage, Newbury Park, CA
Morse JM, Penrod J 1999 Linking concepts of enduring, suffering and hope. Image – the Journal of Nursing Scholarship 31: 145–150
Morse JM, Proctor A 1998 Maintaining patient endurance: the comfort work of trauma nurses. Clinical Nursing Research 7: 250–274
Morse JM, Anderson G, Bottoroff J et al 1992a Exploring empathy: a conceptual fit for nursing practice? Image – the Journal of Nursing Scholarship 24: 274–280

Morse JM, Anderson G, Bottoroff J et al 1992b Beyond empathy: expanding expressions of caring. Journal of Advanced Nursing 17: 809–821

Morse JM, Whittaker H, Tason M 1996 The caretakers of suffering. In: Chesworth J (ed) Transpersonal healing: essays on the ecology of health. Sage, Newbury Park, CA, pp. 91–104

Morse JM, Havens GA, Wilson S 1997 The comforting interaction: developing a model of nurse–patient relationship. Scholarly Inquiry for Nursing Practice 11: 321–343

Morse JM, Penrod J, Kassab C et al 2000 Evaluating the efficacy and effectiveness of approaches to nasogastric tube insertion during trauma care. American Journal of Critical Care 9: 325–333

Moulyn A 1982 The meaning of suffering: an interpretation of human existence from the viewpoint of time. Greenport Press, Westport, CT

Nannis ED, Patterson TL, Semple SJ 1997 Coping with HIVV disease among seropositive women: psychosocial correlates. Women and Health 25: 1–22

Paulson M, Danielson E, Norberg A 1999 Nurses' and physicians' narratives about long-term and non-malignant pain among men. Journal of Advanced Nursing 30: 983–989

Penrod J, Morse JM, Wilson S 1999 Comforting strategies used during nasogastric tube insertion. Journal of Clinical Nursing 8: 31–38

Proctor A, Morse JM, Khonsari ES 1996 Sounds of comfort in the trauma centre: how nurses talk to patients in pain. Social Science and Medicine 42: 1669–1680

Rawlinson MC 1986 The sense of suffering. Journal of Medical Philosophy 11: 39–62

Ray MA 1997 The ethical theory of existential authenticity: the lived experiences of the art of caring in nursing administration. Canadian Journal of Nursing Research 29: 111–126

Reich WT 1987 Models of pain and suffering: foundations for an ethic of compassion. Acta Neurochirurgica 38(Suppl): 117–122

Reich WT 1989 Speaking of suffering: a moral account of suffering. Soundings 72: 83–108

Rodgers BL, Cowles KV 1997 A conceptual foundation for human suffering in nursing care and research. Journal of Advanced Nursing 25: 1048–1052

Roy DJ 1998 The relief of pain and suffering: ethical principles and imperatives. Journal of Palliative Care 14: 3–5

Scarry E 1985 The body in pain. Oxford University Press, New York

Schwarcz V 1997 The pain of sorrow: public uses of personal grief in modern China. In: Kleinman A, Das V, Lock M (eds) Social suffering. University of California Press, Berkley, CA, pp. 47–66

Starck PL, McGovern JP 1992 The meaning of suffering. In: Starck PL, McGovern JP (eds) The hidden dimension of illness: human suffering volume. National League for Nursing Press, New York, pp. 25–42

Steeves RH, Kahn DL 1987 Experience of meaning in suffering. Image – the Journal of Nursing Scholarship 19: 114–116

Summerfield D 1999 A critique of seven assumptions behind trauma programmes in war affected areas. Social Science and Medicine 48: 1449–1462

Travelbee J 1971 Illness and suffering as human experiences. In: Interpersonal aspects of nursing. FA Davis, Philadelphia, PA（トラベルビー著，長谷川浩，藤枝知子訳：人間対人間の看護，医学書院，1974年）

Van Post I, Eriksson K 1998 A hermeneutic textual analysis of suffering and caring in the pertoperative context. Journal of Advanced Nursing 30: 983–989

Watson JA 1986 Suffering and the quest for meaning. In: DeBellis R, Marcus E, Kutscher A et al (eds) Suffering: psychological and social aspects in loss, grief and care. Haworth Press, New York

Wilson S, Morse JM 1991 Living with a wife undergoing chemotherapy: perceptions of the husband. Image – the Journal of Nursing Scholarship 23: 78–84

Young A 1997 Suffering and the origins of traumatic memory. In: Kleinman A, Das V, Lock M (eds) Social suffering. University of California Press, Berkley, CA, pp. 245–260

Zborowski M 1969 People in pain. Jossey-Bass, San Francisco, CA

17 「看護支援」のコンセプト分析

Dianne Ellis, Sue Jackson, Chris Stevenson
(石田真知子 訳)

編者による解説 271	社会構成主義 275
はじめに 272	意味の調整マネジメント 276
コンセプト分析 272	意味の解体 277
看護支援 273	意味の共有化 282
全体システム 274	結論 283

編者による解説

「支援 support を提供する」はたびたび看護ケア計画に出てくる言葉で，看護スタッフや医療組織においてよく使われている。それにもかかわらず，いまだにこの言葉の使用方法に一貫性はみられない。辞書と関連文献にざっと目を通しただけでも，「支援」という語の意味には「くじけること，耐えることから人を守ること」から「説明を補強すること」まで幅がある。また，看護において支援はきわめて全人的な現象であり，看護師は患者に身体的・感情的・知的・社会的・霊的支援を提供している。患者に支援を提供するという考えに異論のある人は，ほとんどいないだろう。しかし，Peplauの1952年の業績によれば，支援提供の問題は従来考えられているよりも複雑である。Peplauは，患者の望むことは患者が必要なこととは限らないと主張した。Peplauの考えを受け入れると，矛盾が生じる。患者は，自分が望むものを得られないような場合，支援されていると感じるだろうか？ おそらく感じないだろう。それでも看護師の視点からは，患者が必要とすることを患者に提供しようとしていれば，自分の行動は支持的であると思うだろう。このように，こうした状況における支援，あるいは支援しているという感覚は，事後的に判断できるものである。

本章では，看護師・患者間の支援の内容を検討する。これは重要な実践的意味をもっている。すなわち，ケア計画における特異性である。われわれがケア計画に「支援」という語を書くとき，それは正確には何を意味しているのだろうか？ その支援の正確な内容と，各人のニードに対してその支援をどのように示すかを説明する必要がある。「支援を提供する」と書いただけでは意味を特定したことにはならず，「ケアを提供する」とか「患者を看護する」というのと同じようにあいまいなままである。ケア計画の評価においても，支援の測

定には問題がある。意識がない患者やコミュニケーションができない患者を除外したとしても，患者が支援されているという感覚を表現できるだろうか？この問題に関しても検討する必要があるだろう。支援の方法として，きわめて個別的な介入を明確にできたとすれば（例：患者が術後に動けるように身体的支援を提供する，偏見や判断を入れずに患者の心配・不安・恐れに耳を傾けるなど），支援の測定は，これら介入の達成ということによって表すことができるかもしれない。

はじめに

「支援 support」という語は医療においてよく使われるが，それが実際に何を「意味」しているのかについては，ほとんど説明されていない。その意味は，暗黙のうちに了解されているものとみなされている。本章の目的は，研究者や医療専門職に「看護支援 nursing support」という語の幅広い理解を促すことである。

コンセプト分析にはさまざまな方法がある。本章では，コンセプト分析に還元主義的なアプローチを用いることのメリットに，疑問を呈している。それは看護分野のコンセプト分析一般にあてはまるが，特にこの支援というコンセプト分析に妥当する。支援は多面的であり，支援が実施されるさまざまな文脈と複雑に結びついていると考えられる。医療システムにおける看護支援に関しては，より複雑な分析的アプローチが必要である。本章は，多方面にわたる看護支援の性質を調べるために，コミュニケーション理論の1つである「意味の調整マネジメント coordinated management of meaning（CMM）」（Pearce 1976, Pearce & Cronen 1979）を紹介する。

コンセプト分析

Norris（1982）は，コンセプトとは具体的な出来事の抽象化であると述べ，PilotとHungler（1987）は，ある行動や特性の観察に基づくものであると述べている。Oxford Paperback Dictionary（Allen 1990）によると，コンセプトはアイデア，考え，仮説と定義されている。George（1995）は，「支援」のようなコンセプト（要素／対象）は看護理論をつくりだすので，コンセプトを説明することは，理論の発展の基礎となるという立場をとっている（Hardy 1974, McKenna 1997）。コンセプト分析は，そのコンセプトの正確な意味に到達する可能性をもっており，その定義は理論発展へとつながる。

コンセプト分析には，Wilson（1966）の研究から始まって，さまざまなアプローチがある。WalkerとAvant（1995）は，論理実証主義運動から発生したアプローチとして，コンセプトの本質を分離するために言葉を単純化するというアプローチを確立した。ここでは，コンセプトの範囲は特定されていて，明確

な境界があるという見方をとっている。Rodgers（1989）は，コンセプト分析のこのプロセスには問題があることを指摘し，コンセプトの進化的な性質を重視して，帰納的な記述モデルを開発した。

多くの違いがあるものの，Walker と Avant，Rodgers の技法はいずれも，コンセプトの重要な性質すべてが映し出されるような典型事例をつくる必要があるという点では共通している。そのため，まず行うべきことは，そのような典型事例を同定することである。しかし，看護支援に関していえば，これは容易ではない。まずは，「看護支援」にかかわる問題点を詳述することにしよう。

看護支援

看護領域では，「支援 support」という言葉は包帯，副木，杖など生活を支援する器具を表す名詞としても用いられる。また，支援機関，支援ネットワーク，支援スタッフ，支援システム，支持的役割など，支援を提供する人やグループを表すこともある。「支援する」という動詞は，看護の実施に用いられる。Collins Concise Dictionary（2002）によると，支援は以下の活動と定義されている。

- くじけたり耐え忍んだりすることから人を守ること
- 活動可能な状態を維持し生命を維持できるように，サービスなどを提供すること
- 発言に賛成すること
- 費用や負担を担うこと
- 援助を提供すること
- 価値／成功に寄与すること
- 提案を擁護すること

CINAHL データベース（2000〜2003）で「支援」を検索すると，1万393件がヒットし，さらに「看護」を検索語として加えると，看護支援の複数の側面に言及した論文1,514件がヒットした。これらを詳細に調べ，看護領域ではこの言葉が広範囲に使用されていることが明らかになった。表17.1 に支援の

表17.1 支援の分類

カテゴリー	例
身体的支援	体重支援，生活支援，支援機能
社会的支援	組織的支援，家族の支援，公共の支援
感情的支援	悲嘆支援，個人的支援，分娩時支援
心理社会的支援	心理社会的支援，犠牲者支援

分類の例を示した。

　Morseら（1996）によると，コンセプトが成熟しているとみなされるためには，そのコンセプトの特徴が同じ状況で繰り返し使用される必要がある。しかし，看護関連の支援という語を調べると，適用に幅がある。このように支援の内容は，日々の実践環境によって決定，解釈される傾向にあり，この考えは，Rodgers（1989）のコンセプト分析アプローチと一致している。その結果，ただ1つの特徴をピンポイントで示すことは難しく，このようなコンセプト分析方法には問題があることがわかった。これは，抽象的なコンセプトではなお困難かもしれない。ChinnとKramer（1993）も，抽象的なコンセプトにこのような分析は適していないという考え方を支持している。

　支援という語を単純に分解すると，援助，安全，エビデンス（証拠），保護などの他のコンセプトを見出すことができる。これらのコンセプトはいずれも，それ自体としてコンセプト分析がなされなければならないものである。しかし，実際のところ，これらのコンセプトは支援と同類のものであるが，支援の全体性にかかわる何かが失われている。ここで問題になることは，「何が失われているか」ということである。同様に，直接的な辞書の定義は有用ではあるが，その語の簡潔な説明にとどまり，看護支援を提供する人，提供される人，それにかかわる人にとってそれが何を意味しているかの記述ではない。本章で以下に取り上げることは，これらの「実際上の意味」についてである。

全体システム

　支援の「実際上の意味」の多様性を認識することによって，文脈に関する問題が重要になることがわかるだろう。看護師は単独で働いているのではなく，きわめて複雑な医療システムの一部として機能している。この医療システムのダイナミックかつ複雑な性質を，心に留めておく必要がある。この医療システムには，膨大な量の相互作用や相互のフィードバックを含んだ多数の変数と要素がかかわっている。また，医療システムのなかには幅広い関心，能力，認知，利害関係をもった人々がいる。社会的な状況のなかでは，どうしても必要な人間関係もあるため，権力も考慮に入れなければならない次元である（Mwaluko & Ryan 2000）。この「看護支援」の膨大な文脈ゆえに，単純なアプローチを使用することができない。そこで，全体システム理論を適用する必要性が出てくる。

　「全体システム理論」とは一般システム理論に由来する考え方で，Bertalanffy（1940）が提唱し，その後1950〜60年代にRoss Ashbyが発展させた（Ashby 1952）。**「全体システム理論」は，コンセプトの特性は本来備わっているものではなく，たとえば文脈検討などを通して，より大きな全体の文脈のなかでのみ理解される**という考え方に立っている。そのため，特定の時に特定の事象が起こるのではなく，全体のなかで，さまざまな時にさまざまな方法で，「支援」が存在する。その全体とは看護だけに限定されるものではなく，医療システム

全体やそれ以上の大きなものを含んでおり，分離不可能な関係性の相互的な結びつきから構成されている。

たとえば，ある人が斧で木を切っているとき，その人を木と切り離すことはできない。Bateson（1972）は，木は常にその人にフィードバックし，その人は（斧を通して）木にフィードバックしていると主張した。木がその人にどこを切ったか，また一方に傾いていることなどを示さなければ，その人はその作業を続けられないというのである。このように，人は原因結果の直線的関係だけで，木を切り倒すことはできない。そこには，循環的な因果関係のようなものがある。

看護支援に循環的因果関係の考え方を適用すると，看護支援は相互作用と関係性の産物になり，今度は関係の意味を再定義しなければならないことになる。医療を複数のコンセプトの相互連結的ネットワークと考えることは，医療をパターンとしてみることであり，パターンが「破綻した」とき，そのデザインは変形する。それゆえ，パターンを十分に正しく理解するために，看護における支援の概念的位置づけといった全体像を作成する必要がある。

全体システムアプローチは，物事がどのようにあるのか，あるいはあるべきかについての静止した大きな画面を発見するためのものではない。このアプローチはシステムのダイナミックな性質を認め，システムを分析し展開する方法をみつけようとするものである（Cronen 2001）。芸術家は1つの生命のない観点を提供するにすぎないが，そこには，作品を見る人が作品を鑑賞できる手がかりがある。つまり，作品それ自体の「中に入る」ことによって，描かれているシーンを検討する別の視点を発見できるのである。

社会構成主義

社会構成主義は，伝統的な合理主義や経験論とは異なる。社会構成主義者は，Shotter（1993）が理論に関して記述している6つのテーマに反論している。

- 世界の見方は分析できる。さらに，系統的観察が事物の自然的秩序を明らかにすると考える。
- 言語は記号であり，社会のメンバーによって理解され，言葉と物を結びつけている。
- 観察から知識をシンボリックに表現できる。たとえば公式や分類システムなど。
- 世界は発見されるべき秩序を前もって備えている。
- 人は発見するための資源をもっている。
- 新しい知識は先行する理解と照合しなくても，作成することができる。

これに対して，社会構成主義者は，独立した世界を精密に描くように言葉を配列する必要はないという考え方をもっている。すなわち，「われわれが自分たちの世界やわれわれ自身を理解する言葉は，すでにあるものを必要としなけ

れば，また要求もしていない」(Gergen 1999, p.47) のである。つまり，表現は無限である。同様に，「われわれは，重力がない世界，悪性腫瘍が存在しない世界を構成するために，われわれの言語を使うことも可能である」(Gergen 1999, p.47)。

たとえば，人はいかにして統合失調症になるかを考えてみよう。われわれは，多くの人々がかつて記述されたことのない声を聞いていることを知っている。ここで重要なことは，「統合失調症」の記述は，精神科医と「その声を聞いている人」との関係において生じているということである。**同様に，われわれが看護支援として概念化したものは，特定の文脈における看護師と個人との関係が生み出しているものである**。

Gergen は，われわれがある社会的グループにおいて世界を説明する方法は，別の状況ではほとんど意味をもたないということを指摘している。(知識の知覚やプロセスによって) ある植物は雑草となり，ある動物は厄介なものとなるのと同じように，支援の本質は (認知や文脈などによって) 異なる見方をされる。もちろんこの考え方は，われわれの世界は「本当」でも強固でもないことを示唆しているので，これに混乱を覚える人もおり，相対主義として批判されることもある (Holdworth 1997)。しかし，構成主義者のアプローチによって，自分自身や自分の周りの世界に対して，異なる思考ができるようになるだろう。振り返りのスタンスに立つと，われわれは今もっている信念を一時棚上げして，現実を「取り入れ」，複数の視点に取り組むことができるようになる。世界を多様に説明できることを受け入れれば，われわれは二元的な考え方，すなわちよい・悪い，正しい・間違い，支持的・非支持的といった考え方から脱却できるようになる。

意味の調整マネジメント

1976 年，W. Barnett Pearce は，社会構成主義者の考え方に基づいた新しいコミュニケーション理論を紹介した。Pearce と Cronen (1979) は，この理論をさらに発展させ，意味の調整マネジメント Coordinated Management of Meaning (CMM) の原型を生み出した。**CMM 理論の重要な考え方の 1 つは，社会的世界は発見されるものではなく，つくりだされるものであること，したがって，複数の世界が存在する可能性があることである (Pearce 1999)**。その結果として，コミュニケーション過程が焦点になる。というのも，それらはわれわれ自身の知識，さらにわれわれの世界の知識を構成するからである。啓蒙主義と関連した理念と実践は，コミュニケーションの機能をメッセージ伝達の機能と捉えるが，CMM の理念と実践では，コミュニケーションがわれわれの世界を形成すると捉えられる。そのため，たとえば異なる文化や歴史をもった人々は，単に異なるコミュニケーションをするだけでなく，異なるコミュニケーションを通して，異なる人間のあり方を経験しているのである (Pearce 1999)。

CMM は，相互作用と，そのなかで生み出された意味を検討する実践的な方

法であり，以下のことを検討するうえで有用である。
- いっしょに生み出されるものは何か？（調整）
- 自分自身や他者に語るプロセス。これによって，自分を取り巻く世界と，そのなかの自分の位置を解釈できる（首尾一貫性）。
- 現実の1つの知覚が他の知覚を見えにくくするということの認識（謎）

　CMMでは，「人間はメッセージを，意味の層に何重にも包まれているものと捉える」と考えられている（Pearce 1999, p.35）。PearceとCronen（1979）はこれらの層を，コミュニケーションが行われる文脈のレベルを表すヒエラルキーであると考えた。しばしばこの層は，エピソード，関係，自己（自己概念），文化の4つのヒエラルキーになっていることが多いが，より多層的である場合もある。CMMにおけるヒエラルキーという言葉は，文脈の重要性というよりは，文脈のレベルに関連している。
　さまざまな「層」は，コミュニケーションの間に，そのポジションが変わる可能性がある。たとえば，自己のコンセプトは，特定のエピソードにおける文化的信念に依存している。まとめると，CMMはコミュニケーションとそこに現れる詳しい意味を探究する道具である。看護支援に関していえば，CMMによる説明は，a）社会のなかで，b）1人以上の個人の間で，c）コミュニケーションのエピソードのなかで，支援の意味がどのように生じるかを明らかにするだろう。**したがって，支援が何を「意味する」かということは，特定のコミュニケーションのエピソードにおける個人に所属している。**

意味の解体

　「メッセージの意味を"解体"することは，典型的なCMMの方法である」（Pearce 1999, p.33）。意味の解体は，支援の異なる意味が状況によってどのように生じるか，言い換えれば，異なるエピソードがどのように支援の意味をつくるかを理解するために行われる。例としてIbrahim（1998, p.797）の事例の要約を示す。

＜事例17.1　不調な循環の例＞
　20歳の女性のシンディは，精神病院の摂食障害病棟に入院した。彼女は成績のよい学生であったが，母親の病気のために留年した。彼女は付きっきりで母親の看病をし，ほとんど食べず，次第に家族や友人から孤立していった。看護アセスメントによると，身長155cm，体重26.4kg（彼女の理想体重の50%）であり，低血圧，貧血があった。彼女にはエネルギー保持のためにベッド上安静の指示が出て，高カロリー栄養とサプリメントが処方された。シンディは，疲れているだけで体重や食事には問題ないと考えていたが，仕方なくベッド上安静に従っていた。まもなく，彼女は運動しているところを発見された。

「名づけること」は，言葉とそれが表す事柄を区別する。言葉を「使うこと」は，文脈とそれを使う人の意図に関係している。上記のエピソードにおいて，精神病院の文脈のなかで，また人には身長に応じた標準的な体重があり，シンディが標準以下であることを意味するつもりで，看護師は「理想」という言葉を使っている。そこで生じた対人関係パターンを総合すると，シンディの反応は「強い願望」であるといえる。このシナリオでは，シンディへの指示はベッド上安静と栄養補給である。彼女は（いやいやながら）指示に従っていた。そこに支配／服従関係が生じている。シンディの反応の理由は，彼女が社会的発達の過程で身につけた「義務」「〜ねばならない」「〜してはならない」という意識のためであると考えられる。

「義務」は，われわれが他者や自分をどうみるか，またそのためにわれわれが個人として，あるいは他者との関係においてどのように行動するかという点で，非常に重要である。シンディは，権威のある人が自分に言ったことには従わなければならない，そして自分勝手であってはならないと思っていた。このエピソードにおいて，彼女は母親の世話をしなければならない，そして看護師の指示に従わなければならないと感じていた。彼女の運動は，彼女自身の内部，そして彼女と看護師との関係の双方において，葛藤が存在していることを示している。これは，他者とともに生きているストーリーと，その意味を明らかにするために語られたストーリーとの間の緊張である。シンディは母親の世話に付きっ切りだったので疲れてしまったと話している。しかし，現在生きているストーリーは，自分を孤立させるそれであり，食べなくなったというそれである。彼女は，今はまだ人に話すことのできないストーリー（知られていないストーリー），あるいは話したくないストーリー（語られないストーリー）をもっているかもしれない。さらに，語られたが届いていないストーリー（聞き取られていないストーリー）があるかもしれない。

社会的実践のパターンを同定するうえで役立つ技術は，料理のレシピのようなものを書くというよりはむしろ，その人のコミュニケーションの文化的／個人的ルールを書き出すことである。シンディのルールのいくつかは，以下のようなものであるかもしれない。

- よい人であることが重要である。
- よい人であるために，権威のある人の言うことには従わなければならない。
- よい女性であるために，細くなければならない。
- 家族や家庭の世話をするのは女性の役割である。

表17.2は，シンディと看護師にとってふさわしい依存（ヒエラルキー）の構造における，両者の文脈の「層」を要約したものである。

表の情報は，記号を用いて単純化している（図17.1）。図内の"「"という記号は G. Spencer Brown の型の法則（1969）に基づいていて，CMMでは「文脈のなかで」を表すために用いている。"≠"は排他的分離あるいは両立不能を，"→"は両立あるいは調整を意味する。

表 17.2　文脈の層

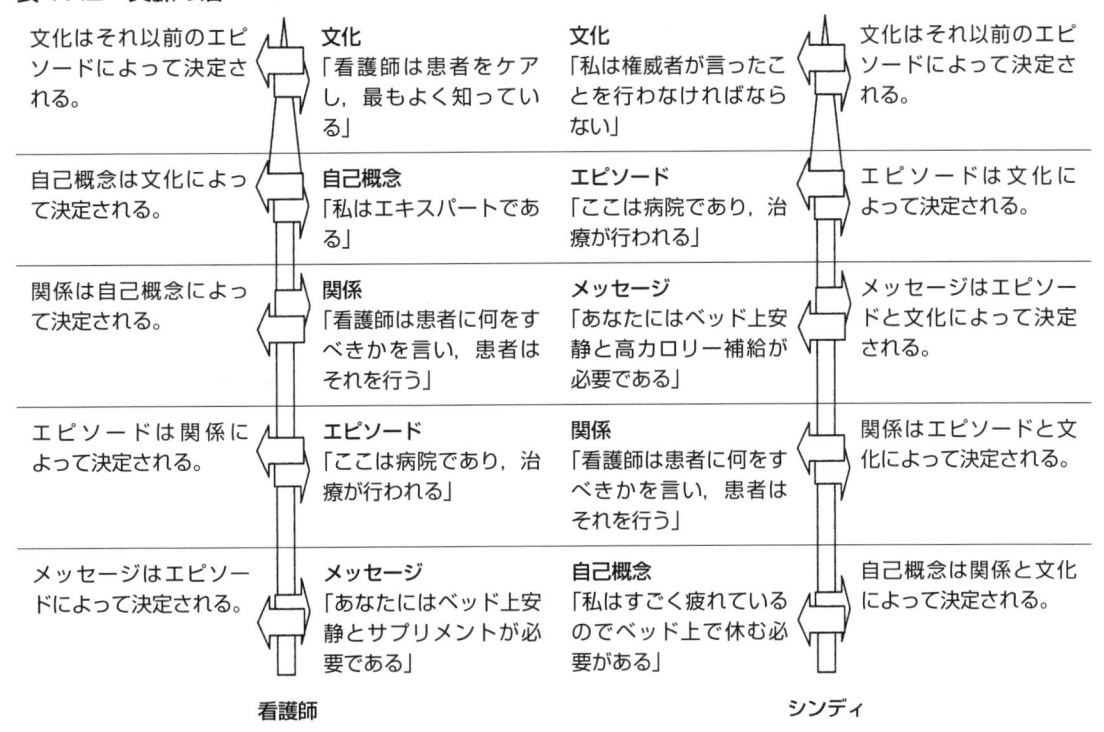

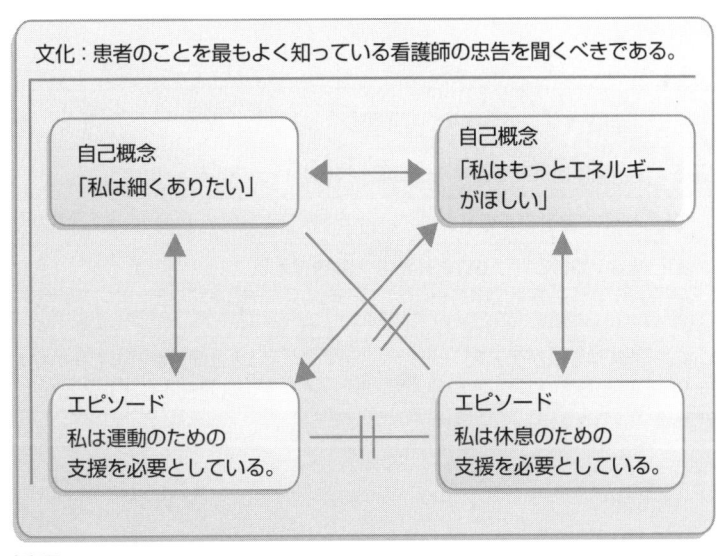

	看護師		シンディ	
文化はそれ以前のエピソードによって決定される。	文化「看護師は患者をケアし，最もよく知っている」	文化「私は権威者が言ったことを行わなければならない」		文化はそれ以前のエピソードによって決定される。
自己概念は文化によって決定される。	自己概念「私はエキスパートである」	エピソード「ここは病院であり，治療が行われる」		エピソードは文化によって決定される。
関係は自己概念によって決定される。	関係「看護師は患者に何をすべきかを言い，患者はそれを行う」	メッセージ「あなたにはベッド上安静と高カロリー補給が必要である」		メッセージはエピソードと文化によって決定される。
エピソードは関係によって決定される。	エピソード「ここは病院であり，治療が行われる」	関係「看護師は患者に何をすべきかを言い，患者はそれを行う」		関係はエピソードと文化によって決定される。
メッセージはエピソードによって決定される。	メッセージ「あなたにはベッド上安静とサプリメントが必要である」	自己概念「私はすごく疲れているのでベッド上で休む必要がある」		自己概念は関係と文化によって決定される。

文化：患者のことを最もよく知っている看護師の忠告を聞くべきである。

自己概念「私は細くありたい」　⇔　自己概念「私はもっとエネルギーがほしい」

エピソード　私は運動のための支援を必要としている。　――　エピソード　私は休息のための支援を必要としている。

図 17.1　不調な循環

不調な循環

　ある種のコミュニケーションのエピソードには、ルールが緊張感なく適用されている場合（順調な循環）がある。しかし、他のエピソードでは、困難が生じている（不調な循環）。たとえば、病院という状況においてシンディは、「言われたとおりに行う」ことも、「細いままでいる」こともできなかった。というのも、彼女も看護師も、対立し、緊張を生み出す規則（「義務」を含む）をもっていたからである（図17.1）。看護師は自分の行動を支持的であると思っていたが、シンディはそう思っていなかった。彼女は、看護師の言ったことに従わなければならないと感じ、そのため、こっそりと運動をすることになった。

＜事例17.2　順調な循環の例＞
　デビットは進行性の運動神経障害があり、急速に悪化していた。彼は、地域の病院に入院するよりは、家で家族と一緒に死を迎えたいと望んでいた。Macmillan（英国のがん支援協会）の看護師であるサムは、デビットの望みを「支持」することができた。

　すでに述べたように、調整という考え方は、コミュニケーションのエピソードにおいてともに生じるものである。サムもデビットも、自分自身の行動を支配する一連の規則をもっていた。規則は異なるとしても、それらは相互に調整することができる。調整は相互作用において、「生きたストーリー」への意味

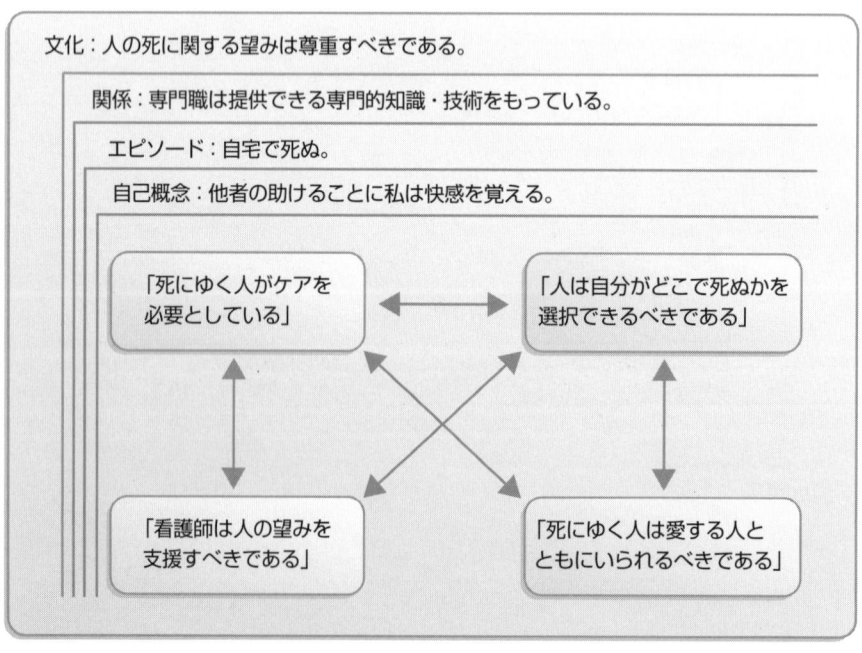

図17.2　順調な循環

から離れたときに生じる。デビットの望みに関するサムの信念をよくみると，「順調な循環」の例をみることができる（図17.2）。そこでは，言葉とそれが話された文脈との関係が，意味を共有しているのである。

人々のコミュニケーションで生じるさまざまな意味は，さまざまな文脈のレベルで同時的に生じる。たとえば，シンディがある面で支持的と思うものは，別の面では支持的とは思わないかもしれない。次の例は，どのようにエピソードが，看護支援に対してその人がもつ意味を変えるかを示している。

＜事例17.3　エピソードの重要性＞
　ジェーンは赤ん坊を連れてベビークリニックを訪れた。保健師が赤ん坊の体重を測定した。保健師はジェーンに彼女の子どもの体重が少ないので，医師の診察を受ける必要があると告げた。ジェーンは心配になった。自分の子どもは順調だと彼女は思っていたからだ。

○ジェーン
- エピソード：ベビークリニック。赤ん坊の体重が少ない。
- 文化：看護師が最もよく知っている。
- 関係：私はエキスパートのアドバイスを受けるためにここにいる。
- 自己概念：もし私が看護師の言うことを無視したら，私は悪い母親である。

○看護師
- エピソード：ベビークリニック。赤ん坊の体重が少ない。
- 文化：私は訓練を受けており，専門家としての知識にアクセスできる。
- 関係：私は患者に何をするのが最もよいかをアドバイスするために，ここにいる。
- 自己概念：私は包み隠さず，正直でなければならない。

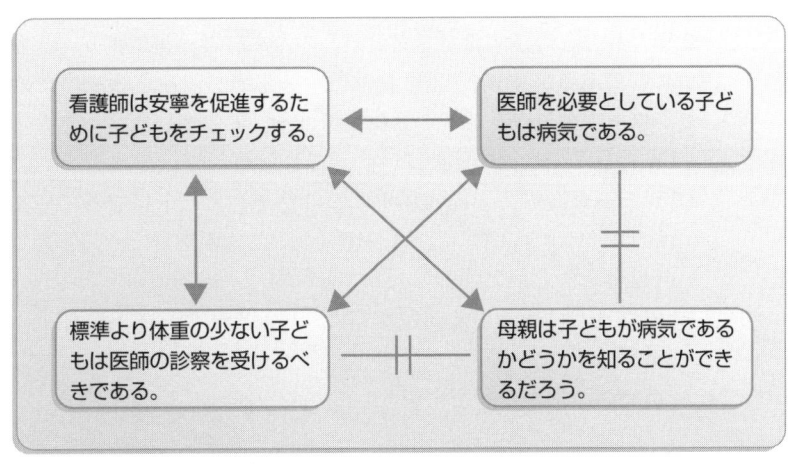

図17.3　ジェーンと看護師の関係

このエピソードにおいて，ジェーンと看護師との間に緊張が存在しており，ジェーンは支援されていないと感じている。ジェーンが子どもに関して理解していることの「全体」との関連において，看護師の情報は理にかなっていない（図17.3）。ジェーンが医師の診察を受けたときの追加的なエピソードが，この支援の意味に影響を与えるだろう。もし医師が，ジェーンに子どもは順調だと伝えれば，彼女は自分はよい母親で，看護師は自分に支持的ではなかったと思うかもしれない。これは彼女の看護師との関係に，否定的な影響を与える可能性がある。しかし，もし医師が今まで気づかなかった問題を発見し治療をしたならば，ジェーンは看護師の行動によって支援されたことに気づき，彼らの関係はよい方向に発展するかもしれない。（医師に対するジェーンの見方が，順調であることの判断に関する彼女の解釈にとって追加的な文脈となる。）

残念なことに，看護師は正確な結果を予測できる占い師ではない。しかしながら，看護師は別の結果になる可能性を柔軟に認めることはできる。

意味の共有化

もちろん看護師は，安寧，健康，病気，ケアについて「語られたストーリー」をもとに仕事をしなければならない。それでも看護師は，独自の文脈のなかにある人に対して固定的な位置に立つのではなく，別の意味がある可能性に対して，柔軟性をもつことはできる。看護支援はその場その場で異なった意味をもつという考え方は，看護師の相互作用に肯定的な影響を与える。そこには，支持的であると考えて相手に不快感を与える（おそらく完全に相手を疎外している）というよりは，相互作用の複雑さ，およびそれがケアを受ける人々に及ぼす影響に関して理解することがある。Pearce（1999）は，コミュニケーションのこの適応の型を「ゲームの熟練 gamemastery」という語で表現した。看護師が支援として何をすべきかが明らかではないといったあいまいで不安定なエピソードでは，この「ゲームの熟練」があると，看護師は創造的になることができ，明確性と安定性を得られるだろう。したがって，看護の目的とは，支援の意味の共有をめざすことである。そのためには，協働的かつ柔軟なアプローチが必要である。事例17.3において，保健師が体重を増やすためにどのようにアプローチするかということは，ジェーンとともに行うべきだったのである。

- 「赤ちゃんの最近の体調はいかがでしたか？」
- 「ジェーン，赤ちゃんの体重はこのラインより下になっています。この情報は赤ちゃんの体重を私たちが理解するための指針となるものです。あなたはどう思いますか？」
- 「赤ちゃんはまったく問題ないようにみえます。でも，体重は標準より少ないですね」
- 「医師の診察を受けますか？」

結論

　ここで示した例によって，看護師が人に「看護支援」を提供するということは，見かけほど単純ではないという事実が浮かび上がるだろう。どの知識を適用するかによって，看護師の反応は異なる。看護師は支援に関して固定的な立場をとることもできる（理想体重があるのだから，看護師は理想体重になるという目的を達成するために支援しなければならない）。これは看護師が他の可能性（その人はその体重に満足している）をみることを妨害している。このことが，人間関係と提供される支援の効果に決定的な影響を与える。

　全体システムという考え方を適用することによって，最初の例では，看護師に他の可能性があることと，それがどのような可能性であるかということが示された。このような支援のあいまいさを認識することによって，看護師は個人とかかわって，その場の意味をつくることができる。すなわち，何がその人にとって支持的であるかを調整的に理解するのである。1つの方法としてのCMMは，コミュニケーションの複雑性，さらに，文脈と以前の経験をもとに個人がつくるさまざまな意味を示すことに役立つ。したがってCMMは，看護師が自分自身の看護実践を振り返ることに役立つといえる。すなわち，看護支援の本質を探究する別の方法をみつけるために，コミュニケーションと思いこみのパターンを検討することができるのである。

文献

Allen RE (ed) 1990 Oxford paperback dictionary. Oxford University Press, Oxford

Ashby WR 1952 Design for a brain. John Wiley, New York

Bateson G 1972 Steps to an ecology of mind. Intertext, London（G. ベイトソン著，佐藤良明訳：精神の生態学，改訂第2版，新思索社，2000年）

Brown GS 1969 Laws of form. Cognizer Press, Portland, OR

Chinn PL, Kramer M 1993 Theory and nursing: a systematic approach, 3rd edn. CV Mosby, St Louis, MO

Collins Concise Dictionary 2002 Collins Concise Dictionary. Harper Collins, Glasgow

Cronen V 2001 Practical theory, practical art, and the pragmatic-systemic account of inquiry. Communication Theory 11: 14–35

Gergen K 1999 An invitation to social construction. Sage, London

George JB 1995 Nursing theories. Appleton & Lange, London

Hardy ME 1974 Theories: components, development evaluation. Nursing Research 23: 100–107

Holdsworth N 1997 Commentary: postmodernism and psychiatric nursing. Journal of Psychiatric and Mental Health Nursing 4: 309–314

Ibrahim K 1998 Psychosocial needs of the older adult. In: Varcolis EM (ed) Foundations of psychiatric mental health nursing, 3rd edn. WB Saunders, Philadelphia, PA

McKenna HP 1997 Nursing theories and models. Routledge, London

Morse JM, Hupcey JE, Mitcham C et al 1996 Concept analysis in nursing research: a critical appraisal. Scholarly Inquiry for Nursing Practice 10: 253–277

Mwaluko GS, Ryan TB 2000 The systemic nature of action learning programmes. Systems Research and Behavioural Science 17: 393–401

Norris C 1982 Concept clarification in nursing. Aspen Systems, Rockville, MD

Pearce WB 1976 The coordinated management of meaning: a rules based theory of interpersonal communication. In: Miller GK (ed) Exploring interpersonal communication. Sage, Beverly Hills, CA, pp. 17–36

Pearce WB 1999 Using CMM 'the coordinated management of meaning'. Seminar, 4 Aug 1999. Pearce Associates, San Mateo, CA, p. 12

Pearce W, Cronen VE 1979 On what to look at when studying communication: a hierarchical model of actor's meanings. Communication 4: 195–220

Peplau H 1952 Interpersonal relations in nursing. JP Puttnam, New York

Polit D, Hungler B 1987 Nursing research: principal methods. JB Lippincott, Philadelphia, PA

Rodgers BL 1989 Concepts, analysis and the development of nursing knowledge: the evaluation cycle. Journal of Advanced Nursing 14: 330–335

Romme M, Escher A 1989 Hearing voices. Schizophrenia Bulletin 15: 209–216

Romme M, Escher A 1993 Accepting voices. MIND, London

Romme M, Hoing A, Noorthoom E, Escher A 1992 Coping with hearing voices: an emancipatory approach. British Journal of Psychiatry 161: 99–103

Shotter J 1993 Conversational reality. Sage, London

Von Bertalanffy L 1940 The organism considered as a physical system. Reprinted in von Bertalanffy L 1968 General systems theory. Braziller, New York

Walker K, Avant K 1995 Strategies for theory construction in nursing. Appleton & Lange, London （中木高夫,川崎修一訳:看護における理論構築の方法,医学書院,2008年）

Wilson J 1966 Thinking with concepts. Cambridge University Press, London

18 「セラピューティックタッチ」のコンセプト分析

Jim Campbell
（川原礼子 訳）

編者による解説　285
はじめに　286
第一段階：セラピューティックタッチというコンセプト　290
第二段階：代替語と使用　291
第三段階：文献検索　291
第四段階：特性　291
第五段階：実証指標，先行要件，帰結　294
第六段階：関連するコンセプト　295
第七段階：典型事例　295
結論　296

編者による解説

　ジョークで「精神科の看護師や精神衛生にかかわる看護師は，自分から患者に触れたいとは思わない」といわれることがあるが，触れること（タッチ）なく行われる看護を想像することは難しい。看護は実践に基づく職業であり，実践がすべてであるとすれば，何らかの形でのタッチは，いかなる看護師のキャリアにも避けがたいものである。本章は，看護にはさまざまな形のタッチ（とタッチング）があり，さらに「セラピューティックタッチ（治療的タッチ）」のカテゴリーは，さまざまな解釈に基づいて分類されることを示している。われわれは，看護師がセラピューティックタッチという言葉を使用する場合，どのようなタッチを念頭においているかを明確に理解しなければならないことを，ここで強調するつもりはない。この分野の文献は，一貫して以下のことを述べている。すなわち，①看護師は患者に多くタッチすべきである，②ほとんどのタッチは介入のある種の形である，③セラピューティックタッチ（本章で「技術としてのタッチ」とされているセラピューティックタッチではない）は十分に使用されていない，④主として患者はこうしたセラピューティックタッチが非常に有益であると感じている，ということである。
　しかし編者らは，看護教育プログラムのなかでタッチすること，およびセラピューティックタッチにどれほどの注意が向けられているかを知らないし，むしろいかにタッチを使用すべきか，どのように学生に教えるべきかについて，疑問を抱えることになった。いかにタッチを使用すべきかという最初の疑問はおそらく，答えることが難しい質問である。というのも，いつタッチすべきかに関する公式的かつ因果関係のモデルを示すことが問題になるからである。そ

れよりも，看護教育プログラムのなかではタッチに，十分に注意が与えられていないことを認識する必要があるだろう。このことはまた，患者へのタッチは一般的に，安楽やコミュニケーションの形式というよりは，業務のために行われているという事実を示しているかもしれない。さらにはタッチの基準と実践は，文化の影響を受けていることにも注意すべきだろう（例：ある文化では，タッチは他の介入よりも安楽をもたらすものと認識されている）。精神力動的な説明もできるだろうし（例：乳幼児期に経験した身体的な近接性とタッチングの心地よさ），セラピューティックタッチを考慮するうえでは，Argyle の身体的距離に関する研究を念頭におく必要もあるだろう。これは，各自が有している個人的身体の距離と心地よさの関係性は，その距離が侵害されたときに明確に感じられるというものである。明らかなことは，セラピューティックタッチは非常に効果的であるものの，なお看護の現場では十分に利用されていないということである。編者らの経験では，場合によってセラピューティックタッチは，唯一かつ最も効果的な介入である。たとえば，患者が泣いているときにその手をやさしく握る，といったことである。

はじめに

しばしば医学は，治癒的な過程であると考えられているが，それは間違っている。医学は機能の手術であり，手術の対象は四肢や臓器である。障害に対して働きかけることも，それを取り除くこともできない。ただ自然だけが，治癒を行うのである。手術で四肢から弾丸を取り除くことはできるが，傷を癒すのは自然の力である。それが医学なのであり，われわれが知るかぎり，ある臓器の機能が障害された場合に医学はその障害を取り除く自然の力を助けるが，それ以上のことは何もしない。そして，いずれの場合でも看護がなすべきことは，自然の力が患者に作用する最善の状態に患者をおくことである（Nightingale（1860）1969, p.133）。

ナイチンゲールが述べていることは，看護とは自然な回復の過程を最大限にすることであり，患者に自然治癒が起こるように，できるかぎり安楽なケアを提供すべきであるということである。現代の看護では，多くの看護師は「奇跡的な」薬物，医療機器，高度技術で構成される病院に目を奪われ，ナイチンゲールの言葉を忘れてしまったようにみえる。どちらがよいとか，看護師が間違っているといいたいわけではない。医学は 19 世紀のフローレンス・ナイチンゲールの時代から，革命的に変化している。病院の環境改善，医学診断と治療が進歩するにつれ，看護のコンセプト，そして何が「看護」であるかについては，劇的に変化している。しかし看護が始まってから今日まで，その基本は何も変化していない。すなわち，看護師は人間をケアするということである。**患者の基本的な「人間としての」ニーズも不変であり，安楽，存在，信頼，安心，支**

援，タッチといった基本的な事柄は，ナイチンゲールの時代と同様に本質的であるといえる。

　さらに，基本的かつ基礎的ニーズは，これらを満たすために利用される看護のスキルである。セラピューティックタッチは看護師が常にもつべき，患者を効果的にケアするために必要な基礎的技術の1つであることは間違いない。おそらく，タッチという過程の呼称はナイチンゲールの時代から変わっているだろうが，実際的に行うことは同じである。タッチによってケアされているという感覚は，「公的な」看護システムと実践が確立するずっと以前から存在しており，誰もがもっている基本的ニーズである。人は痛みを感じると，その部分を撫でて痛みを緩和しようとする。赤ん坊が泣くと，保護者は抱いてあやして，赤ん坊が愛されていること，ケアされていることを示そうとする。この過程は，両者の間の結びつきを形成する。すなわち，一方が他方を配慮するというコミュニケーションである。同様に，看護のあらゆる状況においてタッチは，安楽を与えるために用いられる。医療処置の間，患者の手を握っている場合から，重症患者をケアする場合まで，タッチによって寄り添うこと，安楽，愛，支援，信頼，安心を伝えることができる。

　しかしながら，セラピューティックタッチという言葉を使用することで，われわれは何を意味しているのか，そして看護におけるその意味とは何か，どのように利用されているかと尋ねることも必要である。1つのコンセプトとしてのセラピューティックタッチを認識することは，本章の後半で役立つだろう。というのもコンセプトは，「経験の組織化を進め，個人間のコミュニケーションを促進し，現象の認知を可能にする」(Rodgers 1989, p.330) からである。コンセプト分析を行うことによって探究者は，「実践，研究，理論において生じるコンセプトを吟味し，定義することができる」(McKenna 1997, p.57) のである。

　看護界の多くの研究者が，このコンセプトの意味を明確にするために，さまざまな枠組みでコンセプト分析を行っている (Walker & Avant 1983, Chinn & Jacobs 1983)。本章では，セラピューティックタッチのコンセプトを考察するために，Rodgers (1989) が提唱したコンセプト分析法を用いることにする。これは，このコンセプトがダイナミックな性質をもち，文脈と時間で変化するようにみえるからである。コンセプトが変化，発展，成長するとき，伝統的かつ本質主義的なコンセプト分析アプローチを排除するのである。本質主義的アプローチと進化的コンセプト分析の差異を明らかにするために，以下ではそれぞれの詳細を記述することにしよう。

本質主義的コンセプト分析

　本質主義的または分析哲学的な立場は，そのコンセプトの「本質」を見出すために，その重要な特性によってコンセプトを定義する。これらの特性または本質は，そのコンセプトの形成に必要な条件とみなされ，そのコンセプトのダイナミックな性質，およびそれが他のコンセプトと有する関係性を考慮しな

い。これらの特性は，2つの考え方ができる。RodgersとKnafl（2000）は，看護師によって使用されている「コンセプト」という言葉のさまざまな定義，および知識の向上においてこうしたさまざまな見解が果たす役割に関心をもっている。彼らは，これらの定義にかかわる思考について，2つの哲学的な見方を説明している。まず，コンセプトを「傾向的 dispositional」にみた場合，コンセプトはある特定の精神的または感情的行動を生じる習慣または能力と考えられる。一方，コンセプトを「実体的 entity」にみた場合，コンセプトは1つのシステムにおける存在，形式，実態とされ，物理的存在としてのコンセプトに焦点が当てられている。

現在のコンセプト分析の多くは，コンセプトを物理的存在とみている。したがって，分析は実証的な枠組みにおいて行われ，コンセプトの特徴を発見し，そのコンセプトを形成または構成する明確な境界を見極めようとする。これらの特徴がひとたび発見されれば，それらはコンセプトを構成するさまざまな要素とととともに，そのコンセプトの「真実の価値」とみなされる。それらは時間とともに変化しないし，どのように適応するか，使用するかによっても変化しないだろう。すなわち，定義された境界は確定したままなのである。ChinnとJacob（1983），SmithとMedin（1981），WalkerとAvant（1983）らによるコンセプト分析のアプローチはすべて，コンセプトの真の本質を発見しようという枠組みを採用している。

進化的コンセプト分析

Rodgersは，看護はダイナミックな性質をもち，さまざまな関係性が内包される分野であるから，あるコンセプトを定義された境界をもつ確定的なものとみなすことは，その真の性質を把握することにつながらないと述べている。Rodgersの考え方は，コンセプトはその使用，適応，社会化によって，それを定義づける諸特性の集合と関連するというものである。コンセプトはある行為，行動，言語的特徴によって，公的に特徴づけられるようになる。しかし，社会が変化するのと同様に，これらの特性も時代とともに，または状況のなかで変化する。したがって，特性や本質を固定することでコンセプトを定義することは，特に看護との関係においては，それが有する流動性に合致しないといえる。

ゆえに，進化的視点は他のコンセプトとの関係におけるそのコンセプトの位置，およびこのネットワーク内の役割または有効性を考察することにつながる。たとえば，看護におけるセラピューティックタッチは，孤立的に存在するわけではない。それは，看護の役割における諸コンセプトのネットワークのなかに存在する。その使用はすべての患者，すべての環境によってさまざまである。その適応と経験は，状況と個人に非常に独特なものである。ある人のセラピューティックタッチの経験は，他者のその経験とは異なる。固定的な特性または本質によって定義されるセラピューティックタッチは，1つの特定の視点から定義されることになり，他の特性，経験，視点を見逃している。一方の進化的視点はコンセプトを，そのコンセプトのさまざまな経験から集められた諸特性の

さまざまな集合体によって定義する。これによってコンセプトは，1つのセットとしての諸特性というよりは，諸特性のさまざまな集合体によって定義することが可能となる。

このようなRodgersの考え方は，さまざまな社会的状況において人は自分の世界を，言語を通して構築するという社会構成主義者の考え方と一致する。人は自分自身の交流の結果として，現実を構成している。社会生活においては日々の対話を通して，さまざまな知識や現実が構成されるのであり，このような方法で，人間の経験のすべての側面は理解することができる（Gergen 1999）。Rodgersは，実体的な考え方をする人の哲学的な立場は，このような社会構成主義的な考え方を考慮していないと述べている。これらのコンセプト分析は，社会および，われわれを取り巻く世界の真の性質を反映していないというのである。Rodgersはまた，他のコンセプト分析は実証哲学の枠組みに陥り，知識の文脈依存的な性質を忘れていると主張している。Rodgersによれば，実証哲学の理想は「看護において現在行われている分析アプローチに固執している」（Rodgers 1989, p.331）のである。

別の見方をすると，RodgersはコンセプトをPrice，Rorty，Toulmin，ウィトゲンシュタインらの仕事から導き出された進化的視点からみているといえる。Rodgersは，「社会化と人々の反復的な交流を通して，あるコンセプトはそれを定義づける特定の諸特性の集合と関連するようになる」（1989, p.332）と述べている。あるコンセプトを分析することで，そのコンセプトはより効果的に使用できるようになり，さらに次の変化が可能となる。コンセプトを固定的・確定的な境界によって形成するといった特性ではなく，特性は集合体として現れる。すなわち，「適応の過程を通して，今あるコンセプトは継続的に吟味され，結果としてそのコンセプトは，さらに解釈可能，または記述可能なものとなり，このようにして，知的理想の達成に大きく貢献するといえる」（Rodgers 1989, p.333）のである。

このような継続的な社会化，人々の反復的な交流と吟味によって，そのコンセプトは適応が失われるか，忘れられて，しばしば漠然としたもの，不明確なものとなるかもしれない。これはしばしば，コンセプトの目的，および知識への適応がわかりにくく，不確実で，多義的であるといった事態を生じる。コンセプト分析を利用することは，こういった事態を明確にすることに役立ち，将来の適応をより確実なものにしてくれる。看護におけるセラピューティックタッチのコンセプトは，そのよい例である。多くの人がこれを重要だとみているが，その役割と適応はしばしば不明確である。このことが，看護におけるセラピューティックタッチは不確実であいまいであることの原因となっているのである。

Rodgersのアプローチでセラピューティックタッチのコンセプトを分析することは，時間のなかでさまざまに変化する使用，適応，変化を探究する最も効果的な方法とみなされる。その目的は，「変化しうる，そして必ずしも固定的・確定的な解釈に限定されない特性の集合体を定義する」ことである（August-Brady 2000, p.5）。セラピューティックタッチの性質は流動的なものでなく固定

> **ボックス 18.1　Rodgers のコンセプト分析（1989）**
>
> 1. 関心のあるコンセプトの名称を同定する。
> 2. そのコンセプトの代替語，および関連する使用法を同定する。
> 3. データ収集のために適切な領域を同定，選択する。
> 4. コンセプトの特性を同定する。
> 5. 可能であれば，コンセプトの実証指標，先行要件，帰結を同定する。
> 6. そのコンセプトに関連するコンセプトを同定する。
> 7. コンセプトの典型事例を同定する。

的なものであるとするならば，看護の文脈では，本質主義的な枠組みが考慮されるべきだろう。

選択したコンセプト分析の形式には，ボックス 18.1 に示すようにさまざまな段階がある。

第一段階：セラピューティックタッチというコンセプト

セラピューティックタッチというコンセプトへの私の興味は，セラピューティックタッチの基礎の一部である治療的マッサージの訓練を受けたことから始まっている。この訓練はさらなる研究の始まりであり，セラピューティックタッチ，癒し（ヒーリング），ケアへの包括的アプローチというコンセプトへの興味へと発展していった。さまざまな看護研究を読み込むことによって，セラピューティックタッチのコンセプトはさまざまなレベルで探究されていて，セラピューティックタッチは人によって異なる意味をもつことが明らかになった。

ヒーリングにおいて用いられているタッチの考え方は，1 万 5,000 年前の洞穴の絵画に遡ることができる。初期の東洋哲学や宗教に関する文献やギリシャ神話はすべて，タッチをヒーリングの 1 つの形式とみなしていた（Wright & Sayre-Adams 2001）。多くの人が，セラピューティックタッチを治療の特別な形と考えるために，この考えを他のレベルへと移していた。しかし，それがどの領域から導入，検討，構成されたかによって，非常に異なる意味をもっていた。たとえば私にとって，治療的マッサージの訓練を受けたことから，セラピューティックタッチはマッサージの過程の一部である。これが私がこのコンセプトに導かれ，それについて話し，経験した方法である。すなわちこれが，セラピューティックタッチのコンセプトが私にとって社会的に構成された方法なのである。しかしながら，より専門的な看護の視点からみれば，つまり，全人的・補完的で代替的な領域からみれば，セラピューティックタッチとは「手を当てることとエネルギーに基づく技術によって人間のエネルギーフィールドのバランスを調整する」（Umbreit 2000, p.105）ことを利用した，エネルギーヒーリングの 1 つの形であった。

第二段階：代替語と使用

　コンセプトはしばしば，異なる言葉，または代替的な言葉によって表現される。ほとんどの研究者は，看護におけるタッチに2つのタイプを区別している。すなわち，必要なタッチと不必要なタッチである。看護における必要なタッチとは，清潔，包帯交換，移動といった看護業務に不可欠なものである。不必要なタッチはこの対極にあるもので，われわれがセラピューティックタッチと関連すると考えているものである。これら2つのタッチを区別する数多くの代替語，またはセラピューティックタッチを意味する数多くの言葉がある。たとえば「表現的タッチ expressive touch」（McCann & McKenna 1993），「非処置的タッチ non-procedural touch」（Mitchell et al 1985），「影響的タッチ affective touch」（Lane 1989），「ケアリング・社会的タッチ caring/social touch」（Adomat & Killingworth 1994）である。

　タッチのこうした形式は，環境，状況，そしてそれを使用する看護師特有の認識によって，さまざまである。たとえば，高齢者，特に認知症の人に関する場合，看護の文献では「表現的タッチ」という言葉が使用されている（Kim & Buschmann 1999）。一方，補完療法の視点からみると，緩和ケアとがん治療に関する場合では，「マッサージとしてのタッチ」という言葉が使用されている（Boissonade 2004）。看護が補完療法と結びついている場合，セラピューティックタッチは「ヒーリングタッチ」の特別な療法として認識されている。このタッチでは，看護師は実際に患者の身体に触れるのではなく，身体の上で両手を動かすだけである（Wright & Sayre-Adams 2001）。最後に，「セラピューティックタッチ」の意味を尋ねられた看護師は，「タッチされた」感覚の実際の経験を説明していて，それはたとえばユーモア，音楽，芸術，アイコンタクトなどによって治療的とみなされるものだった。（Perry 1996）。

第三段階：文献検索

　セラピューティックタッチのコンセプトは，さまざまな臨床環境と関係している。これを念頭におきつつ，さまざまな看護分野のデータベースの文献を検索した。この研究では電子的データベース，すなわち MEDLINE，CINAHL，ASSIA，British Nursing Index を用いた。文献数を処理可能なものに限定するために，文献は看護系雑誌からの論文のみとした。Rodgers（1989）は，最低限必要な論文数は30であると述べているので，ここでは35の論文を選択した。

第四段階：特性

　Rodgers（1989）の枠組みにおけるデータ分析は，主題分析の手法にほぼ従っている。この過程には，文献内の主要テーマまたは特性を同定することが含ま

れ，さらに，これらテーマのなかで「表現が一貫して，包括的で，適切なシステムが見出される」まで，類似点を抽出することが含まれる（Rodgers & Knafl 2000, p.5）。

　セラピューティックタッチの論文分析により，数多くのテーマ，特性が抽出された。たとえば，非言語的コミュニケーション，治療的経験，セラピューティックタッチのメリット，セラピューティックタッチと他の看護技術の結合などである。分析したほとんどすべての論文において，セラピューティックタッチはケアされている感覚，安楽で，支援されている感覚を非言語的に伝達する1つの形として言及されていた。さらに，セラピューティックタッチを利用して看護師は，このような非言語的なつながりによって，信頼と安心に基づく看護師・患者の人間関係を形成していた。セラピューティックタッチの使用は，多くの看護の環境で有益であることが示されている。そのような文献にはたとえば，高齢者ケアに関する文献（McCann & McKenna 1993, Wright & Sayre-Adams 2001），認知症の人のケアに関する文献（Kim & Buschmann 1999），急性期ケアに関する文献（Umbreit 2000），小児ケアに関する文献（Mitchell et al 1985），ICUに関する文献，（Adomat & Killingworth 1994），緩和ケアに関する文献（Perry 1996）がある。

　データのさらなる分析により，これらのテーマは3つのグループに分類され，特性の完全なリストをつくることができた。詳細は以下のとおりである。

安楽を提供するセラピューティックタッチ

　　タッチされると，外部から，人間関係における誰かとのつながりが生じる。タッチは人間になくてはならないものであり，人生を通じて，タッチし，タッチされている（Sung 2001）。タッチは安心感，温かさ，安楽を提供し，人は自分ひとりではないことを伝える。看護の分野においてはRoutasalo（1999）は，高齢者施設で攻撃的な行動をとる人に対して治療的にタッチを用いると，安楽とリラックスを提供することができ，それを利用する看護師にとってよい介入であると感じられていることを報告している。KimとBuschmann（1999）は，認知症の人に対する研究で，同様の結果を報告している。タッチに優しい声を加えると，患者の不安と混乱した行動は徐々に消えてゆくという。

　Hewitt（2002）は，医療処置を受けている患者にタッチを治療的に使用することに関して，研究を行っている。そのような状況では，しばしば非人間的で耐えがたい処置が行われている。研究の結果，タッチには鎮静効果があり，患者は安楽で見守られているという感覚をもつことができたと指摘している。すなわち，「医療処置の間，患者の手を握るという単なる行為が，クリティカルケアの技術的要素と人間的要素を橋渡しする」（Hewitt 2002, p.81）のである。したがって，タッチを治療的に用いることによって看護師は，患者に対して安楽を提供することを通して，コミュニケーションをとることができる。

コミュニケーションとしてのセラピューティックタッチ

　看護において，「タッチはすべての非言語的行動のなかで，最も重要なものかもしれない」(Gleeson & Timmins 2004, p.8)。実際，非言語的コミュニケーションは，セラピューティックタッチの論文の多くに共通するテーマである。セラピューティックタッチは自分がケアしている患者に対して，安心，温かさ，安楽を伝達する。特に鎮静薬で意識が低下していたり，半昏睡である患者にとって，タッチは価値のあるアプローチである。たとえば，周術期ケアにおいて看護師は，患者の手を握ることによって，自分がそこにいることを伝えることができる。これは，たとえば患者が臥床しているベッドを整えるときなど，どんな看護業務においても同じだろう。1人の看護師がベッドメイキングしている間，もう1人の看護師が反対側から患者の身体を支えることで，「あなたのケアをしていますよ」という患者を安心させるメッセージを伝えることができる(Routasalo 1996)。

　非言語的コミュニケーションの形としてのセラピューティックタッチは，高齢者，特に認知症の看護ケアの論文において多くみられる(Gleeson & Timmins 2004)。しばしばこれらの患者は，認知障害のために効果的にコミュニケーションをとる能力を失っているが，タッチの使用により失われた能力が補完され，彼らの感情的安寧を向上させることが，研究で明らかになっている(Kim & Buschmann 1999)。

　セラピューティックタッチでは，コミュニケーションをとるために肌と肌を接触しなければならないというわけではない。Summers（1992）は看護学生時代の，死の床にある男性との経験を記述している。彼女は彼に何と言っていいかわからず，黙ってそばに座り，ただ彼と「一緒にいる」ことでコミュニケーションをとった。Perry（1996）は，看護師が患者をケアしている場面でのアイコンタクトに関連して，非接触的なタッチについて研究している。「優しい目」で患者をみること（Sundin & Jansson 2003）で，看護師は心と心でコミュニケーションをとる。「私にとってタッチングは重要である。それは共感，ケアリング，愛情，関心を伝達する。これらはすべて，手のタッチ，そして目のタッチで伝えられるのである」(Perry 1996, p.11)。

技術としてのセラピューティックタッチ

　看護の文献では，「セラピューティックタッチ」という言葉は人間のエネルギーフィールドの調整を含む治療の一形式であると言及されている。これは一種の「エネルギーヒーリング」であり，その恩恵は身体的，精神的，感情的，霊的（スピリチュアル）な各レベルにおける看護実践において証明されている。本章の目的を考えた場合，セラピューティックタッチのこのような形式は，これまで検討しているセラピューティックタッチの形式とは違うように感じるので，これ以上言及することはやめることにする。

　マッサージは，実際のタッチが必要とされ，看護師が治療として使用できる

セラピューティックタッチの主な形式である。マッサージはおそらく，人間のアートの最古の形かもしれない。それは，「訓練されたセラピスト，看護師，ケア提供者によって提供される身体の柔らかい組織の扱い方」であると記述されている（Boissonade 2004, p.28）。それには多くのメリットがある。たとえば，クライエントが心身ともにリラックスすること，精神的変化を促すこと，筋肉系，神経系，消化器系，呼吸器系，内分泌系などを刺激してすべての生理的システムを整えることに役立つ。研究では，マッサージが関節炎，パーキンソン病，脳卒中，頭痛，不眠を改善することが示唆されている（Boissonade 2004）。

セラピューティックタッチに統合でき，看護師が使用できるマッサージの類似的な形として，Tellingtonタッチ[*1]がある。Tellingtonタッチには，看護師が注意深く寄り添い，開かれた感覚を保持しつつ，円を描く動きで，患者の身体をマッサージすることが含まれる。呼吸に集中することによって，実践者は患者の身体に集中することができる。Tellingtonタッチに関するある研究では，穿刺を受けている患者にとってその方法が，リラックスとケアされているという感覚を与えたことが示されている（Wendler 2002）。

第五段階：実証指標，先行要件，帰結

Rodgers（1989）は，コンセプトの実証指標，先行要件，帰結を同定する重要性を記述している。というのもこれらは，追加的な情報を提供し，読者が何がそのコンセプトで何がそのコンセプトでないのかをより明確に理解することに役立つからである。

コンセプト分析のこの枠組みにおいて実証指標を提示する目的は，コンセプトが考察できる状況，出来事，現象の幅を示すことにある。本章ですでに述べたように，セラピューティックタッチは小児ケアから高齢者ケアまで，あるいは医療処置中の患者から重症の患者まで，多くの看護の場面で効果的でありうる。しかしながら，患者に治療的にタッチする前に，看護師はその状況においてセラピューティックタッチを使用することが適切かどうかをアセスメントする必要がある。

コンセプトの先行要件とは，Rodgers（1989）によれば，「通常，そのコンセプトの発生に先立って見出される出来事または現象」である（Rodgers 1989, p.34）。この文脈では先行要件とは，看護師が患者を治療的にタッチする前に考慮すべきこと，ということになる。**文献で強調されている主要なテーマとして，看護師が治療的にタッチすることで患者は安楽を感じているかどうか，ということがある。**これは多くの要因の影響を受けている。どれだけの期間，看護師が患者を知っているか，患者と看護師の性別，患者の年齢，患者の状態などである（Wendler 2002）。看護師は特に，患者のその時の状態を考慮し，タッチが患者にどのように影響するかを判断する必要があるだろう。たとえば急変した患者では，看護師はセラピューティックタッチが支援につながるかどうか，また患者にとってそれが安全かどうかを判断すべきである。看護師はこれらの

点を念頭におき，さらに看護師はどのような場所でタッチを行うことが，患者との心地よい関係を築くことにつながるかを考える必要がある。

看護師は患者のニーズに注意すべきである。もし患者がタッチされるのを嫌がるようであれば，そのことを尊重すべきである。Wendler（2002, p.8）の研究によると，ある患者は看護師のタッチについて，「誰であっても知らない人に触れられるのは不安である」と述べている。

コンセプトの帰結とは，そのコンセプトが起こった後で生じる結果である。セラピューティックタッチに関してはすでに述べたように，患者にとってよい結果は数多く示されていて，また看護師にとってもいくつかのよい結果が示されている。患者にとってよい結果とは，ケアされているという感覚，安楽，穏やかさ，リラックス，安心の感覚がもてることである。看護師にとってよい結果とは，患者とのつながりの感覚がもてること，そして，患者が安楽で，ケアされている，支持されていると感じられるよう支援する能力である。それは看護師と患者のつながりを生み出し，これによって信頼，および看護師・患者の人間関係が構築されるのである。

第六段階：関連するコンセプト

セラピューティックタッチに関連する主たるコンセプトは，「ヒーリングタッチ」[*2]のコンセプトである。看護の分野では，「ヒーリングタッチ」としてセラピューティックタッチを記述する膨大な数の研究が報告されている。このコンセプトは，看護の補完療法として米国から生じた。ここでは，看護師の手は実際には身体に触れない。看護師は患者のエネルギーの流れをスムーズにし，疼痛や外傷を癒すのである。この形態の治療の効果については，因果関係が科学的に証明できないことから，さまざまな議論が生じているが，その効果を記述した多くの論文が存在している。セラピューティックタッチに関連する看護領域における他の補完的療法には，レイキ[*3]や鍼灸などがある。

第七段階：典型事例

Rodgers（1989）によれば，コンセプトの典型事例とはコンセプト分析の重要な一部である。なぜならそれは，枠組みの他の部分もいっしょに明るみに出し，十分な理解をもたらすからである。日常的な事柄のなかから典型事例を提示することによって，コンセプトは強化され，実践においてそれをいかに使用するかに関して，深く理解することができる。典型事例は，いくつかの「現実的な」経験から引き出されたものであり，臨床的または現実の出来事を説明するものだが，仮定的な形式をとることもある（McKenna 1997）。

<事例 18.1>
マーチン夫人は夫と息子とともに，自動車事故に遭った。彼女は両足を骨折したが，車を運転していた彼女の夫は，入院後かなり経ってから意識を取り戻した。不幸なことに，彼らの息子は事故で死亡していた。マーチン夫人は夫に，息子の死を伝えるのは自分しかないと思っていた。看護師が車いすのマーチン夫人を夫の病室に連れてきた。看護師は２人にとってこれがたいへんつらい会話になることを理解していた。マーチン氏のベッドの近くに車いすを固定すると，看護師はマーチン夫人の肩に手をおき，一瞬ではあるが，彼女に安楽と安心を伝え，これから数分間，夫に息子の死を話すというつらい経験をする彼女のことを考えているということを伝えた。そして看護師は，そっと病室を離れた。

結論

　本章においてセラピューティックタッチは，看護における本質的なコンセプトの１つとして分析された。Rodgers のコンセプト分析の枠組みを使用したが，これは看護の場に存在するダイナミズムと交流関係を許容しているからである。このアプローチによってセラピューティックタッチの意味は明確になり，読者にとってはセラピューティックタッチをどのように使えるか，またそれがどのような重要性をもつかについて，容易に理解することができただろう。さらに，いくつかの事柄が事例と研究において示されており，セラピューティックタッチが看護にとって本質的な基本技術であること，看護のすべての状況で使用可能なことが示された。看護の業務のために必要なタッチ，または不要なタッチに関する議論が示しているのは，さまざまな状況におけるセラピューティックタッチの流動的性質であり，社会構成主義者的な言語の使用法である。

　セラピューティックタッチによって看護師は，ケアリングのレベルでは患者を安楽にでき，医療処置と技術から離れて，患者と人間的レベルでつながることができる。さらに，セラピューティックタッチによって看護師は，患者にさまざまな感情を非言語的に伝達することができる。たとえば，温かさ，安心，信頼などである。セラピューティックタッチはまた，より公的には，マッサージやヒーリングタッチといった名称の技術として使用されていて，それによって看護師は，身体的，感情的，スピリチュアルな支援を行うことができる。

　ナイチンゲールの時代から，看護の多くの部分は変化したが，自己および他者をケアする人間的ツールとして，タッチを基本的に使用するということは，何も変わっていないようにみえる。患者にタッチする能力がなければ，看護は治療的レベルではほとんど意味がなくなってしまうだろうし，たいていの場合，タッチは看護師によって直観的に，自分が「あなたのために」ここにいるということを伝えるために利用されている。看護が自然よりも医学や医療処置に依存すればするほど，セラピューティックタッチの使用は，より価値のある看護技術となるべきだろう。それは技術としてのアプローチというよりも，人間の自然なプロセスの一部であるといえるだろう。

訳注

*1 Tellington タッチ：英国の動物セラピスト Linda Tellington-Jones が開発したタッチ療法。
*2 ヒーリングタッチ：生体エネルギー療法の1つ。米国の看護師によって開発された。米国看護師協会では，看護介入への活用を支持している。
*3 レイキ：ヒーリングを求める生体エネルギー療法の1つであり，日本語の霊気が由来。

文献

Adomat R, Killingworth A 1994 Care of the critically ill patient: the impact of stress on the use of touch in intensive therapy units. Journal of Advanced Nursing 19: 912–922

August-Brady M 2000 Flexibility: a concept analysis. Nursing Forum 35: 5–13

Boissonade E 2004 The caring touch: advantages of massage therapy. Nursing and Residential Care 6: 228–231

Chinn PL, Jacobs JK 1983 Theory and nursing: a systematic approach. CV Mosby, St Louis, MO

Gergen kJ 1999 An invitation to social construction. Sage, London

Gleeson M, Timmins F 2004 Touch: a fundamental aspect of communication with older people experiencing dementia. Nursing Older People 16: 18–21

Hewitt J 2002 Psycho-affective disorder in intensive care units: a review. Journal of Clinical Nursing 11: 575–584

Kim EJ, Buschmann MT 1999 The effect of expressive physical touch on patients with dementia. International Journal of Nursing Studies 36: 235–243

Kolcaba K, Kolcaba R 1991 An analysis of the concept of comfort. Journal of Advanced Nursing 16: 1301–1310

Lane PL 1989 Nurse–client perceptions: the double standard of touch. Issues in Mental Health Nursing 10(1): 1–13

McCann K, McKenna HP 1993 An examination of touch between nurses and elderly patients in a continuing care setting in Northern Ireland. Journal of Advanced Nursing 18: 838–846

McKenna H 1997 Nursing theories and models. Routledge, London

Mitchell PH, Habermann-Little B, Johnson F et al 1985 Critically ill children: the importance of touch in a high-technology environment. Nursing Administration Quarterly 9: 38–46

Nightingale F [1860] 1969 Notes on nursing: what it is, and what it is not. Dover Publications, New York（フロレンス・ナイチンゲール著，湯槙ます訳：看護覚え書；看護であること・看護でないこと，第6版，現代社，2000年）

Perry B 1996 Influence of nurse gender on the use of silence, touch and humour. International Journal of Palliative Nursing 2: 7–14

Rodgers BL 1989 Concepts, analysis and the development of nursing knowledge: the evolutionary cycle. Journal of Advanced Nursing 14: 330–335

Rodgers BL, Knafl KA 2000 Concept development in nursing. WB Saunders, Philadelphia, PA

Routasalo P 1996 Non-necessary touch in the nursing care of elderly people. Journal of Advanced Nursing 23: 904–911

Routasalo P 1999 Physical touch in nursing studies: a literature review. Journal of Advanced Nursing 30: 843–850

Smith EE, Medin DL 1981 Categories and concepts. Harvard University Press, Cambridge, MA

Summers S 1992 A long night. Nursing Times 88(19): 47

Sundin K, Jansson L 2003 'Understanding and being understood' as a creative caring phenomenon – in care of patients with stroke and aphasia. Journal of Clinical Nursing 12: 107–116

Sung C 2001 The conceptual structure of physical touch in caring. Journal of Advanced Nursing 33: 820–827

Walker LO, Avant KC 1983 Strategies for theory construction in nursing. Appleton-Century-Crofts, Norwalk, CT（中木高夫，川崎修一訳：看護における理論構築の方法，医学書院，

2008 年)

Wendler MC 2002 Tellington touch before venipuncture: an exploratory descriptive study. Holistic Nursing Practice 16: 51–64

Wright S, Sayre-Adams J 2001 Therapeutic touch and the older person: healing and connecting. Nursing and Residential Care 3: 174–176

Umbreit AW 2000 Healing touch: applications in the acute care setting. AACN Clinical Issues 11: 105–119

19 「治療的人間関係」のコンセプト分析

Mary Chambers
（石田真知子 訳）

編者による解説　299
はじめに　300
「治療的人間関係」というコンセプトの使用　301
社会的人間関係と治療的人間関係の相違　302

治療的人間関係のその他の定義的特性　304
治療的人間関係の先行要件と帰結　308
実証指標　310
結論　311

編者による解説

　「治療的人間関係 theraputic relationship」を含まない看護のコンセプトを扱った本というのは，モーツァルトが入らないクラシック音楽のコレクションのようなものである．つまり，重要なものが欠けている．看護とは間違いなく，患者と看護師の間に存在し，展開している人間関係によって基礎づけられている，対人的な試みである．しかし，信じられないほど複雑な治療的人間関係の形成には，なお表面的な注意しか向けられていない．表面的には直接的かつ単純な活動とみられるものが，実は複雑であることを記述したものはほとんどない．看護師が，自分と対立する価値体系と考えをもった患者との人間関係を，どうすれば形成できるかについて，どれくらい説明されているだろうか？　また，基本的な対人関係スキルに関する短い講習に出席するだけで，学生は知識，自己認識，人間関係形成に必要なテクニックや態度を得ることができると素直に考えられていることが，いかに多いだろうか？　身体的スキル，科学的な技術，目に見える介入と比べて，人間関係形成にきわめて重要なプロセスは，理論的にも実践的にも，また看護カリキュラムにおいても，いかに注目されていないことだろうか？

　ここ数年，編者らは学生とともに文献を調べているが，学生が「重要なこと」の例として，患者との治療的人間関係をどのように確立するかに注目することがきわめて少ないことが，明らかになっている．本章は，治療的人間関係の形成の重要性だけでなく，そのプロセスには解明されていない，あいまいな点があることを指摘している．特に実証指標に関して，不明な点が多い．多くの看護師，特にエキスパートな看護師は，関係が確立されている場合，そのことに直観的に気づいている．しかし，われわれは現在のところ，科学的で高等教育

機関にはいるものの，関係の深さや程度を「測定する」洗練された道具をもっていない。明らかにこの領域は，今後の研究が必要な領域である。

はじめに

　対人的かつ治療的な人間関係は，看護の仕事の中心である。看護師と患者の間に存在する関係はしばしば，エネルギーを提供し，触媒，動機，強さの源となって，治療を継続して，困難な，時には生命を脅かすような状況に直面することに役立つ。治療的人間関係があるのは当然であるとみなされることも多く，その潜在的な力は患者側にも医療専門職の側にも，認識されていないことが多い。私は看護基礎教育において，実習前の試験勉強では，「ベッドの周囲をスクリーンで覆い，患者に説明する」ことが重要であることを学んだ。また，精神看護におけるキャッチフレーズは，「よい看護師・患者関係をつくる」ことであった。これらの言葉は試験に合格するために，またケア計画の記録のために重要であるが，それ以上には臨床的・治療的な重要性はもたないようにみえた。しばしばこのような気持ちや行動は，臨床で実践されないことが多かったからだ。教育者や臨床スタッフが大切にしている価値と臨床的現実との間には，明らかな隔たりがあったのである。

　振り返ってみると，教員も臨床スタッフも，この儀式的でやや考えが浅い行動を検討しようとはしてこなかった。看護師・患者関係とは何かということに疑問を投げかける人はいなかったのである。患者の回復を促進するという点から，どのようにして治療的人間関係，あるいはその可能性を認識するかに関して，明確な指針はない。私は直観的には，患者とうまくやっていくことが正しいと感じ，そのような人間関係はよいことであるとわかっている。しかし，誰かとうまくやっていくということは，その人と治療的人間関係をもつということとはまったく異なる。**人とうまくやっていくことは治療的プロセスに不可欠な要素であるが，それ自体では患者の自己発見，成長，自己受容，精神的問題からの回復などを促すには不十分である。**

　私が看護師・患者関係の意味，その力，可能性，重要性を認めるようになったのは，私が行動療法看護師 nurse behaviour therapist として働きはじめてからだった。患者との治療的なかかわりのなかで私は，患者が治療から望ましいゴールや成果を得られるために必要な要素として，話し合い，誠実さ，平等，信頼，専門職としての能力，力の重要性を認識するようになった。私はまた，「喜ばせたい」ということと同様に，患者がセラピストの能力として重視している「信頼」を，高く評価するようになった。行動療法においては，患者が自分自身の恐れに対峙し，自分が「恐れている」ということを表し，支持的で治療的な人間関係が後押しする力となって，望ましい成果が達成される。この関係によって，患者の実際の経験を理解することができ，実際の治療的人間関係の価値を認識することができる。

　治療的人間関係は看護領域だけのものではなく，支援に関する人間関係すべ

てにとって不可欠なものである。このような関係は，社会のなかで多様な形で存在しているが，本章では精神看護領域を中心に検討する。

　治療的人間関係はさまざまな意味をもっているが，それが治療の成果や精神的問題からの回復にとって重要であることは，意見の一致をみているところである（Barker 1999）。この人間関係はさまざまなプロセスと特性から構成されているということに関しても，意見の一致がみられているが，そのうちのいくつかについて本章で取り上げたい。これらの要素がどのように認知され，利用されるかということは，看護師と患者双方の思考，経験，知覚の影響を受けている。

　本章では，治療的人間関係の理解を深めることに重点をおいている。コンセプト分析へのさまざまなアプローチにはそれぞれ長所と短所があるが，ここではWalkerとAvant（1995）のアプローチを選んだ。しかし，このアプローチの厳格な形に従っているわけではない。ここからはWalkerとAvant（1995）が提唱した7つの段階に基づいて，論を進めることにしよう。

1. コンセプトを選ぶ。
2. 分析の目的を決める。
3. みつけられるかぎりのコンセプトの使用例を列挙する。
4. 定義的特性を決定する。
5. 典型事例を構成する。
6. 先行要件と帰結を明らかにする。
7. 実証指標を決定する。

　次に，コンセプトの使用法を検討し，さらに社会的人間関係と治療的人間関係の相違を比較することによって，複数の重要特性を検討する。このやり方で比較することによって，これら2つの関係の相違が明確になり，治療的人間関係の定義的特性を定義するプロセスが進むだろう。この比較は，いくつかの定義的特性に焦点を当てるが，すべてではない。他の特性については，後述することにする。

「治療的人間関係」というコンセプトの使用

　治療的人間関係のコンセプトに関しては，精神看護領域で幅広く議論されてきた。共通して理解されていることは，患者の回復や精神疾患への適応を促進する場合の重要性である。多くの研究者（例：Peplau 1952, Porter 1992, Forchuk 1994, Hall 1997, Chambers 1998, Speedy 1999, Cutcliffe 2000）は，治療的人間関係は精神看護の基本であると考えている。治療的人間関係という言葉はよく用いられるが，常にその言葉が定義されているとは限らない。とはいえ，共通の意味があって，普遍的に理解されていると考えられている。現在の定義はそれぞれ，同じ要素のうちのいくつかを含んでいるが，すべてを含んでいるわけではない。

たとえば，Lauderら（2002）は治療的人間関係を，健康に不安を感じている人々に対する看護実践の基礎と考え，精神疾患患者には限定していない。治療的人間関係は，患者が自分の健康への不安に効果的に対処することを可能にする。ForchukとReynolds（2001）によれば，治療的人間関係の目的とは支持的な対人関係コミュニケーションを始めることであり，これによって，他者の知覚やニーズを理解し，自分の環境に効果的に対処して，問題解決の方法などを学習するように促すことができる。これに付け加えて，Stuart（2001, p.15）は次のように述べている。

　（看護師・患者間の）治療的人間関係は相互の学習経験であり，患者にとっては感情的経験の修正である。これは，お互いに相手を尊敬し，文化的な相違を受け入れるとともに，看護師と患者の基本的な人間性のうえに成り立つものである。この関係において看護師は，患者に洞察と行動変容をもたらすために，自分自身の特性と臨床的な技術を用いるのである。

　一方でRileyら（2003, p.93）は，「治療的人間関係とは，専門職に対する"患者の"個人的感情，時にはつらい感情の開示であり，その関係は，かかわるのには十分な近さだが，支援するには十分に客観的と計算される感情的な距離をもっている」と述べている。
　多くの研究者が，さまざまな視点から治療的人間関係の性質と使用法の例を挙げている。それらは共通の特徴をもっている。たとえば，ストレスの間中ずっとその人を支援すること，尊敬と信頼を保つなかで学習，個人的成長，自己探索を促すこと，などである。

社会的人間関係と治療的人間関係の相違

　社会的な人間関係では，個人の情報と親密さの開示が中心にある。その状況では，双方は自発性に対する平等な機会をもち，双方のニーズが満たされている（Riley et al 2003）。**一方が他方の人生における機会に変化をもたらす道具となるという条件，または期待はない。これは，「精神疾患」という経験や苦痛のなかにいる人に対して，その経験の理解，適応，回復をどうすれば最も促せるかという目的をもった治療的な人間関係の条件とは，まったく異なる**。社会的人間関係には，あらかじめ規定された計画はなく，いかなる公的な話し合いも必要とされない。これに対して，治療的人間関係は「治療の技術」あるいは「治療の様式」を導入する条件を設定する。社会的人間関係は，個人的，社会的，道徳的，倫理的，地域的，全国的，国際的関心といった日々の生活の問題を，個人およびコミュニティの生活に影響を与えているものとして，等しく開示することとかかわっている。これは隣人同士の「おしゃべり」であり，地域社会の「一体感」の重要な部分である。
　専門職の境界が確立されている治療的人間関係に対して，社会的人間関係

を取り囲む境界は，より大きな社会構造である。しかし，看護の文献においては，そのような境界の有用性に関してさまざまな議論がなされている。たとえばRileyら（2003）は，「計算された感情的距離」の必要性を述べている。HemとHeggan（2003）は，治療的人間関係において看護師は，「ありのままの自分であるべきだろうか？」と疑問を呈している。Hemらが指摘しているのは，研究によれば，患者は看護師に人間的であってほしい，すなわち友好的でいつでも対応してくれて受容的であってほしい，自分の話を聞いてほしいと思っていることである。HemとHeggan（1993）は，BeechとNorman（1995），Pejlantら（1995），ClearyとEdwards（1999）の論文を引用して，この点を示している。しかし，Ramos（1992）は，看護師側の過剰な感情的かかわりは，看護師にとっても患者にとっても有用ではないことを指摘している。

これは，看護師に対して患者と個人的なデータの共有を求めるJacksonとStevenson（2000）の考えとは，逆の立場である。Jacksonらは，さもなければ患者だけが情報を提供することになるから，看護師側の提供が公平な関係につながるのだと主張している。Bray（1996）によれば，精神科領域の看護師は距離をとろうとすることがある。すなわち，心理的に傷ついた人にかかわるときに，看護師には感情的要求が生じて，患者から身体的距離をおく必要があるというのである。HemとHeggan（2003）は，看護師が自らの専門性に関してもっている考え方と，患者が看護師に実際に求めていることとの間に不一致があるのではないかと述べている。また，治療的人間関係の性質に関する文献には，別の問題もみられる。たとえば，年齢，性別，クライエント集団の特徴によって，必要とされる距離の程度が異なるのかどうかについては，不透明なままである。治療的人間関係を発展させ患者の不安を低減するためには，人間関係の初期の段階では，感情的距離も身体的距離も大きくとるほうがよいという考え方もある。

さらに，人間関係を保つ期間を通じて距離を一定に保つべきかについても，明らかにすべきだろう。人間関係のなかで起こっている内容によって，また人間関係の段階や長さによって，距離は変化するという主張は論理的である。たとえばJacksonとStevenson（2000）は，看護師は患者の友人ではないが，友好的関係は存在しなければならないことを示している。Keltnerら（2003）は，看護師と患者は，環境的文脈のなかで動く1つの全体として捉えられるべきであると述べている。以上のことから，距離の本質に関しては，それがあるということ以外に意見の一致はみられていない。

実践者の視点からすると，感情的距離をとったとしても，治療的人間関係に対処するというストレスは，社会的人間関係に対処するときのストレスとは異なる。何が開示されるかは，専門職個人の能力を必要する。したがって，コーピング能力を高めるためには臨床でのスーパービジョンが重要である（Chambers and Lonf 1996, Cutcliffe et al 2000）。臨床でのスーパービジョンの必要性も，社会的人間関係と治療的人間関係の違いの1つである。

Rileyら（2003）が述べているように，社会的人間関係にもいくらかの治療的価値はある。社会的人間関係は表面的なレベルではあるが，治療的人間関係

が育まれる基礎となる。治療的人間関係のないところでの社会的人間関係とは，身体的ケアや，看護の事務手続きの仕事をする場合などに必要な，最低限のレベルのものである。治療的人間関係のスキルとアートが未熟な人の場合，業務を社会的関係と結びつけることが，自分にとっても患者にとっても不安の軽減につながるだろう。その業務が焦点となり，より探究的な「個人的」または媒介的な仕事にかかわることから逃れることができるのである。

　このような業務中心の相互作用のなかでは，看護師や医療専門職は力のバランスを握っている。ある業務に集中することは，専門職の視点から相互作用をより容易にするとともに，治療的人間関係を発展させる雰囲気をつくりやすくする。業務中心の相互作用はそれ自体，実践者の治療的な能力を高めることも，患者の治療の成果を促進することもほとんどない。しかし，業務に対処すること，たとえば脚の潰瘍の包帯交換をしたり，経済的支援の書類を作成することは，心理的な安寧を高め，これにより回復を促進する。たとえ治療的人間関係が確立されていたとしても，業務中心の相互作用は，患者の回復に対して想像以上の大きな役割を果たしている。おそらくそれらは，患者の一連の経過におけるさまざまな時点で，あるいは特に治療が困難で治癒をあきらめる必要があるときなどに，患者が必要としているものである（Stein-Parbury 2000）。患者は常に，自分のニーズに最も適した関係のあり方を選択する権利をもっている。Voukila-Oikkonenら（2004, p.130）は，「治療的な相互的人間関係が意味することは，看護師・患者関係は患者のニーズに基づいていて，患者にとって意味があるということである」と述べている。

　社会的な関係とコミュニケーションにおいては，敬意を踏まえた個人的境界を保つために，内容の機密性が守られなければならない。これらの境界がどれくらい重要かは，個人による。これに対して，治療的開示は倫理指針や個人情報保護に関する法律によって決められている。社会的人間関係では，治療的人間関係ではできないような個人情報の交換が許されている。治療的人間関係では，「ギブアンドテイク」が社会的人間関係よりも少ない。多少の開示は治療的プロセスに役立つが，個人として深入りしすぎると何にもならない。

　力関係を考慮に入れた話し合い，距離と境界，開示，機密性といった定義的特性が，ここでの議論の中心である。以下では，治療的人間関係の他の定義的特性について検討しよう。

治療的人間関係のその他の定義的特性

　すでに述べたように，治療的関係はすべての看護に必要であり，すべての支援的関係の基礎であって，特に精神看護においては欠かすことはできない。それぞれの治療的人間関係は，その個別性およびダイナミックな性質のために異なるが，共通点もいくつかあって，それらを定義的特性と考えることができる。本節では，これらの共通点のなかでも特に基本的なものに焦点を当てよう。

信頼

　「信頼 trust」は治療的関係の基礎であり，それゆえ，最も重要な特性の1つである。信頼がなければ，関係は表面的になる（Ralston 1998）。Heron（1990）が説明しているように，信頼は「そこにいる」ことによるオープンさ，誠実さ，暖かさ，受容，理解から生まれる。言語的・非言語的に表現されていることを通して，誠実さ，人間らしさ，ふつうであること，気遣いの感覚が患者に伝わる。言い換えると，人は価値ある人間とみなされていると感じる。

　信頼に満ちたオープンな関係をつくることと人間らしさを示すことは，医療従事者の弱さをさらしてしまう可能性ああある。しかし，それは人間の特質でもある。患者も看護師も人生において，自分の弱さに気づくことがある。HemとHeggan（2003）は，看護師は弱さを認めたがらない傾向があることを指摘している。また看護師は，専門性の点から弱さを認めず，専門性が重要であることを美化している可能性を指摘している。オープンさ，正直さ，暖かさ，誠実さ，ふつうであることを通して，医療従事者自身が，Rogers（1975）のいう治療的人間関係の本質的な部分である調和の構成要素となる。信頼の形成のなかでは，実践者が共有した内容の機密性を尊重しながら，すべての約束を守ることが最も重要である。患者は，どの情報が共有されなければならないか，またどのような状況でそれが起こったかを知っているはずである。前もってお互いの合意が必要であり，信頼を保つために，契約関係が必要になり，両者のサインが必要になる場合もある。

尊敬

　治療的人間関係は焦点，長さ，深さ，近さの程度によって異なる。しかし，それらが異なっても，患者／クライエントに対する「尊敬 respect」を土台にするということに変わりはない。WilsonとKneisl（1992）によると，精神的問題を抱えた人の行動は，自尊感情の喪失を示す場合がある。たとえば，衛生面への注意の欠如，自傷行為，物乞いなどである。そのため，「その人が尊厳を感じ，尊敬のメッセージを受け取るような人間関係は，計り知れないほどの価値がある」(Wilson & Kneisl 1992, p.31）といえる。StuartとLaraia(2001, p.866)によると，尊敬とは「患者を気遣い，好意を寄せ，価値を認める看護師の態度であって，そのような看護師は患者を"価値のある人"とみなし，条件なしに受け入れる」という。

　尊敬のメッセージは，治療的人間関係の一部としてさまざまな方法で伝えられる。たとえば，どのような対話も他者には漏れないようにし，スケジュールや時間を守り，「そこにいて」，開示された内容に耳を傾け受け入れる，というようなことである。その情報の共有が患者／クライエントにとって困難なときでも，正直さと誠実さが尊敬を伝える鍵となる。

　しばしば実践者は，患者の考えを受け入れるのに苦労することがある。それでも，患者に敬意を払う必要がある。Egan（1985, p.37）は次のように指摘し

ている。「尊敬が効果的であるためには，考えだけではなく，支援的な出会いのなかで行動で示す必要がある。スキルのある支援者は誠実で，専門職の役割の裏に何も隠していない。彼らは自然でオープンであり，自分が対応している人間に，人間として接している」。

人間関係が発展するためには，患者は自分は価値があり理解されていると感じられなければならないので，尊敬は共感的関係の必要条件となる。

共感

「共感 empathy」とは，患者の感情と考えを客観的に認識し理解する能力である。Riley ら（2003, p.93）によると，「言語的・非言語的に表現された共感は，患者に対する気遣い，思いやり，配慮を伝えるが，それは決して看護師が，患者の"感情"を完全に経験できるという意味ではない」。

共感とは他人の靴を履いてみるようなもので，可能なかぎりその人の視点から物事，つまり感情と経験をみようとすることである。共感においては，傾聴が重要な要素となる。言語的・非言語的に患者が何を言おうとしているのかを「聴く」ことが，きわめて重要である。尊敬と共感を示し患者の感情を理解するためには，患者が話した情報を正当であると認める必要がある。それができるのは，実践者が患者の言ったことを「聴き」，それに応えるように行動したときだけである（Heron 1990）。Beech と Norman（1995）は，患者は聴くということ自体を話す内容よりも重要であると感じていること，集中して注意を傾けることが聴くというプロセスの重要な側面を形成していることを，指摘している。

Stuart（2001）によると，共感とは他者の生活のなかに入っていく能力と，相手の感情とその人にとっての意味を感知する能力である。Stuart（2001, p.35）は続けて次のように言っている。

> 患者が自分の私的な世界に看護師が入ってくることを認めると，多くの段階を経て共感的理解が進む。看護師はこのコミュニケーションに受容的でなければならない。看護師は患者の立場に自分をおいて，患者のコミュニケーションを理解しなければならない。看護師は自分の役割に戻って患者に理解したことを伝達しなければならないが，患者と同じ感情をもつ必要はなく，もつことが望ましいわけでもない。

Stuart（2001）は，共感に関する研究は治療的人間関係における共感の重要性を示しており（例：共感は肯定的な臨床的な成果と関連している），理想的なセラピストは第一に共感的であり，共感は自己探究や自己受容と関係していると述べている。この考え方は，Reynolds（1998）の考えを支持するものである。Reynolds によれば，共感の乏しいところでは患者は，ケアを人間味のないものと感じ，そのことが感情的支援の機会を減らし，さらにその結果が臨床的な成果に影響を与えるのである。無条件の肯定的関心（Rogers 1975）と誠実さが，

共感プロセスには欠かせない。実践者が，自分はあなたのメッセージを自分のことのように捉えているというメッセージを患者に伝え，そのことが患者の自己意識と，自分は何者かということに影響を及ぼすことによって，共感プロセスが進展する。このプロセスが起こると，患者は新しいコーピング戦略を発展させ，さらに受容，適応，回復へと進む。

力

「力 power」とは，多くの性質，作用，対人行動パターンを説明する影響力である（Wilson & Kneisl 1992）。治療的人間関係において，「知識」が力であると考えるならば，患者は自分の力を専門職より弱いと思うかもしれない。しかし，患者も個人的な力をもっている。患者は自分だけの経験をもっており，患者だけが自分の精神的問題の実証的知識を得ている。さらに患者は，どの情報を共有し何を話さないかを選択する力をもっている。また，関与を拒否するという選択もできる。

それにもかかわらず，力は否定的に捉えられる傾向がある。しかし治療的人間関係においては，力は共感と尊敬を通して行使され，自己発見を促進するために肯定的に使われるべきである。Price と Mullarkey（1996）が指摘しているように，力は治療的人間関係において健全かつダイナミックな道具となる。

よいことでもあり悪いことでもあるのだが，社会は専門職に力を与えている。専門職は冷たくて距離をおいていると感じる人もいるし，実際そのような専門職もいる。専門職の他の特徴としては，コントロールしている，優越性をもっている，柔軟性がないなどがあるが，専門職がつくっているこれらの障壁は，いずれも治療的人間関係の形成を阻害している。**専門職が力を行使する際の最も影響力のある方法は，言語である。たとえば，専門用語や医学用語を多用すれば，患者は疎外感を感じる。治療的人間関係では，一般的な日常の言葉を用いることが重要である。それが人間らしさ，ふつうであることなどの特性を表すことにつながるからである。**

多くの看護の文献では，専門性と人間性のバランスはさまざまな緊張状態にあるとされているが，専門性と人間性は排他的ではないと，私は考えている。Barker（1999）は，専門性は常に力と関係していて，看護は専門性を高めようと努力してきたため，専門職の力の基盤を広げることが結果として，個人から力を奪うというリスクにつながっていることを指摘している。Hem と Heggan（2003）は，専門性に対する看護師の考えと，患者が実際に看護師に求めることの間には不一致があると指摘した。さらに，親密さと距離のバランスを保っている友好的な専門職（Jackson & Stevenson 2000）というのは，あまりにも理想的すぎて，人間的な専門職であることを個人に期待することは困難であると述べている。しかし，「人間的」でなく専門職であるということは，きわめて困難ではないかと私は考えている。

人間的であるということと専門職であるということの緊張状態を完全に明らかにするのは，不可能である。しかし，それらが確かに存在するということは，

心に留めておく必要がある。治療的人間関係において，力と人間性のバランスを保つ必要があることと，それがやりがいのある課題であることは，疑う余地がない。そのバランスを保つことができれば，実践者は臨床でのスーパービジョンと振り返りの方法がわかり，ダイナミックな治療的人間関係を進めて，実践者として成長することができるだろう。

治療的人間関係の先行要件と帰結

　先行要件とは，治療的人間関係の展開に先行して起こる出来事であり，帰結とはそのような関係の成果のことである。何もないところに治療的人間関係は起こらない。それは，環境，コミュニケーション過程，主要な参加者（ここでは患者，ケア提供者，専門職）の先入観といった，さまざまな先行要件の影響を受ける。治療的な交流とは，さまざまな目的をもった会話のことであり，個々の患者の苦痛の原因を探り，理解し，推察することで，ニードとアプローチ方法をアセスメントし，成長と回復を促す介入を計画することである。そのような人間関係を展開するためには，実践者は「そこにいる」必要があり，集中して，他のことで中断されないこととともに，高度なスキルが要求される。

　適切な対人的環境と身体的環境が，治療的人間関係の発達に重要な役割を果たす。環境的要因は，コミュニケーションを促進する方向にも妨害する方向にも働き，その結果，治療的人間関係にも影響を与える。看護師はプライバシーを保てる環境（公共の場所では個人的な話をすべきではない），静かな場所を保証することの重要性を心に留めておく必要がある。Peplau はかつて Greystone Park Hospital New Jersey で働いていたときに，よくこれを実践していたという。「彼女は患者を，掃除用具収納庫や階段に連れて行った。お互いに気持ちを語ることができるような境界がある場所，スペースとプライバシーを保てる場所なら，どこへでも連れて行った」（Barker 1999, p.6）のだった。

　スペースへの配慮は重要である（Riley et al 2003）。騒音や妨害が少ない環境の提供は，患者と看護師の不安を和らげるうえで大きな役割を果たし，コミュニケーションを促進し，結果的に治療的プロセスを促進する。

　コミュニケーションは，知識と情報を共有した複数の人の間の，双方向的プロセスであるともいわれる。コミュニケーションは治療的人間関係の先行要件であり，治療的人間関係の発展に中心的な役割を果たすと考えられている。コミュニケーションとは，話し言葉，書き言葉，非言語的行動を通して，メッセージを一方の人（送り手）からもう一方の人（受け手）に伝達することである。Burgoon ら（1996）によると，コミュニケーションを促進するためには，たとえば，声の調子，アイコンタクト，身振りといった高いレベルの社会的能力が必要である。治療的人間関係のために社会的能力が重要であるとすると，実践者はそのような関係を構築する十分なスキルをもっていることが重要となる。これらの問題に関する文献から推察すると（Beech & Norman 1995, Breeze & Repper 1998, Cutcliffe 2000, Secker et al 2004），現在のところ実践者のコミュニ

ケーションスキルのレベルは，それほど高くないようである。

　高いレベルの社会的能力は，それ自体では，困難な状況への対応や治療的人間関係の発展の前提として十分ではない。コミュニケーション過程の核となる構成要素を，機械的に特定，確認することは容易である。しかし，治療的人間関係を発展させるために対人的スキル，知識，経験，個人の特徴をどのように組み合わせるかを決めるのは，それほど単純なことではない。それぞれの人間関係は異なるので，治療的人間関係を発展させるために求められる個人の特徴，対人的能力，専門職としてのスキル，知識などを「総合したもの」を予測し，特定することは難しいのである。それぞれの状況や治療的交流は独特なもので，参加者の間でさまざまな相乗効果を生み出す。そのため，高いレベルの社会的能力と治療的スキルがあっても，コミュニケーションや相互作用は期待したような効果が得られないまま，困難なままである場合もありうる。

　治療的人間関係の発展に影響を与える他の要素には，個人の経験，ジェンダー，文化，価値観，信念，これらがかかわる世界観などがある。これらの要因が，人間関係に影響を与える先入観を生み出すことがある。Peplau（1952）は，看護師と患者の両者が，お互いにどのように知り合うかに影響して，結果的に治療的人間関係の発展に影響する先入観をもっていると考えた。Forchuk（1994）はこのことを，長期にわたる精神疾患をもった患者のケースで指摘している。それによると，先入観は人間関係発展の初期に存在し（初期の出会いの段階；Peplau 1952），肯定的なものになる傾向があり（ただしこれは，実践者が他のタイプを認めることは少ないので，間違いである可能性もある），時間が経てば安定するのであるという。また，看護師と患者は自分自身のステレオタイプに気づかなければならないという。

　「現実」はともかく，ステレオタイプや知覚は，たとえば重大犯罪を犯した人とかかわるときなどには，治療的人間関係の発展を困難にする。もしも看護師や医療専門職が，過去において犯罪に個人的に巻き込まれた経験があると，この状況はさらに難しくなるかもしれない。文献からは，さまざまな段階を乗り越えれば，治療的人間関係を発展させることはできると推察される（Schwecke 2003, Forchuk 1994）。しかし，治療的人間関係の形成の重要性を認めることと，それを実行するということは，まったく別の事柄である。

　治療的人間関係の発展を支援する3つの重要な先行要件を検討したが，さらなる要素は，人間関係それ自体である。治療的人間関係が形成される前に，まずは社会的な人間関係がなければならない。治療的な人間関係らしきものに入っていく前に，各人がお互いを知る必要があり，協力関係を構築する必要がある。その関係が直線的に発展するかどうかを予測することは難しい。Peplau（1952）は，治療的人間関係には段階（位相）があると主張した。すなわち，オリエンテーション位相，ワーキング位相（これには同化と開拓の下位位相がある），解決位相であり，発達のプロセスと類似している。しかしForchuk（1994）は，関係の進展の途中でこの位相が変わりうることを指摘している。このことが示すのは，常に直線的な進展が生じるわけではなく，むしろかかわりの過程が治療的人間関係を決定づけるということである。

先行要件の次に，治療的人間関係の帰結を検討する。治療的人間関係は患者と実践者の双方にとって，感情のジェットコースターのようなものである。つまり，両者にとって最良の結果をもたらすかもしれないし，不安定な状態をもたらすかもしれないのである。この経験の帰結には，患者にとっての成果と実践者にとっての成果があり，そのなかのいくつかは共通している。たとえば学習，個人的な成長発達などである。Reynolds（1998）によると，Kalkman（1967）の治療的人間関係の定義が，支援関係を成功させる要素を測定するうえで役立つ。

　人間関係のセラピーとは，看護師またはセラピストと患者との間の長期に渡る関係であり，そのなかで患者は価値ある人間として受け入れられていると感じることができ，拒絶や非難を恐れることなく自由に自分自身を表現してよいと感じ，より満足のいく生産的な行動パターンを身につけることができる（Kalkman 1967, p.226; Reynolds & Cormack 1992, p.154 から引用）。

　治療の成果を考えるときの基盤としてこの定義を用いると，治療的人間関係によって患者は，自己発見のプロセスにかかわり，自分のコーピング機制を理解しつつ活用し，自己の感覚を発達させるということになる。より深く自己を理解すれば，自分への信頼や自尊感情を促進することができ，これによって社会における以前の役割を取り戻したり，あるいは今までとは異なる何かを発達・適応させることができる。人間関係を取り戻す，あるいは発展させる個人の能力は強化され，再び，自己信念をもち，自律すること，独立することが可能になる。**患者と実践者の双方が自分を知り，Johari の窓[*1] の第一窓を広げなければならない。このような成果が得られれば，治療的人間関係の成功のエビデンスとして認められるだろう。実践者にとっての指標は，希望が芽生えること，患者が自分の人生の機会をより肯定的に捉えられることである**（Cutcliffe 2004）。

実証指標

　治療的人間関係は精神看護の中心的活動であるが，それは暗黙の性質をもっているため，説明することが難しい（Meerabeau 1995）。Meerabeau（1995）によると，暗黙の知識は，次の行動に適用するためにその知識に注意を向けたときにのみ，明らかになる。これは高度なスキルの活動の特徴であるが，日々の活動の特徴でもある（Meerabeau 1995, p.33）。この記述は治療的人間関係とその無形の性質をうまく説明しているが，実証的調査や成果測定は難しい。それでも，共感（Reynolds 1998）や治療的人間関係自体などの側面を測定することが試みられている。Lauder ら（2002）は，研究が治療的人間関係の価値のエビデンスを提供しつつあると述べている。

　Horvath（2000）によると，Rogers（1975）によって設定された理論的仮説

を用いたさまざまな研究の結果は，よい治療的人間関係は肯定的な成果と相関するという仮説を支持している。

セラピーの成果に大きな影響を与えるのは，セラピストの共感，調和，無条件の肯定的関心に関して客観的に測定したレベルではない。支援プロセスの成功を予測するものは，これらの質に関するクライエントの知覚である（Horvath 2000, p.166）。

上記の論文において Horvath は，治療的人間関係の検討が始まった最初の15年の結果に関してメタ分析を行った Horvath と Symonds の研究について言及している。彼らは，協力関係の質がセラピーの成果を予測する重要な先行要件であることを見出した。3回目のセラピーまでに協力関係ができあがった場合，どのような治療的アプローチ，患者グループ，臨床診断であっても，結果は一定であった。このことが示すのは，治療的人間関係が治療の成果を予測する先行要件であることを支持する実証的なエビデンスであり，この知識体系が発展しつつあるということである。

結論

治療的人間関係はケアリングのコミュニティ，特に精神看護において繰り返し取り上げられているテーマである。患者の精神疾患からの回復や精神疾患への適応を促進するという点で，その重要性は認識されているが，治療的人間関係という言葉が常に定義されているわけではない。このコンセプトは共通の意味をもっており，普遍的に理解されているとみなされている。Walker と Avant のコンセプト分析へのアプローチを用いることによって，たとえば，境界と距離，信頼，尊敬，共感，力といったいくつかの定義的特性を検討することができた。治療的人間関係の主要な先行要件は，環境，コミュニケーション，先入観の3つであると考えられた。患者と実践者の双方にとっての成果は，学習，個人的な成長発達，自己意識の拡張であると考察された。患者は自分に合った方法で社会にかかわりながら，自己の感覚とコーピング能力を高めることができるだろう。実証指標では，治療的人間関係の力に関するエビデンスはいくつかみられているが，今後の実証研究で明らかにすべきことは多いといえよう。

訳注
＊1　Johari の窓：心理学の「対人関係における気づきのグラフモデル」で，自己には4つの自己があり，第一の自己（窓）は開放の窓である。

文献
Barker PJ 1999 The philosophy and practice of psychiatric nursing. Churchill Livingstone, Edin-

burgh

Beech P, Norman I 1995 Patient's perceptions of quality of psychiatric nursing care: findings from a small-scale descriptive study. Journal of Clinical Nursing 4: 117–123

Bray J 1999 An ethnographic study of psychiatric nursing. Journal of Psychiatric and Mental Health Nursing 6: 297–305

Breeze JA, Repper J 1998 Struggling for control: the care experiences of 'difficult' patients in mental health services. Journal of Advanced Nursing 26: 1301–1311

Burgoon JK, Buller DB, Woodal WG 1996 Nonverbal communication; the unspoken dialogue, 2nd edn. McGraw-Hill, New York.

Chambers M 1998 Interpersonal mental health nursing: research issues and challenges. Journal of Psychiatric and Mental Health Nursing 5: 203–211

Chambers M, Long A 1995 Supportive clinical supervision: a crucible for personal and professional change. Journal of Psychiatric and Mental Health Nursing 2: 311–316

Cleary M, Edwards C 1999 'Something always comes up' : nurse-patient interaction in an acute psychiatric setting. Journal of Psychiatric and Mental Health Nursing 6: 469–477

Cutcliffe JR 2000 Mental health fit for purpose? Promoting the human side of mental health nursing. British Journal of Nursing 9: 632–637

Cutcliffe JR 2004 The inspiration of hope in bereavement counselling. Jessica Kingsley, London

Cutcliffe JR, Butterworth T, Proctor B 2000 Fundamental themes in clinical supervision: national and international perspectives of education, policy, research and practice. In: Cutcliffe JR, Butterworth T, Proctor B (eds) Fundamental themes in clinical supervision. Routledge, London

Egan G 1985 The skilled helper: models, skills and methods for effective helping, 2nd edn. Brooks/Cole, Monterey, CA

Forchuk C 1994 Preconceptions in the nurse–client relationship. Journal of Psychiatric and Mental Health Nursing 1: 145–149

Forchuk C, Reynolds W 2001 Guest editorial – interpersonal theory in nursing practice: the Peplau legacy. Journal of Psychiatric and Mental Health Nursing 5: 165–166

Hall JM 1997 Packing for the journey: safe disclosure of therapeutic relationships with abuse survivors. Journal of Psychosocial Nursing 35: 7–13

Hem MH, Heggan K 2003 Being professional and being human: one nurse's relationship with a psychiatric patient. Journal of Advanced Nursing 43: 101–108

Heron J 1990 Helping the client: a creative practical guide. Sage, London

Horvath AO 2000 The therapeutic relationship: from transference to alliance. Psychotherapy in Practice 56: 163–173

Jackson S, Stevenson C 2000 What do people need psychiatric nurses for? Journal of Advanced Nursing 31: 378–388

Kalkman M 1967 Psychiatric nursing. McGraw-Hill, New York

Keltner NL, Schweeke LH, Bostrom CE 2003 Psychiatric nursing, 4th edn. Mosby, St Louis, MO

Lauder W, Reynolds W, Smith A, Sharkey S 2002 A comparison of therapeutic commitment, role support, role competency and empathy in three cohorts of nursing students. Journal of Psychiatric and Mental Health Nursing 9: 483–491

Meerabeau L 1995 The nature of practitioner knowledge. In: Reed J, Proctor S (eds) Practitioner research in health care. Chapman & Hall, London

Pejlant A, Asplund K, Norberg A 1995 Stories about living in a hospital ward as narrated by schizophrenic patients. Journal of Psychiatric and Mental Health Nursing 2: 269–277

Peplau HE 1952 Interpersonal relations in nursing. JP Putman, New York

Porter S 1992 Institutional restrains upon education reforms; the case of mental health nursing. Nurse Education Today 12: 452–457

Price V, Mullarkey K 1996 Use and misuse of power in the psycho-therapeutic relationship. Mental Health Nursing 16: 16–17

Ralston R 1998 Communication: create barriers or develop therapeutic relationships. British Journal of Midwifery January 6: 8–11

Ramos MC 1992 The nurse-patient relationship; theme and variation. Journal of Advanced Nursing 17: 496–566

Reynolds WR 1998 A study of the effects of an empathy education programme on registered nurses' empathy. Unpublished PhD, Open University, Milton Keynes

Reynolds W, Cormack D 1992 The primary focus of psychiatric nursing. In: Reynolds W, Cormack D (eds) Psychiatric and mental health nursing: theory and practice. Chapman & Hall, London

Riley JB, Keltner BR, Schwecke LH 2003 Communication. In: Keltner BR, Schwecke LH, Bostrom S (eds) Psychiatric nursing, 4th edn. Mosby, St Louis, MO

Rogers C 1975 Empathic: an unappreciated way of being. Journal of Counseling Psychology 5(2): 2–10

Schwecke LH 2003 Nurse patient relationship. In: Keltner BR, Schwecke LH, Bostrom S (eds) Psychiatric nursing, 4th edn. Mosby, St Louis, MO

Secker J, Benson A, Balfe E et al 2004 Understanding the social context of violent and aggressive incidents on an inpatient unit. Journal of Psychiatric and Mental Health Nursing 11: 172–178

Speedy S 1999 The therapeutic alliance in advanced practice in mental health nursing. In: Clinton M, Nelson S (eds) Advanced practice in mental health nursing. Blackwell Science, Oxford

Stein-Parbury J 2000 Patient and person: developing interpersonal skills in nursing, 2nd edn. Harcourt, Sydney

Stuart GW 2001 Therapeutic nurse–patient relationship. In: Stuart GW, Laraia MT (eds) Principles and practice of psychiatric nursing, 7th edn. Mosby, St Louis, MO

Stuart GW, Laraia MT 2001 Principles and practice of psychiatric nursing, 7th edn. Mosby, St Louis, MO

Vuokila-Oikkonen P, Janhonen S, Vaisanen L 2004 'Shared-rhythm cooperation' in cooperative team meetings in acute psychiatric inpatient care. Journal of Psychiatric and Mental Health Nursing 11: 129–140

Walker LO, Avant KC 1995. Strategies for theory construction in nursing, 3rd edn. Appleton & Lange, Norwalk, CT（中木高夫, 川崎修一訳：看護における理論構築の方法, 医学書院, 2008年）

Wilson HS, Kneisl CR 1992 Psychiatric nursing, 4th edn. Addison-Wesley, Menlo Park, CA

20 「信頼」の理解に向けて

Wendy Austin
（石田真知子 訳）

編者による解説　315	信頼の「影の側面」　320
はじめに　316	医療システムにおける信頼　322
信頼の経験　317	看護師による信頼の研究　324

編者による解説

　実践者として「信頼 trust」を意識しているかどうか，われわれはしばしば患者によってテストされている。こうした目に見えないテスト（もっとも目に見える場合もあるが）は，看護の対人関係プロセスに欠かせない要素である。患者が自分の看護師を信頼できると思えるのは，「これらのテストにパスしてから」，つまり，われわれが実践者として信頼するに足るということがわかってからである。最近の研究では，この過程をより明確に，目に見える形にすることが試みられている。実践者は，特に信頼を確立するダイナミクスを重視しなければならない特定の患者群があることに，気づかなければならない。たとえば，過去に信頼が「壊れた」経験をもつ人（喪失感を感じている患者や虐待を受けた経験をもつ患者など）は，「裏切られた」という感覚をもっている。こうした患者は，現在の新しい信頼関係もいずれ壊れてしまうのではないかという恐れから，再び親密な信頼のある関係をつくることに懐疑的になっているかもしれない。

　本章で指摘されているように，対人関係において信頼の形成は，繰り返し起こる循環的プロセスであるが，逆に「盲信 leap of faith」が必要な場合もある。臨床での対人関係には，たとえば何年にも及ぶ長期的な関係のように，徐々に信頼を形成するという場合もある。このような状況における信頼は，反復的に繰り返されるなかで形成され，確立される。また，緊急の状況においては，瞬間的な信頼，換言すれば「盲信」が，患者の側（例：救急救命室に来た患者）に求められる。したがって，さまざまな臨床場面におけるダイナミックな信頼形成を詳しく検討することによって，信頼について多くを学ぶことができる。ここでは，次のような課題が生じる。すなわち，「信頼が確立されたということをどのようにして知るのか？」「信頼の雰囲気をつくる対人的な努力が，患者・看護師関係において"終了する"ことはあるのか？」「信頼をどのように

測定するのか？」ということである．本章は，これらの重要な問題について考えるうえで，特に役立つだろう．本章はまた，信頼について完全に理解するには，まだまだ遠い状態にあることも示すだろう．

はじめに

われわれすべてにとって，信頼は最も日常的な事柄である（O'Neil 2002）．

「信頼 trust」は人間であることの最も本質的な要素であり，われわれが世界を経験する方法の基礎である．われわれが有するすべての人間関係は，信頼があるかないかのどちらかに分類できる．多くの人は，信頼が何を意味しているかを知っていると思っているが，それを定義するのは困難であることも知っている．最近まで哲学者は，この問題には触れないできたようである（Baire 1994, Pellegrino et al 1991）．また，信頼はその重要性にもかかわらず（あるいはその重要性ゆえに），日常生活のなかではっきりとは意識されず，研究されず，注意も払われずにきた．「われわれは空気のなかで生きているのと同じように，信頼という雰囲気のなかで生きている．空気と同じように希薄になったり汚染されたときに初めて，われわれはその存在に気づくのである」（Baire 1994, p.98）．

本章では，信頼を1つの現象として検討する．一般的にいって信頼は，明確に定義され，コンセプトとしての輪郭が明らかで，前提条件が特定され，結果が明確に述べられるものとは考えられていないだろう．むしろ信頼は，「濃いコンセプト thick concept」と考えられている．

「濃いコンセプト」とは，倫理学の文脈において Bernard Williams（1985, p.129）が，以下のように示したものである．「(濃いコンセプトとは) 事実と価値が統合したものであり，その適応は世界がどのようなものであるかによって決定されるコンセプトである．(勇気や嫉妬といった) 濃いコンセプトは，行動を方向づける機能をもつ」．それらが人間の交流に関して明らかにするもののなかで，われわれはわれわれの社会的な現実に近づくことができる（Levering 2002）．濃いコンセプトを理解することによってわれわれは，どのように生きるべきか，われわれの行動をどのようにして道理にかなったものにするか，他者に対してどのように対応するかについて，洞察を得ることができる．信頼に関する事実と価値を考察することによって，看護実践に関する大きな洞察を得ることができる．それは，「看護には信頼関係が求められる」（George 1995, p.358）といった言葉や，実践環境において「看護師は信頼の雰囲気をつくらなければならない」（Canadian Nurses Association 2002, p.17）といった言葉が，実際にはどのようなことを示しているのかを考察するうえで役立つだろう．

本章ではまず，信頼の各側面を検討するために利用可能なエピソードを提示する．それから，看護の文献において見出された看護師の思考も交えながら，

医療における信頼について検討する。

信頼の経験

2002年9月,カナダのエドモントンで,大きなアパート火災があった。背部と髪を炎に包まれた1人の住人が,4階から飛び降りて死亡した。同じ階に住んでいた女性は,プロフットボール選手たちが待ち構える腕の中に飛び降り,一命をとりとめた(North American variety)。彼女は次のように語っている。「彼らは私のために手を差し伸べて準備してくれました。私は安全だと感じました。そして今,私はここにいるのです」。選手の1人は後になって,「自分たちは彼女を受け止めなければならない,彼女が転落して死んでしまうのを阻止しなければならないと思ったんです」と語っている。

このエピソードは,われわれが生きているというなかでの信頼のさまざまな側面を表している。われわれは容易に状況を想像できる。女性は炎に包まれた建物の窓に立ち,飛び降りなければならず,さもなければ焼死するという現実に直面している。下には飛び降りて死亡した隣人の身体が見える。彼女にとっても炎に包まれた建物の周りに集まった人々にとっても,彼女の窮地は明らかである。突然,男性のグループが前に出てきた。とっさに彼らは,彼女を助けなければならない,そして助けることができると判断したのだ。窓辺に立った女性は彼らを見,彼らの手が彼女を受け止めようと差し伸べられているのを見る。彼女は受け止めてもらえるチャンスがあるかを考え,そして,あの人たちの力強くその能力のある手に受け止められれば安全だと思い,飛び降りる。

われわれは「信じなければならないから」信じるということがよくある(Solomon & Flores 2001, p.41)。この女性が彼女を受け止めてくれる手を信じたように,われわれはたとえば,「自分はベッドの中で安全である」「水道の水は飲んでも問題ない」「私の医師は資格をもっていて的確に仕事をする」「自分の後ろの車のドライバーは免許をもっていて,自殺しようとは思っていない」というように,暗黙のうちに信頼をしている。われわれは,この世界で生きたいと思うなら,自分から信頼を提供しなければならない。社会学者のNiklas Luhman (1979) は,信頼とは人間が複雑さに対処する方法であると述べている。彼は,世界はきわめて複雑で不確実なことにあふれているので,信頼することなくそれらに立ち向かうと,人間の我慢の限界を超えてしまうのだと述べている。精神障害,妄想性人格障害をもった人は,不信や懐疑のなかで生きている(Kaplan & Sadock 1998)。そのような障害を抱えて,自分は裏切りに囲まれていると常に怯えて生きることは,恐ろしいことである。

哲学者のKnud Løgstrup (1997, p.8) は次のように述べている。「われわれはふつう,自然な信頼をもってお互いに出会う。それが人間の特徴である。これはお互いによく知っている人の場合だけでなく,まったく知らない人の場合にも当てはまる」。Løgstrupによると,われわれが知らない人に前もって不信感を抱くということは,特別の状況でしか起こらないことである。つまり,この

ような信頼とは，人間であることを意味するものの1つである。

　信頼とは，「他者の誠実さ，正義，友情などへの信用 reliance，あるいは心の拠り所であり，約束，法律，原則などの信用である」（Thatcher & McQueen 1984, p.899）。言語的には信頼は，「真実の true」「しっかりとした意味をもった meaning firm」「確かな certain」「信じること to believe」「納得させること to be persuaded」と同じ語源から派生している（Skeat 1993）。

　人間が本来もっている脆弱性のために，われわれは信頼を必要としている。生き残るために，われわれはお互いに信頼し合わなければならない。「信用」は「信頼の基礎」であり（Thatcher & McQueen 1984, p.709），生きるためにわれわれは，いつ誰に頼ることができるかを見極められなければならない。児童精神分析学者の Erik Erikson によると，われわれは赤ちゃんのときにこの世界に適応できるように，基本的な信頼を学習している（Crain 1980）。信頼は，人生経験を通して強められたり弱められたりする。Annette Baier (1994) は，ある少年のエピソードについて述べている。父親が息子を高い所に登らせ，下で腕を広げて立つ。息子がそこから飛び降りると，父親は息子を抱きとめず，転落して，けがをしてしまう。父親は子どもに「どうして抱き留めてくれなかったの？」と聞かれると，こう答える。「これで今からおまえは，誰も信じることができないということがわかっただろう」。われわれの「信頼欲求」は，その人の人格と経験から形成されている（Sztompka 1999）。Erikson は，信頼を識別するためには，不信の経験をする必要があると主張している（Crain 1980）。信頼は常に，信頼された人が望みどおりの行動をしないかもしれないという可能性をはらんでいる（Luhman 1979）。その意味で，信頼することは常に一種の賭けである（Luhman 1979, Sztompka 1999）。盲目的に，あるいは単純に信頼するのではなく，確信をもって信頼することが大切である（Solomon & Flores 2001）。

　窓辺に立つ女性は，文字どおり飛び降りるしか選択肢はなかったのだが，彼女は少し考えて，その動きが止まっている。「私は安全だと感じました」と彼女は述べているが，何がそのような計算を可能にしたのだろうか？　何によってわれわれは，信頼することのリスクを判断するのだろうか？　Baire (1994) によると，信頼とは他者の善意に対する期待である（p.99）。われわれは信頼するとき，その人は善意をもっていないかもしれないし，むしろ悪意をもっているかもしれないという不安定さを受け入れることになる。女性は，自分を救出しようとしている人々が善意をもっていると判断した。彼らは自ら進んで支援の手を差し伸べ，彼女は彼らの顔に，自分を受け止めたいという意思があると感じた。われわれは外見で信頼をしている。「もしそうしなかったり，そうできなかったりすれば，われわれは混乱してしまうだろう」と Baire は述べている（Baire 1994, p.159）。われわれは，外見が「偽物」である可能性を知っていても，制服やバッジ，証明書をいかに信頼してしまうだろうか？　また，それらが偽物だったとしても，信用しなければならないこともあるだろう（Baire 1994, Weber & Carter 2003）。女性は最後の瞬間まで，救出しようとしている人が急に後ろに下がって自分の身の安全を守り，彼女が落ちるのを見過ごすこ

となどはありえないと，完全な確信をもつことはできなかったかもしれない。しかし，彼らの善意を信じ，そのようなことをしないことを期待したのである。

Luhman (1979) によると，親密さは信頼の基盤となるが，不信感の基盤にもなる。女性は，下にいる人々が誰であるかを理解していた。彼らはまったく知らない人ではなかった。彼女は彼らが何者であるかを知っていたので，彼らは自分を受け止めることができるという確信をもった（Baire 1994）。彼らはスキルにおいても強さにおいても，十分なコンピテンシー（能力）を有していた。つまり，彼らのうちの数名は，プロの「捕り手」だった。信頼された人々が，期待されたことを実行できるコンピテンシーをもっていなければ，世の中の善意をあてにすることはできないだろう。

評判が信頼の始まりになることもある（Weber & Carter 2003）。他者がわれわれについて語ることが，われわれの特徴や能力のエビデンスになる。たとえば看護師は，社会において高い評判を保ち，グループとして高く信頼されている（Ulrich 2001, CNEWS 2004）。最近は，信頼度は他の制服組や消防士のほうがやや高いかもしれない。9.11 テロ事件のとき，人々を安全に避難させるために消防士が燃えさかるタワーに突入したことが，グループとしての彼らの信頼性を大きく高めている。彼らは，Buchanan (2000) がいう「地位に対する信頼 status trust」で高い地位を得ている。「地位に対する信頼」は，特定の専門職メンバーとしての個人に備わるものである。これに対して，「個人に対する」信頼とは，特定の能力や行動の基礎として，個人に備わるものである。女性はあるレポーターに対して，「私をキャッチしなければ，あのフットボールチームには最悪のシーズンになったはず，とも考えた」と述べている。

予測可能性が信頼（または不信）の源となる。ある人から何を期待できるか，あるいは期待してはいけないかを知ることは，われわれが信頼の決定を下すうえで重要な要素である。知らない人がわれわれの望むことを「できるか，または行うか」は不確かであるから，知らない人を信頼することは，より困難である（Weber & Carter 2003）。Onora O'Neill (2002) は，2002 年の英国 BBC の番組「A Question of Trust（信頼に関する疑問）」において，信頼するうえで最も重要なことは，その人が善意をもっているかどうかよりも，良心をもっているかどうかを知ることであると述べている。われわれによいことをしてくれようとしても，それに伴う責務を認識していない人に対しては，信頼は控えたほうが賢明であるともいえるだろう（2003）。

Trudy Govier (1998) によると，われわれがもっているエビデンス，およびわれわれの脆弱性の程度によって，信頼できるかどうかの判断は決定する。特に信頼にとって重要な行動とは，真実を語ること，その人が有しているものに敬意を払うこと，誠実であること（偽善の対極にあるもの），約束を守ること，機密を保持すること，信用できること，頼りがいがあること，（その文脈に適した）コンピテンシーをもっていること，他者に配慮すること，である（Govier 1998）。われわれのエビデンスは多くの場合，現れたものに基づいている（Luhmann 1979）。われわれは他者に対する反応の基盤を，社会における見えるものにおいているのかもしれない。つまり，他者がその人自身に関して

知らしめているもの，である。自分の第一印象は間違っているかもしれないので，常にエビデンスを再検討する必要がある。一貫した信頼性が重要になるだろう。実際に Sztompka（1999, p.97）は，一貫した信頼性を「信頼のメタ手がかり」と呼んでいる。

信頼の「影の側面」

　信頼には常に「失望 disappointment」の可能性がある。これはおそらく，人が「私を信頼しなさい」と言うときに，その意図とは反対の意図が隠れている可能性があるからである。ここからわれわれは，信頼の必要性とそれに伴うリスクに気づく。自分の周囲の環境あるいは関係のなかで何かが変化したときに，あるいはわれわれの通常の期待と食い違っているときに，信頼は意識される。ある市の水道水が汚染されて，人が死んだとする。自分たちの居住している市は何千 km も離れていたとしても，われわれは水道水を飲むことをやめて，ボトルに入った水だけを飲むようにしようと考えるだろう。医師が診断ミスをし，治療の効果がないことに気づいたとする。われわれは医師の再診断を信用せず，セカンドオピニオンを求めたいと考えるだろう。後ろの車が異常に近寄ってくると，われわれはその車から逃げるために車線を変えるだろう。信頼と不信は，連続線上の対極ではない。それらは同時に存在する。信頼は不信を含んでいる（Gilbert 1998, Solomon & Flores 2001）。われわれは制約のなかで信頼しているのである（Farrell 2002）。

　周囲の環境によって，われわれの信頼への反応は変わる。時には，火が迫った女性のように，信頼するしか選択の余地がない場合もある。緊急事態の場合，われわれは救急救命のスタッフに自分自身を委ねる。しかし，緊急事態が収束すると，自分のかかりつけの医師を頼りにして，自分の健康と身体を委ねる。われわれは本質的には信頼するという立場に立っているが，それに確信をもつことができないため，より注意深くなって，行動を起こすのをためらうことがある。道を歩いているときに，知らない人が近づいてきた場合を考えてみよう。混雑した日中であれば，道を聞かれたり小銭をせがまれたりすれば，われわれはそれらに対応できるかもしれない。しかし，もし人気のない夜に誰かが近づいてきたら，急いで逃げるという反応をするだろう。また，以前に同じような状況で強盗に遭遇した経験があれば，まずは走って逃げるだろう。信頼は現在生じているものであるが，過去や未来とも関係している（Meize-Grochowski 1984, Hams 1997, Govier 1998）。

　信頼は何年もかかって学習されるが，状況は一瞬にして破壊される。Baire（1994）は，たった1つの裏切りがどのように信頼を破壊するかを，インターネットの例を用いて説明している。ネットワークでは，たった1か所の破壊が全ネットワークの破壊につながるのである。

　「裏切り betrayal」は信頼の影の側面である（Farrell 2002）。それは信頼の悪用である。「悪用された信頼とは，信頼を寄せてくれた人に敵意をもって対応

することである」(Løgstrup 1997, p.9)。現在ではふつうのことになっている飛行機による移動は，2001年9月11日以来，大きく変化した。同乗する人は，誰もがテロリストである可能性がある。現在では，爆発物を隠していないかを空港職員がチェックするために，靴を脱いで職員に渡すのが通常の手続きになっている。(今朝の新聞に，空港セキュリティにて不機嫌な顔をした乗客が，自分が脱いだ靴を履こうとしている風刺漫画が載っていた。セキュリティ係員は彼に言う。「不平は言わないこと。爆弾が靴ではなく下着に隠していなかったことに感謝しましょう」(Piraro 2003, p.R6)。) 他にも，ドアに鍵をかけないで家を空けることができない，従業員用駐車場でも車の警備が必要になるなど，信頼の程度は低くなり，小さな不都合を生み出している。哲学者であり政治学者である Thomas (1996) は，日々信頼性が低下していくことは，根本的にわれわれの人間性に影響を与えると述べている。彼によれば，信頼は他者に対する肯定的な態度であり，その態度の変化は道徳性の欠如につながり，究極的にわれわれが相互にどのように配慮し合うか（あるいは配慮しないか）に影響を与える。

Bauman (2003) によれば，Løgstrup の信頼に関する考え方は，第二次世界大戦の経験が彼の世界観に影響を与える以前の考え方であるという。Bauman は，現代人にとって Løgstrup のいう信頼できる世界観は，現実にそぐわないと述べている。Bauman は，「Reality TV」というジャンルの番組[*1]を挙げている。彼はまた，「Survivor」「Big Brother」「The Weakest Link」のような人気番組では[*2]，「誰も信頼してはならない」ことを視聴者に感じさせていると述べている。これは，Løgstrup とは逆の考えであり，「われわれは生まれながらに疑いをもって，お互いに出会っている」ということである (Bauman 2003, p.88)。むしろこれは，17世紀英国の哲学者ホップスの「人を見たら狼と思え」という考え方に近いように思われる。

また，人間は他の動物よりも相互的な信頼ができないという考え方もある。Govier (1998) は信頼に関する研究において，Charles Russel と Maureen Enns の話を取り上げている。彼らはカナダの研究者で，ロシア・シベリアのグリズリー（灰色グマ）の生態について研究し，グリズリーと人間は平和的に同じテリトリーを共有できることを証明した。刺激を与えないように，優しく話しかけることによって，人間はグリズリーと出会っても安全でいることができた。Govier はこの話から，「動物はわれわれの信頼の対象になりうる」と結論づけている (p.15)。しかし，残念なことに2003年，Russel らがシベリアを再訪したとき，あのたくましいグリズリーたちがすべて処分されてしまったことを知る。グリズリーたちは信頼して，殺戮者に近寄っていったのだろう (Mitchell 2003)。

われわれの信頼感は，人間の本質に関する根本的な前提の影響を強く受けている。また，信頼感は，その社会において存在する信頼に対する一般的な考え方の影響を受けている。疑いや不信がふつうに存在する社会においては，連帯感は損なわれている。リーダー，機関（例：教育機関，宗教的機関），システム（例：司法システム，財政システム）への信頼の喪失を経験した社会は，不安定にな

る（Lewis & Weigert 1985）。信頼が社会的によいことと認められている場合，信頼が損なわれたり破壊された場合，人々は苦しむだろう（Bok 1978）。本稿を執筆中，カナダ政府は，重大な財政上の不正を明らかにした会計監査役のレポートに答弁している。首相は，政府の機能を徹底的に点検し「国会の信頼を回復する」ことを誓っていた（Yourk 2004）。彼は，カナダの国営企業の上層部を一掃すると述べている（LeBlanc 2004）。首相は強く感じたのであろうが，信頼の維持は，社会を構成する複雑なシステムを機能させるうえできわめて重要なものである（Gilbert 1998）。そして，医療はこうしたシステムのなかでも，最も重要なシステムの1つである。

医療システムにおける信頼

　バレマール・ロペス・デ・モラエス氏は39歳のブラジル人で，耳痛で地域のクリニックを受診した。ちょうどその日，クリニックではアルデマール・ロドリゲス氏の精管切除術が予定されていた。看護師が「アルデマールさん」を呼んだとき，バレマール氏は自分が呼ばれたと思い，返事をした。そして，彼に精管切除術が行われてしまった。彼は一連の手続きについて，質問したり抗議したりはしなかった。耳痛の背後に，何かもっと深刻な原因があったと考えたからである（Globe and Mail 2003, p.A14）。バレマール氏にとって，クリニックのスタッフである看護師や医師は，自分の悪いところを治すのに最善を尽くしてくれる専門職であった。彼はクリニックのスタッフがエキスパートであると考えて，質問すらしなかった。彼らに対する信頼は，目に見えないものだった。
　医療専門職に対するバレマール氏の信頼のレベルは，以前はほとんどの患者がもっていたような高いレベルのものだった。Charles Clark（2002, p.14）は，医療における信頼に関する著書において，「少し前までならば，医療専門職に対して信頼に関する問題は生じなかった。医師は患者から畏敬の念と信頼を得て，聖職者のごとく機能していた」と記している。
　専門職と患者との関係は，「信用 fiduciary」の関係である。「信用」とは，ラテン語の「fidere（信頼すること）」という言葉から派生している（Barber 1998）。信頼できるという期待が，不可欠であるようにみえる。つまり，人々の生命，健康，安全は，専門職が提供するサービスの影響を大きく受けている。
　医療システムにおいては，信頼が必要であることは明らかである。人は医師，看護師，検査技士，管理者，研究者，メーカーに自分を委ねなければならない。人は，外科的手技，滅菌，薬物投与，その他のあらゆる治療的介入が安全に行われるだろうと信じている。医療に関する質的研究において，ThorneとRobinson（1988, p.783）は，患者は「ケアを提供する専門職に，ほぼ絶対的な信頼をおいた」関係に入ることを見出している。バレマール氏は，耳痛が自分が考えている以上に深刻ではないかと心配はしたが，黙って治療に耐えた。彼のような患者は，そのシステムに入れば，コンピテンシーをもつ人々が自分に善意をもって接してくれて，少なくとも悪意などあるはずがないと信じている。

信頼に疑問が生じるまで,彼らは信頼し続けることになる。

米国・医療の質委員会 Medicine's Committee on the Quality of Healthcare in America (Kohn et al 2000) のレポートでは,1997年に起こった医療ミスによる死亡者数は,4万4,000〜9万8,000件と推定されている。この数値は,その年の交通事故死,AIDS,乳がんによる死亡者数より多いとされている(Rosenthal & Sutcliffe 2002)。

残念なことに,Thorne と Robinson の研究におけるすべての患者は,その信頼が打ち砕かれていた。患者らはいったん医療システムの仕組みがわかってしまうと,盲目的な信頼がいかに困難になるかということを述べている。もっとも,総体的には専門職の領域全般に不信を抱いていても,特定の医療専門職は信頼できると考えている人もいた。

医師であり倫理学者である Edmund Pellegrino (1991, p.77) は,医師は患者よりもお金に関心があるということを患者が知って以来,医療専門職への信頼がいかに低下してしまったかについて述べている。彼は,「信頼が警戒心に変わる」という状況を生じる問題として,医療ケアの商品化,非人格化,法律至上主義を挙げている。彼は,専門職も患者も自己防衛的な立場をとり,厳重な契約上の義務に関する詳細な説明に頼るような場合に,不信が起こると述べている。Farrell (2002) は,自分たちの医療施設の再編のときに看護師が経験した信頼,不信,裏切りについて述べている。彼女は,疲労,過重労働,混乱によって,通常の信頼関係が形成されることが妨げられ,不信が生じると指摘している。彼女と話をした看護師の1人は,自分に関係する仕事上の決定から自分が外されてしまったとき,いかに裏切られたと感じるかを話している。

コスト削減という医療組織の目標達成に対して圧力が強まるなかで,医療専門職は,患者に対する義務との間で葛藤を感じている (Caulfield 2002)。医療が商品とみなされるようになるに従って,「信頼の精神」は「市場の精神(つまり,医療も購入するときには注意しなければならないということ)」へと変わってしまった。自分を早く退院させるとその看護師はボーナスがもらえるということを知ってしまったならば,その患者は看護師を信頼できるようになるだろうか? Gail Mitchell (2002) は,市場価値と並んで研究の価値と優先性が信頼全般を損なっていること,「誰の利益が守られるのか?」という疑問が持ち上がっていることを指摘している。Mitchell は,患者が苦しんでいることを見出すためだけに,研究参加者が研究プロトコールに従って患者を登録しなければならないことに,重荷を感じている看護師がいることを記述している。Edson (1999) は,ピューリツァー賞を受賞した「Wit」という作品において,見事にこの問題をドラマ化している。また,「研究は誰のために行っているのか?」「医療組織の善意を信頼できるか?」という問題を取り上げた映画が注目されてもいる。「Wit」の登場人物である看護師は,組織の制約に看護師がいかに苦しんでいるか,また組織内で力をもたないことにより,看護師が患者の利益を守ることがいかに困難であるかを演じている。モラルに関する苦悩に関する研究は,この主張を支持している (Austin et al 2003)。

Mallick (2003, p.F3) は新聞のコラムのなかで,看護師からの匿名の投書によっ

て，医療システムの危機に関心をもったということを書いている。その投書は新聞読者に対して，「カナダの病院はひどいから，同伴者を伴わないで家族を病院においてきてはならない。あなたが一緒にいて家族の代弁者となり，与薬をチェックし，家族を清潔で心地よくしてあげなければならない」と警告するものだった。

　患者と家族は，思いやりのある行動があるかどうかによって，信頼したり不信感を抱いたりする傾向がある。ケア提供者は視線を合わせ，話を遮らずに聞き，患者が自分の状態について話すことに価値をおいている。このような行動が本物ではなく偽物であったとしても，信頼を育むうえではきわめて重要である（Buchanan 2000）。Hillel Finestone と David Contor（1994）は，医療の実習にロールプレイを取り入れるべきであると提案している。医師であり法学者である Gregg Bloche（2002）は，自分の母親の話（彼女はホスピスのよい患者であることを拒否し，治療に立ち向かった）を交えて，医療市場における信頼と裏切りに関する調査を行った。彼によれば，信頼の裏切りは蔓延しているのである。

看護師による信頼の研究

　医療において信頼することが困難になっていることが，看護師が信頼を研究するきっかけになっている。看護師は，信頼尺度を用いて信頼を研究している。広く使われているのは，心理学者 Rotter が開発した「対人的信頼尺度 Interpersonal Trust Scale（ITS）」（Rotter 1967）である。これは，個人・グループの言葉や約束が信頼できるかどうかの期待度を測定するものである。Rotter は，信頼は社会的学習に基づく心理的特性であると考えている。Distefano ら（1981）は，精神病院における患者満足度が Rotter の尺度の結果と相関することを示している。Beard（1982）は Rotter の尺度を用いて，対人的な信頼，人生における出来事と，拡張期血圧，BMI，運動のリスクとの間に，有意な関係を見出している。Luster（1984）はこの尺度を用いて，チームナーシングと患者ケアを調査しているが，有意な差がないことを明らかにしたうえで，結論として，Rotter の尺度は患者の看護師に対する信頼を測定できないと述べている。

　看護の研究者のなかには，特定の臨床の場における信頼について研究している人もいる。Trojan と Yonge（1993）は，訪問看護師と高齢患者にインタビューをして，信頼関係を形成するプロセスを検討し，看護師と患者が4つの段階を通過することを明らかにしている。すなわち，初期の信頼，結びつき，話し合い，支援である。Hams（1997, p.352）は，同僚看護師に信頼に関する考え方を聞くことによって，心疾患ケアの状況における信頼を研究している。看護師らの話に共通していることは，「友好的かつ，最低限の期待以上の看護ケアを提供すること」であった。Hams は信頼について，「それは，信頼した側あるいはされた側のいずれかの行動からもたらされるかもしれない不安定さを含みつつも，人や事柄を信頼する関係をもちたいという気持ちであり，その主たる

目的は両者にエンパワメントを提供することである」と定義している（Hams 1997, p.353）。Ham は信頼の先行要件として，信用性，コンピテンシーの認知，過去の経験，信頼される側の信頼に値する程度，リスク，よい結果の期待を挙げている。信頼の結果は，期待どおりの利益，予期しない結果，安定したあるいはさまざまなレベルの信頼の形成であった。

信頼は，Bricher（1999）の小児看護師の経験に関する現象学的研究でも扱われている。彼女は，看護師の子どもとの信頼の経験を記述して，看護師らは信頼を重要なものと受け止めていることを見出し，信頼の崩壊が全過程に決定的な影響を与えることを明らかにした。看護師らは，子どもと「信頼を維持していること（正直であること，何が起こっているかを知らせること，子どもを心から可愛がること，子どもに対して敬意をもつこと）」とともに，「気持ちを共有していること（引き離されないようにすること，タッチの技法を用いること）」を述べている。親が看護師と子どもの信頼関係を妨害する場合もあると述べた看護師もいた（例：「いい子にしないと看護師さんが注射しますよ」など）。親との信頼関係の必要性も認められた。「ほとんど認識されていないことは，信頼関係の脆弱さ，および信頼形成に費やされる時間と忍耐である」（Bricher 1999, p.11）。

Meize-Grochowski（1984, p.564）は，同僚看護師に対して信頼を定義するように求めているが，それらの定義に繰り返し出てくるテーマは「ある人・ある物に対する確信 confidence」であった。「頼りがい dependability」「一貫性」「予測可能性」という語も用いられていた。Johns（1996）は，あいまいな概念化に基づく看護文献における「信頼」や，他職種の研究における「信頼」に関する記述を調べ，看護師・患者関係と職場環境におけるそれを分析している。彼女は Walker と Avant（1996）のコンセプト分析法を用いて，信頼には過程があることを見出した。信頼は，過程としてはフィードバックを伴う一連の段階的モデルであり，帰結としては，ある時点における過程のなかの一場面（スナップショット）であった。Johns の過程モデルには 4 つの段階がある。すなわち，情報収集（コンピテンシー，信用性，関連のあるそれ以前の経験，リスク，利益の可能性に関する情報），意思決定，信頼関係（進んで脆弱性を受け入れること），信頼の帰結（最初の段階へのフィードバック）である。

Hupcey ら（2000）は，医療提供者に対する信頼の形成と維持に関する患者の考えを調べ，信頼の概念化をさらに進めている。彼らはグラウンデッドセオリー法を用いて，「期待に応じる」ことが信頼を形成・維持するための中心的なパラメータであることを見出した。患者に信頼について，そして医療に関して信頼あるいは不信を抱くことになった要因について語ってもらうことは難しかったが，大部分の人は入院時に，その施設とケア提供者に信頼感を抱き，退院時も同じ気持ちをもっていた。患者の臨床的な結果は，信頼にはあまり影響を与えていなかった。信頼はダイナミックなものであり，期待に添わず不信を抱きかけた人も，肯定的な相互作用を通して肯定的な方向に転じていた。この結果から Hupcey らは，信頼は一般化でき，単なる人間関係を超えること，さらに，信頼はシステム全体へと拡大できるという結論に至った。また，

Hupceyらの調査では，看護師は目立った働きをしていても，患者の目には不特定なケア提供者として映っていた。さらに，期待が達成されない患者は不信感をもち，組織の欠点に敏感になり，そのエビデンスをみつけようとしていた。Meize-Grochowski（1984）とは異なりHupceyらは，信頼は不安定な状態ではなく，頑強なものであるという結論を得ている。彼らの考え方が正しいとすると，病院などの組織に入ってくるときの現実的な期待が，患者の信頼を形成・維持するうえで特に重要であることになる。信頼とは，「他者の助けなしには達成できないとわかっているニードのために，他者の行動に自ら進んで頼ることである。信頼はニードの範囲内にのみ限定され，公然とあるいは陰でテストされている」（Hupcey et al 2000, p.240）のである。

Hupceyら（2001）は，研究チームに倫理学者Carl Mitchamを加えて，医学，心理学，社会学，看護学の領域にわたる信頼の成熟性に関する評価基準を用いて，それを詳細に検討している。その結果，信頼は学際的コンセプトとしては，科学的に不明瞭かつ未熟であると結論づけている。また，この分析に基づいて，信頼というコンセプトを成熟させるために，文献を用いたコンセプト開発の技法を利用している。彼らによる信頼の定義とは，以下のとおりである。

> 信頼は，他者の助けがなければ満たすことができないニードの明確化と，そのニードを満たすために他者に頼るときのリスクのアセスメントから生じる。信頼は，他者の行動に自ら進んで頼ることである。しかし，それはニードの範囲内に限定され，公然とあるいは陰でテストされる。信頼の成果は，信頼された人への期待と行動との間に，どのくらいの一致がみられるかの評価である（Hupcey et al 2001, p.290）。

近年，PeterとMorgan（2001）は，Annette Baier（1985, 1994）の研究に基づいて，看護倫理に対して，信頼という側面からのアプローチを検討してきた。彼らは，信頼関係は理想化することはできず，そのような関係のなかに本来的に存在している脆弱性や悪意（例：権力の乱用）の可能性を認識すべきことを強調している。彼らは，Baierのいう信頼や思いやりに基づいたアプローチを取り入れることによって，ケアや関与（コミットメント）といった中心的な価値を維持しつつ，政治的な要素に対処する方法が得られるだろうと結論づけている。

PeterとMorganは，信頼は看護学の領域では倫理的に何ら問題がないものとして概念化されていることを指摘している。司法精神医療の臨床教授として，「安全な環境」（Løgstrupによる特別な状況という考え方に合致する環境）における思いやりのある関係という複雑かつ矛盾する要求を満たすように，看護学生を指導するのは，私にとって困難な経験だった（Austin 2001）。信頼の深さや多面性は，法を犯した精神疾患患者に限定的な状況では，きわめて明確である。このような患者は，放火，殺人，レイプ，児童虐待などの重罪を犯した人であるかもしれない。看護師は，治癒や変容と同時に，拘置されているという点からも，専門職としての責任を意識しなければならない。学生が信頼を，

単純かつ一次元的なコンセプトとして捉えていれば，こうした問題に対処するうえではさらに困難を感じるだろう。人間であるということの本質的側面をより深く理解できるように学生を指導しなければ，教育は失敗に終わってしまうだろう。

　看護師であるということは，ある意味で倫理的な責任を伴っている。われわれは信頼できる方法で，人々にとって最善の利益となるように専門の知識とスキルを用いることを明らかにしている。看護職には，人々の信頼に基づいて，自分を規制する特権が与えられている。すなわち，これによって看護職は，専門職になるための基準を設定し，実践を管理する基準を作成・モニタリングすることができる。この特権にふさわしいものとなるために，われわれは信頼に関する事実と価値を，常に意識しなければならない。そしてそのことが，われわれ自身のなかにおいて，患者や同僚との関係において，さらに医療施設において，表現されなければならない。信頼を理解するための研究は，かなり進んでいる。しかし，信頼がわれわれの日常的なあり方を形成してくれる方法を自分のものとするためには，まだ多くのことを学ばなければならないだろう。

訳注

* 1　Reality TV：素人出演者たちが直面する物語や体験を楽しめるテレビ番組。
* 2　Survivor：米国CBSのゲーム番組。出演者が集団で無人島やジャングルなどでサバイバル生活を行い，投票で1人ずつ脱落者が出る。
　　Big Brother：至る所にカメラがセットされた家で十数人の男女を生活させ，その様子を放送する番組。不人気投票で1人ずつ脱落者が決まり，最後まで残った人が賞金を獲得する。
　　The Weakest Link：8人の回答者による勝ち抜きゲーム番組。回答者は1ラウンド終わるごとに，自分たちのなかから最も貢献していないと思われる人を1人ずつ投票し，追放する。最後まで残った人が全賞金を獲得する。
　　これらの番組はいずれも，自分たちのなかから1人ずつ脱落者を追放して，最後に勝ち残った人が賞金を獲得するという番組である。

文献

Austin W 2001 Relational ethics in forensic psychiatric settings. Journal of Psychosocial Nursing 39: 12–17

Austin W, Bergum V, Goldberg L 2003 Unable to answer the call of our patients: mental health nurses' experiences of moral distress. Nursing Inquiry 10: 177–183

Baier A 1985 What do women want in a moral theory? Nous 19: 53–65

Baier A 1994 Moral prejudices: essays on ethics. Harvard University Press, Cambridge, MA

Barber K (ed) 1998 The Canadian Oxford Dictionary. Oxford University Press, Oxford

Bauman Z 2003 Postmodern ethics. Blackwell, Oxford

Beard MT 1982 Trust, live events and risk factors among adults. Advances in Nursing Science 4: 27–43

Bloche G 2002 Trust and betrayal in the medical marketplace. Stanford Law Review 55: 919–954

Bok S 1978 Lying: moral choice in public and private life. Pantheon Books, New York

Bricher G 1999 Paediatric nurses, children and the development of trust. Journal of Clinical Nursing 8: 451–458

Buchanan A 2000 Trust in managed care organizations. Kennedy Institute of Ethics Journal 10: 189–212

Canadian Nurses Association 2002 Code of ethics for registered nurses. Canadian Nurses Association, Ottawa

Caulfield T 2002 Malpractice in the age of healthcare reform. In: Caulfield T, von Tigerstrom B (eds) Health care reform and the law in Canada: meeting the challenge. University Press of Alberta, Edmonton, Alberta

Clark C 2002 Trust in medicine. Journal of medicine and philosophy 27: 11–29

Craine W 1980 Theories of development: concepts and applications. Prentice-Hall, Englewood Cliffs, NJ

CNEWS 2004 Poll released on trustworthiness. CNEWS 15 February

Distefano MK, Pryer MW, Garrison JL 1981 Clients satisfaction and interpersonal trust in the communication process. Psychological Bulletin 68: 104–120

Edson M 1999 Wit. Dramatists Play Service, New York

Farrell M 2002 Trust during times of turbulence: three nurses' perspectives Nursing Administration Quarterly 26: 20–25

Finestone H, Conter D 1994 Viewpoint: acting in medical practice. Lancet 344: 801–802

George GB (ed) 1995 Nursing theories: the base for professional practice, 4th edn. Appleton & Lange, Norwalk, CT

Gift A 1997 Clarifying concepts in nursing research. Springer, New York

Gilbert T 1998 Towards a politics of trust. Journal of Advanced Nursing 27: 1010–1016

Globe and Mail 2003 Valemar and Aldemar. The Globe and Mail 22 August: A14

Govier T 1998 Dilemmas of trust. McGill–Queens University Press, Montreal, Quebec

Hams SP 1997 Concept analysis of trust: a coronary care perspective. Intensive and Critical Care Nursing 13: 351–356

Hupcey J, Penrod J, Morse J 2000 Establishing and maintaining trust during acute hospitalizations. Scholarly Inquiry for Nursing Practice 14: 227–242

Hupcey J, Penrod J, Morse J, Mitcham C 2001 An exploration and advancement of the concept of trust. Journal of Advanced Nursing 36: 282–293

Johns J 1996 A concept analysis of trust. Journal of Advanced Nursing 24: 76–83

Kaplan HI, Sadock BJ 1998 Synopsis of psychiatry: behavioural sciences/clinical psychiatry, 8th edn. JB Lippincott, Baltimore, MD

Kohn LT, Corrigan JM, Donaldson MS (eds) 2000 Committee on Quality of Health Care in America, Institute of Medicine. To err is human: building a safer health system. National Academy Press, Washington, DC

LeBlanc D 2004 Martin's housekeeping sweeps out the BDC Vennat. The Globe and Mail 13 March

Levering B 2002 The language of disappointment: on the language analysis of feeling words. Phenomenology and Pedagogy 10: 38–52

Lewis JD, Weigert A 1985 Trust as a social reality. Social Forces 63: 967–985

Løgstrup K 1997 The ethical demand. University of Notre Dame Press, Notre Dame, IN

Luhmann N 1979 Trust and power. John Wiley, New York

Luster D 1984 The effects of nursing care system on trust development. Unpublished Master's thesis, University of Nevada, Reno, NV

Mallick H 2003 Dear Doctor: you call this health care? The Globe and Mail 8 November

Meize-Grochowski R 1984 An analysis of the concept of trust. Journal of Advanced Nursing 9: 563–572

Mitchell G 2002 Self-serving and other-serving: matters of trust and intent. Nursing Science Quarterly 15: 288–293

Mitchell A 2003 Alberta researchers reeling from grizzly bear slaughter. The Globe and Mail 26

July

Mulen C, Cryderman K 2003 Esks save woman as two jump to flee highrise fire: fatal fall, miracle catch. Edmonton Journal 23 September: A1

O'Neill O 2002 A question of trust. Cambridge University Press, Cambridge

Pellegrino E 1991 Trust and distrust in professional ethics. In: Pellegrino E, Veatch R, Langan J (eds) Ethics trust and the professions. Georgetown University Press, Washington, DC

Pellegrino E, Veatch R, Langan J (eds) 1991 Ethics, trust and the professions: philosophical and cultural aspects. Georgetown University Press, Washington, DC

Peter E, Morgan KP 2001 Explorations of a trust approach for nursing ethics. Nursing Inquiry 8: 3–10

Piraro D 2003 Bizarro. The Globe and Mail 22 August

Rotter J 1967 A new scale for the measurement of interpersonal trust. Journal of Personality 35: 651–665

Rosenthal M, Sutcliffe K (eds) 2002 Medical error; what do we know? What do we do? Jossey-Bass, San Francisco, CA

Skeat W 1993 The concise dictionary of English etymology. Wordsworth Reference, Ware, Hertfordshire

Solomon R, Flores F 2001 Building trust in business, politics, relationships and life. Oxford University Press, Oxford

Sztompka P 1999 Trust, a sociological theory. Cambridge University Press, Cambridge

Thatcher VS, McQueen A (eds) 1984 The new Webster encyclopedic dictionary of the English language. Avenel Books, New York

Thomas L 1996 Becoming an evil society: the self and strangers. Political Theory 24: 271–294

Thorne S, Robinson C 1988 Reciprocal trust in health care relationships. Journal of Advanced Nursing 13: 782–789

Trojan L, Younge O 1993 Developing trusting, caring relationships: home care nurses and elderly clients. Journal of Advanced Nursing 18: 1903–1910

Ulrich B 2001 A matter of trust: public continues to regard nurses highly in honesty and ethics. Newsweek 17 December

Walker L, Avant K 1995 Strategies for theory construction in nursing, 3rd edn. Appleton & Lange, Norwalk, CT（中木高夫，川崎修一訳：看護における理論構築の方法．医学書院，2008年）

Weber LR, Carter AI 2003 The social construction of trust. Kluwer Academic/Plenum Publishers, New York

Williams B 1985 Ethics and the limits of philosophy. Harvard University Press, Cambridge, MA

Yourk D 2004 Ottawa will never be the same, Martin vows. The Globe and Mail 17 March

21 「脆弱性」のコンセプト分析

Jude A. Spiers
（新田静江 訳）

編者による解説　331
はじめに　332
第一段階：コンセプトの理論的解明　333
第二段階：骨格となる枠組みの構築　340
結論　345

編者による解説

　　　　看護師は自分の看護のキャリアにおいて，「脆弱な人」と呼ばれる人に直面することが多いだろう。医療倫理に関係する文献をざっと検索しても，ある種の人々（および，このグループに所属する個人）が「脆弱 vulnerable」と呼ばれていることが示されている（例：小児）。さらに，ある種の人々は，ある状態に陥った結果として，「脆弱」と呼ばれている（例：認知機能障害のある人）。しかし，本章で述べられているように，人は特定の集団や文化に属していて，あるいはある種の生活経験に出会っていることから，その人に対して「脆弱性 vulnerability」という固定的な状態を考えるということは，有益な概念化であるとはいえないように思われる。つまり，このような概念化では，脆弱に関する個人的な性質を説明できないからである。本書で検討した多くのコンセプトと同様に，脆弱性は一般的な世界観が有する先入観に基づいて，暗黙の意味をもっている語であるといえる。ほとんどの場合，この語の意味は素人的な定義から引き出されたもので，危害や危険の可能性に関するものである。厳密に検討すると，「脆弱性」は幅の広い意味，観点，適用を有していて，たとえば統計的な発症率や感度から，実証的な現象にまでわたっている。

　　　　人はしばしば，自分が脆弱だと必ずしも感じていなくても，多くの人によって「脆弱な」状況にあるとみなされる可能性がある。編者の1人は，このような状況に遭遇したことがある。多くの場合，それは自分が山登りやロッククライミングを行っているときで，自分は身体的に極度に疲労し，脆弱な状況にあるとみなされていると思われる。しかし自分は，こうした状況にあって集中の感覚や楽しさの感覚は感じても，自分が脆弱であるとは感じてはいない。患者は実際には脆弱な状況にあるかもしれないが，しかし洞察や情報に欠けているかもしれず，したがって，自分としては特に脆弱であるとは感じていないかもしれない（例：心筋梗塞後1日目に離床したいと主張する患者）。

明らかになりつつあることは，脆弱性を恣意的にアセスメントすることは，適切な看護ケアを十分に行ううえでほとんど役に立たないということである。さらに，脆弱性のアセスメントには，患者が自分自身を脆弱だと感じる意識が含まれなければならない。本章にはさまざまな問題が内在していて，たとえば，自分を脆弱だと感じている人と協働するために，看護師がもつべきスキルや能力といった問題も含まれる。こういった実践を実証するいくつかのエビデンスをわれわれは有しているものの（例：支援が信頼と安全の感覚をつくりあげること），さまざまな状況において看護師がこれをどのように支援できるかについては，明らかではない。すべての脆弱な患者を支援する唯一の「最良」の方法は，ありそうもないようにみえる。脆弱性の個人的な性質を考えれば，おそらくはどのような「介入」にも個別的なアプローチが求められるだろう。

はじめに

「脆弱性 vulnerability」という考え方は，看護師が専門的な仕事において日常的に使用している本質的なコンセプトである。われわれは，患者やクライエントの脆弱性を感じとり，尊重することに注意を払っている。われわれは，特定の環境や社会的リスク要因に特有の集団において脆弱性があることに気づいている。時にわれわれは，患者，家族，同僚との困難かつ複雑な人間関係，交流，治療的介入に対処するなかで，自分自身の脆弱性を認識することさえある。脆弱性に関しては多くの論文があり（Rose & Killien 1983, Chenitz 1989, Aday 1993, Lessick et al 1992, Phillips 1992, Savage & Conrad 1992, Stevens et al 1992, Demi & Warren 1995, Rogers 1997, Rogers & Henson 1997, Spiers 2000），また脆弱性に関する研究を特集した2つの看護雑誌（Western Journal of Nursing Research volume 14, issue 6（1992），Journal of Perinatal and Neonatal Nursing volume 6, issue 3（1992））があるにもかかわらず，「脆弱性は看護の基盤にある重要なコンセプトである」という合意以上の特性または要素に関しては，ほとんどコンセンサスが得られていない。

日常会話のなかでの一般的な言葉として，脆弱性に意味の幅があることは当然である。しかし，一般的な用語には科学分野で必要な構造がしばしば欠落していて，さらに科学的に使用するためには日常の使用法と区別される必要があるが（Aday 1994），これは看護分野でも同じである。専門領域においては，脆弱性の危険性に関して客観的な視点と主観的な視点が一致していない場合，脆弱性というラベルを貼られた人に対しても，また看護サービスの組織に対しても，否定的な意味や帰結が生じうるということが，徐々に明らかになりつつある。

本章では，Morse（Morse 2000）のアプローチを使って脆弱性のコンセプトを検討した。このアプローチを用いつつ，ビデオテープを活用した当事者の主観的経験や認識を重視する質的行動学を使って，医療における人間関係の脆弱性を探究するために，骨格となる枠組みを構築した（Hupcey et al 2000）。こ

のプロジェクトは，なおもある要素は不明瞭ではあるものの，コンセプトを成熟へと導きつつある。

第一段階：コンセプトの理論的解明

　脆弱性のコンセプトが私の探究の焦点となったのは，私の初期の仕事において，何らかの形での脆弱性が，重要ではあるがあいまいなコンセプトとして，出現し続けていたからである。たとえば，信頼と尊重という概念の基礎には，個人の脆弱性という考え方を認めることがあり，脆弱性を尊重することは，看護師・患者の人間関係を築くうえで重要な要素であった。しかしながら，人間同士の交流のなかで脆弱性がどのように認識，構築，反応されているかに関しては，理解されていなかった。「信頼」といった交流における他の基本的なコンセプトと同様に（Morse et al 2002），脆弱性は交流または人間関係の1つの構成要素としてのみ扱われているようだった。つまり，1つのコンセプトとしては，はっきりと定義されていなかったのである。コンセプトの解明では，ケアを行う職業において脆弱性という語がどのような意味をもっていたか，またそれがどのように用いられたかを検討する必要がある。人間の条件との関連において，脆弱性という言葉に焦点を当てた文献のみを，選択することとした。

　すぐに明らかになったことは，その言葉には「素人的な」意味が多く含まれているということであった。たとえば，それは「リスク」や「危害」という言葉と互換的に使用されていた。また，さまざまな視点から，さまざまな文脈において使用されていた。さらに，多くの人々を全体として考えることにも，個人の人間関係の性質に関しても，利用されていた。しかしながら，職業的な視点からみた定義や構造的特徴に関しては，ほとんど合意が得られていなかった。文献は総体として，量的には十分であり，質的にも適切なものであったが，各職種が合意できるような内容へと十分に統合されたものは存在しなかった。したがって次の段階は，文献の批判的分析によって脆弱性を概念的に解明することであった。

コンセプトの解明

　ここでの目標は，データや文献に批判的な疑問を呈することである。私は文献をデータとして利用し，最初に批判的な疑問を利用してプロセスを導こうとした（Schwartz-Barcott & Kim 2000）。
- 脆弱性のさまざまな視点とは何か？
- どの職業的な視点が明白か？
- 脆弱性に本質的な性質とは何か？
- 脆弱性のさまざまな側面とは何か？
- 脆弱性はどのように同定されるか？
- 脆弱性は客観的現象か，あるいは主観的現象か？

- 医療の供給におけるニーズと平等性の決定において，それはどのような役割を果たすか？
- 個人の外的文脈および内的ニードのバランスは，どのようにして脆弱性の決定と経験に影響するか？
- リスクと脆弱性の関係とは何か？
- 集団としての脆弱性，および個人としての脆弱性にはどのような意味があるか？
- 脆弱性は一方向的か，双方向的か，相互関係的か？ そして，それは誰が決定するのか？
- 脆弱性にはタイプや種類があるか？
- 脆弱性はどのように現れるか？ また，どのような効果をもつか？（Spiers 1999）

このプロセスには，各職種の視点を考察することとともに，文献の個別的な分析が含まれる。比較と対比を継続的に用いるプロセスによって，脆弱性のさまざまな概念化の基盤にある仮定や要素を明らかにするとともに，そのコンセプトの構造的な特徴を明らかにした。

脆弱性の起源

脆弱性の一般的な意味は，ラテン語の「vuln-（傷）」という語源から生じている。脆弱性は「脆弱な状態，または質」と定義されている（Brown 1993）。「脆弱な」という意味は，「身体的または感情的に害を及ぼされること」，そして「特に侵害や攻撃によって被害または危害を受けること」（Rogers 1997）である。この定義は，2つの可能性を含んでいる。1つは被害の感受性と可能性，もう1つは潜在的な被害の状態，知覚，感覚である。脆弱性の決定は，アセスメントが客観的に得られたのか，主観的に得られたのかによって区別される（Rose & Killien 1983）。客観的アセスメントは，その人を実際にあるようにみるが，主観的アセスメントは自己概念から引き出される。これらは，危害の同定に対する2つの異なるアプローチを示している。すなわち，傾向やリスクを外的または「エチック etic」（客観的・科学的）に観察すること（Stevens et al 1992），脅威を内的または「エミック emic」（主観的・解釈的）に経験することである。これは，脆弱性の不可欠な意味を明らかにして，このような評価の立場こそ，脆弱性の本質的な意味を明らかにするようにみえ，また，関連するコンセプト，たとえばリスクというコンセプトを除外するうえで有益である。

傾向やリスクの外的評価

一般的に「脆弱性」は，被害を受けやすい傾向を意味するために用いられ，そこには被害の可能性に関する仮定が内在されている（MacMullen et al 1992, Demi & Warren 1995）。**別の言い方をすると，脆弱性はリスクがある状態と同**

じ意味である。ある集団は，その他大多数の集団に比べて，「社会経済的状況，マイノリティの状態，その他の社会的烙印を押された状態」によって健康状態に関して大きなリスクを負っているときに，脆弱であるとラベル付けされる (Demi & Warren 1995)。脆弱であるとしばしば定義されるグループには，高齢者，胎児，小児，貧困者，慢性疾患をもつ人，マイノリティの人，さらには受刑者，亡命者などがある (Saunders & Valente 1992)。エチックな視点はその起源を疫学にもち，脆弱性を人口統計的な性質を基盤として定義している。つまり，特定の個人やグループに，健康問題や社会問題が相対的に発生しやすいと考えるのである (Demi & Warren 1995)。一般的にこれらの特徴が指しているものは，社会的に大きく依存することが必要とされる「不足」である (Ferguson 1978)。たとえば人口統計的な特徴に基づいた場合，高齢者は転倒などの被害リスクが高くなる。

　エチックな視点は，以下の3つの仮定に基づいている (Ferguson 1978)。
- 脆弱性は，社会的に望ましい方法で適切に機能できない人のことを表す。
- 機能は規範的な社会価値に基づいていて，それゆえに被害は客観的にアセスメントできる。
- 社会的に認められた介入が必要であり，望まれている。

　特定の社会の価値が，機能障害の性質を決定する。たとえば，多くの西洋の社会では，自立と自給自足の価値を認めている。これに従えば，ホームレス，精神障害，貧困者，障害者，虚弱高齢者に共通する特徴には，自給自足の不足がある。移民あるいはマイノリティ集団もまた，主流の文化のなかで自律的に機能することができなければ，不足の状態にあるとみなされるかもしれない。この場合，原因は主流の社会制度にアクセスすることを妨げる言語の問題や，価値の問題に存在するかもしれない (Muecke 1992)。他の文化では，自立や自給自足が規範的なものとして価値を認められていないことも，十分にありうる。したがって，こうした同じグループであっても，脆弱であるというラベルを貼られることはないだろう。

　しかしながら，機能の不足に関する同定は一般的に，社会的介入のための十分な原因にもならなければ，脆弱性というラベルを貼ることにもつながらない。そこでは，介入の必要性，および依存的とみなされる人の権利と自律性に関して，バランスが保たれていなければならない (Ferguson 1978)。つまり，どのような個人または集団を脆弱と決定するか，さらに介入の必要性の決定をするかを定めるためには，客観的な被害の状態が必要なのである。これは，社会における権威者，専門家，さらに介入を正当化する危機的状態 endangerment のレベルの法的な定義によって行われる。こうした定義は，より大きな社会と比較した場合の，その特殊な集団が有する相対的なリスクに基づいている。

　客観的な被害について言及する場合，危機的状態という言葉が一般的に使用されている。これは，危険の客観的決定という理想と，そのような危険を最小化する社会的責任を統合しようという婉曲的な表現であるといえる。たとえば小児は，栄養的に脆弱で，国際的基準と比較に基づいて，年齢，体重，身長な

どの要素に基づいた栄養学的介入のニーズがあるとみなされる（World Health Organization 1983）。介入は，危機的状態または客観的被害の脅威が証明される場合に，正当化されている。

　第三の仮定は，客観的に判定できる基準に関連した不足，または危機的状態のアセスメントに基づいた場合，介入は社会的に承認されるという考え方である（Rogers 1997）。社会におけるある種の集団は，規範的な社会的機能とニードという仮定に基づいて，リスク状態にある人を決定することに関して，特に承認されている（Ferguson 1978）。**これらの仮定が示しているのは，脆弱さの定義とは危機的状態，機能的な能力，介入に対する社会的に承認されたニードなどを外的に判断することによって，潜在的または現実的な被害に関する相対的なリスクを普遍的に提示できる，というものである。**リスクは計測可能なものであり，したがって，それを超えた場合に個人が健康に関連する不足を生じやすいという閾値を，規範的に定義することができる（Lessick et al 1992）。

　脆弱性が相対的なリスクとして定義される場合，それは，病理学と疾患という生物医学の視点が支配的な疫学的な枠組みのなかに位置している（Lessick et al 1992）。これらの仮定は，相対的リスクとしての脆弱性に関する多くの特性を示す。

- 危機的状態：機能を阻害し，その人を客観的な被害に関して相対的に高リスク状態におく内的または外的な脅威，明らかになった要因，傾向を意味する。
- 機能的能力：脅威に対処する能力，および機能における不足を代償する能力を意味する（Ferguson 1978）。相対的なリスクの連続性に基づく個人の立場は，これら2つの定義的特性のバランスを表す。脆弱性は，規範からみた内的・外的な不足の頂点であって，これにより人は疾患にかかりやすくなる。
- 被害の可能性の増大に関する外的な認識：個人が自分の脆弱性を意識することは，脆弱性のラベル付けには不適切である。客観的なアセスメントの必要性があるからである（Ferguson 1978）。
- 観察可能で測定可能な行動：人間の機能は脆弱性を表すものと考えられる。なぜならそれは，危機的状態と能力のバランスまたはアンバランスを反映するからである。機能的に効果的な行動とは，その人が環境の調整に成功することを意味している。非効果的な行動は，資質と傾向のアンバランスを意味している（Lessick et al 1992）。したがって，被害の可能性に関するアセスメントは，個人の認知によって行われるのではなく，大きな集団におけるさまざま行動との規範的な比較によって行われる。感情的脆弱性は，脆弱性の決定的な要素というよりも，ともに変化するか介在するものと考えられるかもしれない（Aday 1993, 1994）。
- 普遍性：すべての個人は，潜在的にリスク状態にある。個人の閾値は柔軟であるから，脆弱性の度合いはダイナミックに変化する。脆弱性は，被害が可能的であることを超える諸要素の閾値を意味する。しかしながら脆弱性は，二分的な状態になる傾向がある。個人または集団は，客観的な被害の基準に基づいて，脆弱か脆弱でないかといういずれかの状態になっている。これらのカテゴリーの内部では，個人は同質的なものと仮定されている（Phillips

1992)。

脆弱性へのエチックなアプローチの限界

「脆弱性とは危機的状態の標準的リスクよりも高い状態である」という考え方は，社会政策において一般的に用いられている。これにより規範的な基準を決定することが可能になり，人口をベースにしたリスク予測が可能になる。しかしながら研究者は，規範からみた不足という点から捉えられた脆弱性は，個人の健康の結果を予測するうえでは不適切であると報告している（Werner 1996）。それは，看護にとって関心のある現象を説明するうえでは不適切であり，これにはたとえば，不足と能力のバランスという考え方が簡単には当てはまらない中毒といった現象が含まれる（Muecke 1992）。エチックなアプローチは，脆弱であるとエチックにラベルを貼られた人が自ら，健康，脅威，QOLを概念化することを許さない。というのも，そこでは主観的視点は許容されず，専門家による「客観的な」評価だけが許容されるからである。脆弱性へのこのようなアプローチは意図せずして，強さや経験の質よりも機能的な不足を重視する固定観念に基づくグループ化の原因となっている。公的な資源にアクセスするために，人はしばしば，自分を依存的にする何らかの弱さをもった，ある集団のメンバーとして，自分自身を規定しなければならない。

たとえば個人的な特性，行動，遺伝傾向など，個人のなかで生じている脆弱性によってその人が環境から分離されることは，個人のコントロールを超えた環境的な危機的状態があるということを軽視している。そこには，脆弱な人をつくってしまう社会的構造の構築や，状況の維持を非難するというよりも，「被害者を非難する」という傾向がある（Stevens et al 1992）。最終的に，ニードと介入の視点がその状況を評価する人，およびその状況を経験する人との間で異なる場合に，介入する権利が問題を生じる。しばしば，介入が必要であるとみなされる人は，これらの介入に関して決定する力を有していない。彼らが支援が必要と知覚するかどうかは，問題にならないのである。

看護は，苦悩している人々を支援するという社会的な承認を得ている（Morse 1997）。しかしこの権限は，父権主義的な原理というよりは，促進と協働という原理によって概念化されている。現代の看護研究者はクライエントの支援に関して，外的に決定された介入をクライエントに押しつけるのではなく，クライエント自身の知覚と現実を明らかにすることを提唱している。しかし，人と環境との間に恣意的に境界線を引くことは，それらの相互的な関係を探究するうえで有益ではないと認識されているにもかかわらず，エチックな視点はなお，看護の多くの部分で採用されている（Lessick et al 1992, Rogers 1997）。看護の文献において公衆衛生や疫学が優先されていることは，この1つの説明である。しかし，脆弱性のエチックな視点の基盤にある諸仮定は，現代の人間的看護のイデオロギーとは一致しない。脆弱性のエチックな視点は，より正確には，相対的なリスクとして定義される。この言葉には，それが生じたところの疫学的視点が認められるのである。

被害の脅威と恐怖を経験する状態

　　　脆弱性を被害の脅威や恐怖を感じる状態として定義した看護の学者は，ほとんど存在しない（Black & Weiner 1992, Rich 1992）。脆弱性を実証的なQOLと考える根拠は，「脅威のある環境において守られておらず，被害を負いやすい状態にあるという個人の経験」（Stevens et al 1992, p.758）にある。このアプローチにおいて脆弱性は，その人の統合性に困難をもたらすような被害にさらされるという経験に基づいている。この視点は脆弱性を，心理社会的・文化的な文脈において捉える。脆弱性をその人によって経験される困難とみることのメリットは，脆弱性をその人のジェンダー，社会経済的状態，人種，婚姻状況，健康状態，職業などの必然的な帰結として捉えることが避けられることにある（Stevens et al 1992）。これによって日々の生活の現状が焦点化され，より幅の広い視野をもつことが可能になる。

エミックに定義される脆弱性の基盤にある仮定

　　　エミックな脆弱性に関する第一の仮定は，脆弱性とは生きた経験として現れるということである。脆弱性を定義するのは個人であって，個人はそれを自分に対する困難，およびそのような困難を耐えるために利用可能な資源を自分で認識，洞察することによって行う。これらの認識はその源を，実行力や機能に関して社会的に決定された価値にもっているかもしれないが，それらは常に，個人の価値観と現実というフィルターにかけられている。人は自分がリスク要因をもっていると「理性的に」考えているものの，自分の統合性のある部分が脅やかされないかぎり，そしてその脅威に対応する能力をもっていないと認識しないかぎり，人は脆弱性を経験することはない。

　　第二の仮定は，人は自分自身の感覚，私的な自分と公的な自分という感覚をもっているということであり，それらは客観的なものとして，独特な形で知覚されているということである。人は自分自身，および自分の主観的な経験を想像する認知的な能力をもっている（Morse 1997）。エミックな視点の第三の仮定は，脆弱性は普遍的なものであるということである。これは，個人においてリスクが集積するということではなく，統合性のある側面への挑戦に関する危険性のリスクは，人間の実存的な条件であるということを意味する。第四の仮定は，脆弱性はQOLと同様，それを経験する人の視点からのみ決定されうるということである（Parse 1996）。**脆弱性は，当事者の視点から決定されるべきものであり，測定可能なものではない。**

エミックな脆弱性の特性

　　　エミックなアプローチにおいて，脆弱性はまず，次の4つの特性を有している。
- 統合性 integrity

- 挑戦 challenge
- 行動の能力 capacity for action
- 多面性 multidementionality

　「統合性」は，その人の生活の多様な側面における健やかさの感覚を意味する。統合性に困難が生じるのは，概念化を妨げる可能性がある何かがある場合である。人は，個人のレベルだけでなく，カップル，家族，地域住民というレベルにおいても，独特の統合性の感覚をもっている。
　エミックな脆弱性の第二の特性は，「挑戦」である。脆弱性は，適切に反応する能力に確信がもてない状態で，健全性に対する挑戦を知覚した場合に経験される。挑戦は，反応を必要とするある種の力の知覚を意味し，さらに，潜在的な成長性も意味している（Phillips 1992）。これは必ずしも否定的なものではなく，否定的な脅威と短絡的に考えるべきではない。
　第三の特性である「行動の能力」は，挑戦への忍耐や対処に関して，個人が知覚している能力を意味する。「強さ」「資質」「機能的能力」などの語は，ここでは的確ではない。行動の能力は資源，強さ，資質から引き出されるものだが，基準の強制というよりは，個人によって知覚された能力である。
　第四の特性である「多面性」は，脆弱性は各自，各経験でさまざまに異なるという事実を反映している。脆弱性の経験は，複数的，同時的，累積的なものであるかもしれない。その経験に共通している要素は，挑戦の存在である。統合性へのさまざまな側面に対するさまざまな挑戦があるとすれば，個人はこれらを個人に生じたこととして，また累積的で無差別的な全体として経験するかもしれない。しかしながら，ここで特記すべきことは，脆弱性の全体的なレベルを評価することではなく，統合性のどの側面に挑戦が生じたかを同定することである。
　さらに，第五の特性は，「力 power」である。これは，挑戦が行動を促すまたは抑える程度，あるいは，その人が変化への可能性を知覚する程度，ということができる。力は特に対人的な人間関係において重要であるが，これは力の差が，一方の人の脆弱性を表現する能力を妨げるからである。力の知覚は各自で異なる可能性があり，これによって，脆弱性はさまざまな経験をもたらしている。
　第六の特性は，人がもつ統合性の感覚への脅威は，「普遍的経験 universal experience」だということである。この場合ももちろん，対人的な人間関係において，脅威やそれにかかわる自己の要素は，各自で異なっている。

脆弱性へのエミックなアプローチの意味

　エミックな視点からみて脆弱性は，年齢，ジェンダー，教育といったあらかじめ決められた数値やカテゴリーによって定義されない。リスクはなお，脆弱性をエミックに経験することに関係しているかもしれないが，重要なことは，そのリスクの個人的な経験である。生活経験の要素にかかわる脆弱性が，健康

と疾病への直接的な影響を見定めることを，いっそう難しくしている。むしろそれはQOLの要素として，間接的または隠れた帰結をもたらすかもしれない。エミックな視点が提供するのは，人は日常における複数の挑戦をどのように統合・管理するか，さらに，挑戦に優先度をつけ選択的に対処することがQOLにおいてどのように現れるか，といったことを理解する枠組みである。看護は対人的なレベルにおいて最も多く行われるのであるから，脆弱性を統合性への経験された脅威と捉えることは，最も生産的なアプローチであると思われる。

第二段階：骨格となる枠組みの構築

次の段階は，コンセプトをより明確にするためにフィールドワークを行うことである。フィールドワークの段階での私の目標は，実証的な観察を続けることで，コンセプトを洗練させることであった。私の興味は，看護における対人的現象としての脆弱性であったため，脆弱性が最も現れやすい場所および参加者を選んだ。すなわち，在宅看護である（研究の詳細はSpiers 2000を参照）。この研究は，Bottorff (1994)によって記述されているビデオテープに基づく研究のための質的行動学の方法に基づいていて，看護師・患者10組に対して綿密な観察と質問を行っている。行動パターンを同定する帰納的段階においては，分析に先立って，「脆弱性は看護の相互作用における，看護にとっての関心事として生じる」という仮説を立てた。分析を進めるなかで，脆弱性を個人の統合性の感覚に対する双方向の，または一方向の挑戦として表すために，この仮定は絞り込まれることとなった（Spiers 2000）。

結果

脆弱性の例の同定，脆弱性への対応，相互作用の成果が，在宅ケアにおいて起こっていることを層的に解釈する分析を進めるなかで，明らかになった。まず私は，脆弱性の可能性とそれを伝達する方法が生じている対人的な文脈の種類を同定する必要性を感じた。看護師と患者は，明確に定義された看護ニーズにともに立ち向かっていた（例：教育，観察，創傷ケア，アセスメント，ケア提供者の支援など）。その相互的な交流では，協働的な作業が強化されるという文脈が形成されていた。**脆弱性は，これらの文脈に現れた相互作用的な現象であった。**

脆弱性に関するこのような対人的な文脈は相互依存的なものであり，それらの文脈は看護師と患者の交流において，さまざまなレベルで機能していた。それらは，目標，または目標に至る方法のいずれかであると思われた。たとえば，看護師と患者は，本当に「好き」というのとは異なった形で，親密な人間関係を深めるために積極的に働きかけているようだった。あるいは，親密さは別の目標に到達するための手段であった。その目標とはたとえば，友好的な人間関係を築くことであり，これによって各自は他者の誠実さを認識し，患者の状況

表21.1　訪問看護師・患者の相互作用における人間関係の文脈

文脈1：なわばり意識	これには，ケア提供活動を促進するために，患者の自宅において公的な空間を共有するための話し合いが含まれる。
文脈2：安寧と進歩の知覚	ここでの目標は，患者の安寧と治療計画に関する現在の状態，および目標とする状態について，意味のある合意を形成することである。
文脈3：友好的で協働的な人間関係の構築	看護師・患者関係は，治療的人間関係が境界となる協働の友好的感覚を構築，維持している。この人間関係において，各自はケア提供活動の直接的な必要性を超えて，他者の個別性を認識するのである。このことが，治療的に推進される誠実性と有効性の感覚を育んでいた。看護師は患者の状況に関するこのような知識を，ケアを個別化するために使用していた。一方の患者はその知識を，繊細な問題が生じたときに対処するために，そして自分の感謝（や他の問題）を表現するために使用していた。
文脈4：役割期待の同時性	看護師と患者は，異なったタイプの専門性と知識をもっていて，両者とも，役割の境界と専門性を認識，構築する必要性を感じていた。また，それらの役割のなかでの行動を評価する必要性も感じていた。このことは，ケア提供の選択における相対的な自律性，協働，依存の決定に関連する本質的な作業であった。
文脈5：知識の構築	これには，対人的な文脈のなかで情報やアドバイスを入手すること，または提供することが含まれる。そのようななかで看護師と患者は，各自のもっているコンピテンシー（能力）を探究し，強制や蔑むことなく新たな情報を提供する適切な方法をみつけ，正確な知識を肯定し，あるいは不正確な情報を同定・修正していた。
文脈6：禁忌の話題に対する感受性	これは，看護師や患者が禁忌の話題を取り上げて，対処することができた文脈であり，その話題としては，疼痛を耐えられるかどうかといった問題から，私生活の習慣や現在抱いている恐怖の問題まで，さまざまである。

(Spiers 2002 p.1037-8 より許可を得て転載)

の認識を共有しようとするのである。逆に考えれば，これは禁忌の話題について話し合う始まりになるかもしれない。つまり，友好的な人間関係が緩和しなければ，患者の脆弱性を悪化させてしまうような話題，ということである。相互作用における6つの対人的な文脈（表21.1，表21.2）は，慎重かつ戦略的に検討されたものであり，在宅ケアにおける出来事の流れに対応して，強さと重要性は変化していた。

　交流の文脈を同定することによって，私はこれらの文脈に対する脅威の例を同定した。別の言葉でいえば，脆弱性の実際的・潜在的な発生が示されたこれらの各文脈における，協働的な目的と作業への挑戦である。

骨格となる枠組みの構築

　私は，「フェイス（面子）face」という観念を用いて，看護師と患者が人間関係において望んでいる社会的なアイデンティティを示そうとした（Brown & Levinson 1987）。面子は，脆弱性を意味する別の言葉としても明らかになっている（Watts 1989）。意思疎通の行動が，自分が望んでいるアイデンティティに疑問を呈する場合に，面子への脅威が起こっていた（Tracy 1990）。面子は脆弱性の比喩になっていたが，これは脆弱性が，自己表現の統合性のある側面

表 21.2 訪問看護師・患者の相互作用における意思伝達的な文脈

文脈	項目	挑戦（困難な問題）
領域	共有する空間の協議	許可の引き延ばし
	協議した空間の再確認	準備されていない，不適切な，存在していない空間
		目的を告げることなく，私的空間に侵入すること
		空間使用への不適切なアドバイス
		看護師の安全と安楽のための，環境評価と変更
認識の共有	参加／意見の誘い	認識の不一致
	コンセンサスの確認	他者の視点への挑戦
		視点の仮定，または強要
		メッセージの誤解
		患者の排除，または患者への責任
		約束などの失敗
友好的な協働的人間関係	特別な人間関係の維持	看護師の交替
	訪問のプライバシー保護	他者が直接，または電話で侵入すること
	相互理解	親密さに境界線を引くこと
	好意，尊敬，親密さの表現	挨拶の拒否，はぐらかしなど
	約束すること	注意を向けないこと
役割の同時性	患者の文脈への興味	役割の境界，期待，実行に関する異なる目標
	患者，看護師，医師の役割行動の調整	役割の境界への挑戦
	看護師が医学的な指示で行動することをわかってもらうこと	自律性の主張
	役割の実行	期待を満たす能力の不足
	支持的かつ肯定的な報償	批判から役割の実行が困難になること
	疼痛管理	不適切な我慢
	疼痛の表現，知覚，認識，評価に関する首尾一貫したアプローチ	首尾一貫しないアプローチ
		患者の情報の正確性への疑念
		疼痛に対する看護師の個人的な把握
		治療の効果に関する考え方の強要
		無力感

表21.2　訪問看護師・患者の相互作用における意思伝達的な文脈（つづき）

文脈	項目	挑戦（困難な問題）
知識	目の前の状況に対する情報の統合	知識に対するニードの知覚の不一致。たとえば，看護師は患者が知識をもっていない，または理解していないと感じること
	世間的な会話と情報とのバランス	患者の知識はともかく，情報の重要性を強調することが必要
	構造化された指導，または構造化されていない指導	
禁忌の話題に対する感受性	感受性が必要な領域の認識	応答が引き延ばされたり不適切であることによって示される羞恥心
	羞恥心を最小化すること	

に脅威をもたらすものと感じられるからであり，またその感覚に対して各人は，交流の最中にも何とか対処しようとしていた（Spiers 2000）。結局，BrownとLevinson（1987）によって概念化され，LimとBowers（1991），WoodとKroger（1993）によって修正されたフェイス理論 face work theory[*1]が，人間の内的および対人的な脆弱性を示す観念を示すために用いられた。

　それぞれのコミュニケーションの文脈のなかで，相互作用的かつ行動的な要素が再分析され，面子／脆弱性のタイプ，面子に対する脅威の性質，さらには脅威の把捉・緩和・解決／増悪のありようが同定された。特に重要であったことは，オリジナルのフェイス理論の概念化と，データ分析で生じた脆弱性としての面子との一致・不一致の領域を同定することであった。これは脆弱性の公式化をめざすものであったが，言語民族学のフェイス理論によって概念化するのではなく，医療の相互作用という文脈における概念化をめざしていた。

結果の分析と統合

　フィールドワークによって私は，相互作用における脆弱性の観念を立証すること，および脆弱性が問題になる実際の状況をみることができた。これによって，理論的なコンセプト分析を通して私が同定した仮定的な構造をさらに明らかにすることができた。それでは，対人的な文脈における脆弱性の構造的特性とは何だろうか？

▶ 特性

- 脆弱性は，人が自分自身，または他者のもっている自己同一性の感覚を守ることに携わるとき，常に問題となる事柄である。
- 脆弱性は，QOLの普遍的かつ本質的な側面であって，個人としての統合性

の感覚および，より好ましい社会的自己同一性の感覚に脅威が及んでいるという文脈において経験される。したがって看護においては，仕事で出会う相互的な要素である。ある相互作用におけるすべての参加者は，実際的または潜在的な外見的脆弱性と脅威を知覚，想像，アセスメントすることにかかわっている。

- 脆弱性は，対人的な相互作用における心理社会的・文化的文脈において発生する。
- 脆弱性は，脅威と比較してその源を個人的にアセスメントできるものではない。ただし，それはエミックな現象である。脆弱性の内的構造，すなわち統合性／自己提示のさまざまなありようを相対的に評価すること，さらに人間関係における力関係が，脆弱性を決定するうえでは重要であり，どのようなものであれ永続的なスキームをもったものは重要ではない。脆弱性としての面子は，最終的には特異的なものとみなされるかもしれないとしても，社会的な距離，力，親密さ，雰囲気，さらには他者との相互作用の能力といった個人以外の要素によっても影響を受けている。
- 脆弱性は，社会的同一性および自尊感情とのかかわりにおいて，人間の基本的な欲求，または欲望によって定義される。それらは社会的な交流のなかでは，潜在的に傷つけられやすいものである。これらは文化的，社会的，特異的な要素によって影響を受ける。
- 脆弱性は，自己開示のコンセプトと密接に関連している。これは，いかに人が境界を操作して自分自身のさまざまな側面を開示，または防御するかに関する1つの方法である。自己開示は感受性が必要な事柄であることから，自己開示には常に，あるレベルでの自己提示が含まれる（Holtgraves 1990）。
- 脆弱性の知覚はしばしば，経験の意識的レベルでは生じていない。言語と相互作用の慣習によって人は，意思伝達に関する戦略の膨大なレパートリーから選択することができるのであり，これによって統合性への脅威を回避，または緩和することができる。このようなあり方においては，その結果は意識的に概念化されているとはいえない。
- リスクは，脆弱性とともにしばしば機能している関連コンセプトである。しかしながらそれは，実際的な知覚というよりは，外的な知覚に基づいて，脅威をアセスメントすることを意味する。
- 相互作用において脆弱性に対処することは，人間関係的な作業であって，それは手段的な目標達成と同時的に生じていて，しばしばそれを促進することもある。

▶ 前提条件

- 個人は，公にしたい自己イメージの感覚をもっていて，その表現を協働的に構築するために，相互作用に関して十分な能力を有している。
- 個人は，特定の社会的文脈における他者の外見的なニーズや脆弱性を進んで想像することができ，それらに対応するための相互作用的な能力を有している。

▶ 境界

- 脆弱性は，対人的相互作用の特徴である。したがって，脆弱性には（特異的に抽出される）内的な感覚があるにしても，こうした要求に対応できるのは，対人的な出会いのなかにおいてのみである。
- リスクのコンセプトは，脅威を実証的な現象ではなく，危機的状態，機能的能力，観察可能な行動に基づいて考察する場合に問題になる。
- リスクと脆弱性は，しばしば混同されている。リスクは外的な評価であるが，脆弱性は実在的なものである。

結果

脆弱性の可能性は，人間の相互作用に普遍的な特徴である。しかし，相互作用において人が利用するスキルは，脆弱性に関する何らかの意識的な感覚を回避，または緩和することに役立っている。相互作用における脆弱性の要素にうまく対処することが，各人において，自己提示や自己イメージの感覚がうまく行われ，受け入れられたという出会いの感覚を生み出すことにつながる。誤って，あるいは意図的にこれを生じなかった場合，その結果はコミュニケーションの破綻であり，個人は疎外，排斥，孤立，羞恥，不快，挫折といった経験をすることになる。

結論

脆弱性のコンセプト分析が重要であるのは，それが看護実践の1つの基盤として捉えられ，看護の成果に大きな影響をもつと広く考えられているからであるが，その特徴と境界はあいまいで，多くの場合，「リスク」という関連的コンセプトと混同されていた。分析の最初の段階では，脆弱性のコンセプトに関する学問的な状況を考慮した。リスクのコンセプトを言葉で示すことができるならば，脆弱性のコンセプトは不明確であり，したがって，研究や実践で用いることは不適切である。データとして文献を用いることが，文献の帰納的分析を通してコンセプトの特性を明確化するプロセスの最初の段階だった。この分析は，関心のあるコンセプトの特徴と仮定を描くことができる決定的な質問によって行われた。一連の質問は，エミックの視点とエチックの視点を区別しながら行われ，分析において同定された理論的な溝を埋めることに役立った。考察を構成するデータは，推測というよりも多職種の文献において見出されたものであり，さまざまなケアにかかわる職種において，適切かつ十分なデータ群が得られた（Morse et al 2002）。

このような理論的分析によって，そのコンセプトの仮定的な形式，あるいは骨格的な枠組みを入手することができた。すなわち，対人的な相互関係において自己イメージおよび自己提示を行うことに関連した，実在的な人間経験としての脆弱さである。しかし，なお十分な理解に達するには大きな溝があった。

特性は十分に定義できなかった。したがってこの理論的分析は，さらなる研究のための疑問を明らかにする初期的な段階であった。脆弱性が問題となる対人的な文脈，脆弱性の表現と対処に関連する行動，それらの行動の結果を同定，記述するために，質的なフィールドワークが行われた。相互作用における脆弱性の徹底的な調査は，脆弱性という経験の特性を明らかにし，脆弱性を理解するための分析的な枠組みの基礎を提示した。

　しかしながら，どのような研究であれ，そこには限界がある。私は研究を行いつつ，脆弱性の完全なモデルを構築するために，相互作用における脆弱性に関するさらに考察すべき構成要素についても検討した。

訳注
＊1　フェイス理論：円滑な人間関係を確立・維持するために，人は自己と他者の面子（フェイス）を考慮した言語行動を行っているとみなす考え方。

文献

Aday LA 1993 At risk in America: the health and health care needs of vulnerable populations in the United States. Jossey-Bass, San Francisco, CA

Aday LA 1994 Health status of vulnerable populations. Annual Review of Public Health 15: 487–509

Black K, Weiner S 1992 Platelet vulnerability in the fetus/neonate with neonatal autoimmune thrombocytopenia. Journal of Perinatal and Neonatal Nursing 6: 47–63

Bottorff JL 1994 Development of an observational instrument to study nurse–patient touch. Journal of Nursing Measurement 2: 7–24

Brown L (ed) 1993 The new shorter Oxford English dictionary: on historical principles, 4th edn. Clarendon Press, Oxford

Brown P, Levinson SC 1987 Politeness: some universals in language. Cambridge University Press, Cambridge

Chenitz WC 1989 Managing vulnerability: nursing treatment for heroin addicts. Image – Journal of Nursing Scholarship 21: 210–214

Demi AS, Warren NA 1995 Issues in conducting research with vulnerable families. Western Journal of Nursing Research 17: 188–202

Ferguson EJ 1978 Protecting the vulnerable adult: a perspective on policy and program issues in adult protective services. Institute of Gerontology, University of Michigan/Wayne State University, Ann Arbor, MI

Holtgraves T 1990 The language of self-disclosure. In: Robinson WP (ed) Handbook of language and social psychology. John Wiley, Chichester, pp. 191–207

Hupcey J, Penrod J, Morse JM 2000 Meeting expectations: establishing and maintaining trust during acute care hospitalizations. Scholarly Inquiry for Nursing Practice 14: 227–242

Lessick M, Woodring BC, Naber S, Halstead L 1992 Vulnerability: a conceptual model applied to perinatal and neonatal nursing. Journal of Perinatal and Neonatal Nursing 6: 1–14

Lim TS, Bowers JW 1991 Facework: solidarity, approbation, and tact. Human Communication Research 17: 415–450

MacMullen N, Dulski LA, Pappalardo B 1992 Antepartum vulnerability: stress, coping, and a patient support group. Journal of Perinatal and Neonatal Nursing 6: 15–25

Morse JM 1997 Responding to threats to integrity of self. Advances in Nursing Science 19: 21–36

Morse JM 2000 Exploring pragmatic utility: concept analysis by critically appraising the literature. In: Knafl KA (ed) Concept development in nursing: foundations, techniques, and applications, 2nd edn. WB Saunders, Philadelphia, PA, pp. 333–352

Morse JM, Hupcey JE, Penrod J et al 2002 Issues in validity: behavioral concepts, their derivation and interpretation. International Journal of Qualitative Methods 1: Article 3. Available on-line at: http://www.ualberta.ca/~ijqm (retrieved 17 Dec 2002)

Muecke MA 1992 Nursing research with refugees: a review and guide. Western Journal of Nursing Research 14: 703–720

Parse RR 1996 Quality of life for persons living with Alzheimer's disease: the human becoming perspective. Nursing Science Quarterly 9: 126–133

Phillips CA 1992 Vulnerability in family systems: application to antepartum. Journal of Perinatal and Neonatal Nursing 6: 26–36

Rich OJ 1992 Vulnerability of homeless pregnant and parenting adolescents. Journal of Perinatal and Neonatal Nursing 6: 37–46

Rogers AC 1997 Vulnerability, health and health care. Journal of Advanced Nursing 26: 65–72

Rogers JK, Henson KD 1997 'Hey, why don't you wear a shorter skirt?' Structural vulnerability and the organization of sexual harassment in temporary clerical employment. Gender and Society 11: 215–237

Rose MH, Killien M 1983 Risk and vulnerability: a case for differentiation. Advances in Nursing Science 5: 60–73

Saunders JM, Valente SM 1992 Overview. Western Journal of Nursing Research 14: 700–702

Savage TA, Conrad B 1992 Vulnerability as a consequence of the neonatal nurse-infant relationship. Journal of Perinatal and Neonatal Nursing 6: 64–75

Schwartz-Barcott D, Kim HS 2000 An expansion and elaboration of the hybrid model of concept development. In: Knafl KA (ed) Concept development in nursing: foundations, techniques, and applications, 2nd edn. WB Saunders, Philadelphia, PA, pp. 129–160

Spiers JA 1998 The use of face work and politeness theory. Qualitative Health Research 8: 25–47

Spiers JA 1999 Redefining vulnerability from emic and etic perspectives. Journal of Advanced Nursing 31: 715–721

Spiers JA 2000 New perspectives of vulnerability using emic and etic approaches. Journal of Advanced Nursing 31: 715–721

Spiers JA 2002 The interpersonal contexts of negotiating care. Qualitative Health Research 12: 1033–1057

Stevens PE, Hall JM, Meleis AI 1992 Examining vulnerability of women clerical workers from five ethnic/racial groups. Western Journal of Nursing Research 14: 754–774

Tracy K 1990 The many faces of facework. In: Robinson WP (ed) Handbook of language and social psychology. John Wiley, Chichester, pp. 209–226

Watts RJ 1989 Relevance and relational work: linguistic politeness as politic behavior. Multilingua 8: 131–166

Werner EE 1996 Vulnerable but invincible: high risk children from birth to adulthood. European Child and Adolescent Psychiatry 5(suppl 1): 47–51

Wood LA, Kroger RO 1993 A manual for coding the politeness of discourse. Unpublished manuscript, University of Toronto, Toronto, Ontario

World Health Organization 1983 Measuring change in nutritional status. Guidelines for assessing the nutritional impact of supplementary feeding programs for vulnerable groups. World Health Organization, Geneva

22 コンセプト分析の進化：
われわれはここからどこに向かうか？

John R. Cutcliffe, Hugh P. McKenna
（山田智恵里 訳）

コンセプト分析の展開の背景　349　　コンセプト分析から発生する主要課題　353
コンセプト分析に対する批判　351

コンセプト分析の展開の背景

　1章においてわれわれは，看護の分野ではコンセプト分析自体が比較的最近になって始まったことを指摘した。「看護」には数百年も遡ることができる歴史的なエビデンスがあるとしても（Barker 1999 を参照。ケルト族の僧らが病人へのケア提供者として初めて記録に登場することが示されている），「現代の看護」はしばしば，19世紀後半のフローレンス・ナイチンゲールの活動に帰されている（Nightingale 1859）。看護におけるコンセプト分析を行った最初の学術的な試みはおそらく，Dickoff と James（1968）の理論的構築と展開に関する独創的な仕事である。「諸理論における理論」と題された論文において著者らは，看護理論の4つの段階を提示している。それらは階層的に分類されていて，理論の「最下層」には，「理論を独自のものにする要因」がある。これはしばしば「理論の命名」とも呼ばれ，この知的な営みの生産物は，コンセプトの名称，記述，分類である。言い換えれば，この過程はコンセプト分析と考えることもでき，（探究中のコンセプトの性質にかかわる）質的・記述的な理論を生み出す。

　この仕事では，現代の批評に留意することが必要である。特に，Sandelowski（1997）と Morse（1996）は，量的研究に先行するものとしてのみ役立つ質的研究が，不適切（かつ不正確）にコンセプト化を行っていることを批判している。しかしながら，Dickoff と James（1968）の仕事が，その後の理論家らに影響を与えていること，さらに，こうした学者が看護理論の発達について考察する方法に影響を与えていることは，認識する必要があるだろう。

　Wilson（1969）のアプローチもまた影響があるとみなされているが，それは Walker と Avant（1995），Chinn と Kramer（1995）のコンセプト分析アプローチの理論的基盤であることが理由である。このアプローチは大きな批判を受けているが（Morse 1995, Morse et al 1996a, b を参照），その理由は，それが直線的なアプローチであり，実証的な性質（過度に量的な性質）をもち，過度に単

純化された手順をもっているからである。とはいえ，関連論文をおおまかに調べただけでも，このアプローチを用いたコンセプト分析の数は膨大であることがわかる。したがって，この方法が分析に貢献していることを証明するエビデンスは，数多く存在するということになる。最近では，Rodgers（1989）とMorse（1995）による質を重視したアプローチが重要であると考えられている。1章で指摘したように，これらのアプローチでコンセプトは，流動的，進化的，ダイナミックなものとして捉えられている。**特筆すべきことは，MorseのアプローチはⅠ現実」の質的データを深く掘り下げた最初のものであり，これはコンセプト分析の実践に大きな進歩をもたらしたということである。**

　これらのコンセプト分析のアプローチは，多かれ少なかれ批判の対象になっていて，普遍的に受け入れられるアプローチは存在しないというのが正しいだろう。たとえば，誰にも真似のできない独自のスタイルをもってPaley（1995）は，現在のコンセプト分析のアプローチを「馬の前に荷車を置くようなもの」と表現している。Paleyの見解は，コンセプトは理論を組み立てるレンガではなく，理論によって生み出された隙間だというものである。彼は，ある言葉の意味は，それが特定の理論の一部となった場合に特定的なものになると述べている。したがって，コンセプト分析のアプローチは無数にあり，どのアプローチも批判や批評なしにはありえないことは明らかである。

　Morse（1996a）らによれば，コンセプト分析は範囲が大きく，多くの過程を内包する言葉である。その諸過程がコンセプトの解明，検討，理解を促すのであり，これによってコンセプトの発展，記述，比較，明確化，相関，同定，洗練，有効性が得られるのだと述べている。したがって，これらのさまざまなアプローチの限界を認めるとしても，それぞれのアプローチによって研究者は，看護に関連する重要なコンセプトを理解することに貢献するとともに，それを強化することができるように思われる。

　Morse（1996a）らの言葉に従えば，本書のなかでも各著者がさまざまなアプローチを選択していることが，コンセプト分析にはさまざまな見方があることを示しているように思われる。WalkerとAvantによって考察されたWilsonのアプローチは，本章では「ケアリング」「恥」「ファシリテーション」といったコンセプトの分析に使用されており，ChinnとKramerによって考察されたアプローチは，「尊厳」に関する章で使用されている。Rodgersのアプローチは「寂しさ」「安楽」「セラピューティックタッチ」のコンセプト分析で用いられており，Morseのアプローチは「疲労」で利用されている。MorseのアプローチとWilsonのアプローチを統合したMcKennaのアプローチは，「コーピング」の分析で用いられている。コンセプトの理解を進め，検討し，促進するための手段として，出版物を批評的に分析するレビューは，「共感」「エンパワメント」「希望」の章で使用されている。コンセプト分析の方法としてはなお探究が必要である現象学的記述のアプローチは，「信頼」に関する章で使用されている。さらに，コンセプト分析を行うと同時に，その実践の焦点と境界を拡張する別の方法は，「看護支援」に関する章で使用されている。

　コンセプト分析のアプローチと，これらの章で使用された方法の間には共通

ボックス 22.1　コンセプト分析の実践の進化にかかわる重要な問題

- コンセプト分析アプローチに対する批判（および結果的な限定）の性質が意味することは，その発見には信頼性がないということか？
- コンセプトが流動的でダイナミックな性質をもつとすれば，コンセプト分析を行う価値とは何か？
- コンセプト分析には（さまざまな）質的，量的アプローチがあるとすれば，それらを評価するさまざまな基準を開発する必要があるか？
- コンセプトの進化と発展を測定するうえでの「成熟度」の役割
- コンセプト分析の実践自体の成熟度

性がある一方，コンセプト分析の実践は，未解決な事柄や関連する議論と切り離すことができない。これによって，さらなる理論的，認識論的，方法論的議論に道が開かれる。われわれはこの議論に，ボックス22.1に示した5つの問題を提示したい。本章の残りの部分では，コンセプト分析のアプローチに対する批判をいくつか検証し，さらに，それらの問題点をそれぞれ検討することにしたい。最後に，コンセプト分析の実践がここからどこに向かうかについて，簡単に考えをまとめておきたいと思う。

コンセプト分析に対する批判

量的コンセプト分析のアプローチとして広く分類されるもの（つまりWilson（1969）のアプローチを基盤にするもの）に対して，共通してよくみられる批判は，以下のとおりである。

- このアプローチではコンセプトは，その実例を同定するうえで必要かつ十分な確定的な条件を揃えることによって，特徴づけられると仮定されている（Rodgers 1989）。
- このアプローチではコンセプトは，時代や文脈と無関係で静的なものであると仮定されている。
- 実例ではない（「現実世界」に基づかない）典型事例の使用は，コンセプトの理解に寄与しない。
- 直線的で段階的なアプローチは，あまりに還元主義的すぎる。実証主義に固執しすぎて，それ以外の哲学的な考え方や言葉を拒否している（Rodgers 1989）。**したがって，コンセプトの傾向性，家族的類似性**[*1]**（Wittgenstein 1968）が無視されている。**

同時に，Rodgers（1989）のアプローチへの批判は，以下のとおりである。

- コンセプトが流動的で，ダイナミックで，時間とともに変化するものであれば，明日はその利用が実践を通して進化するかもしれないのに，現在におけるコンセプトの「横断的」見解を得ることに，どのような利益があるだろうか？　事実，Rodgers（1989, p.333）は，次のように述べている。「適用の過程を通して，実在するコンセプトは継続的に定義し直されるかもしれない。

あるいは，コンセプトのバリエーションや新しいコンセプトが生まれるかもしれない。結果として，そのコンセプトは説明する力，または記述する力が強まるだろう。また，知の理想に到達することに大きく貢献することができるだろう」。したがって，今日行われているコンセプト分析は，適用を通じて明日，意義，意味，重要性を獲得する概念については，ほとんど何も明らかにしないだろう。

- Paley（1995）によれば，Rodgers のアプローチは多くの言葉を説明していない。Paley は，研究者がいかにコンセプトの定義的特性を同定するか，その過程に特に注意すべきだと指摘している。Paley によれば，Rodgers の仕事では，そのコンセプトの「通常の使用法」がいかに決定されるかが明確にされていない。

さらに，Morse（1995）のアプローチへの批判は以下のとおりである。
- あるコンセプトの「成熟性」に関する記述において，Morse ら（1996b, p.387）は，「成熟したコンセプトでは理論家，研究者，実践者の間で，その利用にはコンセンサスと一貫性がみられるだろう」と述べている。しかし，コンセンサスの欠如が必ず未熟を示しているのかどうかは，考えてみる価値がある。あるコンセプトが最初の分析を経て，さらにそれに続く分析を経るとすれば，Morse ら（1996b）によって同定された発展の過程は，常に高度な一貫性とコンセンサスをもっているだろうか？　希望のコンセプトを例として考えると，それは長年にわたって理論家，研究者，学者によって研究されてきた。希望のコンセプト分析におけるさまざまな試みが，過去20年において行われている。しかし，12章における「希望」のコンセプト分析で指摘されているように，希望を考える際の概念的な差異が，コンセプトに複雑性を与えている。これらの差異は，希望に関する理解を豊かにするが，複雑にもする。12章では，希望のような複雑なコンセプトは，普遍的定義や概念枠組みへと単純化することはできないと指摘している。したがって，さまざまな複雑な見解のなかに自分自身をおかざるをえないのである。こう考えると，希望のコンセプトにコンセンサスと一貫性を得ることはあきらめて，コンセンサスを得るのと同様，複雑性も追加的に考えるような将来の分析的試みも必要になるかもしれない。さらに，コンセプトはダイナミックな存在であるという見解を受け入れると，コンセプトは適用を通して発展，進化するものとなり，一度成熟したコンセプト（と科学的コミュニティによって判断されたコンセプト）は，そのコンセプトの現代の見解とは異なるかもしれない。

コンセプト分析から発生する主要課題

コンセプト分析アプローチに対する批判（および限定的な結果）が意味することは，その「発見」には信頼性がないということか？

われわれは，この重要な課題には十分な注意が払われていないと断言することができる。簡潔にいえば，これが意味するのは，「いつコンセプト分析は信頼に足るものとなるのか？」ということである。ChinnとKramer（1995）によると，コンセプト分析の結果は妥当性と信用性がある場合に，信頼できるものとなる。ChinnとKramerのアプローチが実証主義的な基盤をもっていることを考えれば，これらの基準が示されることは驚くべきことではない。簡単にいえば，彼らは量的研究から得られた結果の「正確性」を決定する基準を移転したのであり，これらをコンセプト分析へのアプローチに重ねたのである。結果としてChinnとKramerは，コンセプト分析が，コンセプトの示す意味をすべて拾い上げることができる複数の事例に基づくのであれば，妥当であると主張することになっている。同様に，著者らが同定した特性と指標を使用することでそのコンセプトが常に認めることができるのであれば，そのコンセプト分析は信頼できるといえるだろう。

素晴らしい議論では，さらなる吟味と追加的な質問を生じるさまざまな問題が存在しているようにみえる。たとえば，先の文章における「多数の」とは，具体的にはいくつの例を示唆しているのだろうか？　研究者はいかにして，そのコンセプトの示す意味がすべて拾い上げられていると決定することができるのだろうか？　「常に認めることができる」とは，恣意的な時間尺度であるのか？　このような継続性は同じサンプルに基づくものか，あるいは異なるサンプルでかまわないのか？　したがって，継続性を測定する調査，再調査を行う必要があるのか？　そのような試みにどのような価値があるにしても，コンセプト分析を報告している文献では，これらに関するエビデンスはほとんどみられない。さらに，コンセプトは流動的でダイナミックな性質であることを受け入れるとすれば，その実践は特に妥協を強いられるものとなるだろう。一貫性のいかなる測定や検証によっても，コンセプトには一貫性が乏しいことが示されるかもしれない。事実，適用の反復的な過程によって，経時的にコンセプトが進化することが示されるかもしれないからである。

ChinnとKramerの立場に立つと，いつ研究の結果が確立したものと許容され，信頼されるようになるかを決定することは，難しい問題である。別の論文でも述べたように（Cutcliffe & McKenna 2002），量的研究においてαレベルの有意差は，結果の信頼性と価値を決定するうえで決定的な重要性をもつと考えられる。Fisherが指摘して以来，世界中で量的研究を行う研究者は，α（p）レベルが0.01，または0.05以下であることが「最良の標準」であると考えている。看護研究の文献において，この数字的境界を基礎づける仮定に関して，ほとんど議論されていないのである（Cutcliffe & McKenna 2002）。実際に，量的なパラダイムにおける知識は，多くの無意識的な仮定に基づいている（McCarl-

Nielsen 1990, Angen 2000)。さらに，研究者が実証的な確信をもって自分は知っていると主張した場合，いつ質的パラダイムを用いるべきかを明確にすることは，同じように解決されないままであるし，なお議論の的になっている（Cutcliffe & McKenna 1999, 2002）。したがって，研究の結果や発見の信頼性を確立することに関して混乱が存在するのであれば，コンセプト分析の信頼性を確立することに関しても混乱が存在することは，驚くべきことではないだろう。

しばしば，完璧な研究は存在しないともいわれている（Cutcliffe & Ward 2003）。それゆえ「不完全な」研究からの発見も，科学的コミュニティでは受け入れられていて，さらなる学術的・研究業績において，そして臨床的実践において基盤的なエビデンスとして用いられている。したがって，ある程度の実証的な確信をもってわれわれは，同じことがコンセプト分析にもいえると断言することができるだろう。表現を変えれば，（方法論的にいえば）「完全な」コンセプト分析などというものはない。それぞれのコンセプト分析に，常に何らかの価値があり，われわれが分析から学ぶべき何かがあるといえるのである。

コンセプトが流動的でダイナミックな性質をもつとすれば，コンセプト分析を行う価値とは何か？

この質問についてまず考えるべきことは，こうした命題が看護のコンセプト分析を対象とした本において提示されているとすれば，何か矛盾しているように思われるかもしれないということである。しかし，この質問を行うことによって，コンセプト分析を行うさらなる正当性が提供されるとわれわれは信じている。分析哲学に基づくコンセプト分析のアプローチのなかには，コンセプト分析の産物は一時的なものであると認識しているものさえある（Chinn and Kramer 1995 を参照）。Rodgers（1989）のアプローチに代表されるコンセプト分析の基盤となっている家族的類似性という考え方によると，コンセプトは進化的なものと明確に位置づけられている。したがってコンセプト分析は，「今ここに」おけるコンセプトに関して，「横断的な」コンセプト化を提供するのみである。つまり，もしわれわれが看護（実践，研究，教育）に関係する重要なコンセプトをよりよく理解したいと思うのであれば，もしも「明日」にはそのコンセプトが現在のわれわれの理解を超えて進化するとすれば，不毛な営みではないかとも思われる。

以上の議論があったとしてもなお，われわれはこの知的な活動には大きな価値があるというだろう。この価値を説明するために，われわれはコンセプト分析と質的研究の間に，すでに述べたような一線を引いた。この議論を明確にするために，量的アプローチと比較した場合の，基礎的な哲学の重要な差異を指摘する必要がある。Lincoln と Guba（1985）は，質的パラダイムの哲学的基盤を把握するためにさまざまな形容詞のラベルがつくられていることを指摘している。たとえば「自然論的な naturalistic」「解釈的な interpretivist」「ポスト実証主義的な postpositivist」「解釈学的な hermeneutic」などである。これらのアプローチはそれぞれ，「実際の現象」が生じている「現実世界」を認識する見

方を示している。それにもかかわらず，さらに重要なこととして，現実世界の経験，それにかかわる象徴的な意味，さらにこれらに応じて，いかに人が反応し行動するかは，言語，シンボル，文化，歴史，個人の位置などの諸要因が影響する。したがって，文化，人間行動，経験，過程に関して，質的研究に携わる人は「客観的真実」は存在しないと主張する。真実は文脈的，一時的，局所的で，内的・主観的な意味を共有した結果として構築される。さらに，質的研究者は絶対的な一般化に対する期待をもっていない。つまり，普遍的法則と絶対的「真実」にかかわる一般化，ということである。何らかの一般化された結論を得たいと思うのであれば，彼らは個別記述的な一般化を明らかにしたいと思っている。あるいは言い換えれば，さまざまなケースの特殊性を理解したうえでの，文脈に基づいた真実，本質，普遍性を志向している (Sandelowski 1997)。これらは「事例」から引き出された，その「事例」に関する一般化である。つまり，「事例」の経験を伴った意味のあるサンプルから抽出された一般化であり，人口統計的なグループ間の類似性にかかわりなく，類似した「事例」，疑問や問題に対して，適用することが可能である (Morse 1999)。

　われわれは，家族的類似性という考え方で支持されたコンセプト分析の信頼性を確立する過程を考察する必要がある。つまり，進化的なコンセプトとしての産物である。このような場合，コンセプト分析の「真実」（または妥当性，正確性）は，コンセプトの普遍的適用に関する一般化，あるいはコンセプトに関連する絶対的「真実」という観点から，判断すべきではない。むしろ，質的研究の結果が文脈的，一時的，局所的で，内的・主観的な意味を共有した結果として構築されるように，家族的類似性によって支持される方法で得られるコンセプト分析の産物もまた，同様なものとみなされるのである。Rodgers (1989, p.336) は次のように指摘している。「コンセプトとは，何らかの形式で表現された抽象として考察すべきであり，これはとりとめがないほど広い場合もあれば，それほど広くない場合もある。社会化と公的な交流の反復により，コンセプトは特性の特定的な集合と関連づけられるようになる。コンセプトはさまざまな行動を通して，公的に現れるだろう」。

　したがって，こうしたコンセプト分析の「真実」または妥当性は，コンセプトの個別記述的な一般性に基づいている。あるいは言い換えれば，さまざまなコンセプトの特殊性という観点から理解できる真実，本質，普遍性に文脈的に基づいている。すなわち，コンセプトが用いられている事例に関して，さらにそれらから引き出された一般化である。つまりコンセプトは，「コンセプト」を経験した意図的なサンプルに対して，意味と妥当性をもつべきであり (Kvale 1996)，このようにして，生きた世界におけるそのコンセプトの類似した例と経験に適用することができる。

　したがって，個別記述的な一般化の方法によって，さらに Rodgers によって記述された反復的過程によって，コンセプト分析を行うことの有用性は明らかになったといえるだろう。コンセプトを経験し，日々の実践にそれを取り入れている実践者，教育者，研究者は，「事例」に関連したコンセプトの一般化を利用することができ，このようにして分析における（彼らにとっての）意味を

見出すことができるだろう。これは，Rodgers (1989) と Toulmin (1972) によって支持されている議論である。Toulmin によれば，たとえコンセプトが進化的なものであり，いかなるコンセプト分析も横断的な形式をとるとしても，そのコンセプトが個別記述的な一般化と実践的使用を通じて，看護師，教育者，研究者に役立つのであれば，それは意味，有用性，価値をもっているのである。

コンセプト分析には（さまざまな）質的，量的アプローチがあるとが，それらを評価する基準を開発する必要があるか？

コンセプト分析の信頼性を決定することに関しては，なおも十分な注意が払われておらず，文献でもこの点はあいまいに記述されたままである。Rodgers のアプローチは質的アプローチとして広く認知され，記述されているが，彼女はコンピュータ化されたデータベースから（できれば無作為に）抽出されたサンプル，「代表的なサンプル」を得る必要性についても言及している。これによって，コンセプト分析は全人口を代表するものになりやすいというのである。さらに，コンセプト分析が全人口を代表するものであれば，コンセプト分析の信頼性は高まると述べている。明らかにこれらの議論は，実証主義的な基盤および，絶対的な一般化に基づいている。こうした議論は，より多くの人が結論を支持してくれれば妥当性が増すという観点に立っている。言い換えれば，「もしも p 値がより低ければ」ということである。サンプル抽出方法においては，最大限広範囲な抽出をすべきであるという Rodgers の提案は，ある時期にもてはやされた歴史的で正統的な質的方法論を示唆しているようにみえる。もしも現代において，サンプリングの問題に関して方法論的な議論が起こるのであれば，おそらく意図的なサンプリングがより適切であろうし，それによって「研究者」は，そのコンセプトで利用可能な最も深い情報，豊富な情報を提供してくれるデータや文献にアクセスできるだろう。

おそらく，コンセプト分析の信頼性を確立するために利用可能な，方法論的にも一致する追加的なアプローチが存在すると思われる。ある人は，いかなるコンセプト分析も，その定義からして（たとえば要因抽出的な性質からみて）記述的理論であり，したがって質的研究と同じ意味であると述べているが，われわれは哲学的基盤，および分析において結果的に利用された方法が，そのアプローチが量的なものか質的なものかを決定しているのだと主張したい。したがって，Chinn と Kramer (1995) の基準を考慮しつつ，われわれはここで，さらなる追加的な基準を提示したい。それらは，質的アプローチを用いたコンセプト分析の信頼性を確立するうえで，特に有益だろう。

- 何らかの追跡的な監査を利用できる。
- そのコンセプトを使用する人からその意味を収集して，信頼性を確立する。

▶ 追跡的な監査の利用

質的研究者における「追跡監査」の限界を強調した議論があることは認識しているものの（Cutcliffe & McKenna 2004），方法論の決定を説明するうえでエ

ビデンスを追跡することには，いくらかの価値があるかもしれない（例：どのような文献やデータ形式にアクセスしたか，それはなぜか？）。

▶ そのコンセプトを使用する人からその意味を収集して，信頼性を確立する。

この方法を詳しく説明するためには，そのコンセプトを使用する人が，それを自分の世界に適応できるかを判断する必要がある。つまりそれは，コンセプトを使用する人にとって，意味と有用性があるということである。おそらく，別のところで書いたように（Cutcliffe & McKenna 2002），コンセプトとその意味のこのような認識は，コンセプト分析を行った人と，それを自分の現実世界で利用しようという人との対話，説明，検討によって得ることができるだろう。この過程はおそらく，Angen（2000）や Nielsen（1995）が主張している本来性に関する即座の感覚，一瞬の認知，自然な妥当性といった過程に類似しているだろう。少なくとも，このような形での妥当性には，コンセプト分析を行う人は，専門的な知識の特権的な所有者という態度を避けるようにすべきであり，研究者・分析者とそのコンセプトを用いる人との間で，より協働的なアプローチをもつべきである。

コンセプト分析の信頼性に関して，方法論的に同一的な検証を行った後でも，われわれはそのコンセプトは今や「確固たるものとなった」というつもりはない。コンセプトは経時的に変化するものであるとすれば，コンセプト分析は決して「完璧」とみなされることはないだろう。高い信頼性を有するコンセプト分析は，ある特定の時間において，そのコンセプトを使用するグループ（われわれの検討では看護師）にとって，最も完全な理解が得られることを示しているのである。

コンセプトの進化と発展を測定するうえでの「成熟度」の役割

Morse ら（1996a, p.387）は次のように述べている。「すべてのコンセプトが量的研究で利用できるレベルまで発展しているわけではない。われわれが有益なコンセプトと呼ぶものは"成熟"していて，十分に定義され，明確に特徴が記述され，境界がはっきりしていて，先行要件と帰結を示しているものである」。Morse らはコンセプトの成熟度を判断する4つの基準を示している。
- そのコンセプトは十分に定義されているか？
- 特徴／特性が同定されているか？
- コンセプトの先行要件と帰結が記述され，検証されているか？
- コンセプトの境界が同定されているか？

すでに指摘したように，成熟したコンセプトと同じ意味である「十分に定義されたコンセプト」に対しては，異論がある。それでも，この問題にはさらなる検討が必要だろう。おそらくポイントとなる質問は，「コンセプトが未熟すぎて理論的，実践的価値をもたなくなるのはいつか？」ということである。ここでは，Morse ら（1996a）によって提唱された4つの基準をそれぞれ検討し

よう。

▶ そのコンセプトは十分に定義されているか？

　　　　本書で分析した2つのコンセプト，「ケアリング」と「ユーモア」から例示しよう。ケアリングのコンセプト分析は，すでに多くの研究者が行っている。たとえばMorseら（1996a）は，ケアリングに関して5つのコンセプトを見出している。対照的に治療的なユーモアでは，コンセプトはほとんど存在しない。このことが意味するのは，ケアリングよりもユーモアのコンセプトのほうが，現在では認識論的なまとまりがあるということである。しかし，ケアリングというコンセプトの分析がもつ深さと広がりは，そのコンセプトがユーモアよりも成熟したコンセプトであることを示しているともいえるだろう。つまり，ケアリングに関する広がりのある探究と分析は，われわれが治療的なユーモアよりもケアリングのことをよく知っていることを示しているのである。分析がそれほど行われていないという単純な事実が示しているのは，こうした事柄の一部である。Morseら（1996a）は，成熟したコンセプトとは複数の定義を有し，比較的一貫して，まとまりをもっていると述べている。しかし，これは別の疑問を呈することになる。すなわち，「成熟したコンセプトとなるためには，どの程度の一貫性と定義の数が必要なのだろうか？」，そして「一貫性とまとまりがあると考えるためには，いくつのコンセプト分析を行うべきなのか？」ということである。つまり，コンセプトの成熟度の明白な指標は一貫性とまとまりであると断言する前に，この基準について議論を深める必要がある。

▶ 特徴／特性が同定されているか？

　　　　この基準に方法論的な異論はないが，実際に運用するとなると難しいだろう。Morseら（1996a, p.388）は，「妥当性を確認する試験とは，選択された諸特徴が，コンセプトが現れるそれぞれの実例において，文脈的関係性と抽象的一般性を保持しているかを確認することである」と述べている。これはわれわれがみるところ，「多くの質問をすること」である。つまり，コンセプトの現在の成熟度にかかわりなく，コンセプトに対して多くの「認識論的な圧力」をかけることである。そのような試験を行うことが意味するのは，コンセプトの適応，文脈，場所，時間に関係なく，成熟したコンセプトは常に，そのコンセプトの特徴／特性を提示できるということである。われわれは看護（もちろん看護に限った話ではないが）で使用されているコンセプトのほとんどが，この基準を満たしていないと考えていて，したがってそのようなコンセプトは未熟であると考えている。この点を説明するために，「希望」のコンセプトを例示したい。Morseら（1996a）は，そのコンセプトを成熟したコンセプトの例として出しているようにみえる。しかし，すでに述べたように，希望に関連する（膨大な）文献にコンセンサスはまったく見当たらず，さらに重要なことに，希望のコンセプト分析に関する文献においても，コンセンサスは得られていない。実際に，British Journal of Nursingに掲載された看護における希望に関する論文で，CutcliffeとHerth（2002）は次のように述べている。

希望に関してこれまで記述された定義を比較してわかることは，希望のコンセプトは1960年代以降，医療の文献において検討されてきたものの，希望とは何か，そして，希望が健康，病気，医療にどのように関連しているかを包括する唯一の定義を見出すことはなお困難である，ということである。

▶ コンセプトの先行要件と帰結が記述され，検証されているか？

　第三の基準は，コンセプトの性質に関して明晰性を追求する分析哲学的な視点に基づくものである。こうした視点はコンセプトについて，実例を同定できる必要かつ十分な条件の厳格な集合体によって，特徴づけられるとみている。したがって，コンセプトが発達するためには先行要件が存在しなければならないし，帰結とは，そのコンセプトの使用によって生じるものである。コンセプトが時間とともに変化しなければ，先行要件と帰結もまた固定的であり，したがって，コンセプトの成熟性を決定することが可能となる。

　しかし，もしコンセプトに関して家族的類似性の視点を受け入れるならば，コンセプトがいかに将来の適応によって変化するとしても（Rodgers 1989），十分な成熟性をもつためには常に同じ先行要件と帰結をもたなければならないと述べるのは，認識論的に不適当であるように思われる。この例として希望のコンセプトを使用すると（Morse et al 1996a），「希望は成熟したコンセプトか？」「このような第三の基準の妥当性と有用性とは何か？」という2つの疑問が生じるだろう。これらの問題を説明するうえで，このコンセプトに関する現在および古典的な文献は，Morseらによって提示されたものとは異なる見方を提示している。Morseらの文献では，より特異的なこととして，希望が存在するためには知覚された脅威が存在しなければならないという見方が否定されていることを，指摘しておきたい。Lynch（1965）の独創的な仕事によれば，希望はしばしば暗黙的なものであり，常に存在するものであるが，個人がその存在を必ずしも認識しなくても，その人に影響を及ぼしているという。さらにErickson（1964），Snyder（1996），Cutcliffe（1997）は，希望の始まりは乳児期にあり，基本的な身体的ニーズおよび安全のニーズを満たしたいと願う意識下の過程として始まると推測している。われわれはこの時点では，乳児が脅威を知覚してから反応しているかどうかを決定する方法論的・技術的な洗練性を持ち合わせていないが，乳児の認知的発達に関する現在の理解では，そのような過程はないとされている。人は，希望へのニーズがある場合に，希望を強く認識する（Cutcliffe 1997）のであり，おそらくここには，Morseら（1996a）の見解と同じ視点があるのだろう。これらのさまざまな見解は，その多くが認知された脅威という先行要件をもっておらず，したがって希望は成熟したコンセプトではないこと，あるいはこの基準には有用性がないことを示しているといえる。

▶ コンセプトの境界が同定されているか？

　第四の基準もまた，コンセプトの性質に関する分析哲学的視点に基づくもの

である。いかなるコンセプト分析であっても1つの基本は，あるコンセプトがどこで終了し，他のコンセプトがどこから始まるかの決定に役立つことであるのだから，この基準が有益であることは明らかである。しかし，もし家族的類似性という見解を受け入れるなら，この有用な過程の価値も限定的なものになるだろう。すでに指摘したように，コンセプト分析を基礎づけている家族的類似性という考え方では，コンセプトを進化するものと捉えていて，コンセプトの境界を同定するあらゆる試みは「今ここ」における「横断的」見解を提供しているにすぎない。それにもかかわらず，コンセプト分析の信頼性が確立することと同様に，関連コンセプトの境界を詳細に記述することは，ある特定の時間においてそのコンセプトを用いる集団（われわれの場合は看護師）にとって，最も完全な表現を提供してくれるだろう。

コンセプト分析の実践自体の成熟度

　コンセプトの「年齢」が必ずしもその成熟性と関連しないことは，注目に値する（Morse et al 1996b）。もしこの考え方を受け入れるとすれば，同じことがコンセプト分析の実践にもいえるのではないだろうか？　正式なコンセプト分析が看護の分野で行われるようになったのは比較的最近のことだが，それはこの実践が発達段階にあることを説明しているのだろうか？　われわれのみるところ，それは一部説明するかもしれないが，すべてを説明するわけではない。コンセプト分析がなお発達段階にあるという事実は，少なくとも部分的には，存在する関連文献（と信頼できる議論）が限られていることによって，説明できるかもしれない。コンセプト分析の実践自体が批判を受けたり，検証，討論されるといったことは，あまりないように思われる。コンセプト分析の実践は，看護では（少なくとも）1968年から行われているとすれば，もっと多くの文献が存在すること，より高度な発達をみていることは，誰もが期待してよいものと思われる。

　比較のために，1967年にGlaserとStrausによって発行されたグラウンデッドセオリー法のケースと，このセオリーに焦点を当てた実質的な方法論に関する文献を考えてみる。約10年前には，グラウンデッドセオリーは多くの関心を集め，数多くの論文が出ていた。また，雑誌「Qualitative Health Research」が特集号をつくり，この理論の発展に大いに寄与した。しかし，コンセプト分析の発展に寄与するような特集号はまだ一度も組まれていない

　コンセプト分析の実践には，より注意が必要であることは当然である。多くの研究者に求められていることは，本章，そして本書全体で提示したさまざまな疑問の複雑さを少しでも解明することであり，さらに，それらの疑問に対して，少しでも答えを与えることである。パラダイムの変更や，認識論的な洞察が生じる場合には，さらなる議論が必要だろう。微力ではあるものの，本書が現在必要とされている大きな文献群に貢献することを願うとともに，将来の分析と議論を期待したい。

訳注

＊1 家族的類似性：ルードヴィヒ・ウィトゲンシュタインはその著書「哲学探究」のなかで，ある語のすべての対象を特徴づけるような単一の条件は存在せず，実際には部分的に共通する特徴によって全体が緩くつながっているにすぎないことを指摘し，これを家族的類似 family resemblances と名付けた。すなわち，語は部分的に共通する特徴によって全体が緩くつながっているにすぎないわけである。

　本書ではしばしば「傾向的 dispositional」という語が使われているが，これは，あるコンセプトや語とは，固定的で実体的・本質的な性質をもったものではなく，それらが用いられる文脈，状況，条件などが影響して変化する「傾向的」な性質をもっていることを示している。

文献

Angen MJ 2000 Evaluating interpretive inquiry: reviewing the validity debate and opening the dialogue. Qualitative Health Research 10: 378–395

Barker P 1999 The philosophy and practice of psychiatric nursing. Churchill Livingstone, Edinburgh

Chinn P, Kramer MK 1995 Theory and nursing: a systematic approach, 4th edn. CV Mosby, St Louis, MO

Cutcliffe JR 1997 Towards a definition of hope. International Journal of Psychiatric Nursing Research 3: 319–332

Cutcliffe JR, Herth K 2002 Hope – a concept at the heart of nursing. Part 1: The origins, background and nature of hope. British Journal of Nursing 11: 832–840

Cutcliffe JR, McKenna HP 1999 Establishing the credibility of qualitative research findings: the plot thickens. Journal of Advanced Nursing 30: 374–380

Cutcliffe JR, McKenna HP 2002 When do we know that we know? Considering the truth of research findings and the craft of qualitative research. International Journal of Nursing Studies 39: 611–618

Cutcliffe JR, McKenna HP 2004 Expert qualitative researchers and the use of audit trails. Journal of Advanced Nursing 45: 126–133

Cutcliffe JR, Ward M 2003 Critiquing nursing research. Quay Books, London

Dickoff J, James P 1968 Symposium on theory development in nursing. A theory of theories: a position paper. Nursing Research 17: 197–203

Erickson EH 1964 Childhood and society, 2nd edn. WW Norton, New York（エリク・ホーンブルガー・エリクソン著，仁科弥生訳：幼児期と社会（1, 2），みすず書房，1977年）

Glaser BG, Strauss AL 1967 The discovery of grounded theory: strategies for qualitative research. Aldine, Chicago, IL（バーニー・G. グレイザー，アンセルム・L. ストラウス著，後藤隆，水野節夫，大出春江訳：データ対話型理論の発見：調査からいかに理論をうみだすか，新曜社，1996年）

Kvale S 1996 Interviews: an introduction to qualitative research interviewing. Sage, Thousand Oaks, CA

Lincoln YS, Guba EG 1985 Naturalistic inquiry, Sage, Newbury Park, CA

Lynch WF 1965 Images of hope. Garamony/Trichemah, Baltimore, MD

McCarl-Nielsen J 1990 Feminist research methods: exemplary readings in the social sciences. Westview Press, Boulder, CO

Meleis A 1991 Theoretical nursing: development and progress, 2nd edn. JB Lippincott, Philadelphia, PA

Morse JM 1995 Exploring the theoretical basis of nursing using advanced techniques of concept analysis. Advances in Nursing Science 17: 31–46

Morse JM 1996 Is qualitative research complete? Qualitative Health Research 6: 3–5

Morse JM 1999 Qualitative generalisability. Qualitative Health Research 9: 5–6

Morse JM, Hupcey JE, Mitcham C et al 1996a Concept analysis in nursing research: a critical appraisal. Scholarly Inquiry for Nursing Practice 10: 253–277

Morse JM, Mitcham C, Hupcey JE et al 1996b Criteria for concept evaluation. Journal of Advanced Nursing 24: 385–390

Nielsen HB 1995 Seductive texts with serious intentions. Educational Researcher 24: 4–12

Nightingale F 1859 Notes on nursing (Reprinted: Duckworth 1970)（フロレンス・ナイチンゲール著，湯槙ます訳：看護覚え書；看護であること・看護でないこと，第6版，現代社，2000年）

Paley J 1995 How not to clarify concepts in nursing. Journal of Advanced Nursing 24: 572–578

Rodgers B 1989 Concepts, analysis and the development of nursing knowledge: the evolutionary cycle. Journal of Advanced Nursing 14: 330–335

Sandelowski M 1997 'To be of use': enhancing the utility of qualitative research. Nursing Outlook 45: 125–132

Snyder CR 1996 To hope, to lose, and to hope again. Journal of Personal and Interpersonal Loss 1: 1–16

Toulmin S 1972 Human understanding. Princeton University Press, Princeton, NJ

Walker LO, Avant KC 1995 Strategies for theory construction in nursing, 3rd edn. Appleton & Lange, Norwalk, CT（中木高夫，川崎修一訳：看護における理論構築の方法，医学書院，2008年）

Wilson J 1969 Thinking with concepts. Cambridge University Press, London

Wittgenstein L 1968 Philosophical investigations, 3rd ed (trans GEM Anscombe). Macmillan, New York（ウィトゲンシュタイン著，藤本隆志訳：ウィトゲンシュタイン全集8，大修館書店，1976年）

Zimmer L 2004 Qualitative Meta-synthesis: does it violate the interpretive paradigm? Journal of Advanced Nursing, in press

索 引

あ

安楽　51
　　－の帰結　60
　　－の使用法　54
　　－の先行要件　59
　　－の定義的特性　56
　　－の典型事例　61
　　－の文献的定義　54
　　－の歴史的背景　53

い

一般システム理論　274
一般的安楽質問用紙　60
意味中心的アプローチ　233
意味の調整マネジメント（CMM）　276

う

ウィトゲンシュタイン Wittgenstein, L　289

え

エスノグラフィ　180, 189
エチック　334
エミック　334
エンパワメント　107
　　消費者中心主義と専門職主義のなかでの－　117
　　－と力・圧力　114
　　－に関連する実践　116
　　－の4つの次元　113
　　－の重要特性　110
　　－の文献的定義　109
　　－の利点と欠点　119
　　－の枠組み　111

お

オレム Orem, D　1, 4

か

解釈学的・構成主義的アプローチ　174
開発事例　9

　　恥の－　248
家族的類似性　→コンセプトの家族的類似性
看護支援　271
　　－における意味の共有化　282
　　－における順調な循環　280
　　－における不調な循環　277
　　－の文献的定義　273
感情フォーカスコーピング　68
関連事例　9
　　虐待の－　24
　　ケアリングの－　43
　　恥の－　247
　　ファシリテーションの－　134

き

帰結　9
　　安楽の－　60
　　虐待の－　26
　　ケアリングの－　45
　　コーピングの－　73
　　コンセプトの－　359
　　寂しさの－　234
　　セラピューティックタッチの－　295
　　治療的人間関係の－　310
　　恥の－　249
　　悲嘆の－　159
　　ファシリテーションの－　135
　　ユーモアの－　215
希望　173
　　演繹的アプローチによる－　179, 195
　　帰納的アプローチによる－　180, 196
　　質的アプローチによる－　180
　　－と時間　184
　　－と他のコンセプトを比較した量的研究　191
　　－のアセスメントツール　194
　　－の外延的意味　182
　　－の確実性　183
　　－の価値　185
　　－の研究テーマ　177, 189
　　－の次元　182
　　－の内包的意味　182
　　－の二元性　181, 198
　　－の普遍性　181
　　－のモデル評価　199
　　－の予測可能性　184
虐待　15

－アセスメント・スクリーン（AAS）　28
　　－と暴力　21
　　－の関連事例　24
　　－の帰結　26
　　－の境界事例　23
　　－の誤用事例　25
　　－の実証指標　27
　　－の先行要件　26
　　－の対比事例　25
　　－の定義　17
　　－の典型事例　23
　　－の特性　22
　　－の文献的定義　19
　　－のラベル　20
　　－の歴史的視点　18
境界事例　8
　　虐待の－　23
　　ケアリングの－　43
　　尊厳の－　87
　　恥の－　247
　　ファシリテーションの－　133
共感　91
　　関係的－　92
　　感情的－　92
　　感情的－　95
　　行動的－　92
　　コミュニケーションスキルとしての－　102
　　－サイクル　92
　　態度としての－　100, 102
　　伝達的－　92
　　道徳的－　92, 93
　　－と同情　97
　　認知的－　92, 97

く

苦痛　253
　　感情的－　258
　　－と忍耐　257
　　－における忍耐から感情的苦痛への移行　260
　　－における忍耐の行動　263
　　－に対する実践　264
　　－の軌跡　259
　　－の結果　261
　　－の行動におけるパラドックス　263
　　－の同時性　264
　　－の文献的定義　254
　　－のモデル　261
　　－の役割　262
グラウンデッドセオリー　39, 180, 325, 360
グリーフワーク　157

け

ケアリング　33
　　－の5C　43
　　－の関連事例　43
　　－の帰結　45
　　－の境界事例　43
　　－の言語的使用　38
　　－の実証指標　45
　　－の質的研究　46
　　－の先行要件　45
　　－の対比事例　44
　　－の定義的特性　40
　　－の典型事例　42
　　－の文献的定義　36
　　－の理論的定義　38
傾向性　→コンセプトの家族的類似性
決定的特性　→定義的特性
　　尊厳の－　79
　　悲嘆の－　167
　　ファシリテーションの－　129
現象学　39, 44, 53, 79, 181, 231, 350

こ

コーピング　65
　　個人的反応としての－　71
　　ストレスに対する意識的反応としての－　70
　　全人的現象としての－　67
　　－の帰結　73
　　－の実証指標　74
　　－の先行要件　72
　　－の定義的特性　67, 74
　　－の典型事例　72
　　－の文献的定義　66
誤用事例　9
　　虐待の－　25
　　恥の－　248
コンセプト
　　－の家族的類似性　52, 351, 360
　　－の帰結　359
　　－の境界　359
　　－の傾向性　→コンセプトの家族的類似性
　　－の成熟度　34, 357
　　－の先行要件　359
　　－の定義　358
　　－の特性　358
　　－開発　11
　　－記述　11
　　－修正　12
　　－同定　12
　　－比較　11

−明晰化　12
コンセプト分析
　−と家族的類似性　355
　−とコンセプトの流動的かつダイナミックな性質　354
　−に対する批判　351
　−のアプローチの評価基準　356
　−の主要課題　353
　−の進化的視点　288
　−の信頼性　353
　−の成熟度　360
　−の本質主義的視点　287
　−の問題点　351
　−の質的アプローチ　10
　−の量的アプローチ　5
コンフリクト・タクティクス・スケール（CTS）　28

さ

寂しさ　225
　−と関連するコンセプト　231
　−の帰結　234
　−の実証指標　234
　−の先行要件　233
　−の定義的特性　230
　−の典型事例　230
　−の文献的定義　227
サルトル Sartre, JP　39, 240

し

実質的有用性　142
実証指標　9
　虐待の−　27
　ケアリングの−　45
　コーピングの−　74
　寂しさの−　234
　セラピューティックタッチの−　294
　治療的人間関係の−　310
　悲嘆の−　168
　ファシリテーションの−　135
　ユーモアの−　214
実証主義的アプローチ　174
社会構成主義　275
重要特性　→定義的特性
　エンパワメントの−　110
信頼　315
　医療システムにおける−　322
　−と裏切り　320
　−と失望　320
　−のエピソード　317
　−の看護師による研究　324

す

ストレスとストレッサー　70, 150

せ

脆弱性　331
　−とリスク　334
　−の境界　345
　−の結果　345
　−の前提条件　344
　−の特性　343
　−の文献的定義　334
　−の理論的解明　333
　−の枠組み　340
　−へのエチックなアプローチの限界　337
　−へのエチックな視点　335
　−へのエチックな視点に基づく特性　336
　−へのエミックな視点　338
　−へのエミックな視点に基づく特性　338
成熟度
　コンセプトの−　357
　コンセプト分析の−　360
セラピューティックタッチ　285
　技術としての−　293
　コミュニケーションとしての−　293
　−と安楽　292
　−と関連するコンセプト　295
　−の帰結　295
　−の実証指標　294
　−の先行要件　294
　−の典型事例　295
　−の特性　291
　−の文献的定義　291
セルフケア　2
先行要件　9
　安楽の−　59
　虐待の−　26
　ケアリングの−　45
　コーピングの−　72
　コンセプトの−　359
　寂しさの−　233
　セラピューティックタッチの−　294
　治療的人間関係の−　308
　恥の−　249
　ファシリテーションの−　135
　ユーモアの−　213
全体システム理論　274
前提条件　→先行要件
　脆弱性の−　344

そ

尊厳　77
　　看護の文脈における－　79
　　－の基準と操作的定義　88
　　－の境界事例　87
　　－の決定的特性　79
　　－の対比事例　85
　　－の範例　84
　　－の文献的定義　79
　　文脈と価値からみた－　87

た

対人的相互作用　3
対比事例　9
　　虐待の－　25
　　ケアリングの－　44
　　尊厳の－　85
　　恥の－　248
　　ファシリテーションの－　134

ち

治療的タッチ　→セラピューティックタッチ
治療的人間関係　299
　　－と共感　306
　　－と社会的人間関係の相違　302
　　－と信頼　305
　　－と尊敬　305
　　－と力　307
　　－の帰結　310
　　－の実証指標　310
　　－の先行要件　308
　　－の定義的特性　302
　　－の文献的定義　301

て

定義的特性　7
　　安楽の－　56
　　ケアリングの－　40
　　コーピングの－　67, 74
　　寂しさの－　230
　　治療的人間関係の－　302
　　恥の－　246
適応　2
典型事例　7
　　安楽の－　61
　　虐待の－　23
　　ケアリングの－　42
　　コーピングの－　72
　　寂しさの－　230
　　セラピューティックタッチの－　295
　　恥の－　246
　　悲嘆の－　166
　　ファシリテーションの－　132

と

特性
　　虐待の－　22
　　コンセプトの－　358
　　脆弱性の－　343
　　セラピューティックタッチの－　291
　　ユーモアの－　211
トラベルビー　Travelbee J　97

な

ナイチンゲール　Nightingale, F　54, 286
ナラティブ　46, 234, 256

は

ハイデガー　Heidegger, M　38
恥　239
　　－の開発事例　248
　　－の関連事例　247
　　－の帰結　249
　　－の境界事例　247
　　－の誤用事例　248
　　－の先行要件　249
　　－の対比事例　248
　　－の定義的特性　246
　　－の典型事例　246
　　－の文献的定義　241
範例　→典型事例
　　尊厳の－　84

ひ

悲嘆　155
　　－と愛着理論　160
　　－と死別・哀悼　156
　　－の帰結　159
　　－の経過に影響する要因　162
　　－の決定的特性　167
　　－の実証指標　168
　　－の測定ツール　161
　　－の典型事例　166
　　－の文献的定義　158

－の歴史的背景　158
　　　非伝統的な関係における－　164
　　　複雑な－　163
　　　フロイトによる－の分析　160
ヒーリングタッチ　295
疲労　139
　　　がん・うつ病・慢性疲労症候群の－　147
　　　がん関連－　141
　　　シフト勤務者と運動選手の－　144
　　　疲れ・消耗と－　149
　　　－と適応　149
　　　－のサイン　150

ふ

ファシリテーション　123
　　　－の関連事例　134
　　　－の帰結　135
　　　－の境界事例　133
　　　－の決定的特性　129
　　　－の実証指標　135
　　　－の先行要件　135
　　　－の対比事例　134
　　　－の典型事例　132
　　　－の文献的定義　129
フェイス理論　343
ブーバー　Buber, M　39
フランクル　Frankl, V　87, 209, 256
フロイト　Freud, S　159, 210, 243
文献的定義
　　　安楽の－　54
　　　エンパワメントの－　109
　　　虐待の－　19
　　　苦痛の－　254
　　　ケアリングの－　36
　　　コーピングの－　66
　　　寂しさの－　227
　　　脆弱性の－　334
　　　セラピューティックタッチの－　291
　　　尊厳の－　79
　　　治療的人間関係の－　301
　　　恥の－　241
　　　悲嘆の－　158
　　　ファシリテーションの－　129
　　　ユーモアの－　211

へ

ベイトソン　Bateson, G　275
ペプロウ　Peplau, H　2, 97, 271
ベルタランフィ　Bertalanffy, LV　274

み

民族看護学　180

め

メイヤロフ　Mayeroff, M　39

も

問題フォーカスコーピング　68

ゆ

ユーモア　209
　　　内輪の－　219
　　　看護師間の－　218
　　　患者の視点からの－　217
　　　感情の表出としての－　219
　　　治療的－　219
　　　－と協働　216
　　　－の帰結　215
　　　－の実証指標　214
　　　－の先行要件　213
　　　－の特性　211
　　　－の文献的定義　211
　　　－のもたらす利点　216
　　　ブラック－　219
　　　変種の－　219

れ

歴史的背景
　　　虐待の－　18
　　　安楽の－　53
　　　悲嘆の－　158

ろ

ロイ　Roy, C　1
ロジャース　Rogers, C　91, 98, 100, 102, 126

わ

ワトソン　Watson, J　38, 45, 57

監訳者略歴

山田智恵里（やまだ・ちえり）
岩手県盛岡市出身。保健学博士（東京大学）。看護師。
弘前大学医学部保健学科看護学専攻教授，ハーバード大学大学院公衆衛生学部客員教授等を経て，現在は国際保健協力コンサルタント。盛岡市在住。

看護の重要コンセプト 20；看護分野における概念分析の試み

2008 年 10 月 30 日　第 1 版第 1 刷発行
2022 年　2 月 28 日　第 1 版第 3 刷発行

原著者＝John R. Cutcliffe, Hugh P. McKenna
監訳者＝山田智恵里
発行者＝コッケン・リム
発行所＝エルゼビア・ジャパン株式会社
　　　　〒 106-0044　東京都港区東麻布 1-9-15　東麻布 1 丁目ビル
　　　　電話（03）3589-5024（出版部），（03）3589-5290（営業部）
　　　　FAX（03）5561-5050
　　　　URL http://www.elsevierjapan.com/

印刷・製本＝日経印刷株式会社　Printed in Japan

©2017 Elsevier Japan K.K.
本書の複製権・翻訳権・上映権・譲渡権・公衆送信権（送信可能化権を含む）はエルゼビア・ジャパン株式会社が保有します．
本書のコピー，スキャン，デジタル化等の無断複製は著作権法上の例外を除き禁じられています．違法ダウンロードはもとより，代行業者等の第三者によるスキャンやデジタル化はたとえ個人や家庭内での利用でも一切認められていません．著作権者の許諾を得ないで無断で複製した場合や違法ダウンロードした場合は，著作権侵害として刑事告発，損害賠償請求などの法的措置をとることがあります．

JCOPY　＜出版者著作権管理機構 委託出版物＞
本書の無断複写は著作権法上の例外を除き禁じられています．複写される場合は，そのつど事前に，出版者著作権管理機構（電話 03-5244-5088，FAX03-5244-5089，e-mail: info@jcopy.or.jp）の許諾を得てください．

落丁・乱丁はお取替えいたします．　　　　　　　　　　　　　　　ISBN978-4-86034-727-7